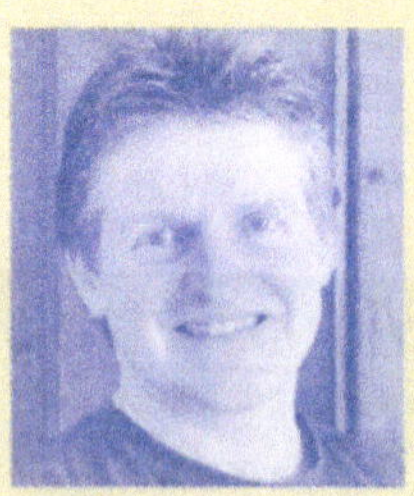

Bernard C. Kolster

Arzt, Physiotherapeut, wissenschaftlicher Redakteur
geboren am 22.05.1958 in Hilden

1978–1983	Studium der Diplompädagogik, Lehramt Sport und Geografie
1983–1985	Ausbildung zum Physiotherapeuten
1985–1991	Studium der Humanbiologie und der Humanmedizin
1991–1995	Klinische Tätigkeit in den Bereichen Gynäkologie und Geburtshilfe, Physikalische Medizin, Reflextherapie

Publikationen:
»Leitfaden Physiotherapie«
»Atlas der Reflexzonentherapie«
»Atlas der Körperakupunktur«
»Kopf- und Gesichtsschmerz«

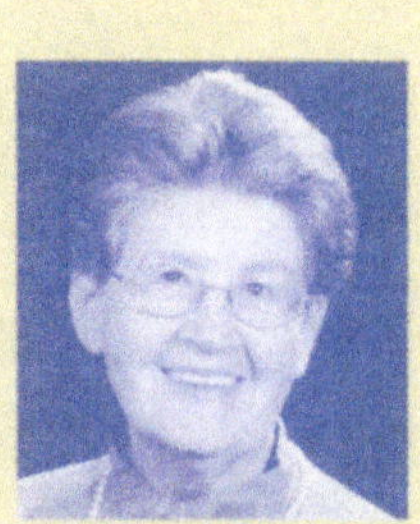

Hanne Marquardt

geboren 1933

1951–1954	Ausbildung zur Krankenschwester (SRN) in England
1955	Examen als staatlich geprüfte Masseurin und Kneipp-Bademeisterin in Boppard/Rhein
1956–1957	Lehrkraft an der Staatlichen Massageschule Boppard
1958	Ausbildung zur Atemtherapeutin
1985–1967	eigene Praxiserfahrungen in Reflexzonentherapie am Fuß
1961	Prüfung als Heilpraktikerin
Seit 1967	Weiterbildung für medizinisch-therapeutische Fachkräfte in Reflexzonentherapie am Fuß in der Hauptlehrstätte Königsfeld-Burgberg
Seit 1975	Entstehung von 14 weiteren autorisierten Lehrstätten im In- und Ausland

Publikationen:
»Reflexzonenarbeit am Fuß«
»Praktisches Lehrbuch der Reflexzonentherapie am Fuß«

Theorie

Praxis

Anhang

Geschichte der Bindegewebsmassage 1
Anatomie und Physiologie 2
Wirkprinzipien der Bindegewebsmassage 3
Indikationen und Kontraindikationen 4
Befund 5
Behandlung 6
Reflexzonentherapie am Fuß 7
Krankheitsbilder 8
Anhang 9

Physiotherapie Basics

Herausgegeben von
Udo Wolf, Frans van den Berg und Bernard C. Kolster

Springer-Verlag Berlin Heidelberg GmbH

Bernard C. Kolster
Hanne Marquardt

Reflextherapie

Bindegewebsmassage
Reflexzonentherapie am Fuß

Unter Mitarbeit von
Rita Fischer

Mit 438 Abbildungen und 9 Tabellen

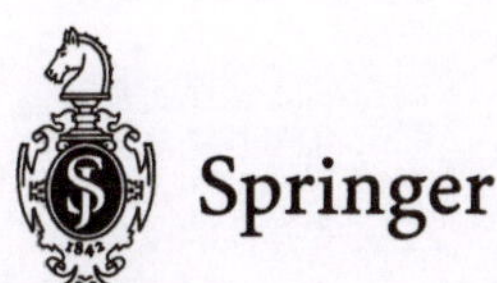

Springer

Dr. med. Bernard C. Kolster

Gabelsberger Straße 24
35037 Marburg

Hanne Marquardt

Prof.-Domagk-Weg 15
78126 Königsfeld-Burgberg

ISBN 978-3-642-62320-2 ISBN 978-3-642-18844-2 (eBook)

DOI 10.1007/978-3-642-18844-2

Bibliografische Information Der Deutschen Bibliothek
Die Deutsche Bibliothek verzeichnet diese Publikation in der Deutschen Nationalbibliografie; detaillierte bibliografische Daten sind im Internet über <http://dnb.ddb.de> abrufbar.

http://www.springer.de/medic-de/buecher/index.html

Ursprünglich erschienin bei Springer-Verlag Berlin Heidelberg New York 2004
Softcover reprint of the hardcover 1st edition 2004

Gesamtherstellung: KVM Dr. Kolster Produktions- und Verlags-GmbH, Marburg

Wir danken den Firmen Richard Kaphingst GmbH, Physikalische Therapie und Rehabilitation, Marburg und Intersport Begro, Marburg, für Ihre freundliche Unterstützung.

Fotos: Martin Kreutter, Marburg; Dieter Liebig, Foto-Sauer, Villingen;
Fotos S. 165–188: © Hanne Marquardt, Königsfeld-Burgdorf
Grafiken und Zeichnungen: Dr. Günter Körtner, Marburg; KVW Medivisionen GmbH, Marburg;
Marius Nowak, Gießen
Satz und Layout: Stefanie Engel, Marburg; Erik Schmelter, Marburg
Umschlaggestaltung: deblik Berlin
Gedruckt auf säurefreiem Papier 22/3160/is – 5 4 3 2 1 0

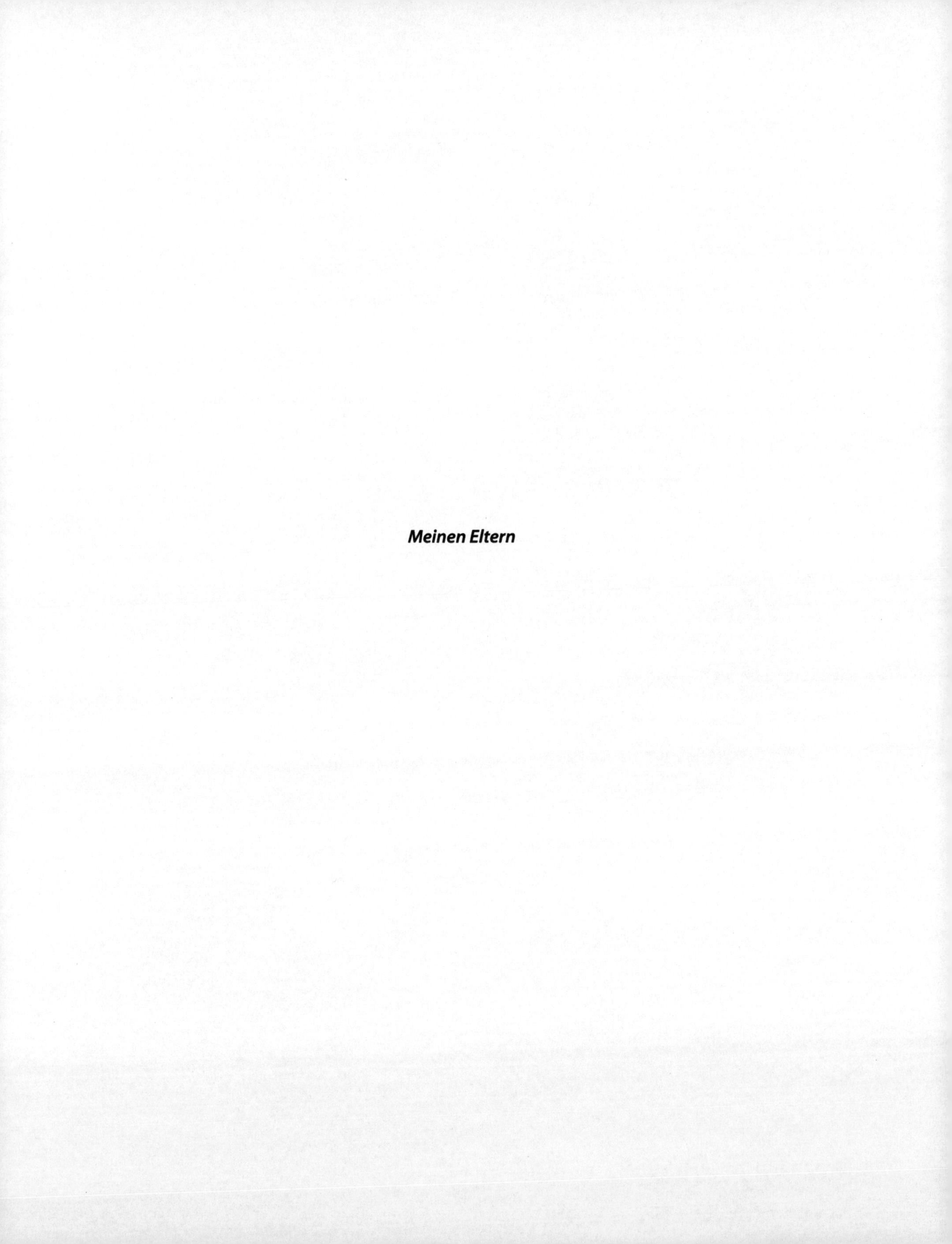

Meinen Eltern

Reihenvorwort

Die Reihe „Physiotherapie Basics" richtet sich in erster Linie an Physiotherapieschüler, aber auch an Physiotherapeuten in der Praxis.

Die Inhalte sind praxisorientiert aufgearbeitet. Alle Elemente der Untersuchung (z. B. Anamnese, Inspektion, Tastbefund und Funktionsuntersuchung) werden ausführlich beschrieben und erleichtern so eine optimale Befundung und Behandlung. Neben den manuellen Tests werden auch Messinstrumente und Skalen vorgestellt. Anleitungen für die Dokumentation und Interpretation der Befunde erleichtern dem Anwender den Einstieg in die Behandlung. Diese wird nach Behandlungszielen gegliedert dargestellt. Dazu bedienen wir uns des bewährten Bildatlas-Konzeptes: Die Praxis wird vorrangig über Bildsequenzen mit erklärenden Texten vermittelt.

Über das didaktische Prinzip klassischer Schulbücher hinausgehend, ist es ein Anliegen der Herausgeber, die physiotherapeutischen Verfahren zusammenhängend und anwendungsbezogen darzustellen. So soll bei der Entscheidung für eine der vielen Techniken unseres Faches eine wirkungsvolle Entscheidungshilfe für Alltagssituationen in der therapeutischen Praxis gegeben werden. Fundierte Kenntnisse über die zugrunde liegenden Wirkungsmechanismen sollen den Dialog mit dem verordnenden Arzt bereichern und zu einer Optimierung der Indikationsstellung beitragen. Sie werden in ausführlichen Theorie-Kapiteln verständlich dargelegt.

Dem Leser soll durch „Lernziele" am Beginn und „Zusammenfassungen" am Ende eines Kapitels eine Fokussierung auf die Essentials erleichtert werden. Wichtige Informationen werden durch optische Kästen als „Memo" und Warnungen unter „Vorsicht" hervorgehoben. Ferner kann das Erlernte durch die unter „Überprüfen Sie Ihr Wissen" formulierten Fragen im Hinblick auf eine optimale Prüfungsvorbereitung rekapituliert werden.

Auch der erfahrene Praktiker kann auf unsere „Basics" zurückgreifen, wenn er sein Wissen auffrischen und aktualisieren möchte. Zudem bietet die Reihe das nötige Know-how, um sich die praxisrelevanten Grundlagen für verschiedene Spezialgebiete aneignen zu können. Dies gilt auch für Studenten der Bachelor-Studiengänge für Physiotherapeuten.

Um die Buchreihe optimal auf die Bedürfnisse von Schülern und Studierenden ausrichten zu können, wurde ein Schülerbeirat in die Planung eingebunden. An dieser Stelle möchten wir Martin Müller, Alice Kranenburg (Rudolf-Klapp-Schule, Marburg), Silvia Weber, Martin Dresler, Eva Maria Plack (IFBE, Marburg) sowie Antonia Stieger für ihre konstruktive Mitarbeit danken.

Marburg und Oppenheim, Dezember 2002

Udo Wolf
Frans van den Berg
Bernard C. Kolster

Vorwort

Bereits als ich von 1981 bis 1984 meine physiotherapeutische Ausbildung absolvierte, benutzten wir für die Unterrichtseinheit Bindegewebsmassage das Buch „Grundriss der Bindegewebsmassage“ von Frau Teirich-Leube als Unterrichts- und Begleitmaterial. Dieses Buch basierte auf der 5. bearbeiteten Auflage von 1970.

Als ich mit der Literaturrecherche zu dem vorliegendem Buch begann, freute ich mich, dass inzwischen bereits die 13. Auflage des Werkes existiert. Es hatte ein ansprechendes, zeitgemäßes Cover und so kaufte ich das Buch. Zu Hause sah ich aber zu meiner Bestürzung, dass der Inhalt, die Schrift und sogar die Seitennummerierung identisch mit der alten Auflage waren. Es hatte sich also nichts geändert. Ich schlug die Seite 63 auf, die mich schon in der alten Auflage belustigt hatte. Und es stand immer noch darin:
„Die Überwindung der leichten Ermüdung direkt nach der BGM, die auf der parasympathischen Schaltung des vegetativen Nervensystems beruht, kann durch eine Tasse Tee oder Kaffee, etwas Schokolade, Obst oder ein Bonbon, gelegentlich auch durch einen kleinen „Gesundheitsschnaps“, wenn ärztlicherseits nichts dagegen spricht, unterstützt werden.“

Dieses antiquarische gute Stück findet – nun zwar in einem neuen Gewand – immer noch seinen Einsatz im Unterricht.
Dies motivierte uns, das Thema neu und zeitgemäß aufzuarbeiten, zumal im Curriculum 60 Unterrichtseinheiten für die Bindegewebsmassage vorgesehen sind.
Leider gibt es auch nicht viel neue Literatur zu diesem Thema, auch keine kontrollierten Studien, obwohl ihre Durchführung keine große Herausforderung wäre.

Dies alles hat mich bei den Vorarbeiten zu diesem Buch sehr erstaunt. Ich beschäftige mich seit über 10 Jahren mit Reflextherapie und weiß aus eigener Erfahrung, wie wirksam diese Verfahren sind. Die Bindegewebsmassage unterscheidet sich von anderen reflextherapeutischen Verfahren durch mehr oder weniger definierte Reflexwege. Es gibt also neurophysiologische Erklärungsmodelle, die es für die Reflextherapien, wie beispielsweise Akupunktur, Akupressur und Reflexzonentherapie am Fuß, nicht gibt.
Warum, fragte ich mich weiter, hat die Bindegewebsmassage so ein „Mauerblümchen-

dasein"? Warum gibt es keine kontrollierten Studien? Ich gestehe, dass ich auf diese Fragen keine Antworten habe, was mich zusätzlich motivierte, dieses Buch zu schreiben. Eine der Koautorinnen, Rita Fischer, blickt auf eine siebenjährige Lehrtätigkeit in diesem Fach zurück. Unsere gemeinsamen Erfahrungen spiegeln sich hier wider. Wir hoffen, dass die praxisorientierte Darstellung die Bindegewebsmassage in einem neuen und zeitgemäßen Licht erscheinen lassen.

Bei der Durchführung kommt es auf das „Fingerspitzengefühl" an. Bindegewebsmassage muss geübt und erfahren werden. Diese Vermittlung geschieht im Unterricht. Daher haben wir an Schülern getestet, ob das, was wir beschreiben, auch verständlich ist. Wir bedanken uns bei den Schülern Christina Abeling, Nina Budenbender, Nicole Dauth, Anne Hahn, Patrick Skrzipczyk und Jürgen Stolz für die vielen konstruktiven und hilfreichen Hinweise, die so weit wie möglich hier berücksichtigt wurden.

Wir sprachen mit Lehrern an Physiotherapieschulen im Vorfeld der Entstehung dieses Buches. Dabei erfuhren wir, dass immer häufiger auch eine Einführung in die Reflexzonentherapie am Fuß gegeben wird. Aus diesem Grunde entschlossen wir uns, auch dieses Thema hier aufzugreifen und darzustellen. Die Autorin konnte keine andere Person sein als die engagierte Hanne Marquardt. Ihr Name ist seit Jahrzehnten mit diesem Thema verbunden; man könnte sie auch als Pionierin der Reflexzonentherapie am Fuß bezeichnen. Frau Marquardt stellt die Grundzüge dieses Verfahrens in einem eigenen, in sich geschlossenem Kapitel dar.

Wir hoffen, mit den beiden Themen „Bindegewebsmassage" und „Reflexzonentherapie am Fuß" das Interesse an den Verfahren zu wecken und das Verständnis zu erleichtern.

Dieses vorliegende Werk hätte ohne die engagierte Mitarbeit vieler Personen nicht entstehen können. Allen Personen, die einen Beitrag geleistet haben, sei hiermit herzlich gedankt. Namentlich erwähnt seien:
Markus Voll, Günter Körtner und Marius Nowak für die Grafiken; Martin Kreutter und Dieter Liebig für die Fotografien; Nadine Mönchmeyer, Felix Siegl, Erik Schmelter (BGM) und Johanna Obermeyer (RZF), unsere Fotomodelle; Susan Callard, die behandelnde Therapeutin auf den Fotos zur RZF; Astrid Waskowiak, Angela Bechthold, Heike Thiesemann-Reith, Stefanie Engel, Katrin von der Decken, Martina Kunze für das Lektorat, Christine Zeuke, die dem Team stets den Rücken frei hielt und Parastita Dubois für das Catering.

Marburg, Juli 2003

Bernard C. Kolster
im Namen der Autoren

Inhalt

Geschichte der Bindegewebsmassage 1

1.1 Entdeckung der Bindegewebsmassage ... 2
1.2 Blütezeit der Bindegewebsmassage ... 3
1.3 Weiterentwicklung in den letzten Jahren ... 3

Anatomie und Physiologie 5

2.1 Bindegewebe ... 6
2.2 Haut ... 11
2.3 Segmentale Innervation ... 18
2.4 Vegetatives Nervensystem ... 21

Wirkprinzipien der Bindegewebsmassage 25

3.1 Mechanische Effekte ... 26
3.2 Biochemische Effekte ... 26
3.3 Reflektorische Effekte ... 27
3.4 Schmerzhemmende Effekte ... 28
3.5 Lokale Durchblutungssteigerung ... 29
3.6 Sympathikushemmende Effekte ... 29
3.7 Tonusregulierende Effekte ... 29
3.8 Effekte auf das Immunsystem ... 30

Indikationen und Kontraindikationen 31

4.1 Indikationen ... 32
4.2 Kontraindikationen ... 33

Befund 35

5.1 Anamnese ... 36
5.2 Inspektion ... 40
5.3 Palpation ... 50
5.4 Objektivierung ... 57
5.5 Dokumentation und Behandlungsaufbau ... 58

Behandlung 63

6.1 Hände und Körper des Therapeuten ... 64
6.2 Umgebung ... 66
6.3 Lagerung ... 67
6.4 Hilfsmittel ... 70
6.5 Ergonomie ... 71
6.6 Grundsätze der Behandlung ... 74
6.7 Grifftechniken/Reaktionspunkte ... 78
6.8 Behandlungsaufbau ... 93

Reflexzonentherapie am Fuß 165

7.1 Einleitung ... 166
7.2 Praktische Hilfen zum Auffinden der Reflexzonen ... 166
7.3 Technik der Reflexzonenmassage am Fuß ... 168
7.4 Kennzeichen belasteter Reflexzonen ... 173
7.5 Dosierung der Behandlungsgriffe ... 173
7.6 Symptom- und Hintergrundzonen ... 173
7.7 Erstellen eines Erstbefundes ... 174
7.8 Reaktionen in den Behandlungsintervallen ... 174
7.9 Indikationen und Kontraindikationen ... 175
7.10 Zonengruppen ... 176

Krankheitsbilder 189

8.1 Erkrankungen des Bewegungsapparates ... 190
8.2 Herz- und Gefäßerkrankungen ... 197
8.3 Erkrankungen der Atemwege ... 202
8.4 Magen-Darmerkrankungen ... 204
8.5 Gynäkologische Erkrankungen ... 206
8.6 Weitere Anwendungsgebiete ... 208

Anhang 211

Kontaktadressen ... 212
Abkürzungen ... 213
Curriculum ... 215
Literatur ... 217
Glossar ... 219
Sachverzeichnis ... 221

Farbleitsystem und Symbole

Theorie

1 Geschichte der Bindegewebsmassage

2 Anatomie und Physiologie

3 Wirkprinzipien der Bindegewebsmassage

4 Indikationen und Kontraindikationen

Praxis

5 Befund

6 Behandlung

7 Reflexzonentherapie am Fuß

8 Krankheitsbilder

9 Anhang

Symbole

! Vorsicht

U Unterhauttechnik

F Faszientechnik

Längsgang

Anhaken

Geschichte der Bindegewebsmassage

Bernard C. Kolster

1.1 Entdeckung der Bindegewebsmassage – 2

1.2 Blütezeit der Bindegewebsmassage – 3

1.3 Weiterentwicklung in den letzten Jahren – 3

1.1 Entdeckung der Bindegewebsmassage

Die Bindegewebsmassage ist eng mit zwei Namen verbunden: Zum einen ist dies **Elisabeth Dicke** (1884–1951) und zum anderen **Hede Teirich-Leube** (1903–1979). Elisabeth Dicke, die eine Ausbildung als Krankengymnastin besaß, führte bei eigener schwerer Krankheit zur Linderung Manipulationen durch, welche ihr Besserung und später auch Heilung brachten. Im Jahre 1929 litt sie nach den vorliegenden Berichten an einer schweren Durchblutungsstörung des rechten Beines, vermutlich handelte es sich um eine periphere arterielle Verschlusskrankheit.

Die Erkrankung war so weit fortgeschritten, dass die Fußpulse nicht mehr tastbar waren und sogar zur Amputation des rechten Beines geraten wurde. Hinzu kamen quälende Rückenschmerzen, bedingt durch die langen Liegezeiten. E. Dicke schmerzten in dieser Zeit im Bereich des Kreuzbeines und des Beckenkammes Gewebeveränderungen. Im Seitenvergleich erschien ihr das Gewebe auf der rechten Seite dichter und empfindlicher. Sie versuchte, diese Gebiete mit streichenden und ziehenden Bewegungen zu lockern, was mit starken schneidenden Schmerzen verbunden war. Als positiver „Nebeneffekt" lösten sich jedoch die Spannungen. Ein zunehmendes Wärmegefühl verbunden mit einer deutlichen Besserung der Symptome stellte sich ein. Parallel zu den nachlassenden Rückenschmerzen kam es auch zu Reaktionen im betroffenen rechten Bein. E. Dicke beschrieb ein Gefühl des Kribbelns und Stechens sowie sich ausbreitende „Wärmewellen".

Sie fand weitere stark verspannte Zonen im Bereich des Trochanter major und des Tractus iliotibialis, die sie ebenfalls mit ziehenden Strichen der Fingerkuppe bearbeitete. Unter Fortführung der Behandlung, wozu sie eine Kollegin anleitete, kam es binnen der folgenden drei Monate zur kompletten Rückbildung der Durchblutungsstörung und schließlich zur vollständigen Wiederherstellung des rechten Beines.

E. Dicke litt über die Jahre unter verschiedenen Beschwerden wie Gastritis, pektanginöse Beschwerden und Nierenkolik. Im Laufe ihrer Krankheitsgeschichte stellte sie fest, dass sich auch bei anderen Erkrankungen Gewebezonen verändern, und dass sich die Beschwerden über die Massage dieser Zonen behandeln lassen. Als sie wieder als Krankengymnastin arbeiten konnte, vertiefte sie ihre Beobachtungen und überprüfte bei ihren Patienten die Zusammenhänge zwischen Beschwerden und Symptomen sowie die Möglichkeit, diese Beschwerden mit der immer weiter von ihr verfeinerten Methode zu behandeln. Die Muster, die sie bei ihren Patienten beobachtete, ähnelten einander. Sie systematisierte ihre Beobachtungen und stellte fest, dass sich Störungen bestimmter Organe bei unterschiedlichen Patienten jeweils in der gleichen Körperregion als veränderte Gewebezone widerspiegelten. So fand sie im Bereich der Zonen tatsächlich sicht- und tastbare Gewebeveränderungen in Form von Einziehungen, Verhärtungen, verminderter Elastizität oder auch Quellungen. Hinzu kam, dass diese Gebiete extrem schmerzhaft auf Berührungsreize und die durchgeführte Bindegewebsmassage reagierten. Später erfuhr Frau Dicke von einem englischen Neurologen namens **Sir Henry Head** (1861–1940). Er hatte bereits zu Beginn des 19. Jahrhunderts Hautareale beschrieben, die mit Organen korrespondieren. Sie werden heute nach ihm **„Head-Zonen"** genannt. Retrospektiv hat also E. Dicke einen klinischen Beleg für die Head-Zonen erbracht.

Auf der Suche nach einer neuroanatomischen und neurophysiologischen Erklärung für ihre Erfahrungen kam E. Dicke in Kontakt mit H. Teirich-Leube. Zu dieser Zeit war H. Teirich-Leube Lehrkraft an der von Prof. Kohrausch geleiteten Krankengymnastikschule in Freiburg/Breisgau. E. Dicke demonstrierte ihre bis dahin ausgearbeitete Methode, Prof. Kohlrausch und H. Teirich-Leube überprüften und bestätigten sie. H. Teirich-Leube übernahm 1941 die Leitung der Krankengymnastikschule. Im gleichen Jahr begann sie ihr Studium der Humanmedizin, das sie 1946 beendete. E. Dicke und H. Teirich-Leube gaben ein gemeinsames Werk „Massage reflektorischer Zonen im Bindegewebe bei rheumatischen und inneren Erkrankungen" heraus. Eine Zusammenfassung ihrer Arbeiten erschien 1953 mit dem Werk „Meine Bindegewebsmassage". Fünf Jahre später veröffentlichte Teirich-Leube ihr zuletzt 1999 überarbeitetes Werk „Grundriss der Bindegewebsmassage".

Theoretisch existieren **zwei verschiedene Strömungen** der Bindegewebsmassage, zum einen nach Dicke, zum anderen nach Teirich-Leube. Praktisch gesehen wenden jedoch beide die gleichen Techniken an und erzielen die gleichen Ergebnisse. H. Teirich-Leube verfeinerte die Methoden der Bindegewebsmassage, indem sie zwei Schichten, eine obere und eine tiefe Verschiebeschicht, beschrieb. Die obere Verschiebeschicht liegt zwischen Dermis und Hypodermis, die untere zwischen Hypodermis und Faszie. Weiterhin präzisierte sie die angewendeten Techniken wie z. B. die Faszientechnik. Letztendlich werden die von Frau Teirich-Leube dargestellten Techniken als genauer eingeschätzt. Das Auslösen des therapeutischen Schneidegefühls war bei H. Teirich-Leube unabdingbare Voraussetzung für eine korrekt durchgeführte Technik. Im Gegensatz dazu bestand E. Dicke nicht ausdrücklich auf dem Schneidegefühl. Weiterhin unterscheiden sich beide **„Schulen"** in der Abfolge der Griffe, deren Lokalisation und im therapeutischen Aufbau. Im Vergleich vermitteln die Techniken von H. Teirich-Leube den Eindruck besonderer Intensität. Sie erfassen tiefere Schichten wie etwa den Faszienbereich stärker.

1.2 Blütezeit der Bindegewebsmassage

Die Blütezeit der Bindegewebsmassage, repräsentiert durch E. Dicke in Überlingen und H. Teirich-Leube in Freiburg, waren die 50er Jahre. Damals unterrichteten sie Krankengymnasten und auch Ärzte. Ihre Methode verbreitete sich rasch und wurde weit über die Grenzen Deutschlands und auch Europas hinaus bekannt. Gegen Ende der 60er Jahre wurden weitere Methoden in die Krankengymnastik integriert, so dass die Bedeutung der Bindegewebsmassage abnahm. Gleichzeitig stellten die Fortschritte in der Pharmakologie für viele Erkrankungen, die früher bevorzugt mit Bindegewebsmassage behandelt wurden, nun wirksame Medikamente zur Verfügung. Heute ist die Bindegewebsmassage eine von vielen therapeutischen Optionen in der Physiotherapie, wodurch ihr Stellenwert geringer als damals ist.

1.3 Weiterentwicklung in den letzten Jahren

Die Krankengymnastik hat sich im Verlauf der letzten Jahre rapide weiterentwickelt. Der Name „Krankengymnastik" ist überholt, man spricht von „Physiotherapie". Innerhalb der Physiotherapie werden zahlreiche Verfahren beschrieben und je nach Befund angewendet. Mittlerweile wurde eine Vielzahl von Methoden wie Shiatsu aus Japan und Tuina aus China, die Akupunkt-Massage nach Penzel, manuelle Segmenttherapie nach Quillicz, Manipulativmassage nach Terrjer und die Periostbehandlung nach Vogler integriert. Die Bindegewebsmassage wird heute der Reflexzonentherapie zugeordnet. Die Reflexzonentherapie hat sich zu einem sehr großen Gebiet innerhalb der Physiotherapie entwickelt. Neuere Publikationen gibt es jedoch nicht. Daneben gibt es weitere reflextherapeutische Verfahren, die heute ebenfalls mit Erfolg angewendet werden. Ein Beispiel hierfür ist die Reflexzonentherapie am Fuß, die von Hanne Marquardt in Deutschland vertreten und weiterentwickelt worden ist. Wesentlicher Unterschied ist, dass bei der Bindegewebsmassage ein neurophysiologischer Reaktionsweg und somit eine wissenschaftliche Untermauerung dieser Therapieform möglich ist. Bei der Reflexzonenarbeit am Fuß steht die reine Empirie im Vordergrund, d. h. die Beobachtung, dass Manipulationen im Bereich des Fußes in bestimmten Situationen zu Wirkungen führen können. Diese Wirkungsweise lässt sich weder neuroanatomisch noch neurophysiologisch begründen.

Anatomie und Physiologie

Bernard C. Kolster

2.1 Bindegewebe – 6

2.1.1 Bindegewebsarten – 6

2.1.2 Bestandteile des Bindegewebes – 7

2.1.3 Funktionen des Bindegewebes – 9

2.2 Haut – 11

2.2.1 Epidermis – 12

2.2.2 Dermis – 13

2.2.3 Hypodermis – 14

2.2.4 Durchblutung der Haut – 14

2.2.5 Lymphsystem der Haut – 15

2.2.6 Rezeptoren und Innvervation der Haut – 16

2.3 Segmentale Innervation – 18

2.3.1 Segmentale Hautinnervation – 20

2.3.2 Motorische Innervation – 20

2.3.3 Segmentale Organisation der inneren Organe – 20

2.4 Vegetatives Nervensystem – 21

2.4.1 Aufgaben des Nervensystems – 21

2.4.2 Gliederung des vegetativen Nervensystems – 21

2.1 Bindegewebe

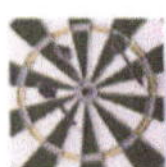

LERNZIELE

Kenntnisse über
- die Funktionen des Bindegewebes
- die Bestandteile des Bindegewebes und ihre Aufgaben
- die Bindegewebsarten und Bedeutung des Bindegewebes in der Physiotherapie

Die Bindegewebsmassage wird über das Bindegewebe vermittelt. Aus diesem Grund ist es sinnvoll, sich mit dem Aufbau dieses Gewebes zu befassen. Das Bindegewebe selbst ist ein sehr verschiedenartiges Gewebe, das überall im Körper vorkommt und zahlreiche Funktionen wahrnimmt. Wie wichtig das Bindegewebe ist, erkennt man daran, dass es zahlreiche Erkrankungen gibt, die das Bindegewebe betreffen. Da das Bindegewebe am gesamten Körper vorkommt, können Erkrankungen des Bindegewebes an allen Stellen des Körpers gleichzeitig auftreten. So beziehen die Erkrankungen aus dem rheumatischen Formenkreis prinzipiell das Bindegewebe in das Krankheitsgeschehen mit ein.

2.1.1 Bindegewebsarten

Das Bindegewebe und der Bindegewebsapparat spielen in der Physiotherapie eine entscheidende Rolle. Die meisten in der physiotherapeutischen Behandlung wichtigen Strukturen bestehen aus Bindegewebe. Je nach Funktion und Lokalisation gibt es die unterschiedlichsten Arten von Bindegewebe, die speziell an die Erfordernisse angepasst sind. Gleichzeitig lassen sich die verschiedenen Bindegewebsarten mit den unterschiedlichen physiotherapeutischen Behandlungsmöglichkeiten erreichen. Das **straffe** und **ungeformte** Bindegewebe von Kapseln und Faszien kann physiotherapeutisch mit Dehnungen und Mobilisation behandelt werden. Nach Verletzungen von straffen,

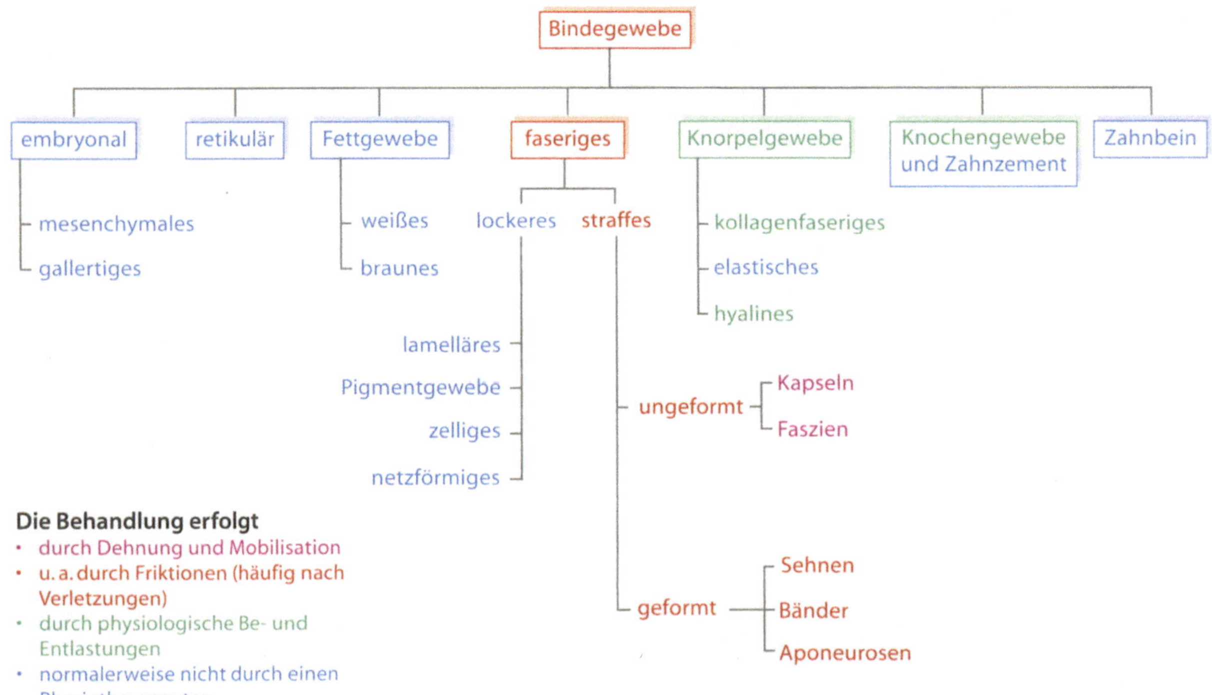

Abb. 2.1. Einteilung des Bindegewebes und physiotherapeutische Behandlung der betroffenen Strukturen

geformten Bindegeweben der Sehnen, Bänder und Aponeurosen können Friktionen angewendet werden. Das Zielgewebe liegt bei der Bindegewebsmassage in der **Hypodermis** **(s. Kap. 2.2.3)**. Diese Bindegewebsschicht ist durch die Einlagerung von reichlich Fettgewebe gekennzeichnet. Das Bindegewebe der Hypodermis besteht aus kollagenen Fasern. Es ist locker angeordnet und bildet ein Netzwerk um die Fettzellansammlungen. Die Tiefenanteile der Kollagenfasern in der Hypodermis bilden eine Befestigung zur **Körperfaszie.** Die Körperfaszie selbst umhüllt bindegewebig alle Organe. Durch die entsprechende Struktur der Faser ist eine Verschieblichkeit zwischen Hypodermis und Faszie möglich.

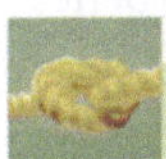

MEMO

Das Zielgewebe in der Hypodermis, einer lockeren Bindegewebsschicht, die reich an Fettzellen ist und die Haut mit der Körperfaszie verbindet.

2.1.2 Bestandteile des Bindegewebes

Das Bindegewebe besteht im Prinzip aus zwei verschiedenen „Bauteilen“: einerseits den **zellulären** und andererseits den **extrazellulären** Bestandteilen.

Extrazelluläre Bestandteile

Die extrazellulären Bestandteile stellen in ihrer Gesamtheit die Matrix dar, die daher auch **extrazelluläre Matrix** genannt wird. Sie lässt sich keiner spezifischen Form zuordnen und enthält folgende Bestandteile:

- Wasser
- Grundsubstanz
- Elastische Fasern
- Kollagene Fasern
- Nicht-kollagene Proteine

Mit Ausnahme des Wassers werden die Bestandteile der Matrix von den Bindegewebszellen produziert. Dadurch bildet die Matrix ein sehr stabiles Gittergerüst und gibt dem Gewebe das entsprechende Volumen. Dieses Gittergerüst oder Netzwerk der Matrix besitzt durch seine Fähigkeit, Belastungen zu absorbieren, eine **Pufferfunktion.** Dabei haben besonders die Grundsubstanz sowie das gebundene Wasser die Funktion der Stoßdämpfung und der Gewichtsentlastung.

Bei der **Grundsubstanz**, die einen Bestandteil der Matrix darstellt, handelt es sich um große Eiweißmoleküle (Proteoglykane, Glykosaminoglykane, Proteoglykanaggregate). Die Grundsubstanz verbindet Zellen und Fasern miteinander und bindet darüber hinaus Wasser. Aus dem Zusammenspiel der einzelnen Komponenten ergeben sich die Aufgaben der Matrix. Das zwischen den Fasern und den Eiweißen der Grundsubstanz gebundene Wasser gibt dem Gewebe Volumen. Dadurch entsteht ein elastischer Puffer, der mechanischen Belastungen standhält. Insbesondere bei tragenden Geweben wie Knorpel und Bandscheibengewebe spielt diese elastische Federung eine wichtige Rolle. Ohne die in der Matrix gebundene Flüssigkeit könnten diese Gewebe ihre Stoß dämpfenden und Gewicht tragenden Aufgaben nicht angemessen erfüllen.

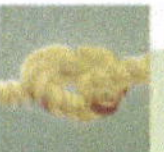

MEMO

Die extrazellulären Bestandteile des Bindegewebes stellen die Matrix dar, die ein stabiles Gittergerüst bildet, das dem Gewebe Volumen gibt und Wasser einlagert und somit wichtige Stoß dämpfende und Gewicht tragende Aufgaben erfüllen kann.

Zelluläre Bestandteile

So unterschiedlich die Erscheinungsformen und die Funktionen des Bindegewebes sind, so unterschiedlich sind auch die Zellarten selbst. Unterschieden werden ortsständige oder fixe Zellen und bewegliche Zellen.

Ortsständige/fixe Zellen

Die ortsständigen oder fixen Zellen sind im Bindegewebe gebunden. Sie entstammen einer undifferenzierten Vorläuferzelle, der **Mesenchymzelle.** Der Name ortsständig bedeutet, dass ihr Lebenszyklus sich innerhalb des Bindegewebes abspielt, sie besitzen keine oder nur eine geringe Mobilität. Die ortsständigen oder fixen Zellen lassen sich noch einmal untergliedern in die **Bindegewebszellen** und andere ortsständige Zellen, die im Bindegewebe vorkommen.

Zu den Bindegewebszellen gehören **(s. Abb. 2.2, S. 8)**:

- Fibroblasten und Fibrozyten
- Chondroblasten und Chondrozyten (Knorpelzellen)
- Osteoblasten und Osteozyten (Knochenzellen)

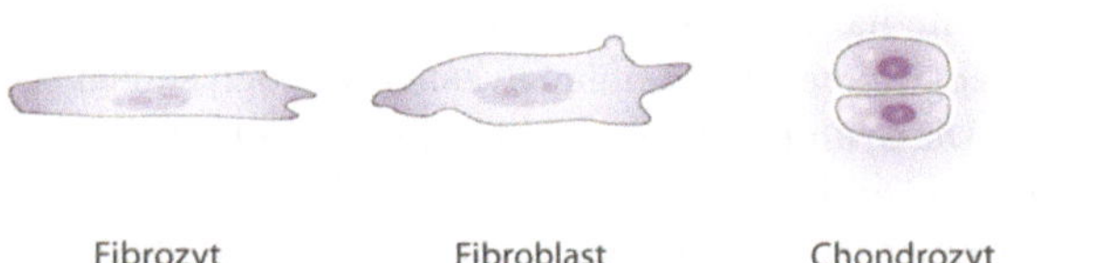
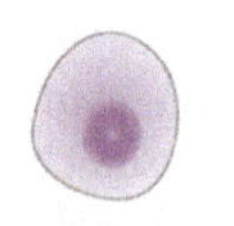
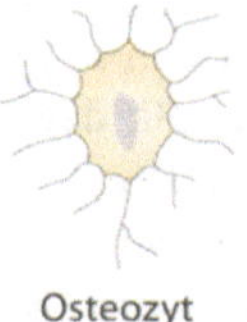
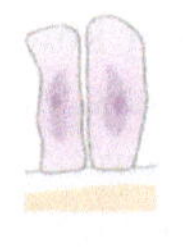

Abb. 2.2. Aus der undifferenzierten Mesenchymzelle entstehen unterschiedliche ortsständige/fixe Zellen des Bindegewebes.

Fibroblasten und Fibrozyten

Fibroblasten und Fibrozyten dienen der Faserbildung und synthetisieren die Grundsubstanz (= Interzellularsubstanz).

Mastzellen und Fettzellen

Mastzellen und Fettzellen sind andere ortsständige oder fixe Zellen, die im Bindegewebe zu finden sind.

Mastzellen kommen in fast allen Geweben vor. Besonders häufig anzutreffen sind sie in der Haut, im Darmtrakt und in den Atemwegen. Sie befinden sich in der Regel in der Nähe von feinen Kapillargefäßen und vegetativen Nervenendigungen. Die Hauptfunktion der Mastzellen ist die Freisetzung von Botenstoffen (**Mediatoren**). Solche Mediatoren sind beispielsweise Histamin und Heparin. Diese Mediatoren wirken auf die Gefäßwände erweiternd und permeabilitätssteigernd. Bei der Freisetzung der Mediatoren kommt es daher zu einer gesteigerten Durchblutung des Gewebes. Die Mastzelle ist daher eine zentrale Zelle bei Entzündungsprozessen und dient der Immunabwehr.

Fettzellen lagern Fett ein. Sie können überall im Bindegewebe angetroffen werden, wo sie als Stoßdämpfer (mechanischer Schutz) und als Energiespeicher dienen. Besonders im Nervengewebe haben sie wichtige Schutzfunktionen.

Mobile oder bewegliche Zellen

Die mobilen oder beweglichen Zellen (s. **Abb. 2.3, S. 9**) stammen von Knochenmarkszellen, den so genannten **hämatopoetischen Stammzellen**, ab. Zu den beweglichen oder mobilen Zellen gehören die **Leukozyten** (weiße Blutkörperchen), die **Erythrozyten** (rote Blutkörperchen) und die **Osteoklasten** (**s. Kap. 2.1.3**). Die **Makrophagen** entwickeln sich aus den von Knochenmarkszellen abstammenden **Monozyten**. Die Differenzierung von Monozyten zu Makrophagen findet allerdings erst im Bindegewebe statt. Makrophagen sind am Abbau verschiedener Komponenten des Bindegewebes beteiligt. Gleichzeitig können sie auch Stoffe wie Interferone, Prostaglandine und Leukotriene freisetzen, die bei der Abwehrreaktion und der Wundheilung benötigt werden. Makrophagen besitzen eine ausgeprägte Phagozytosewirkung. Sie resorbieren alles im Gewebe, was keine Funktion hat: abgestorbenes Gewebe, tote Zellen, körperfremde Objekte wie Viren, Bakterien und Pilze, aber auch Tumorzellen. Makrophagen haben somit eine zentrale Bedeutung im Rahmen der Körperabwehr.

Auch die **Leukozyten** sind an der Auslösung von Immunreaktionen und der Phagozytose beteiligt. Die Leukozyten können in **Granulozyten** und **Agranulozyten** eingeteilt werden. Die im Zytoplasma der Granulozyten vorkommenden Einschlusskörper (Granulae) lassen sich unterschiedlich färben, so dass man basophile (blau), eosinophile (rot) und neutrophile (nicht anfärbbare) Granulozyten unterscheiden kann. Die Zahl der Granulozyten kann variieren – bei Entzündungen oder allergischen Reaktionen beispielsweise steigt ihre Zahl erheblich an. Die Agranulozyten besitzen keine Granulae, sie haben ein klares Zytoplasma. Man unterscheidet bei diesen Zellen zwischen Lymphozyten und Monozyten. Die Lymphozyten haben einen entscheidenden Anteil an der Immunreaktion. Sie sind in der Lage, fremde und den Körper bedrohende Stoffe oder Zellen zu erkennen und sie gewissermaßen für Makrophagen zu markieren.

Plasmazellen kommen in der Regel nur in geringer Anzahl im Bindegewebe vor. Sie gehen aus den Lymphozyten hervor und dienen primär der Synthese von Antikörpern zur Immunabwehr.

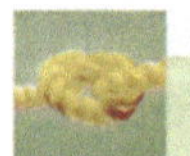

MEMO

Man unterscheidet zwischen ortsständigen/fixen Zellen, und beweglichen/ mobilen Zellen. Erstere produzieren die extrazelluläre Matrix, sind Fettspeicher und setzen Mediatoren frei. Die beweglichen Zellen haben ihre Hauptfunktion in der Immunabwehr des Körpers.

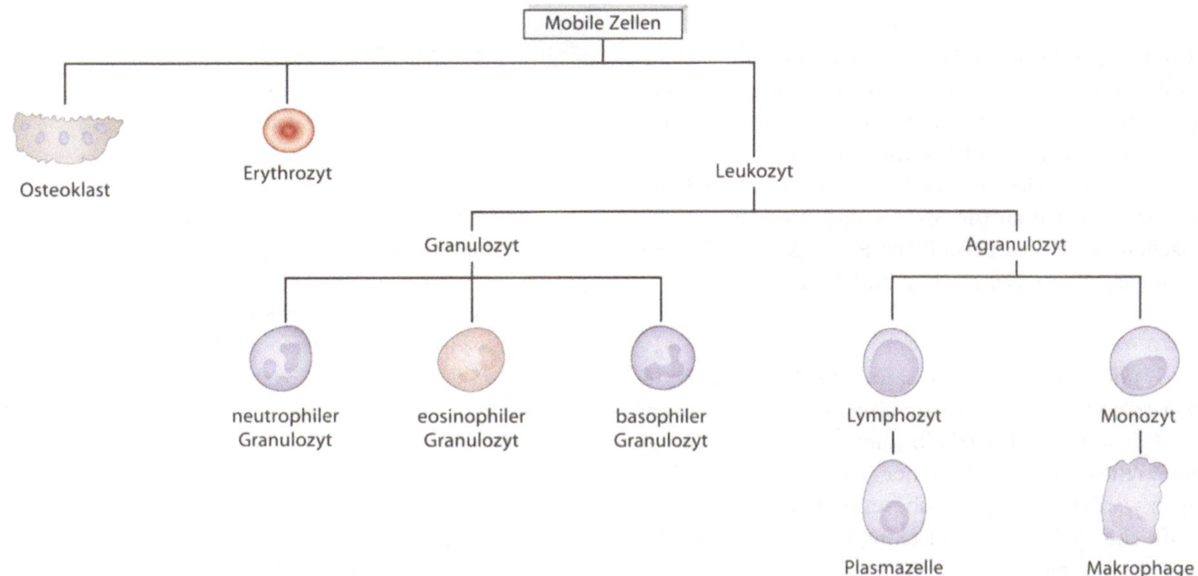

Abb. 2.3. Die mobilen oder beweglichen Zellen werden von einer hämatopoetischen Stammzelle gebildet.

2.1.3 Funktionen des Bindegewebes

So vielfältig wie die Erscheinungsformen des Bindegewebes sind, so vielfältig sind auch seine Funktionen. Folgende Funktionsbereiche lassen sich ableiten:

Stützfunktion

Das Knochengewebe selbst gehört auch zum Bindegewebe. Das knöcherne Skelett hat eine stützende Funktion für den gesamten Körper und ermöglicht es, den Körper gegen die Schwerkraft aufzurichten. Die **Osteoblasten** produzieren das Knochengewebe. Sie lagern sich in das Knochengewebe ein und wandeln sich zu Osteozyten um. Die **Osteoklasten (s. Abb. 2.3)** sorgen für den Abbau von Knochengewebe.

Die **Chondrozyten** entwickeln sich aus den **Chondroblasten** und bilden das Knorpelgewebe. Auch das Knorpelgewebe besitzt eine stützende Funktion, da es – allerdings in geringerem Maße wie Knochengewebe – Gewicht zu tragen vermag. In Gelenken begünstigt Knorpel das Gleiten der Skelettteile gegeneinander.

Schutzfunktion

Die aus Bindegewebe bestehenden Knochen erfüllen zudem wichtige Schutzfunktionen. So schützt der knöcherne Schädel das verletzbare Gehirn gegen von außen einwirkende Kräfte. Die Knochengerüste des Thorax und der Wirbelsäule umhüllen und schützen die wichtigen Organe im Brust- und Bauchbereich. Es gibt aber auch Bindegewebsarten, die beispielsweise durch biomechanische Absorption von Kräften Zellen und innere Organe schützen.

Verbindungsfunktion

Die Knochen werden durch die unterschiedlichen Gelenke miteinander verbunden. Auch die Bestandteile der Gelenke wie Gelenkkapsel, Gelenkknorpel, Bänder, Sehnen und Faszien bestehen aus Bindegewebe. Die Verbindung zwischen den einzelnen Geweben, so z. B. zwischen Unterhaut und Faszie, besteht ebenfalls aus Bindegewebe.

Abwehrfunktion

Eine besonders wichtige Funktion des Bindegewebes ist die Abwehrfunktion. Das Bindegewebe beherbergt sehr viele Zellen, die für die Immunantwort und für die Abwehr und Beseitigung verschiedenster Erreger verantwortlich sind (Makrophagen, Leukozyten). Weiterhin stellt die Matrix des Bindegewebes eine mechanische Barriere gegen eindringende Fremdkörper dar.

Ernährungs- und Transportfunktion

Das Bindegewebe bildet den Transportweg für alle Nährstoffe, die aus den feinsten Kapillaren aufgenommen werden und über den Bindegewebsraum die dort beherbergten Zellen ernähren. Gleichzeitig werden Abfallprodukte von den Zellen zu den Venen und Lymphgefäßen transportiert. Durch die Matrix und die interstitielle, zwischen den Zellen befindliche Flüssigkeit erfolgt also der Austausch von Nährstoffen und Abfallprodukten.

Informationsfunktion

Das Bindegewebe umhüllt sämtliche Strukturen des Körpers und bildet im Prinzip eine in sich geschlossene Funktionseinheit. Innerhalb dieser Funktionseinheit können Informationen von einer Stelle zur anderen übertragen werden. Dies geht insbesondere aus den wissenschaftlichen Arbeiten von Pischinger und Heine aus dem Jahre 1991 hervor.

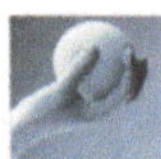

ZUSAMMENFASSUNG

Bindegewebsarten und physiotherapeutische Behandlung

Die meisten in der physiotherapeutischen Behandlung wichtigen Strukturen bestehen aus Bindegewebe (Kapseln, Faszien, Sehnen, Bänder, Aponeurosen). Die verschiedenen Bindegewebsarten lassen sich mit den unterschiedlichen physiotherapeutischen Behandlungsmöglichkeiten erreichen (Dehnung, Mobilisation, Friktion). Das Zielgewebe liegt bei der Bindegewebsmassage in der Hypodermis, die aus kollagenen Fasern besteht und durch die Einlagerung von Fettgewebe gekennzeichnet ist.

Bestandteile des Bindegewebes und ihre Bedeutung

- Ortsständige/fixe Zellen, Abstammung von den undifferenzierten Mesenchymzellen:
  - Fibroblasten und Fibrozyten
  - Chondroblasten und Chondrozyten
  - Osteoblasten und Osteozyten produzieren die extrazelluläre Matrix.
  - Fettzellen deponieren Fett als Energiespeicher und mechanischen Schutz.
  - Mastzellen können Mediatoren freisetzen und spielen die zentrale Rolle bei Entzündungsprozessen.

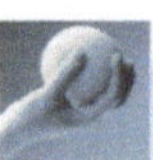

ZUSAMMENFASSUNG

- Bewegliche/mobile Zellen, Abstammung von hämatopoetischen Stammzellen:
  - Makrophagen
  - Leukozyten sind hauptsächlich an der Auslösung von Immunreaktionen beteiligt und besitzen Phagozytosewirkung.
- Extrazelluläre Bestandteile – Matrix
  Die Matrix besteht aus den folgenden extrazellulären Bestandteilen:
  - Wasser
  - Grundsubstanz
  - Elastische Fasern
  - Kollagene Fasern
  - Nicht-kollagene Proteine

  Das Netzwerk der Matrix hat die Funktion, Gewicht zu tragen und Stöße zu dämpfen, es stellt ein Hindernis für das Eindringen von Fremdkörpern in das Gewebe dar und dient dem Austausch von Nährstoffen und Abfallprodukten.

Funktionen des Bindegewebes

- Stützfunktion
- Schutzfunktion
- Verbindende Funktion
- Abwehrfunktion
- Ernährungs- und Transportfunktion
- Informationsfunktion

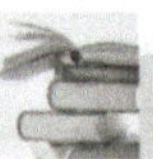

ÜBERPRÜFEN SIE IHR WISSEN

- Worauf beruht die Abwehrfunktion des Bindegewebes?
- Welche Bindegewebszellen gibt es?
- Was versteht man unter fixen und mobilen Zellen?
- Nennen Sie die Bestandteile der extrazellulären Bindegewebsmatrix.
- Woraus besteht die Grundsubstanz und welche Bedeutung hat sie?
- Wo liegt das Zielgewebe der Bindegewebsmassage und wie ist es aufgebaut?

2.2 Haut

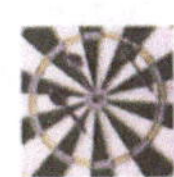

LERNZIELE

Kenntnisse über
- die Eigenschaften und Funktionen der Haut
- den Aufbau der Haut – die Hautschichten
- das Blut- und Lymphgefäßsystem der Haut
- die Haut als Sinnesorgan – Innervation und Rezeptoren

Das größte Organ des Menschen ist die Haut. Sie bedeckt eine Fläche von 1,5–1,8 m² und macht 16 % des Körpergewichtes aus.

Von ihren vielfältigen Funktionen ist der Schutz des Körperinneren von großer Bedeutung. Die Haut bildet gewissermaßen die Grenzschicht zwischen dem Körperinneren und dem -äußeren. Sie schützt den Körper vor mechanischen Einflüssen sowie vor UV-Strahlung, Kälte, Wärme, Verdunstung und dem Eindringen von Bakterien, Viren oder Pilzen.

Durch Erweiterung oder Verengung der Blutgefäße der Haut und durch Absonderung von Schweiß kontrolliert und reguliert die Haut in Abhängigkeit vom zentralen Nervensystem die Körpertemperatur. Sie fungiert des Weiteren auch als Sinnesorgan, da sie aufgrund des Vorhandenseins zahlreicher Rezeptoren und freier Nervenendigungen Reize aus dem Bereich des Tastsinnes und des Temperatursinnes erkennt. Außerdem leistet sie durch ihre Fähigkeit zur Vitamin-D-Synthese einen bedeutenden Beitrag zum Aufbau und zur Stabilität der Knochen.

Die Haut besteht aus mehreren, in der Regel gut gegeneinander abgegrenzten Schichten (s. **Abb. 2.4**):
- Epidermis, auch Oberhaut genannt
- Dermis, auch als Lederhaut oder Korium bezeichnet
- Hypodermis, auch Unterhaut oder Subkutis genannt

Epidermis und Dermis sowie die zwischen ihnen liegende Basalmembran (s. **Abb. 2.4**) werden auch unter dem Begriff **Kutis**, d. h. „Haut im engeren Sinne“, zusammengefasst.

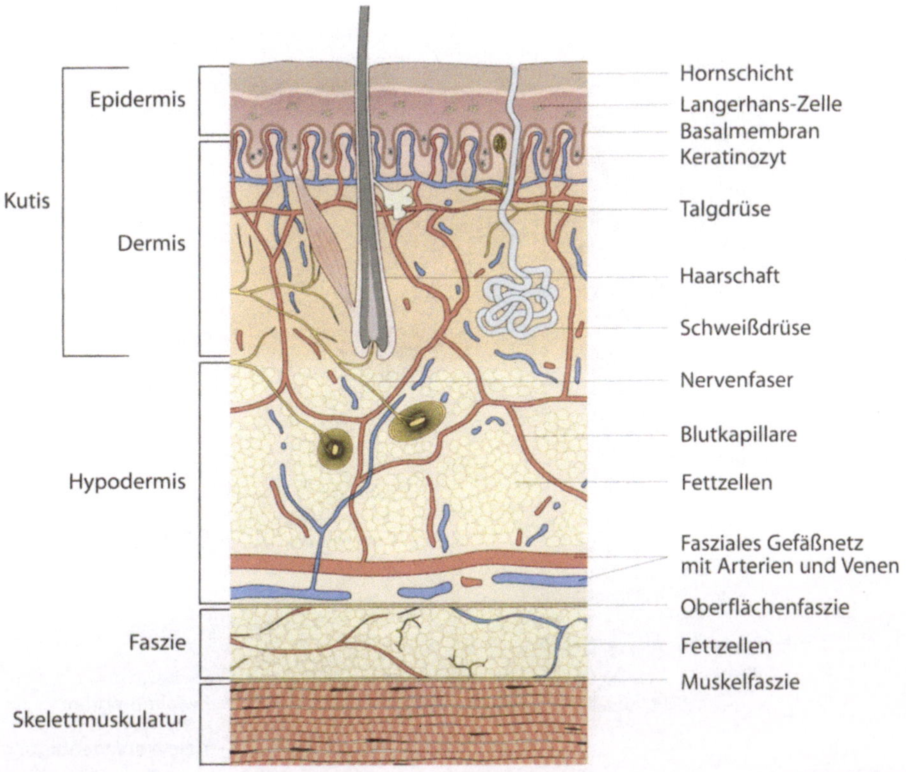

Abb. 2.4. Aufbau der Haut im Querschnitt

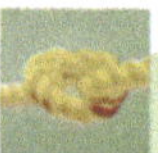

MEMO

Die Haut im engeren Sinne, die sogenannte Kutis, besteht aus zwei Schichten: Epidermis (Oberhaut) und Dermis (Lederhaut, Korium). Eine weitere Schicht bildet die Hypodermis (Unterhaut, Subkutis) gelegenen Strukturen.

2.2.1 Epidermis

Die Epidermis besteht aus mehreren Schichten verhornendem Plattenepithel und ist je nach Körperteil und mechanischer Beanspruchung unterschiedlich dick (0,1–1,5 mm). Sie ist eine Schicht mit hoher Regenerationsfähigkeit: Ständig werden in den basalen Bereichen neue Zellen gebildet, die in einem Zeitraum von ca. 3 Wochen an die Oberfläche wandern und sich währenddessen umwandeln. Letztendlich liegen sie als Hornschuppen vor und werden abgestoßen. Durch diese ständigen, rasch verlaufenden Neu- und Umbildungsvorgänge liegen in jeder Schicht der Epidermis Zellen, die sich gerade in der Umwandlung befinden.

In **Abb. 2.5** ist der Aufbau der Epidermis dargestellt. Das direkt oberhalb der Basalmembran liegende **Stratum basale**, häufig auch Stratum germinativum genannt, besteht aus kubischen bis hochprismatischen Zellen. Diese sind durch zahlreiche **Desmosomen** (= Haftplatten, Zellverbindungen) untereinander verbunden, was einen gewissen Grad an Stabilität bewirkt. Als **Hemidesmosomen** bezeichnet man die Verbindungselemente zwischen den Zellen des Stratum basale und der Basalmembran. Bei starker Beanspruchung der Epidermis können sich diese Hemidesmosomen lösen, erkennbar an der Bildung einer Blase.

Neben Desmosomen und Hemidesmosomen sind die **Tonofilamente** ein weiterer Stabilitätsfaktor. Sie sind lockere Bündel aus Prokeratin, die im Zytoplasma der Zellen liegen und über Zellbrücken mit benachbarten Zellen in Verbindung stehen.

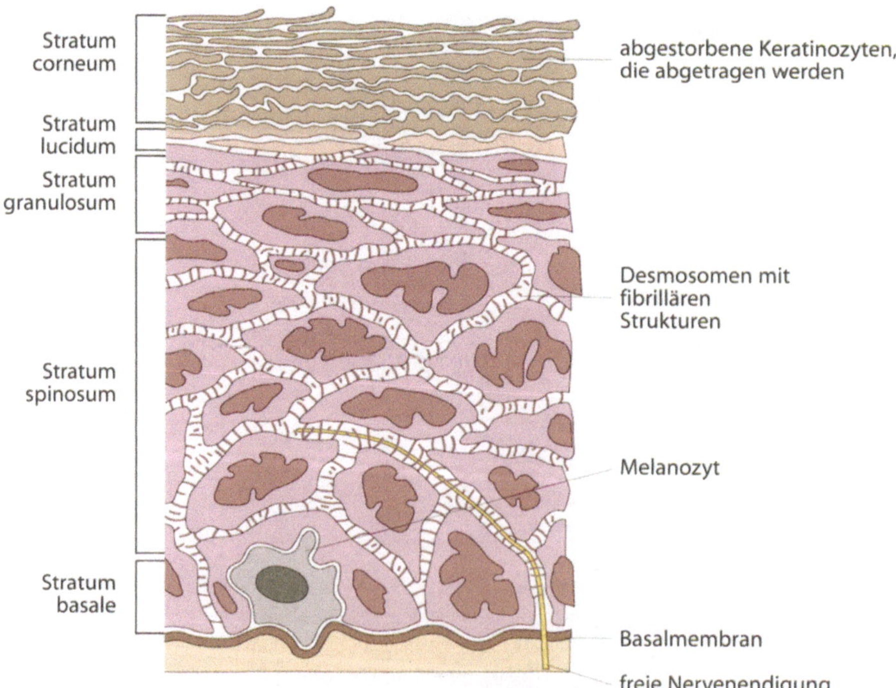

Abb. 2.5. Schichten der Epidermis

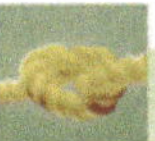

MEMO

Desmosomen, Hemidesmosomen sowie Tonofilamente sorgen für den Zusammenhalt der Zellen und stabilisieren die Haut.

Das Stratum basale enthält außer den **Keratinozyten**, die das verhornende Plattenepithel bildend, drei weitere Zelltypen:

Melanozyten produzieren Pigmente und können somit die Haut bis zu einem gewissen Grad vor schädlichen UV-Einwirkungen schützen.

Die **Langerhans-Zellen** sind in der Lage, das Immunsystem zu aktivieren. Sie leiten die Information über lokale Antigene an die T-Lymphozyten weiter und produzieren wie auch die Makrophagen Interleukin-1 – auf diese Weise locken sie umliegende Lymphozyten an.

Die einzigen Hautrezeptoren im Bereich der Epidermis sind die ebenfalls im Stratum basale liegenden **Merkel-Zellen** (s. Abb. 2.7, S. 15). Durch Tastreize werden sie zur Ausschüttung von Neurotransmittern stimuliert, die über die in der Nähe liegenden freien Nervenendigungen die Information zum zentralen Nervensystem weiterleiten.

Oberhalb des Stratum basale liegt das **Stratum spinosum**, die Stachelzellschicht. Sie besteht aus Zellen mit zahlreichen, langen Zytoplasmaausläufern, die ihr – im Lichtmikroskop betrachtet – ein stacheliges Aussehen verleihen. In dieser Schicht werden die Zellen bereits etwas flacher. Hier gibt es Tonofilamente, die in die Fortsätze hineinziehen, die Interzellularspalten jedoch nicht kreuzen. Aufgrund ihrer besonderen räumlichen Anordnung stabilisieren sie die Haut insbesondere gegen Scherkräfte wie z. B. Abschürfungen.

Die letzten lebenden Zellen in der Epidermis enthält das **Stratum granulosum**. Die Zellen sind hier stark abgeflacht. Sie sind umgeben von Keratohyalingranula (Keratinozyten), die den Interzellularraum abdichten und dafür sorgen, dass keine Flüssigkeit von außen ins Gewebe eindringen kann bzw. der Körper nicht unkontrolliert Flüssigkeit verliert.

Das **Stratum lucidum** ist nur in dicker Epidermis vorhanden wie z. B. an Handfläche und Fußsohle. Es handelt sich hierbei um eine sehr dünne Schicht mit sehr flachen Zellen und zahlreichen dicht gepackten Filamenten.

In der obersten Schicht der Epidermis, dem **Stratum corneum** (Hornschicht), werden die Verhornungsvorgänge abgeschlossen. Das Stratum corneum ist je nach Körperregion und mechanischer Beanspruchung unterschiedlich dick; an der Bauchhaut besteht es aus meist nur 15–20 Zellschichten, an der Handfläche oder der Fußsohle können es mehrere 100 sein. Die obersten 2–3 Schichten werden täglich abgestoßen und durch die darunter liegenden Zellen ersetzt. Im Durchschnitt wird einmal im Monat die gesamte Epidermis neu gebildet. Diese schnelle Regeneration erfordert eine ständige Zellteilung, die besonders in den unteren Schichten, nämlich dem Stratum basale und in geringerem Maße auch im Stratum spinosum, stattfindet.

Unter der Epidermis liegt die **Basalmembran**. Sie ist in der Regel dreischichtig und besteht aus Kollagen und Glykoproteinen, die von Fibroblasten produziert werden und die Haftung zwischen Epidermis und Dermis bewirken.

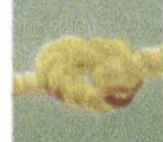

MEMO

Die Keratohyalingranula der Keratinozyten des Stratum granulosum verhindern einen unkontrollierten Flüssigkeitsaustausch zwischen dem inneren und äußeren Milieu.

2.2.2 Dermis

Die bindegewebige Dermis besteht aus zwei Schichten: dem dünnen **Stratum papillare**, das in Form von Papillen in die Epidermis hineinragt sowie dem **Stratum reticulare** als tiefere und dickere Dermisschicht.

Das Stratum papillare enthält verschiedene Zellarten, u. a. Lymphozyten, Plasmazellen, Makrophagen und Mastzellen. Auch sind zahlreiche Gefäße, Nerven und nervale Rezeptoren wie **Ruffini-Körperchen, Meissner-Tastkörperchen** und **Vater-Pacini-Körperchen** (s. Abb. 2.7, S. 15) anzutreffen.

Demgegenüber besteht das Stratum reticulare aus kräftigen Kollagenfaserbündeln, deren Anordnung regional unterschiedlich ist, und elastischen Fasern, die der Haut nach einer Dehnung wieder ihrursprüngliches Aussehen verleihen. Die Dermis wird von dichten Netzen arterieller und venöser Gefäße wie auch zahlreicher Lymphgefäße durchzogen. Der Lymphabfluss geschieht insbesondere über die Hypodermis. Aufgrund ihrer sehr großen Reißfestigkeit trägt die Dermis wesentlich zur Stabilität der Haut bei. Dies ist eine Eigenschaft, von der die Gerber Gebrauch machen: Aus der Dermis von Tierhaut wird Leder gewonnen.

2.2.3 Hypodermis

Unter den genannten Hautschichten liegt die Hypodermis (auch Subkutis oder Unterhaut), ein lockeres, fettgewebsreiches Bindegewebe. Sie stellt die Verbindung zu den Körperfaszien bzw. dem Periost dar. Durch das in ihr gespeicherte Fett fungiert sie als Druckpolster und Wärmeisolator. Da auch das Fettgewebe gut durchblutet ist, kann bei Bedarf Fett in die Blutbahn abgegeben werden.

2.2.4 Durchblutung der Haut

Die Haut wird nur im Bereich der Dermis und der Hypodermis durchblutet. In der Epidermis selbst findet man keine Blutgefäße, sie wird ausschließlich über Diffusion und Osmose mit Nährstoffen versorgt.

Die arterielle Durchblutung erfolgt durch zwei Gefäßnetze. Im oberen Teil der Hypodermis ist dies das **Rete cutaneum**, aus dem heraus Äste bis ins Stratum papillare und die Hautanhangsgebilde wie Haarwurzeln und Schweißdrüsen reichen (s. **Abb. 2.6**). Diese Äste bilden ihrerseits wieder ein Geflecht, auch **Rete subpapillare** genannt, welches immer kleiner werdende Blutkapillaren bis in die Papillen der Dermis entsendet. Die beiden Netzwerke, Rete subpapillare und Rete cutaneum, stehen untereinander durch natürliche Verbindungen, so genannte **Anastomosen**, in Kontakt.

Wie die Arterien bilden auch die Venen Gefäßnetze in Dermis und Subkutis. Von den drei venösen Geflechten liegen zwei neben dem Rete subpapillare und dem Rete cutaneum, das dritte befindet sich etwa in der Mitte der Dermis. Über zahlreiche **arterio-venösen Anastomosen** kann das arterielle Blut den direkten Weg in die venöse Strombahn nehmen. Daneben hat jede arterielle Kapillare in den Papillen der Dermis Verbindung zu einem venösen Gefäß. Somit ist der Austausch von Nährstoffen und Abfallprodukten gewährleistet. Mit Hilfe von Diffusion und Osmose werden über die Basalmembran auch die Zellen der Epidermis versorgt.

Zudem sind die zahlreichen arterio-venöse Anastomosen wichtige Einrichtungen zur Durchblutungssteuerung und damit zur Thermoregulation über die Haut. Um sich bei sinkender Umgebungstemperatur vor Abkühlung zu schützen, drosselt der Körper die Durchblutung der Kapillaren und leitet das Blut direkt über die

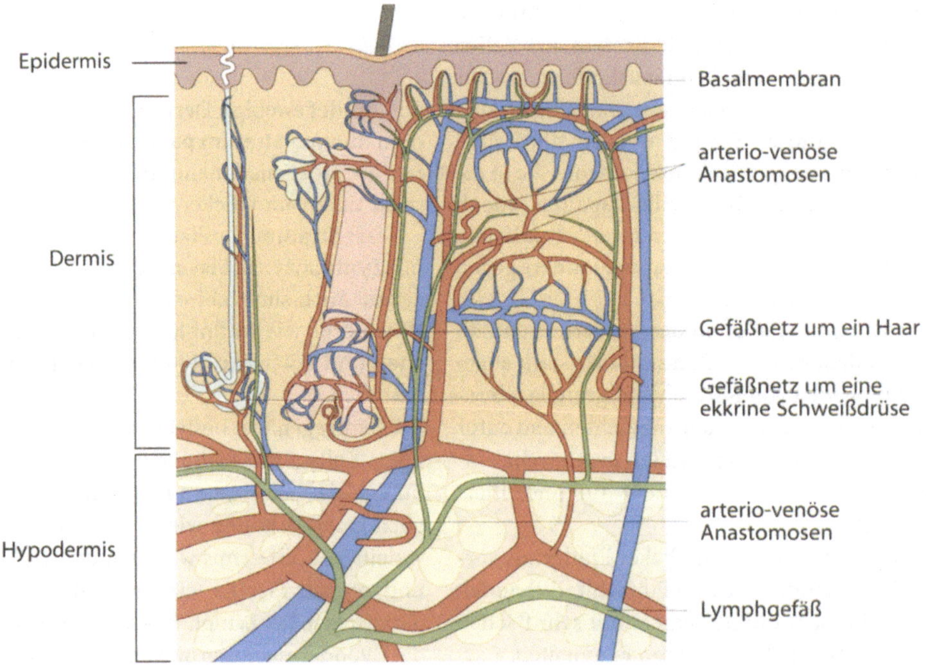

Abb. 2.6. Das Gefäßsystem der Haut

arterio-venösen Anastomosen. Damit versucht er, die Wärmeabgabe über die Haut nach außen zu mindern und die Temperatur des Körperkerns möglichst konstant zu halten. Ist dieser Regulationsmechanismus aktiv, d. h. ist die Durchblutung der Hautoberfläche vermindert, wird die Haut blass und die Lippen scheinen blau. Demgegenüber werden bei einer deutlichen Steigerung der Umgebungstemperatur die arterio-venösen Anastomosen geschlossen, und das Blut wird in die Kapillaren der Papillen geleitet. So kann die Wärme nach außen abgegeben werden. Die gut durchblutete Haut sieht äußerlich rot aus.

Die Dichte der papillären Kapillarschlingen in der Dermis ist variabel, sie schwankt zwischen 20 und 60 Schlingen pro mm^2. Da der Blutdruck in den Kapillaren normalerweise größer ist als der Druck des angrenzenden Gewebes, sind die Kapillaren in der Regel immer geöffnet. Kommt es aber vor, dass der Gewebedruck oder der äußere Druck deutlich ansteigt, so bewirkt dies eine Verminderung des Blutflusses durch die Kapillaren. Dauert dieser Zustand längere Zeit, wie es z. B. bei bettlägerigen Patienten vorkommt, kann die Haut nicht mehr ausreichend mit Nährstoffen versorgt werden. Dies kann relativ schnell zu Geschwüren, dem so genannten **Dekubitus**, führen.

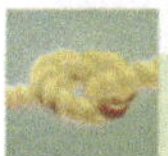

MEMO

Kurz andauernder Verschluss der Hautkapillaren hat keine Folgen, länger andauernder Verschluss, z. B. bei Bettlägerigkeit, führt zum Dekubitus (Geschwüre infolge einer Gefäßkompression).

2.2.5 Lymphsystem der Haut

Wie bereits erwähnt, sind auch die Lymphgefäße der Haut netzförmig angeordnet und liegen in zwei Geflechten parallel zu den arteriellen Gefäßnetzen. Kleine Lymphgefäße beginnen frei in den Papillen der Dermis, nehmen die Lymphflüssigkeit auf und leiten sie über die beiden Gefäßnetze in die subkutanen Lymphbahnen ab.

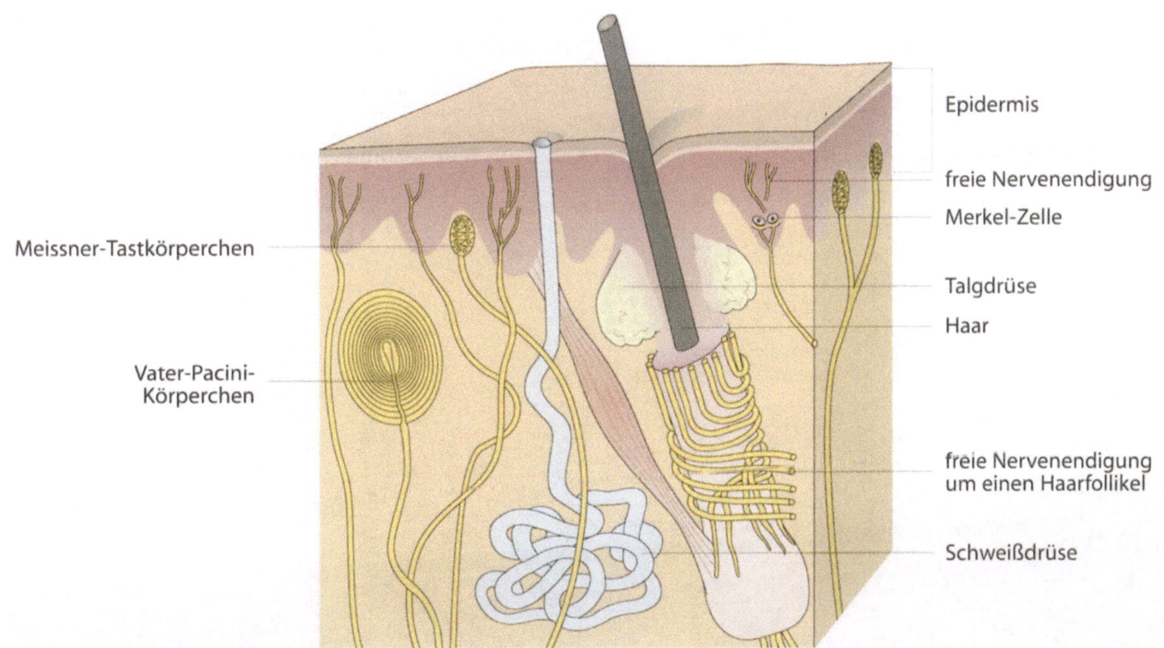

Abb. 2.7. Die Nervenzellen der Haut

2.2.6 Rezeptoren und Innervation der Haut

Die Haut – wie erwähnt ein Sinnesorgan – besitzt zahlreiche Rezeptoren und erfasst Druck- und Berührungsreize, Schmerzreize, Wärme- und Kältereize. Die einzelnen Rezeptoren und freien Nervenendigungen sind innerhalb der verschiedenen Hautschichten unterschiedlich verteilt. Die einzigen Rezeptoren in der Epidermis sind die **Merkel-Zellen**. Diese liegen in den basalen Bereichen der Epidermis, jeweils in unmittelbarer Nähe von freien Nervenendigungen (s. **Abb. 2.8**). Merkel-Zellen vermitteln den feinen Tastsinn; sie reagieren auf mechanische Reize, insbesondere auf Druck- und Berührungsreize, mit der Ausschüttung von Neurotransmittern, welche direkt von den freien Nervenendigungen aufgenommen werden und dort ein Aktionspotenzial auslösen. Diese Rezeptoren adaptieren nur sehr langsam, so dass die Empfindung auch bei kontinuierlicher Reizeinwirkung immer noch wahrgenommen wird.

Zu den Rezeptoren der Dermis gehören die **Vater-Pacini-Körperchen** (s. **Abb. 2.9**). Sie bestehen aus vielen Schichten flachen Bindegewebes und sind mit einem Durchmesser von ca. 1 mm sehr groß. Vater-Pacini-Körperchen sind spezialisiert für die Aufnahme und Weiterleitung von Druckreizen. Da sie aber schnell adaptieren, wird ein lang andauernder, gleichbleibender Reiz relativ schnell nicht mehr wahrgenommen. Eine optimale Stimulation erfahren die Vater-Pacini-Körperchen durch intermittierende Druckreize, wie es z. B. bei Vibrationen der Fall ist. Noch größer als die Vater-Pacini-Körperchen können die **Ruffini-Körperchen** (s. **Abb. 2.10**) werden. Bis zu 2 mm messen diese in der Dermis liegenden, langsam

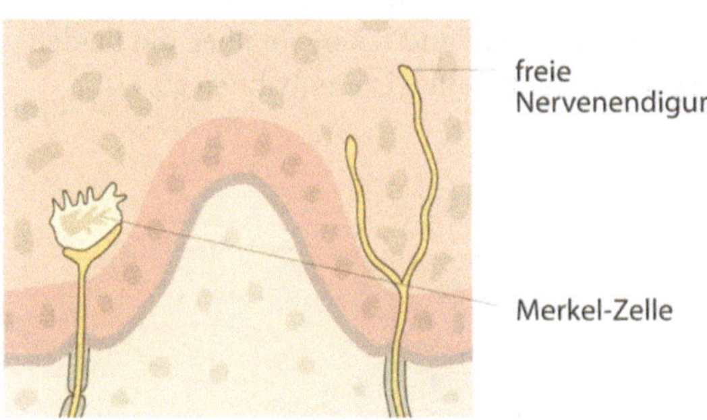

Abb. 2.8. Merkel-Zelle und freie Nervenendigung

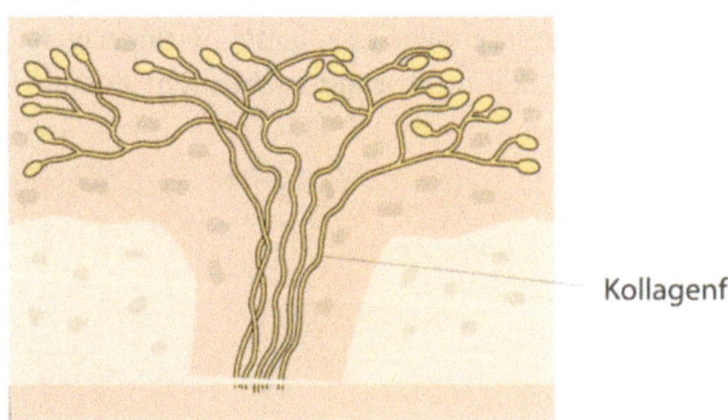

Abb. 2.10. Ruffini-Körperchen

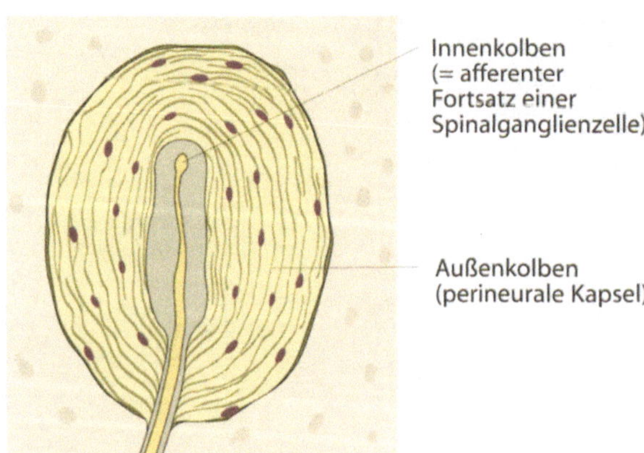

Abb. 2.9. Vater-Pacini-Körperchen

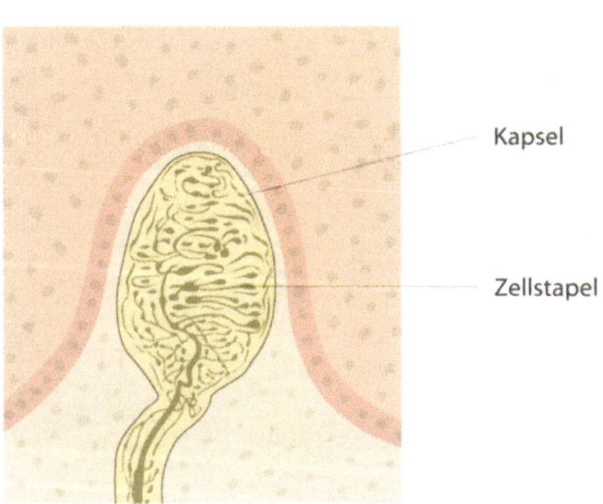

Abb. 2.11. Meissner-Tastkörperchen

adaptierenden Dehnungsrezeptoren. Sie bestehen aus einer einfachen Bindegewebskapsel, die Bündel von langen Kollagenfasern und Flüssigkeit umgibt. Der mit dem Rezeptor verbundene Nerv ist von einer Myelinscheide umgeben, allerdings ist er innerhalb des Rezeptors unmyelinisiert (= marklos), da eine Signalübertragung nur so möglich ist. Als weitere Rezeptorenart der Haut sind die **Meissner-Tastkörperchen** (s. **Abb. 2.11**) zu nennen, die deutlich kleiner sind und meist in unbehaarten Hautregionen vorkommen. Diese Rezeptoren vermitteln wie die Merkel-Zellen ebenfalls den feinen Tastsinn. Sie reagieren auf Druck- und Berührungsreize und adaptieren ähnlich den Vater-Pacini-Körperchen sehr schnell. Sie bestehen aus einer bindegewebigen Kapsel, die Stapel von modifizierten **Schwannschen Zellen** – auch terminale Schwann-Zellen genannt – enthält. Unter Schwannschen Zellen im eigentlichen Sinne versteht man myelinhaltige Zellen, die die Markscheiden der peripheren Nervenfasern bilden. Nervenfasern, die von einer solchen Myelinscheide umhüllt werden, leiten die Impulse wesentlich schneller weiter als unmyelinisierte Fasern. Der ankommende myelinisierte Nerv verläuft in mehreren Richtungen innerhalb dieses Zellstapels.

Eine **freie Nervenendigung** ist die dendritische Endigung des ersten Neurons einer afferenten Leitung. Schmerz- sowie Wärme- und Kältereize werden von den freien Nervenendigungen aufgenommen und weitergeleitet. In der Epidermis finden sich vorwiegend freie Nervenendigungen, die für Kältereize empfindlich sind. Sie sind unmyelinisiert, da sie ihre Myelinscheide beim Eintritt in die Epidermis verloren haben. In der Epidermis können die freien Nervenendigungen bis zum Stratum corneum vorkommen. Zum Teil bilden sie auch Nervengeflechte um die Haarfollikel herum. Schmerzreize werden von freien Nervenendigungen hauptsächlich in der Epidermis, weniger in der Dermis vermittelt.

Die freien Nervenendigungen in der Dermis reagieren vorwiegend auf Wärmereize. Neben den genannten afferenten Rezeptoren und freien Nervenendigungen gibt es in der Haut auch freie Nervenendigungen mit efferenter Funktion. Beispielsweise besitzt der Sympathikus solche Strukturen, über die in der Haut die Aktivität der Schweißdrüsen und der Mm. arrectores pilii kontrolliert werden kann.

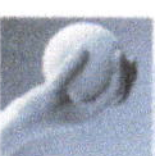

ZUSAMMENFASSUNG

Funktionen der Haut
- Grenzschicht zum Schutz des Körperinneren vor äußeren Einflüssen
- Thermoregulation
- Sinnesorgan
- Vitamin-D-Synthese

Die Schichten der Haut
- Epidermis
  - Stratum corneum
  - Stratum lucidum (nicht immer vorhanden; nur in dicker Epidermis)
  - Stratum granulosum
  - Stratum spinosum
  - Stratum basale (auch Stratum germinativum genannt)
- Basalmembran
- Dermis
  - Stratum papillare (dünn)
  - Stratum reticulare (dick)
- Hypodermis

Blut- und Lymphgefäßsystem der Haut
- In Dermis und Hypodermis finden sich zwei arterielle und drei venöse Blutgefäßnetze, die untereinander durch Anastomosen in Verbindung stehen. Die Epidermis ist nicht vaskularisiert, Sauerstoff- und Nährstoffversorgung erfolgen hier über Diffusion und Osmose.
- Das Lymphsystem der Haut bildet ebenfalls zwei Netzwerke, die parallel zu den arteriellen Gefäßnetzen verlaufen.

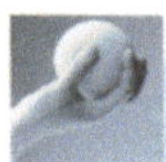

ZUSAMMENFASSUNG (Fortsetzung)

Innervation der Haut

Das Sinnesorgan Haut verfügt über zahlreiche Rezeptoren, die jeweils bestimmte Reize wahrnehmen und die Informationen an das zentrale Nervensystem weiterleiten:

- Merkel-Zellen: Die einzigen Rezeptoren in der Epidermis, reagieren auf Druck- und Berührungsreize (Tastsinn).
- Vater-Pacini-Körperchen: Lokalisiert in der Dermis, sind durch Vibration optimal reizbar.
- Ruffini-Körperchen: Liegen in der Dermis und reagieren auf Druck- und Zugreize.
- Meissner-Tastkörperchen: Liegen in der Dermis, reagieren auf feine Berührungs- und Druckreize.

Zudem sind in der Haut freie Nervenendigungen lokalisiert:

- Afferente freie Nervenendigungen werden durch Schmerz-, Wärme- und Kältereize stimuliert.
- Efferente freie Nervenendigungen des Sympathikus beeinflussen die Aktivität der Schweißdrüsen und der Mm. arrectores pilii.

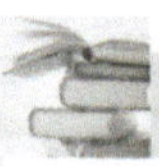

ÜBERPRÜFEN SIE IHR WISSEN

- Welche Funktionen werden von der Haut erfüllt?
- Aus welchen Schichten ist die Haut aufgebaut?
- Wo liegen die arterio-venösen Anastomosen und wozu dienen sie?
- Welche Rezeptoren findet man in der Haut?
- Auf welche Reize reagieren die afferenten freien Nervenendigungen?

2.3 Segmentale Innervation

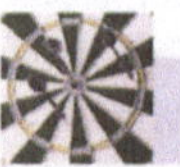

LERNZIELE

Kenntnisse über

- das Prinzip der segmentalen Gliederung
- die Head-Zonen

Beim Menschen wie bei anderen Wirbeltieren ist die nervale Versorgung der verschiedenen Gewebestrukturen in **Segmente** unterteilt. Ein Segment umfasst alle Strukturen und Organe, die von einem Spinalnerv (Rückenmarksnerv) innerviert werden.

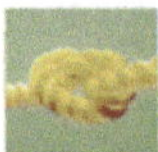

MEMO

Ein Segment umfasst alle Strukturen und Organe, die von einem Spinalnerv innerviert werden.

Das Erscheinen der segmentalen Gliederung innerhalb eines Gewebes ist durch Entwicklungen in der Embryonalphase zu erklären. In der frühen Embryogenese entstehen die drei auch als Keimblätter bezeichneten Zellschichten **Ektoderm, Entoderm** und **Mesoderm**, von denen sich in der weiteren Entwicklung sämtliche Organe und Gewebe ableiten. Die aus dem Mesoderm hervorgehenden Strukturen haben eine auch beim Erwachsenen noch erkennbare metamere Struktur, d. h. sie sind in Segmente gegliedert. Die **Chorda dorsalis**, die spätere Wirbelsäule, verbindet sich an beiden Seiten mit dem in Segmente unterteilten **Mesenchym**, dem ersten aus den Keimblättern entstehenden, nicht epithelialen Gewebe. Das Mesenchym ist das Muttergewebe der Blutzellen, des blutbildenden Gewebes, der Lymphe und des lymphbildenden Gewebes sowie der Muskeln, Knorpel, Knochen und des Bindegewebes. Die Wirbelkörper entstehen intersegmental aus dem jeweils vorderen und hinteren Teil zweier **Mesenchymsegmente.** Alle Strukturen, die aus einem Mesenchymsegment entstehen, bleiben über den mitwachsenden Nerv neurologisch miteinander verbunden.

Der Gesamtheit der Strukturen einer gleichen Gewebeart oder einer gleichen Funktionseinheit, die man einem einzelnen Segment zuordnen kann, wird in diesem

Zusammenhang eine spezielle Bezeichnung gegeben:

- **Myotome** nennt man die zu einem Segment gehörenden Muskeln.
- **Dermatome** sind die zu einem Segment gehörenden Hautareale.
- **Arthrotome** sind die zu einem Segment gehörenden Gelenke.
- **Sklerotome** nennt man die zu einem Segment gehörenden Skelettanteile.
- **Enterotome** oder **Viszerotome** sind die zu einem Segment gehörenden inneren Organe.
- **Angiotome** heißen die zu einem Segment gehörenden Blutgefäße.

Die segmentale Gliederung richtet sich nach dem so genannten **Foramen intervertebrale,** dem Zwischenwirbelloch für den Durchtritt der Rückenmarksnerven. Hier entspringt die Radix (Wurzel) des Nerven. Nicht das aus dem Ektoderm entstehende Rückenmark, sondern die Nervenaustrittsstellen der Spinalwurzeln sind segmental angeordnet. Die segmentale Gliederung ist ein Kennzeichen der radikulären Innervation und hat dadurch eine wichtige klinische Bedeutung.

Die segmentalen Spinalnerven C1–C7 treten oberhalb der gleichnamigen Wirbel aus dem Foramen intervertebrale aus. Ab T1 treten die segmentalen Nerven unterhalb der gleichnamigen Wirbel aus. Zwischen C7 und T1 tritt der segmentale Nerv C8 aus. Es gibt keinen Wirbel C8, aber trotzdem ein neurologisches Segment C8.

2.3.1 Segmentale Hautinnervation

Die Oberfläche der Haut ist in 30 Segmente, die **Dermatome**, unterteilt, die den 31 Spinalnervenpaaren zugeordnet sind (dem ersten Spinalnerv ist kein Dermatom zuzuordnen). **Untenstehende Abb.** zeigt schematisch die Innervationsfelder der Haut, wobei jedoch tatsächlich keine scharfe Abgrenzung der Dermatome vorliegt, da sich benachbarte Segmente überlappen.

Segmentale Verteilung der innervierten Hautgebiete (Dermatome)

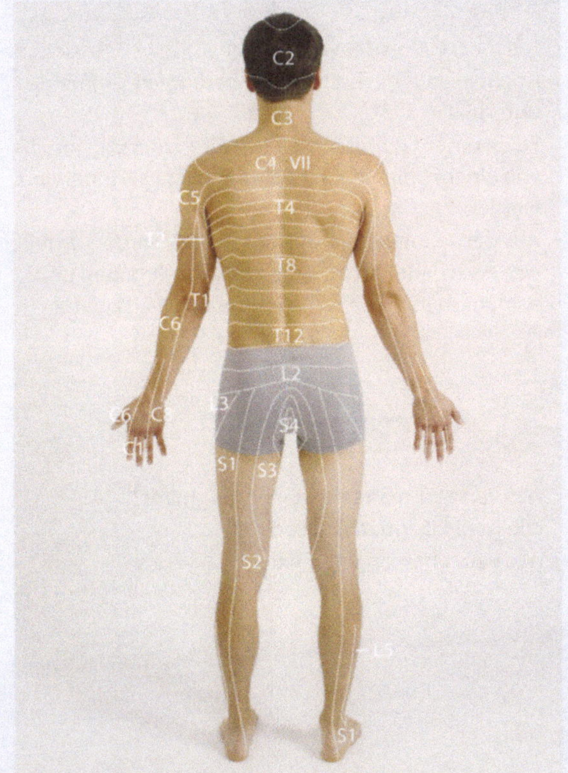

Innervationsfelder der Haut von dorsal

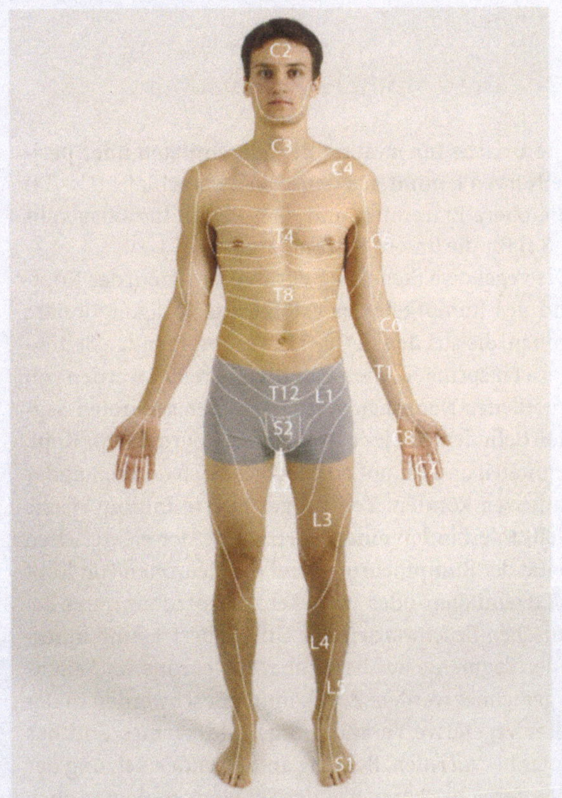

Innervationsfelder der Haut von ventral

Innervationszonen von Haut (**Dermatome**) und Muskeln (**Myotome**) sind mit inneren Organen (**Viszerotome**) auf den segmentalen Ebenen des Rückenmarks verschaltet. Bei Erkrankungen innerer Organe können daher bestimmte Hautareale schmerzhaft überempfindlich werden. Diese Hautareale werden als **Head-Zonen** bezeichnet. Sie entsprechen dem Ausbreitungsgebiet der Schmerzfasern von Spinalnerven und sind im Rumpfbereich gürtelförmig (**s. auch Kap. 3.3.1**).

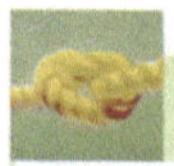

MEMO

Head-Zonen, benannt nach dem Neurologen Sir Henry Head (1861–1940), sind Hautareale, die bei Erkrankungen innerer Organe überempfindlich auf Schmerz-, Temperatur- und Berührungsreize reagieren (**vegetativer Reflexbogen, s. Abb. 2.12, S. 22**). Sie entsprechen in ihrer Ausdehnung dem Dermatom, das aus demselben spinalen Segment innerviert wird wie das erkrankte Organ. Beispiel: Bei koronarer Herzkrankheit strahlen Schmerzen in die Innenseite des Oberarmes aus.

2.3.2 Die motorische Innervation

Die motorische Innervation der Extremitäten über periphere Nerven kommt aus dem **Plexus brachialis** (C5–T1) für die obere Extremität und dem **Plexus lumbosacralis** (T12–S4) für die untere Extremität.

Die vegetative Steuerung der Extremitäten, des Kopfes und des Rumpfgebietes erfolgt über präganglionäre Neuronen, die aus den in C8–T12 vorkommenden Seitenhörnern entspringen. Die genannten Bereiche werden von verschiedenen Neuronen versorgt. In den separaten Segmenten befinden sich jedoch ebenfalls Neuronen für Kopf, Extremitäten und Rumpf, so dass diese sich untereinander beeinflussen können. Zentral gesteuerte inhibitorische Bahnen unterbinden eine Übertragung der elektrischen Aktivität der Rumpfneuronen auf die Neuronen von Kopf und Extremitäten oder umgekehrt. Trotzdem muss bei chronischen Beschwerden mit einer Übertragung innerhalb der Segmente auf benachbarte Neurone im Seitenhorn gerechnet werden: Z. B. können Beschwerden in der Schulter vegetative Veränderungen des Armes und des Rumpfes hervorrufen. Bei lang andauernder Reizung des Schulterbereiches können außer Schulterproblemen auch Veränderungen der Wirbelgelenkkapseln und der Haut am Rücken auftreten. Diese Symptome äußern sich als thorakale Einschränkung (Steifheit) und als Bindegewebszonen zwischen den Schulterblättern.

Muskeln werden multisegmental innerviert. Dennoch gibt es so genannte **Kennmuskeln**, die vornehmlich über ein Segment innerviert werden. Die sensible Innervation der Gelenkkapseln ist entweder komplett oder segmental in Arthrotome zu unterteilen. Die Arthrotome stimmen meistens mit den Dermatomen und Myotomen überein, die sich in dieser Region befinden.

2.3.3 Segmentale Organisation der inneren Organe

Die Sensoren der Organe befinden sich im Epithel dieser Organe, wobei **viszerosensible Fasern (C-Fasern)** die sensiblen Informationen der Viszerotome weiterleiten. Da die inneren Organe vegetativ sympathisch eingeteilt sind, beschränkt sich die Innervation auf die Segmente C8–L2.

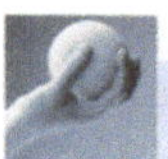

ZUSAMMENFASSUNG

- Die Innervation der verschiedenen Gewebestrukturen ist entwicklungsgeschichtlich bedingt in Segmente unterteilt.
- Ein Segment umfasst alle Strukturen und Organe, die von einem Spinalnerv (Rückenmarksnerv) innerviert werden.
- Aus der segmentalen Gliederung des Körpers ergeben sich Assoziationen zwischen inneren Organen und somatischen Geweben wie Haut und Muskulatur.

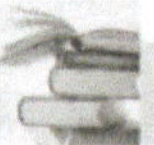

ÜBERPRÜFEN SIE IHR WISSEN

- Was versteht man unter einem Segment?
- Wie ist ein Dermatom definiert?
- Was versteht man unter einer Head-Zone?

2.4 Vegetatives Nervensystem

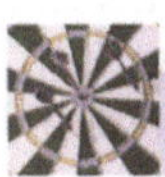

LERNZIELE

Kenntnisse über
- die Aufgaben und Eigenschaften des somatischen und vegetativen Nervensystems
- die Gliederung des vegetativen Nervensystems
- den Sympathikus und Parasympathikus
- den Reflexbogen

Das Nervensystem kann nach topographischen Gesichtspunkten unterteilt werden in:
- Das zentrale Nervensystem (Gehirn und Rückenmark)
- Das periphere Nervensystem (alles, was nicht zum ZNS gehört: Nervenfasern und kleine Anhäufungen von Nervenzellen, so genannte Ganglien)

sowie nach funktionellen Kriterien in:
- Das somatische (animale) Nervensystem
- Das vegetative (autonome) Nervensystem

Es ist bei dieser Art von Einteilung nicht zu vergessen, dass im ZNS enge Verknüpfungen zwischen dem somatischen und dem vegetativen Anteil bestehen. In der Peripherie sind diese beiden Teile des Nervensystems funktionell weitgehend voneinander getrennt.

2.4.1 Aufgaben des Nervensystems

Das Nervensystem ermöglicht dem Organismus die Kommunikation mit seiner Umwelt und die Kontrolle des inneren Milieus (Homöostase). Das **somatische** Nervensystem kommuniziert mit der Umwelt, indem es auf externe Reize meist wieder mit einer Antwort nach außen reagiert (z. B. Fluchtreflex, Niesen, Schlucken). Es unterliegt zum Teil dem Bewusstsein und kann willkürlich kontrolliert werden. Die Nerven der Skelettmuskeln, der Oberflächensensibilität und der Sinnesorgane gehören zum somatischen Nervensystem.

Das **vegetative** Nervensystem hingegen innerviert hauptsächlich die glatte Muskulatur der Gefäße, der Drüsen und aller inneren Organe einschließlich des Herzens. Es dient somit der Regelung der Vitalfunktionen (Herzkreislauffunktion, Atmung, Verdauung, Stoffwechsel und Ausscheidung, Sekretion, Wasserhaushalt, Körpertemperatur, Sexualfunktionen u. a.). Mit der Erfüllung dieser Funktionen hält das vegetative Nervensystem das innere Milieu auch unter variablen Bedingungen konstant und passt es den veränderlichen Bedürfnissen des Organismus an. Die Aktivität des vegetativen Nervensystems ist der willkürlichen Kontrolle weitgehend entzogen, es arbeitet selbständig und wird daher auch als **autonomes** Nervensystem bezeichnet.

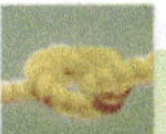

MEMO

Unter dem vegetativen Nervensystem versteht man alle der Willkür und dem Bewusstsein nicht untergeordneten Nervenstrukturen, die der Regelung der Vitalfunktionen dienen und das Zusammenwirken der einzelnen Teile des Körpers gewährleisten.

2.4.2 Gliederung des vegetativen Nervensystems

Das vegetative Nervensystem umfasst alle Anteile des zentralen und des peripheren Nervensystems, die vor allem die inneren Organe innervieren.

Sympathikus und Parasympathikus

Der **efferente Teil** des peripheren vegetativen Nervensystems gliedert sich in zwei sowohl morphologisch als auch funktionell unterschiedliche Strukturen, in Sympathikus und Parasympathikus. Während der Sympathikus **ergotrop** (= Energie mobilisierend, Abbauprozesse beschleunigend) wirkt, ist der Parasympathikus **trophotrop** (= Energie speichernd, dient der Erholung und Aufbauprozessen). Die meisten Organe werden sowohl vom Sympathikus als auch vom Parasympathikus innerviert, wobei die Organantwort auf die beiden Systeme gegensätzlich (antagonistisch, z. B. Herz) oder ergänzend (synergetisch, z. B. Sexualorgane) sein kann.

Im Fall des Sympathikus liegen die dazugehörigen vegetativen Zentren im Brust- und Lendenmark, im Fall des Parasympathikus im Hirnstamm (für Augen, Drüsen und vom N. vagus versorgte Organe) und im Sakralmark (für Blase, Teile des Dickdarmes, Genitalorgane). Von diesen Zentren ziehen präganglionäre Fasern zur Peripherie, wo sie in den Ganglien synaptisch auf postganglionäre Fasern umgeschaltet werden. Die präganglionären Fasern des Sympathikus aus dem Rückenmark enden an den

Grenzstrangganglien, an den Hals- und Bauchganglien oder an so genannten **terminalen Ganglien.** Dort erfolgt die synaptische Übertragung auf die postganglionären Fasern durch den Neurotransmitter **Acetylcholin.** Den postganglionären Fasern dient schließlich **Noradrenalin** als Transmitter zur Erregung des Endorganes. Eine Ausnahme bilden die postganglionären Fasern der Schweißdrüsen und Gefäße, die Acetylcholin als Transmitter besitzen.

Die Ganglien des Parasympathikus liegen in der Nähe oder sogar innerhalb des Erfolgsorganes. Dem Parasympathikus dient sowohl an den prä- als auch an den postganglionären Synapsen Acetylcholin als Transmitter.

Das Nebennierenmark ist eine Art Mischung aus Ganglion und Hormondrüse; paraganglionäre Fasern des Sympathikus setzen hier **Adrenalin** und Noradrenalin in die Blutbahn frei.

Der vegetative Reflexbogen

Die funktionelle Basis des vegetativen Nervensystems ist der Reflexbogen. Unter einem Reflexbogen versteht man den Weg der Erregungsleitung von Afferenz und Efferenz einschließlich ihrer Verschaltungen als festes Schema, nach dem ein Reflex abläuft. Die afferenten vegetativen Nervenfasern melden dem Zentralnervensystem u. a. Hautreize und Signale von den Mechano- und Chemorezeptoren der inneren Organe (Magen-Darm-Trakt, Lunge, Herz, Arterien, Genitalorgane etc.). Die efferenten, peripherwärts meldenden vegetativen Nervenfasern leiten als Reflexantwort Erregungen vom Zentralnervensystem zum Erfolgsorgan und steuern so die glatte Muskulatur verschiedener Organe (Auge, Lunge, Blase, Verdauungstrakt etc.) und die Funktion von Herz und Drüsen.

Die Wege des vegetativen Reflexbogens, der einerseits einen **somatoviszeralen** und andererseits einen **viszerosomatischen** Anteil besitzt, verlaufen über das sym-

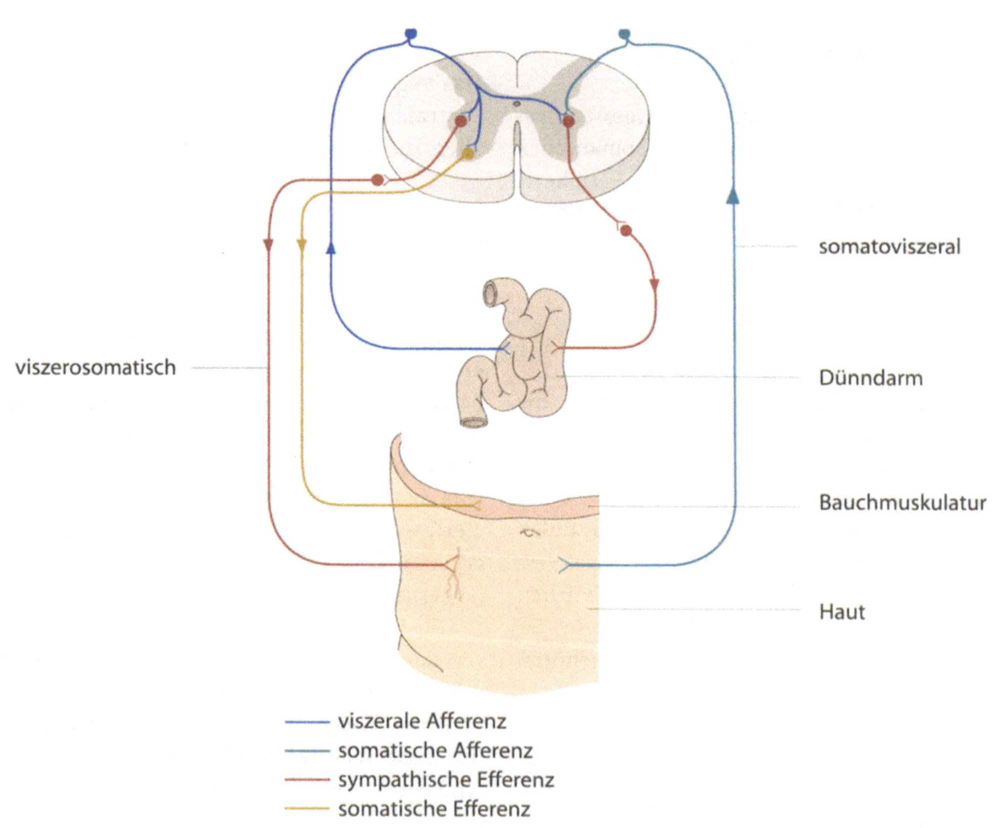

Abb. 2.12. „Vegetativer Reflexbogen"

pathische Nervensystem. D. h. im Endeffekt wird das Zielorgan immer über den Sympathikusnerv beeinflusst. Da sie auf die Rückenmarksebene beschränkt bleiben, gelangen die Reize nicht ins Gehirn und bleiben somit außerhalb des Bewusstseins. Das Prinzip der segmental-spinalen Reflexbögen ist in der **Abb. 2.13, S. 22** schematisch dargestellt.

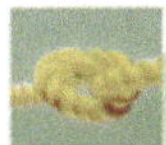

MEMO

- Afferente Nervenfasern (Afferenzen) leiten Erregungen von peripheren Rezeptoren zum zentralen Nervensystem (Gehirn oder Rückenmark).
- Efferente Nervenfasern (Efferenzen) leiten Erregungen vom Zentralnervensystem zur Peripherie (Zielorgan).

▶ **Somatoviszeraler Reflexbogen**

Reize, die auf ein somatisches Organ treffen (wie Haut, Muskeln, Sehnen usw.), werden zum Rückenmark (= somatische Afferenz) weitergeleitet. Von dort aus wirken sie über den Sympathikus auf die inneren Organe wie z. B. den Darm (= sympathische Efferenz). Der Reflexbogen funktioniert auch umgekehrt, er wird dann als viszerosomatischer Reflex bezeichnet.

▶ **Viszerosomatischer Reflexbogen**

Eine Störung an den inneren Organen wird über eine viszerale Afferenz zum Rückenmark weitergeleitet. Von dort aus wird der Reiz über eine somatische Efferenz auf die Haut, auf periphere Gelenke und die Skelettmuskulatur übertragen.

Reflexe

Einfache Reflexe können innerhalb des jeweiligen Organes ablaufen, komplexere werden hingegen von übergeordneten vegetativen Zentren im zentralen Nervensystem gesteuert. Deren übergeordnetes Integrationszentrum ist der **Hypothalamus.** Er ist mit der Großhirnrinde und dem limbischen System verschaltet. Aus diesem Grund kann auch die Psyche (Aufregung, Stress) das vegetative Nervensystem beeinflussen.

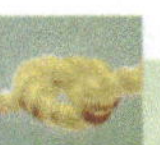

MEMO

Der Hypothalamus ist eine Region im zentralen Nervensystem, in der sich die dem vegetativen Nervensystem übergeordneten Zentren befinden. Er koordiniert die wichtigsten Regulationsvorgänge des Organismus wie z. B. Thermoregulation, Blutdruck- und Atmungsregulation, Hunger- und Sättigungszentrum, Wasserhaushalt, Sexualfunktion und Schweißsekretion.

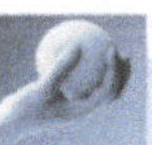

ZUSAMMENFASSUNG

- **Das vegetative, unwillkürlich kontrollierte Nervensystem** innerviert die glatte Muskulatur aller inneren Organe, Gefäße sowie die Drüsen. Es dient der Regulation der Vitalfunktionen und hält das innere Milieu des Organismus konstant.
- **Sympathikus und Parasympathikus** bilden den efferenten Teil des vegetativen Nervensystems.
- **Der Reflexbogen** besteht aus hintereinander geschalteten Strukturen, die die Erregung vom Reizort aus über das Zentralnervensystem bis zum Erfolgsorgan leiten:

  Rezeptor → afferente Nervenfaser → Zentralnervensystem → efferente Nervenfaser → Erfolgsorgan

  Dabei findet im Zentralnervensystem die synaptische Verschaltung zwischen Afferenzen und Efferenzen statt.

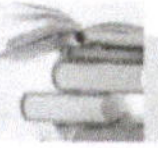

ÜBERPRÜFEN SIE IHR WISSEN

- Somatisches und vegetatives Nervensystem: Nennen sie jeweils die Funktionen. Welcher Unterschied besteht zwischen diesen beiden Systemen?
- Was versteht man unter Afferenz bzw. Efferenz?
- Wodurch werden die Aktivitäten des vegetativen Nervensystems kontrolliert?
- Wie wirken Sympathikus und Parasympathikus?
- Erklären Sie das Prinzip des vegetativen Reflexbogens.

Wirkprinzipien der Bindegewebsmassage

Bernard C. Kolster

3.1 Mechanische Effekte – 26

3.2 Biochemische Effekte – 26
3.2.1 Freisetzung von Entzündungsmediatoren – 26
3.2.2 Freisetzung von schmerzhemmenden Mediatorsubstanzen – 27

3.3 Reflektorische Effekte – 27
3.3.1 Reflexwege und Reflexzonen – 27

3.4 Schmerzhemmende Effekte – 28
3.4.1 Stimulation von Nozizeptoren – 28

3.5 Lokale Durchblutungssteigerung – 29

3.6 Sympathikushemmende Effekte – 29

3.7 Tonusregulierende Effekte – 29

3.8 Effekte auf das Immunsystem – 30

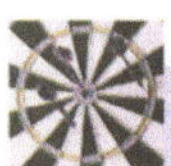

LERNZIELE

Kenntnisse über
- die Effekte der Bindegewebsmassage
- die Vermittlung der Effekte
- den Einfluss auf Gewebe und Stoffwechsel
- die Reflexwege und Reflexzonen
- die Schmerzphysiologie

Die Wirkprinzipien der Bindegewebsmassage sind wie die jeder anderen Massagebehandlung vielfältig. Die Effekte beruhen auf Vorgängen, die sich teilweise sogar wechselseitig beeinflussen. An dieser Stelle sollen die Wirkmechanismen dennoch zum besseren Verständnis des komplexen Geschehens in mechanische, biochemische, reflektorische und immunmodulierende Effekte differenziert werden.

3.1 Mechanische Effekte

Die durch die Bewegung der Hände auf der Haut entstehenden Effekte werden als mechanische Effekte bezeichnet.

Dazu gehört der so genannte **Mobilisationseffekt.** Darunter versteht man die Verschiebung von verschiedenen Geweben gegeneinander, beispielsweise bei der Mobilisation von Kutis und Subkutis gegenüber der Körperfaszie oder dem Periost.

Diesem Effekt liegen zwei Schritte zugrunde. Zum einen ist es die Auflösung von Verklebungen – die z. B. durch Ablagerungen von Hyaluronsäure und Fett entstehen können – zwischen den unterschiedlichen Gewebeschichten. Zum anderen werden pathologische Crosslinks zwischen den kollagenen Fasern des Bindegewebes durch die Freisetzung des Enzyms Kollagenase aus Fibroblasten und Makrophagen gelöst. Unter pathologischen Crosslinks versteht man die bei längerer Ruhigstellung anpassungsbedingt gebildeten wasserunlöslichen strukturellen Veränderungen, die das Bewegungsausmaß deutlich einschränken.

3.2 Biochemische Effekte

3.2.1 Freisetzung von Entzündungsmediatoren

Der Einsatz unterschiedlicher Massagetechniken bewirkt die Freisetzung verschiedener Proteine.

Allein durch die mechanischen Reize kommt es bei einer Massage zur **Aktivierung von Mastzellen,** die daraufhin vermehrt **Histamin** ausschütten. Dieser Entzündungsmediator wirkt auf die Wand von Kapillaren und Arteriolen erweiternd und permeabilitätssteigernd. So verursacht Histamin eine gesteigerte Hautdurchblutung – hierin liegt der Grund für die bei einer Massage auftretende Rötung der Haut. Die so ausgelöste Rötung hält ca. 20–30 Minuten an und ist ein Zeichen dafür, dass die Histaminfreisetzung ein kurzfristiger Effekt ist.

Weitere durch Massage freigesetzte Entzüngungsmediatoren sind z. B. das **Prostaglandin** E2 und die **Leukotriene** B4, C4 und D4. Die folgenden Reaktionen führen zur Freisetzung dieser Substanzen: Mechanischer Reiz und evtl. (minimale) Verletzungen des Gewebes aktivieren die lysosomale Phospholipase A2 der Granulozyten. Phospholipase A2 wiederum stimuliert u. a. Mastzellen zur Freisetzung von Arachidonsäure. Diese langkettige Fettsäure ist ein Bestandteil der Membran-Phospholipide aller Zellen. Sie bildet die Ausgangssubstanz für die Synthese der sehr wirksamen und weit verbreiteten Prostaglandine und Leukotriene.

Die synergistisch zum Histamin wirkenden Prostaglandine und Leukotriene sind **gefäßerweiternd** und **lokal durchblutungssteigernd.** Prostaglandine sind dadurch für die rasche Hyperämie nach einem Entzündungsreiz verantwortlich. Leukotriene – wie erwähnt ebenfalls durchblutungssteigernd – entfalten diese Wirkung nicht so spontan wie das Histamin, jedoch hält ihr Effekt länger an.

3.2.2 Freisetzung von schmerzhemmenden Mediatorsubstanzen

Endorphine sind körpereigene opiatähnliche Substanzen. Sie werden nicht nur unter Massage, sondern auch bei Akupunkturbehandlungen und körperlicher Aktivität vermehrt durch das Nervensystem freigesetzt. Bekannt sind die Endorphine u. a. für ihren schmerzhemmenden Effekt.

Eine weitere Mediatorsubstanz mit schmerzlindernder Wirkung ist das **Serotonin.** Serotonin ist ein biogenes Amin, das aus der Aminosäure Tryptophan synthetisiert wird. Es dient im Zentralnervensystem als Neurotransmitter und nimmt Einfluss auf Stimmung, Schlaf-Wach-Rhythmus, Nahrungsaufnahme, Körpertemperatur und Schmerzwahrnehmung. Die schmerzhemmende Wirkung beruht darauf, dass Serotonin die Weiterleitung von Schmerzreizen zum Kortex unterbricht.

3.3 Reflektorische Effekte

Der mechanische Reiz einer Massage stimuliert Rezeptoren und freie Nervenendigungen in den verschiedenen Gewebeschichten (s. Kap. 2.2). Der Reiz wird auf diese Weise an das ZNS weitergeleitet, wo er schließlich verarbeitet wird. Das Ergebnis ist die Auslösung reflektorischer Effekte.

3.3.1 Reflexwege und Reflexzonen

Zusammenhänge zwischen Erkrankungen der inneren Organe und den somatischen Geweben wie Haut, Muskeln, Sehnen usw. sowie ihre segmentäre, reflexive Zuordnung sind bereits seit langem bekannt (Head 1898, MacKenzie 1917, Hansen und v. Staa 1938, 2. Auflage: 1962). Diese segmentalen Beziehungen sind Ausdruck der vegetativen Reflexe des Rückenmarks (s. Kap. 2.3 und Kap. 2.4), die sich wie im Folgenden beschrieben äußern können.

Einerseits kann es durch Veränderungen an den inneren Organen auch zu Veränderungen z. B. an der Haut kommen. Dieses Phänomen wird als **viszerokutaner Reflex** bezeichnet: Erkrankt ein inneres Organ, kann der Schmerz auf bestimmte Hautzonen projiziert werden und dort eine Überempfindlichkeit in Form von Schmerzen hervorrufen. Dieser Reflex kommt zustande, wenn die Afferenzen aus den Eingeweiden das Axon einer efferenten vegetativen Wurzelzelle erregen und dieses über kleine Äste, so genannte **Kollateralen**, mit den Neuronen des somatischen Nervensystems in Verbindung tritt. Bei entzündlichen Erkrankungen innerer Organe kann z. B. die Rumpfwand auf der betroffenen Seite gerötet (vermehrt durchblutet) sein.

Andererseits haben Manipulationen am somatischen System einen direkten Einfluss auf die inneren Organe. Beim **kutiviszeralen Reflex** geben Axonkollateralen somatosensibler Neurone die Erregung aus der Haut über Schaltzellen an vegetative Wurzelzellen im Rückenmark weiter. Über diesen Reflexbogen ist also eine Beeinflussung innerer Organe von der Haut her möglich.

Folgendes Beispiel kann diese beiden Reflexe verdeutlichen: Eine Veränderung im Bereich des Magens kann eine Hyperalgesie, das heißt ein gesteigertes Schmerzempfinden, auf der Hautoberfläche der linken Rumpfvorderseite von der Brust bis unterhalb des Rippenbogens auslösen (viszerokutaner Reflex). Genauso kann eine Massagebehandlung der beschriebenen Körperoberfläche eine harmonisierende Wirkung auf den Magen haben (kutiviszeraler Reflex).

Diese viszerosomatischen Zusammenhänge sind seit langem Gegenstand wissenschaftlicher Untersuchungen. Mit der Zeit wurde bekannt, dass definierte Gebiete des Körpers in fester Beziehung zueinander stehen. Diese Gebiete nennt man **Reflexzonen.** Dazu gehören auch die so genannten Muskelzonen, Periostzonen, Bindegewebszonen und Head-Zonen (s. Kap. 3.1).

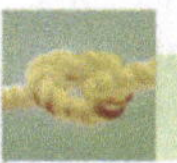

MEMO

Bei der Reflexzonenmassage werden die kutiviszeralen Reflexe, die sich aus der segmentalen Gliederung des Körpers ergeben, genutzt, um über die Haut innere Organe zu beeinflussen.

3.4 Schmerzhemmende Effekte

Schmerz ist eine komplexe Sinneswahrnehmung unterschiedlicher Qualität, die in der Regel durch Störung des Wohlbefindens gekennzeichnet ist und in ihrer chronischen Form ein eigenständiges Krankheitsbild darstellt. Darüber hinaus ist Schmerz aber auch mehr: Es ist eine subjektive Empfindung und zugleich ein Gefühl, welches durch die psychische Wahrnehmung realer, aber durchaus auch vorgestellter (irrealer) Schmerzen entsteht.

Bereits Mitte der 60er Jahre fassten **Melzack** und **Wall** die Mechanismen von Entstehung und Hemmung des Schmerzes in der so genannten **Gate-Control-Theorie** zusammen (Melzack und Wall, 1965, 1983). Danach wird die Rückenmarksebene als ein Tor (= gate) beschrieben, in dem von peripher ankommende Nervenimpulse zum zentralen Nervensystem hin umgeschaltet werden (s. **Abb. 3.1.**). Gleichzeitig wirken an dieser Stelle verschiedene Mechanismen ein, die die Schmerzweiterleitung kontrollieren. Die Massage erreicht ihre schmerzhemmende Wirkung durch die im Folgenden erläuterten Prinzipien.

3.4.1 Stimulation von Nozizeptoren

Schmerzrezeptoren (= Nozizeptoren) in der Haut und in anderen Geweben erkennen Störungen über mechanische, thermische oder chemische Reize und vermitteln den Impuls über afferente Neurone zum zentralen Nervensystem. Dort wird der Reiz als Schmerz wahrgenommen.

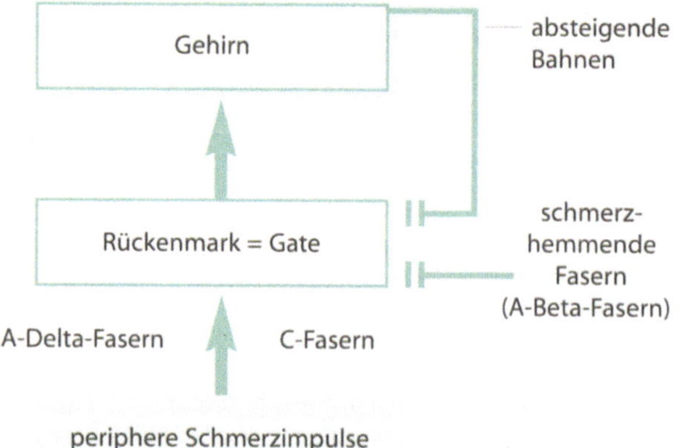

Abb. 3.1. Entstehung und Hemmung von Schmerz nach der Gate-Control-Theorie

Die Reizschwelle der Schmerzrezeptoren liegt deutlich höher als die anderer, durch vergleichbare Reizqualitäten erregbarer Rezeptoren, und adaptiert bei anhaltendem Reiz nicht oder nur langsam.

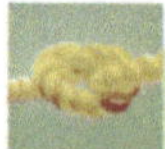

MEMO

Nozizeptoren (= Schmerzrezeptoren) sind durch verschiedene Einflüsse (z. B. thermische, mechanische bzw. chemische) erregbare Rezeptoren in der Haut und anderen Geweben, deren Reizung zur Schmerzempfindung führt.

Die schnell leitenden, 1–7 µm dicken **A-Delta-Fasern** sind von einer Myelinschicht (= Markscheide) umhüllt, die für die schnelle Reizweiterleitung durch diese Neuronen (ca. 15 m/s) essenziell ist. A-Delta-Fasern stellen Hautafferenzen für Temperatur und Schmerz dar und reagieren auf intensive Stimuli mit einem sofortigen stechenden Schmerz, wie z. B. einen Nadelstich auf der Haut.

Von wichtiger Bedeutung für die Schmerzhemmung sind die **A-Beta-Fasern**. Sie sind Hautafferenzen für Berührung und leichten Druck. Ihr mittlerer Durchmesser beträgt 8 µm und ihre mittlere Leitungsgeschwindigkeit beträgt 50 m/s, somit sind sie also wesentlich schneller als die schmerzleitenden Fasern einschließlich der A-Delta-Fasern.

Die langsam leitenden, mit einem Durchmesser von 0,5–1 µm sehr dünnen **C-Fasern** sind unmyelinisiert. Aufgrund des Fehlens der Myelinscheide liegt ihre mittlere Leitungsgeschwindigkeit bei ca. 1 m/s. Die C-Fasern sind Hautafferenzen allein für Schmerzreize (später eintretendes „dumpfes" Schmerzgefühl).

Werden die Nozizeptoren durch einen Schmerzreiz stimuliert, leiten die A-Delta- und C-Fasern den Reiz zum ZNS weiter, und erst bei Ankunft im Großhirn wird die Wahrnehmung des Schmerzes bewusst. Wird nun die schmerzende Stelle z. B. durch Streicheln oder Druck massiert, so werden diese Impulse über die A-Beta-Fasern weitergeleitet. Da sie um ein Vielfaches schneller sind als die schmerzleitenden A-Delta- und C-Fasern, dominieren sie über den langsameren Stimulus bereits an den Synapsen auf der Rückenmarksebene. Sie gewinnen sozusagen gegenüber den Konkurrenten, Impulse der A-Delta- und C-Fasern werden nicht mehr weitergeleitet. Die Folge ist, dass der Schmerz nicht mehr wahrgenommen wird, da die

Schmerzimpulse nicht mehr über den Thalamus zum Großhirn gelangen. Diesen Vorgang bezeichnet man als **präsynaptische Hemmung** (s. Abb. 3.2). Die erfolgreiche Schmerzhemmung zieht noch einen weiteren Effekt nach sich: Die Aktivität des Sympathikus lässt nach und der Muskeltonus sinkt.

3.5 Lokale Durchblutungssteigerung

Wird eine schmerzende Körperregion massiert, kommt es zu einer lokalen Durchblutungssteigerung. Damit werden Endprodukte des Stoffwechsels, sofern sie im geschädigten Gebiet vorhanden sind, verringert oder beseitigt.

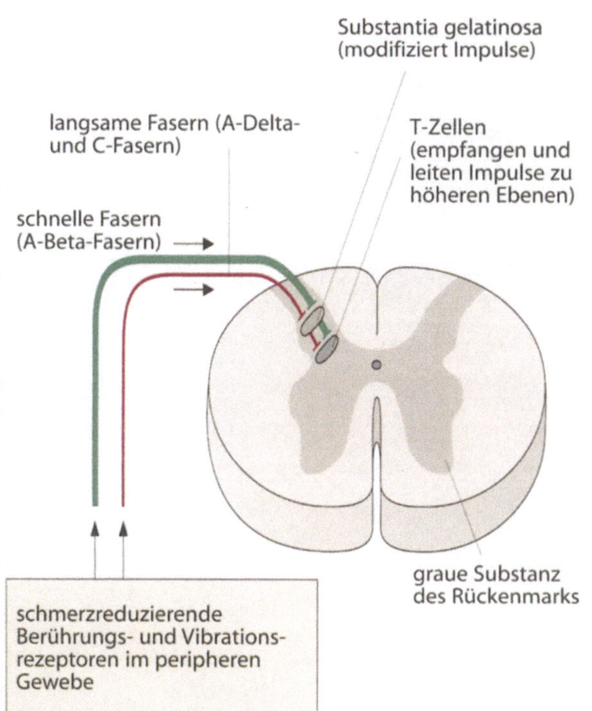

Abb. 3.2. Verschaltung der Schmerzreize bei der präsynaptischen Hemmung

3.6 Sympathikushemmende Effekte

Wie erwähnt, verlaufen somatoviszerale und viszerosomatische Reflexe über das sympathische Nervensystem. Sie finden ihre Ursache in einer Senkung der sympathischen Reflexaktivität. Untersuchungen zur Wirkung der somatischen Reize auf die Aktivität des Sympathikus zeigten, dass Reize über dicke Fasern (= A-Beta-Fasern) kurzfristig eine Aktivitätssteigerung bewirken, dann aber sofort zu einer starken Aktivitätsminderung des Sympathikus führen. Reize über dünne unmyelinisierte Fasern (= C-Fasern) führen dagegen direkt zu einer deutlichen und dauerhaften Steigerung der sympathischen Reflexaktivität (Sato und Schmidt, 1973).

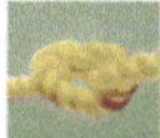

MEMO

Massage bewirkt hauptsächlich eine Stimulation der dicken Nervenfasern. Dies führt zur Schmerzhemmung und Verminderung der Reflexaktivität des Sympathikus.

3.7 Tonusregulierende Effekte

Je nach eingesetzter Massagetechnik kann der Tonus eines Muskels über reflektorische Vorgänge gesteigert oder gesenkt werden.

Die Massage setzt einen mechanischen Reiz an der Muskulatur, von wo aus der so genannte tonusregulierende Reflex ausgelöst wird. Kontraktile Elemente der Muskelspindel nehmen den Reiz wahr und leiten ihn als sensible Afferenz zum Rückenmark. Im Rückenmark erfolgen **polysynaptische Verschaltungen**, in deren Folge die Muskelspindel wieder beeinflusst wird und hier schließlich der tonusregulierende Effekt einsetzt. Somit liegen bei diesem Reflexbogen Effektor und Rezeptor im gleichen Organ, d. h. in der Muskulatur.

3.8 Effekte auf das Immunsystem

Massage hat nachgewiesenermaßen einen Einfluss auf das Immunsystem des Körpers. Zu den Effekten gehören die Steigerung der unspezifischen Körperabwehr (vermehrte Bildung bzw. Aktivierung von Leukozyten, Monozyten, Thrombozyten und Mastzellen) sowie eine Verminderung der spezifischen Abwehr (Immunglobulin E, Interleukin-4, Interleukin-6, y-Interferon). Dies sind Massageeffekte, die bei Untersuchungen an Gesunden diagnostiziert wurden (Werner, 1997). Eine Studie an HIV-positiven Probanden zeigte, dass durch Massage die Immunparameter der HIV-Patienten positiv beeinflusst werden. Verglichen mit einer Kontrollgruppe waren die Natural Killer Cells signifikant vermehrt und ihre Toxizität gesteigert. Des Weiteren konnten verminderte Spiegel der Stresshormone Adrenalin und Kortisol verzeichnet werden, wodurch das Immunsystem zusätzlich gestärkt wird (Ironson und Field, 1996).

Neben der Wirkung auf das Immunsystem haben verringerte Kortisol- und Adrenalinspiegel auch eine bedeutende lokale Wirkung; die Wundheilung nach Verletzungen wird durch verbesserte Kollagensynthese beschleunigt.

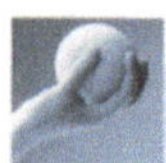

ZUSAMMENFASSUNG

- Mechanische Effekte sind das Lösen von Verklebungen zwischen Gewebeschichten und das Lösen pathologischer Crosslinks (= Mobilisationseffekt).
- Zu den biochemische Effekten gehören die Freisetzung von Mediatorsubstanzen wie z. B. Histamin, Prostaglandinen und Leukotrienen (= Entzündungsmediatoren), Endorphinen und Serotonin, die auf Durchblutung, Wundheilung und Schmerzwahrnehmung wirken.
- Reflektorische Effekte sind die Schmerzhemmung, Sympathikushemmung und Tonusregulation.
- Immunmodulierende Effekte betreffen die Verminderung der Stresshormone, die Steigerung der unspezifischen Abwehr und die Verminderung von Überempfindlichkeitsreaktionen sowie die Verbesserung der Wundheilung.

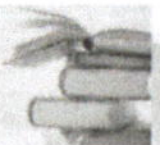

ÜBERPRÜFEN SIE IHR WISSEN

- Über welche Effekte werden die Wirkungen der Bindegewebsmassage vermittelt?
- Was versteht man unter einem Crosslink?
- Worauf beruht die schmerzhemmende Wirkung einer Massage?
- Welche Auswirkung hat die Freisetzung von Histamin?
- Beschreiben Sie den kutiviszeralen Reflexbogen. Welche Bedeutung hat er in der Physiotherapie?
- Auf welche Parameter des Immunsystems wirkt sich die Massagebehandlung aus?

4 Indikationen und Kontraindikationen

Bernard C. Kolster

4.1 Indikationen – 32

4.2 Kontraindikationen – 33

4.1 Indikationen

Die Indikationen der Bindegewebsmassage lassen sich auf der Grundlage der im vorangegangen Kapitel dargestellten Wirkungswege ableiten. Von zentraler Bedeutung sind neben den lokalen besonders die reflektorischen Wirkungen. Über den viszerokutanen Reflex (s. **Kap. 3.3.1**) projizieren sich Erkrankungen der inneren Organe auf bestimmte Hautareale. Umgekehrt lassen sich durch die Massage aktiver Bindegewebszonen über den kutiviszeralen Reflex (s. **Kap. 3.3.1**) die zugehörigen inneren Organe beeinflussen.

Die Bindegewebsmassage bewirkt über das autonome Nervensystem eine Spasmolyse der glatten Muskeln der Hohlorgane und eine Vasodilatation der Gefäße. Insofern kann die Bindegewebsmassage bei allen **funktionellen Störungen der Organe** erfolgreich angewendet werden. Die durch die Vasodilatation verbesserte Durchblutung führt zu einer verbesserten Trophik, weshalb die Bindegewebsmassage bei arteriellen und venösen Durchblutungsstörungen indiziert ist.

Die Bindegewebsmassage ist ein Baustein in einem Therapiekonzept der modernen Physiotherapie. Die Physiotherapie selbst ist wiederum in ein medizinisches Gesamtkonzept eingebunden. Somit ist neben der richtigen Indikation auch der **Zeitpunkt der Anwendung** entscheidend. **Akute Beschwerden** wie eine akute tiefe Beinvenenthrombose, arterielle Verschlusskrankheit, Herzinfarkt usw. werden initial immer mit den wirksamsten Mitteln der Schulmedizin behandelt. Erst einige Wochen nach dem Ereignis bzw. in der Rehabilitationsphase kommt die Bindegewebsmassage ohne Einschränkung zur Anwendung.

Es gibt in der neueren Literatur keine kontrollierten Studien zur Wirksamkeit der Bindegewebsmassage in Bezug auf einzelne Indikationen, was im Grunde genommen erstaunlich ist. Die dürftige existierende Literatur bezieht sich häufig auf allgemeine Übersichten oder einzelne Fallbeispiele. Auf der Basis der Wirkungswege und der empirischen, also erfahrungsgemäßen Anwendung ergibt sich ein umfangreiches Indikationsspektrum. Alle hier dargestellten Einzelindikationen werden in **Kap. 8** ausführlich nebst den therapeutischen Möglichkeiten der Bindegewebsmassage beschrieben.

Erkrankungen des Bewegungsapparates

- Lumbalsyndrom
- Zervikalsyndrom
- Zervikozephalgie
- Supraspinatus-Sehnen-Syndrom
- Omarthrose
- Epicondylitis humeri ulnaris
- Rhizarthrose
- Koxarthrose
- Gonarthrose
- Achillodynie

Herz- und Gefäßerkrankungen

- Koronare Herzerkrankung (KHK)
- Herzinfarkt (nur Vorbeugung und Nachbehandlung)
- Periphere arterielle Verschlusskrankheit (pAVK)
- Chronisch-venöse Insuffizienz

Erkrankungen der Atemwege

- Chronische obstruktive Bronchitis (COLD/COPD)
- Asthma bronchiale

Magen-Darmerkrankungen

- Funktionelle Oberbauchbeschwerden
- Gastritis
- Obstipation

Gynäkologische Erkrankungen

- Dysmenorrhoe

Vaskuläre Erkrankungen

- Periphere arterielle Verschlusskrankheit

Weitere Anwendungsgebiete

- Komplexes regionales Schmerzsyndrom (CRPS)
- Allgemeine Überlastung (Stress)

Die entsprechenden Bindegewebszonen müssen im Voraus einer Massage sorgfältig durch Inspektion und Palpation identifiziert werden. Ist diese Voraussetzung erfüllt, kann die Massage überall dort eingesetzt werden, wo diese Zonen vorhanden sind und somit auch ein therapeutischer Effekt erwartet werden kann.

Der Einsatz der Bindegewebsmassage ist bei diversen Erkrankungen indiziert. Dabei handelt es sich überwiegend um internistische und orthopädische Leiden. Diese betreffen in erster Linie langwierige und chronische Zustände mit Störungen der vegetativen Regulation.

4.2 Kontraindikationen

Für jede therapeutische Maßnahme ergeben sich spezielle Kontraindikationen, so auch für die Bindegewebsmassage. Als Faustregel sind **alle akuten Erkrankungen** als Kontraindikationen zu bezeichnen.

Erkrankungen der Haut

- Offene Wunden
- Infektionen, z. B. Herpes zoster

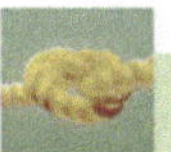

MEMO

Indikationen der Bindegewebsmassage sind v. a. chronische Zustände bei internistischen und orthopädischen Leiden. Demgegenüber sind akute Erkrankungen **Kontraindikationen**.

Akute Verletzungen (in den ersten 2–3 Tagen nach Verletzung)

- Muskelfaserriss
- Bandruptur
- Sehnenruptur

Vaskuläre Erkrankungen

- Akute Thrombose: Thrombosen der tiefen Beinvenen bergen immer die Gefahr einer Lungenembolie. Klinisch zeigt sich möglicherweise eine Schwellung mit Überwärmung sowie Schmerzen im Venenverlauf. Weiterhin sind das Homans-Zeichen (Wadenschmerz bei Dorsalextension im Sprunggelenk) und das Payr-Zeichen (Fußsohlenschmerz bei Druck auf die Fußsohle) positiv.
- Thrombophlebitis
- Arterielle Durchblutungsstörungen
- Dekompensierte Herzinsuffizienz
- Herzinfarkt
- Lymphangitis

Entzündliche Erkrankungen des Muskels

- Alle Arten der Myositis
- Myositis ossificans: Hierbei kommt es zu einer umschriebenen Verknöcherung durch pathologische Kalkeinlagerungen. Die Ursache ist meist traumatisch, z. B. als Folge von Muskelprellungen oder Muskelfaserrissen.

Systemische Erkrankungen

- Hohes Fieber
- Tumore

Zustand nach Operationen

- Nach verschiedenen chirurgischen Eingriffen am Bewegungsapparat, z. B. bei Laminektomien

Neurologische Erkrankungen

- Akute neurologische Nervenkompressionssyndrome mit Sensibilitätsstörungen oder Ausfallerscheinungen
- Kaudakonussyndrom: Hierbei kommt es zu einer Kompression im Konus- bzw. Kaudabereich. Die Läsionshöhe ist ab L4. Dieses Krankheitsbild kann sich in Form von Schmerzen im Lendenbereich mit Ausstrahlungen in die Rückseiten beider Ober- und Unterschenkel äußern. Klinisch findet man eine Parese der Fuß- und Zehenbeuger sowie Empfindungsstörungen im Dermatom L5. Nach einem stillen Intervall, was möglicherweise einen Behandlungserfolg suggeriert, kommt es zu plötzlichen Lähmungen. Hierbei handelt es sich um einen neurologischen Notfall, der eine sofortige neurochirurgische Intervention erfordert.

Schwangerschaft/Geburtshilfe

- Bei Risikoschwangerschaften oder bei Zustand nach Fehlgeburten
- Bei normalen Schwangerschaften sollte die Bindegewebsmassage unter Vermeidungen der Unterhaut- und Faszientechnik erst nach dem 4. Schwangerschaftsmonat erfolgen.

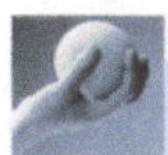

ZUSAMMENFASSUNG

- Zu den Indikationen der Bindegewebsmassage zählen v. a. chronische Erkrankungen der inneren Organe, des Gefäßsystems und des Stütz- und Bewegungsapparates.
- Als Kontraindikationen gelten akute Erkrankungen.

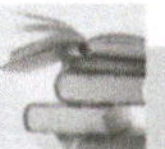

ÜBERPRÜFEN SIE IHR WISSEN

- Welche Indikationen einer Bindegewebsmassage kennen Sie?
- Unter welchen Umständen ist der Einsatz der Bindegewebsmassage kontraindiziert?

Befund

Bernard C. Kolster

5.1 Anamnese – 36

5.1.1 Allgemeine Daten – 37

5.1.2 Aktuelle Beschwerden – 37

5.1.3 Eigenanamnese – 39

5.1.4 Familienanamnese – 39

5.2 Inspektion – 40

5.2.1 Frontalebene – Inspektion von dorsal – 40

5.2.2 Frontalebene – Inspektion von ventral – 40

5.2.3 Sagittalebene – Inspektion von lateral – 40

5.2.4 Inspektion der Haut – 41

5.2.5 Die Bindegewebszonen – 44

5.3 Palpation – 50

5.3.1 Palpation der Haut und Muskeln – 50

5.3.2 Palpation des Bindegewebes – 51

5.4 Objektivierung – 57

5.5 Dokumentation und Behandlungsplanung – 58

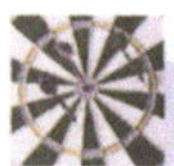

LERNZIELE

Kenntnisse über

die Strukturierung der Anamnese: Formulieren der Fragen, wichtige Details der Eigen- und Familienanamnese

Eine sorgfältige Befunderhebung bildet die Basis für eine erfolgreiche Therapie im Rahmen einer Bindegewebsmassage. Durch den eingehenden Befund vor der Erstbehandlung werden zunächst die bestehenden Probleme erfasst. Im zweiten Schritt erfolgt die Erstellung eines individuellen Behandlungsplanes.

Der Befund bildet auch die Basis der Dokumentation. Dokumentiert werden müssen sowohl der Befund als auch die Art der therapeutischen Maßnahmen und deren Auswirkung auf die Beschwerden des Patienten. Nur durch eine kontinuierliche Rückmeldung und durch ständige Anpassung der therapeutischen Maßnahmen an die momentanen Erfordernisse kann ein nachhaltiger Therapieerfolg erzielt werden. Hinzu kommt, dass die Kostenträger (Krankenkassen) eine entsprechende Dokumentation fordern. Diese kann mit einfachen und effektiven Mitteln, die weiter unten beschrieben werden, erfolgen.

Die Säulen der Befunderhebung umfassen:

- Anamnese
- Inspektion
- Palpation
- Funktionsprüfung
- Objektivierung
- Behandlungsplanung
- Dokumentation

Diese Schritte sind erforderlich, um eine Behandlung zu planen, durchzuführen und zu dokumentieren.

Auf die Funktionsprüfung wird hier allerdings nicht weiter eingegangen, da sie nach unserer Auffassung für die Befunderhebung im Rahmen der Bindegewebsmassage nicht erforderlich erscheint.

Inspektion und Palpation dagegen haben hier eine besondere Bedeutung. Sie dienen dazu, Bindegewebszonen mit ihren charakteristischen Merkmalen zu beschreiben (**s. Kap. 5.2.5, S. 44**). So lassen sich durch die Inspektion Quellungen oder Einziehungen erkennen. Die spezifische Palpation untermauert und ergänzt diese Befunde. Daher werden im Rahmen der Inspektion die Lage der einzelnen Zonen sehr detailliert dargestellt und beschrieben.

Ein ausführlicher Befund sollte unbedingt vor jeder Erstbehandlung durchgeführt werden. Dies erfordert zwar zunächst etwas mehr Zeit, gibt aber dem Therapeuten die Gelegenheit, sich auf die individuellen Beschwerden des Patienten einzustellen und trägt dazu bei, ein solides Verhältnis zwischen ihm und dem Patienten aufzubauen. Letztere wissen es zu schätzen, wenn sich der Therapeut die Zeit nimmt, um auf die individuellen Beschwerden einzugehen.

Zu beachten ist, dass die Befunderhebung den Therapeuten keinesfalls in die Lage versetzt, medizinische Diagnosen zu erstellen. Es geht vielmehr um eine physiotherapeutische Befunderhebung als Basis für eine differenzierte Behandlung. Es empfiehlt sich, die Ergebnisse der Befunderhebung in einem entsprechenden Formularblatt festzuhalten. Dieses Dokument muss im Sinne der Schweigepflicht vertraulich sein; niemand mit Ausnahme des Therapeuten selbst sollte zu diesem Dokument Zugang haben. Ein entsprechender Befundbogen, abgestimmt auf die Erfordernisse der Bindegewebsmassage, findet sich am Ende des Kapitels.

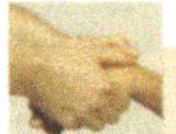

PRAXISTIPP

Generell ist bei der Erhebung des Befundes immer der Seitenvergleich für die Interpretation entscheidend.

5.1 Anamnese

Die erste Säule der Befunderhebung stellt die Anamnese dar. Neben der **Erfassung der allgemeinen Daten** bilden die **aktuellen Beschwerden** den Einstieg in das Gespräch. So ermöglicht bereits die Anamnese den Zugang zum Patienten: Der Therapeut kann durch Offenheit, Freundlichkeit und Unvoreingenommenheit ein Vertrauensverhältnis zum Patienten schaffen, das die Basis für die spätere Behandlung darstellt.

Die gezielte Befragung stattet den Therapeuten mit allen wichtigen Informationen über den Patienten und seine Beschwerden aus und hilft, wichtige Bedingungen oder Informationen zu erfassen, die möglicherweise eine Kontraindikation für die geplante Bindegewebsmassage darstellen können.

Die Anamnese gliedert sich in folgende Abschnitte:

- Allgemeine Daten
- Aktuelle Beschwerden
- Eigenananmese
- Familienanamnese

Am Ende der Anamnese sollten noch einmal alle für den Patienten relevanten Punkte hervorgehoben und ihrer Wichtigkeit nach geordnet werden.

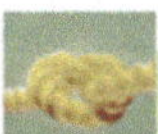

MEMO

Durch die Erhebung der Anamnese wird der Therapeut keinesfalls in die Lage versetzt, medizinische Diagnosen zu erstellen. Es geht vielmehr um eine physiotherapeutische Befunderhebung als Basis für die differenzierte Behandlung.

5.1.1 Allgemeine Daten

Hier werden die persönlichen Daten des Patienten erfasst:

- Name und Adresse
- Telefonnummern (privat und beruflich)
- Geburtsdatum
- Größe
- Gewicht
- Adresse des überweisenden Arztes (wichtig für Rückfragen)

5.1.2 Aktuelle Beschwerden

Schmerzen oder Bewegungseinschränkungen stehen immer im Vordergrund. Genauen Aufschluss über die aktuellen Beschwerden geben die sieben „W's" und die entsprechende Interpretation:

1. „Was schmerzt oder wo schmerzt es?" Diese Frage informiert bezüglich der Schmerzlokalisation. Hierbei wird der Patient angehalten, den Ort und die Ausbreitung des Schmerzes zu beschreiben.
2. „Wann schmerzt es?" Häufig treten Schmerzen in einem bestimmten zeitlichen Muster auf. Dazu gehören beispielsweise die so genannten Anlaufschmerzen, die morgens kurz nach dem Aufstehen beginnen und bei weiterer Bewegung wieder nachlassen. Nächtliche Schmerzen treten u. a. bei entzündlichen Gelenkerkrankungen auf.
3. „Seit wann bestehen die Schmerzen?" Mit dieser Frage soll zwischen akuten und chronischen Beschwerden unterschieden werden. Des Weiteren hilft sie bei der Suche nach einem möglichen Auslöser. So kann beispielsweise ein zurückliegender Auffahrunfall ursächlich für entsprechende Beschwerden im HWS-Bereich sein (Schleuder-Trauma).
4. „Wie sind die Schmerzen?" Mit dieser Frage sind Schmerzcharakter, -stärke und -verlauf zu beurteilen.
5. „Wodurch werden die Schmerzen beeinflusst?" Häufig werden durch bestimmte Bewegungen, Körperhaltungen oder mechanische Einflüsse Schmerzen ausgelöst oder verstärkt. Die Kenntnis solcher auslösenden Faktoren gibt wichtige Hinweise für die spätere Therapie. Im Gegensatz dazu können Beschwerden auch durch bestimmte Bewegungen oder Haltungen (z. B. Schonhaltung) oder durch äußere Einflüsse (z. B. Hitze, Kälte, etc.) verbessert werden.
6. „Welche Begleitbeschwerden treten auf?" Anhaltende Kopfschmerzen und Herzsensationen können beispielsweise Herzprobleme anzeigen, die eine gründliche ärztliche Abklärung erfordern.
7. „Was wurde bisher gemacht?" Häufig haben Patienten insbesondere mit chronischen Erkrankungen eine Odyssee an Therapien hinter sich. Daher muss erfragt werden, welche Therapieversuche bisher unternommen wurden und welchen Erfolg sie erbrachten. Diese Informationen sind im Hinblick auf die spätere Therapieplanung von Bedeutung: Bislang erfolglose therapeutische Ansätze können aus der Liste der weiteren Therapiemaßnahmen gestrichen werden.

Wichtig ist das Erheben von **Zusatzbefunden**, wenn sich bei der weiteren Befunderhebung (Inspektion und Palpation) Bindegewebszonen nachweisen lassen. Eine gezielte Erhebung von Beschwerden bei Vorliegen entsprechender Zonen erfolgt bei der Vorstellung der Behandlungsbeispiele (s. **Kap. 8**).

Tab. 5.1. Mögliche Ausdehnung von Schmerzen

Schmerz	Erläuterung
Einseitig/beidseitig	In der Regel treten Schmerzen einseitig auf. Einige Krankheitsbilder verursachen dagegen beidseitige Schmerzen. Bei chronischer Polyarthritis beispielsweise finden sich häufig Schmerzen in der rechten und linken Körperhälfte.
Lokalisiert	Bei lokalisierten Beschwerden konzentriert sich der Schmerz z. B. auf ein Gelenk. Die Ursachen können degenerative, entzündliche oder stoffwechselbedingte Erkrankungen darstellen. Wenn ein kleines Gelenk (z. B. das Großzehengrundgelenk) betroffen ist, kann dies ein Hinweis auf einen erhöhten Harnsäurespiegel sein. Hinweis: Je peripherer eine Verletzung ist, desto lokalisierter wird der Schmerz angegeben. Je proximaler ein Schmerz ist, desto diffuser wird der Schmerz angegeben.
Multilokal	Mehrere Gelenke sind z. B. bei rheumatischen Erkrankungen gleichzeitig betroffen.
Ausstrahlend	Der Schmerz breitet sich im Verlauf von Nerven, Gefäßen oder Muskeln aus. Z. B. projizieren radikuläre Schmerzsyndrome Schmerzen auf die jeweiligen Dermatome. Zu diesen, in das entsprechende Versorgungsgebiet ausstrahlenden Schmerzen, kommt es infolge einer Schädigung peripherer Nerven.
Unklare Schmerzangaben	Unklare Schmerzangaben sind typisch für chronische Schmerzzustände. Sie spiegeln die Sensibilisierung des ZNS wider. Differenzialdiagnostisch können z. B. auch psychosomatische Ursachen in Betracht kommen.

Tab. 5.2. Zuordnung zu den jeweiligen geschädigten Strukturen anhand der Schmerzcharakteristik

Schmerz	Zuordnung
Stechend, scharf, spitz, einschießend, ziehend	Nerven(-läsionen)
Bohrend, dumpf, krampfartig	Muskeln, Gelenke, innere Organe
Pulsierend, stoßend, rhythmisch, hämmernd	Gefäße

5.1.3 Eigenanamnese

Die Eigenanamnese umfasst Fragen nach aktueller Lebenssituation, Begleiterkrankungen, früheren Erkrankungen (geordnet nach Organsystemen) und Krankenhausaufenthalten und Operationen. Die Art der Berufstätigkeit kann Hinweise auf Stress und Überlastungssyndrome sowie Tätigkeiten in ungünstigen körperlichen Positionen geben, die zu Fehlhaltungen und Muskelverspannungen führen können.

Wichtig ist auch die Dokumentation von Medikamenten, die eingenommen werden. Obwohl die Patienten in der Regel bereit sind, die Details ihrer Anamnese darzulegen, werden manchmal auch ungewollt wichtige Punkte verschwiegen. Die Frage nach der derzeitigen Medikation kann wertvolle Hinweise geben. Ebenso sollten die Ernährungsgewohnheiten sowie die Einnahme von Nahrungsergänzungsmitteln erfragt werden.

Ein weiterer wichtiger Punkt ist der drastische, ungewollte und schnelle Gewichtsverlust, der möglicherweise eine ernsthafte Grunderkrankung wie z. B. bösartige Erkrankungen anzeigen kann. Hier sollte unbedingt eine weitergehende ärztliche Abklärung erfolgen.

5.1.4 Familienanamnese

Die Familienanamnese vervollständigt die Anamnese. Hier wird nach Erkrankungen von Eltern, Geschwistern und Kindern gefragt (Verwandte ersten Grades). So werden das Alter oder gegebenenfalls die Todesursache der Eltern erhoben. Von besonderem Interesse sind chronische Erkrankungen in der Familie. Gezielt sollte nach folgenden Krankheiten gefragt werden:

- Erbliche Erkrankungen (z. B. Hämophilie)
- Bösartige Erkrankungen (z. B. Krebserkrankung)
- Stoffwechselerkrankungen (z. B. Diabetes mellitus)
- Infektionserkrankungen (z. B. Tuberkulose)
- Missbildungen
- Psychische Erkrankungen (z. B. Depressionen)

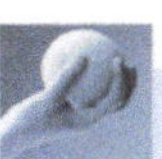

ZUSAMMENFASSUNG

- Die Ziele der Anamnese bestehen darin, die aktuellen Beschwerden des Patienten herauszuarbeiten, Anhaltspunkte für die Ursache der Beschwerden zu verifizieren und daraus bereits Ansätze für die Planung einer Bindegewebsmassage zu gewinnen.
- Die Anamnese besteht aus vier Abschnitten oder Säulen:
  - Allgemeine Daten
  - Aktuelle Beschwerden
  - Eigenanamnese
  - Familienanamnese

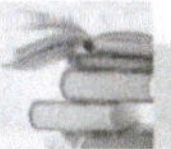

ÜBERPRÜFEN SIE IHR WISSEN

- Was ist der Sinn der Anamnese?
- Nennen Sie die sieben „W's".
- Nach welchen familiären Erkrankungen sollten Sie fragen?

5.2 Inspektion

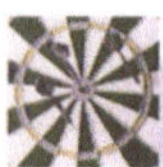

LERNZIELE

Kenntnisse über
- ein festes Schema zur Inspektion in verschiedenen Körperebenen
- die topographische Lage der relevanten Bindegewebszonen auf der dorsalen und ventralen Körperseite

Man unterscheidet zwischen einer direkten und einer indirekten Inspektion. Bei der **indirekten** Inspektion beobachtet man den Patienten in seinem natürlichen Umfeld, bei der Ausübung von Tätigkeiten des täglichen Lebens wie beispielsweise Gehen, Anziehen, Ausziehen. Auch der Habitus, das Auftreten, die Gestik und das Sprechen sind Dinge, die dem Therapeuten bereits beim Erstkontakt auffallen und die bereits Hinweise zu den Beschwerden ergeben können.

Bei der **direkten** Inspektion betrachtet der Therapeut gezielt einzelne Maßnahmen. So wird die Haltung im Stand beurteilt. Die Betrachtung erfolgt in der Frontal- und Sagittalebene aus einem Abstand von 2–3 m. Der Patient ist bis auf den Slip unbekleidet.

Die Inspektion der Bindegewebszonen erfolgt am sitzenden Patienten. Die meisten relevanten Bindegewebszonen befinden sich im Bereich des Rückens, einige Zonen sind auf der Vorderseite des Oberkörpers zu lokalisieren. Die Beurteilung der Statik spielt eine wichtige Rolle bei der Beschreibung der Bindegewebszonen, da sich Abweichungen der Statik vom Normalbefund (fälschlicherweise) wie Bindegewebszonen interpretieren lassen.

5.2.1 Frontalebene – Inspektion von dorsal

Ausgangsstellung

Normalbefund: Im Stand sind beide Beine gleichmäßig belastet. Die Füße stehen parallel etwa 20 cm auseinander, die Fußspitzen zeigen leicht nach außen.

Achsen

- Kopflot: Verlauf von der Protuberantia occipitalis entlang der Mittellinie abwärts bis zu den Malleoli medialis
- Beinachse: beidseitiger symmetrischer Verlauf von der Mitte des proximalen Oberschenkels über die Kniekehle zur Ferse

5.2.2 Frontalebene – Inspektion von ventral

Ausgangsstellung

Normalbefund: Im Stand sind beide Beine gleichmäßig belastet. Die Füße stehen parallel etwa 20 cm auseinander, die Fußspitzen zeigen leicht nach außen.

Achsen

- Kopflot: Verlauf von der Nasenspitze entlang der Mittellinie bis zwischen die Malleoli medialis
- Beinachse: symmetrischer Verlauf von der Mitte der Leistenbeuge über Patella und Malleolengabel bis zum 2. Zehenstrahl

5.2.3 Sagittalebene – Inspektion von lateral

Ausgangsstellung

Normalbefund: Im Stand sind beide Beine gleichmäßig belastet. Die Füße stehen parallel etwa 20 cm auseinander, die Fußspitzen zeigen leicht nach außen.

Achse

- Kopflot: Verlauf hinter dem Gehörgang über den Trochanter major zur Fußwurzel (Os naviculare)

5.2.4 Inspektion der Haut

Für den Therapeuten sind Hautveränderungen bedeutsam, da sie möglicherweise eine Kontraindikation für die Durchführung der Massage darstellen können. Massage ist kontraindiziert bei jeglichen Formen ansteckender Erkrankungen wie z. B. Herpes zoster.

Weiterhin darf keine Massage im Bereich von Wunden verabreicht werden, zumal hier auch ein erhöhtes Risiko für die Übertragung infektiöser Erkrankungen wie AIDS besteht. Die meisten Hauterscheinungen sind keine Kontraindikation, vorausgesetzt, dass die Massage selbst die Beschwerden nicht verstärkt.

Im Folgenden werden die Kriterien zur Inspektion der Haut beschrieben. Auffälligkeiten der Haut sowie deren mögliche Veränderungen im Verlauf der Behandlung sollten auf jeden Fall dokumentiert werden.

Hautfarbe

Die Hautfarbe ist im Normalfall rosig und ändert sich in Abhängigkeit der zugrunde liegenden Störung:

- Eine Rötung kann Zeichen eines erhöhten Blutdruckes, einer lokalen Entzündung oder eines Alkoholabusus sein.
- Eine bläuliche Hautverfärbung (Zyanose) kann durch eine Verminderung des Blutfarbstoffes Hämoglobin oder durch eine Verminderung von Sauerstoff im Blut verursacht werden. Sie wird bei pulmonalen Erkrankungen wie Asthma bronchiale, Tuberkulose, Emphysem und Keuchhusten beobachtet.
- Eine gelbliche Verfärbung kann durch Lebererkrankungen oder durch Einnahme bestimmter Nahrungsergänzungsmittel (Carotinoiden) verursacht werden.
- Braungelbe Flecken können vermehrt während der Schwangerschaft sowie bei Lebererkrankungen auftreten.

Hautzustand

- Trockene Haut: In den häufigsten Fällen ist trockene Haut das Ergebnis übertriebener Körperpflege (zu häufiges Duschen). Sie kann aber auch Zeichen einer Unterfunktion der Schilddrüse (Hypothyreose) sein. Hierbei erscheint die Haut besonders im Gesicht rau und verdickt.
- Feuchte Haut: Eine erhöhte Feuchtigkeit der Haut kann als vegetative Begleitreaktion bei Angst oder Nervosität auftreten. Erhöhte Hautfeuchtigkeit tritt auch beim CRPS auf.
- Fettige Haut: Auf dem Boden fettiger Haut entstehen kleine eitergefüllte Pusteln, die so genannte Akne, hauptsächlich im Gesicht und auf dem Rücken. Dies tritt insbesondere in hormonellen Umstellungsphasen wie der Pubertät auf, seltener auch unter der Behandlung mit Hormonpräparaten.

Dermographismus

Dermographie (Derma = Haut, -graphie = Zeichnung) bezeichnet die so genannte Hautschrift, die bei mechanischer Reizung der Haut auftritt. Bestreicht man die Haut

Dermographien

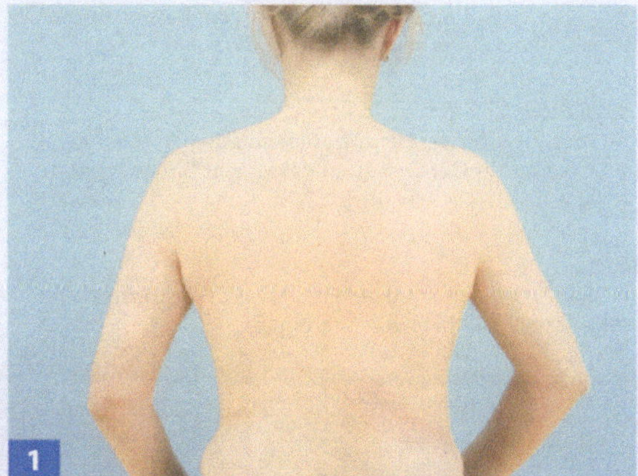

Dermographia rubra
Hier zeigt sich eine flächenhafte Rötung der mechanisch gereizten Haut.

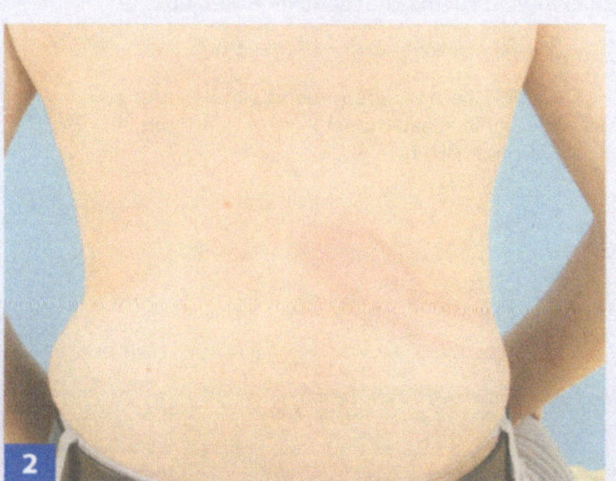

Dermographia elevata
Hier ist deutlich die Erhabenheit der Haut zu sehen. Diese entsteht durch Quaddelbildung infolge der Histaminfreisetzung.

mit einem Spatel oder wie bei der Bindegewebsmassage mit den Fingerkuppen, kommt es normalerweise zu einer sichtbaren Rötung, der **Dermographia rubra**. Bei vegetativer Dysregulation kann diese Rötung ausbleiben oder sich als weiße Linie darstellen, der so genannten **Dermographia alba**. Bei Patienten mit entsprechender Neigung kann sich durch einfache leichte, mechanische Reizung eine Quaddel bilden, die als **Dermographia elevata** bezeichnet wird. Insbesondere Patienten mit Nesselsucht neigen zu einer verstärkten Quaddelbildung. Rötung und Quaddelbildung entstehen durch die Freisetzung vasoaktiver Mediatoren wie Histamin und Leukotriene (s. Kap. 3.2.1) aus den Granulae der Mastzellen.

Effloreszenzen der Haut

Effloreszenzen sind die kleinsten Elemente eines Hautausschlages. Sie sind relativ häufig zu beobachten und können auf entzündliche Hauterkrankungen hinweisen, die unter Umständen eine Kontraindikation zur Massage in dem befallenen Körperbereich darstellen.

Zur möglichst genauen Beschreibung in der Dokumentation solcher Hautveränderungen ist die hier folgende Effloreszenzenlehre hilfreich.

Hinweis: In der Regel stellen die Effloreszenzen keine Kontraindikation dar. Handelt es sich aber um offene Wunden (z. B. Ulcus cruris) ist die Bindegewebsmassage konraindiziert.

Hautveränderungen

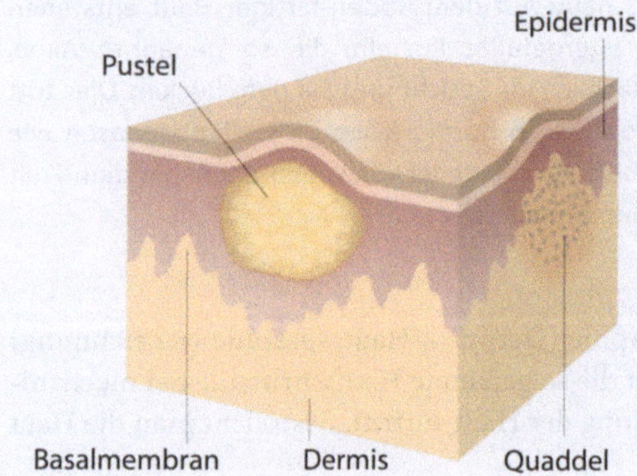

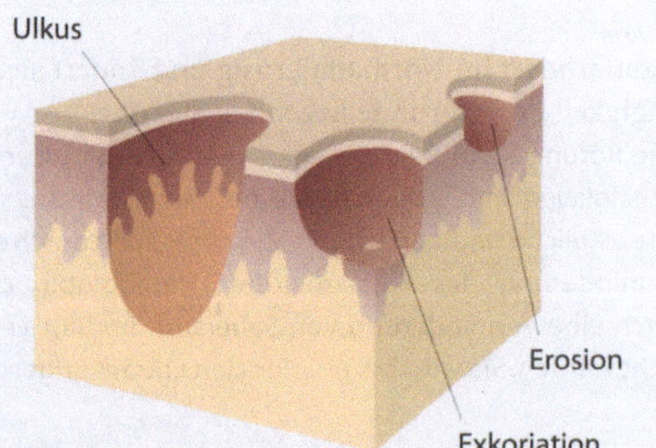

Pustel
Eine Pustel ist ein mit Eiter gefüllter Hohlraum.

Quaddel
Die Quaddel ist ein vorübergehend auftretender, stark juckender, meist rosafarbener Plaque, der durch ein Ödem in der Dermis entsteht.

Erosion
Als Erosion bezeichnet man den Verlust des Epithels (beispielsweise durch Abschürfung) bis zur Basalmembran, sie heilt ohne Narbenbildung ab.

Exkoriation
Eine Veränderung der Hautoberfläche durch Kratzen nennt man Exkoriation. Der Gewebedefekt reicht bis ins Stratum papillare.

Ulkus
Ein Ulkus ist ein Substanzdefekt, der bis in die Dermis oder Subkutis reicht. Er heilt stets narbig ab.

Hautveränderungen (Fortsetzung)

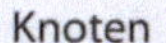

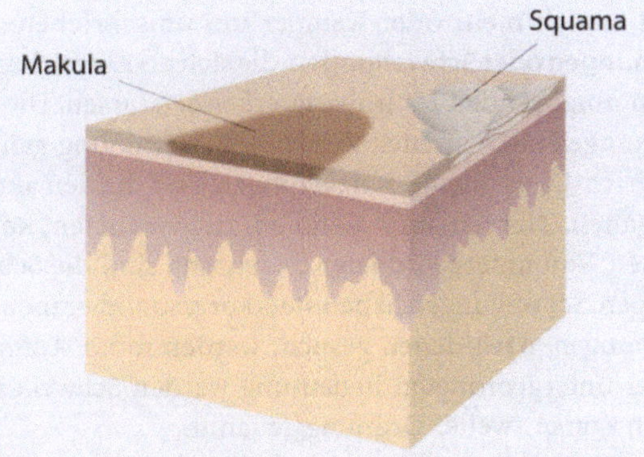

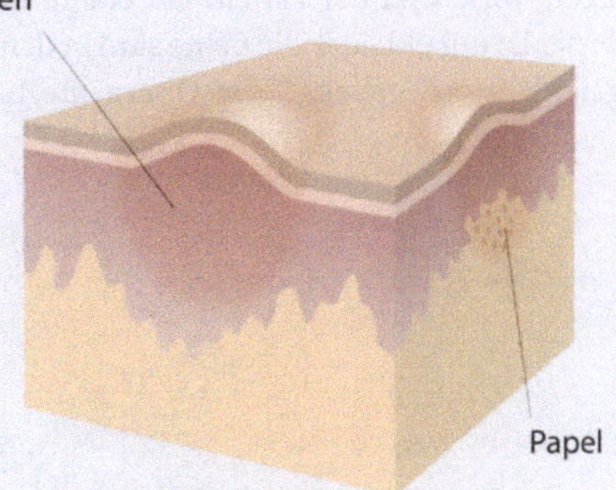

Makula
Die Makula ist eine umschriebene Farbänderung der Haut, die kleiner als 5 mm ist und weder eine Erhöhung noch eine Verhärtung oder Schuppung zeigt. Ist die Veränderung größer als 5 mm, so wird sie als **Fleck** bezeichnet.

Squama
Als Squama bezeichnet man eine Schuppe. Sie besteht aus flachen Hornzellen, die sich vom Stratum corneum (Hornschicht) gelöst haben.

Papel
Die Papel ist eine umschriebene Erhabenheit über der Hautoberfläche, die kleiner als 5 mm ist. Ist sie größer als 5 mm, wird sie als **Knoten** bezeichnet.

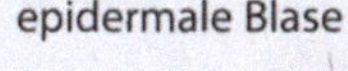

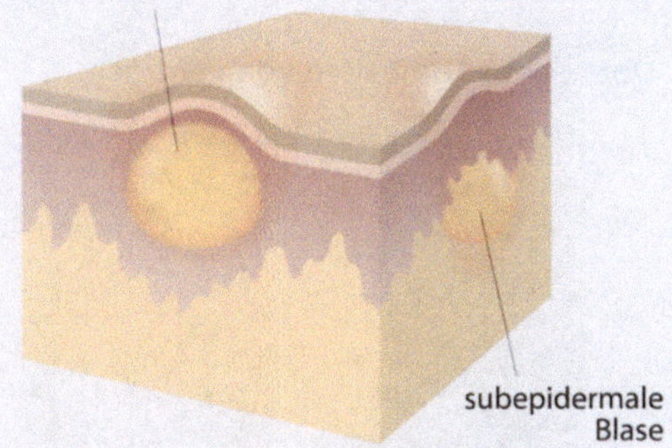

Blase
Als Blase bezeichnet man einen mit Flüssigkeit gefüllten Hohlraum. Ist die Effloreszenz kleiner als 5 mm, wird sie als **Bläschen** bezeichnet.

5.2.5 Bindegewebszonen

Die Inspektion der Zonen erfolgt am sitzenden Patienten. Zweckmäßiger Weise sitzt der Patient auf einem Hocker. Der Oberkörper ist unbekleidet, die Beine sind in den Hüft- und Kniegelenken 90° gebeugt, die Oberarme hängen locker herab, und die Hände ruhen auf den Oberschenkeln. Eine gute Lichtquelle beleuchtet das Inspektionsgebiet.

Wie stellen sich Bindegewebszonen dar? Hierbei handelt es sich mehr oder weniger um umschriebene **Einziehungen** oder **Schwellungen**, die sich als Abweichungen vom umgebenden Hautniveau erkennen lassen. Die Einziehungen werden auch Zonen erster Ordnung genannt (Teirich-Leube, 1999). Einziehungen sind die den aktiven Organen, Nerven und Gefäßen zugeordneten Reflexzonen. Von untergeordneter Bedeutung sind die Schwellungen. Schwellungen haben stets korrespondierende Einziehungen, nach denen gesucht werden muss. Aufgrund ihrer untergeordneten Bedeutung werden Schwellungen auch Zonen zweiter Ordnung genannt.

Besonders gut lassen sich die Bindegewebszonen im Gesäß-, Kreuzbein- und LWS-Bereich erkennen. Auch Zonen zwischen und auf den Schulterblättern sowie auf den Schultern und im unteren Thoraxbereich lassen sich gut erkennen.

Das Erkennen und die Zuordnung der möglichen Zonen zu den korrespondierenden Strukturen stellt in Verbindung mit der Palpation die Basis der praktischen Durchführung der Bindegewebsmassage dar. Eine Übersicht über die wichtigsten und für Bindegewebsmassage relevanten Zonen findet sich auf den folgenden Übersichten. Daneben werden die Zonen mit ihrer topographischen Lage einzeln dargestellt.

Übersicht – Die Zonen von dorsal

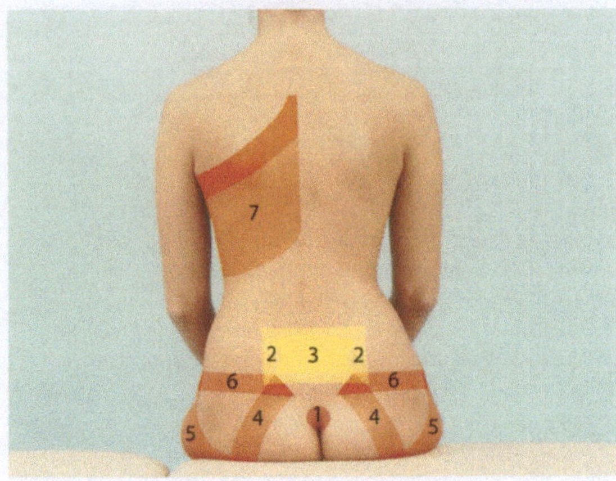

1. Blase
2. Große Genitalzone (Hypomenorrhoe)
3. Kleine Genitalzone (Dysmenorrhoe)
4. Dickdarmzone
5. Arterielle Gefäßzone der Beine
6. Venen-Lymphzone
7. Herzzone

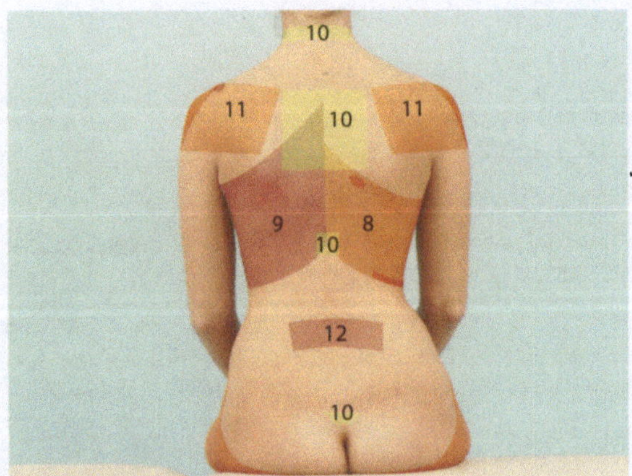

8. Leber-Gallenzone
9. Magenzone
10. Kopfzone
11. Arterielle Gefäßzone der Arme
12. Dünndarmzone

Übersicht – Die Zonen von ventral

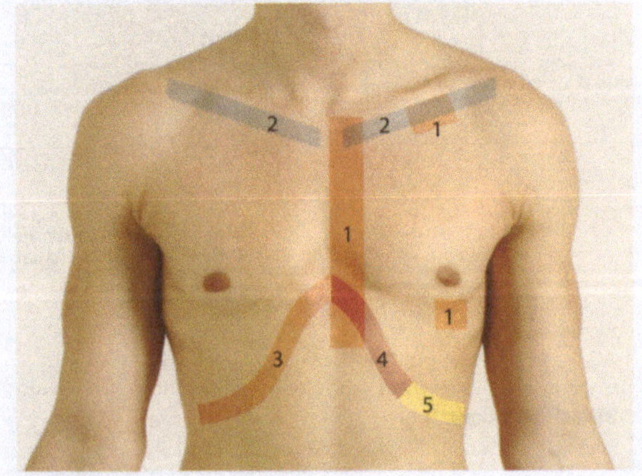

1. Herzzone
2. Bronchialzone
3. Leber-Gallenzone
4. Magenzone
5. Pankreaszone

Die dorsalen Zonen

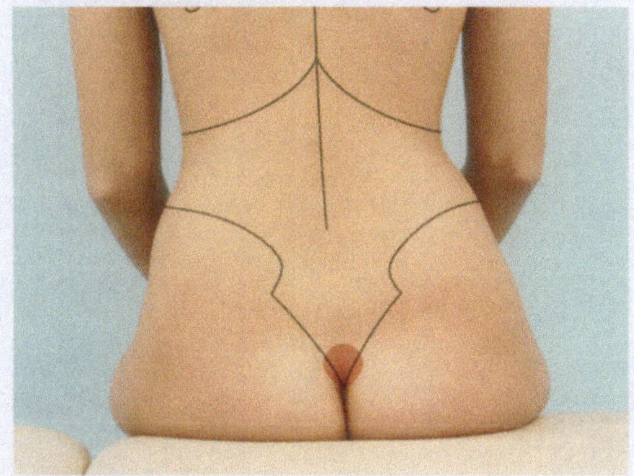

Blasenzone
Die Blasenzone ist eine runde Zone mit einem Durchmesser von etwa 3–4 cm auf der Medianlinie genau oberhalb der Analfalte. Die zugehörigen Segmente sind S3–S5.

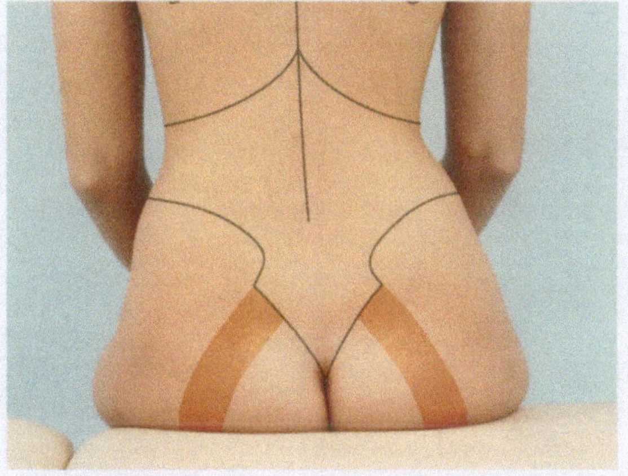

Dickdarmzone
Die Dickdarmzone verläuft als schräges Band beidseitig vom mittleren Drittel des Os sacrum nach lateral und kaudal. Die segmentale Zuordnung verläuft von T12–L1.

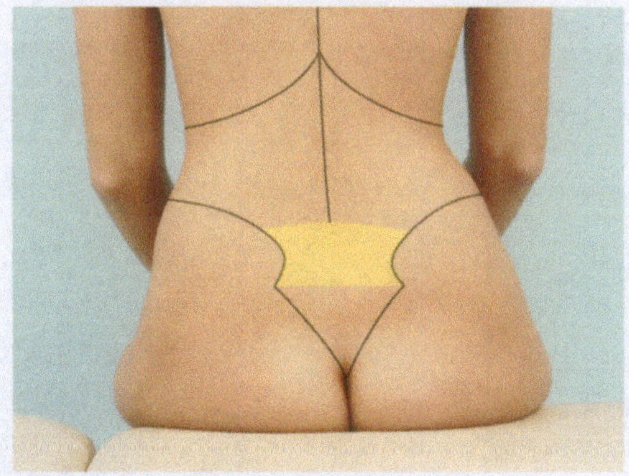

Kleine Genitalzone
Die kleine Genitalzone verläuft bandförmig und horizontal über dem oberen Drittel des Kreuzbeines bis zu den Iliosakralgelenken (Teirich-Leube, 1999).

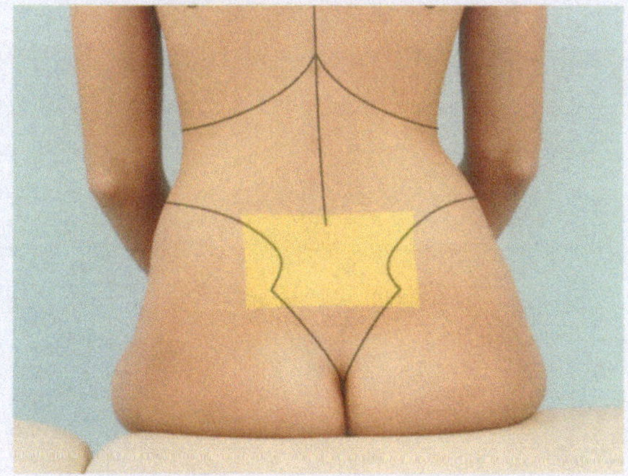

Große Genitalzone
Die große Genitalzone bildet ein fast rechteckiges Areal. Es umfasst die Kreuzbeinregion, nach kaudal reicht die Zone bis zu den Beckenkämmen und nach lateral bis zur Höhe der Iliosakralgelenke. Die segmentale Zuordnung verläuft von L1/2–S3.

Die dorsalen Zonen (Fortsetzung)

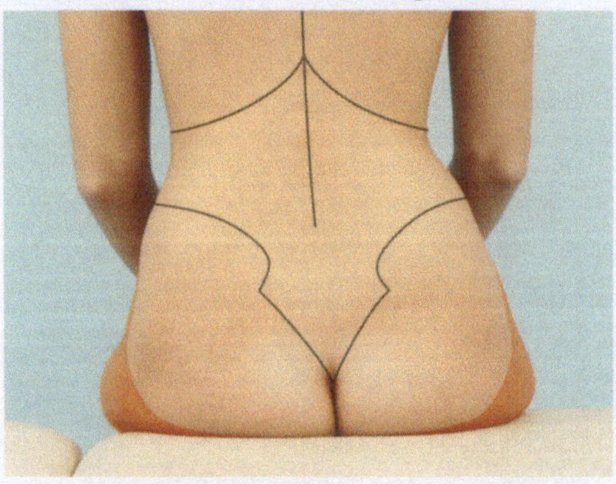

Arterielle Gefäßzone der Beine
Die arterielle Gefäßzone der Beine imponiert als breite beidseitig lateral der Gesäßhälften lokalisierte Einziehung. Die segmentale Zuordnung verläuft von L2–S2.

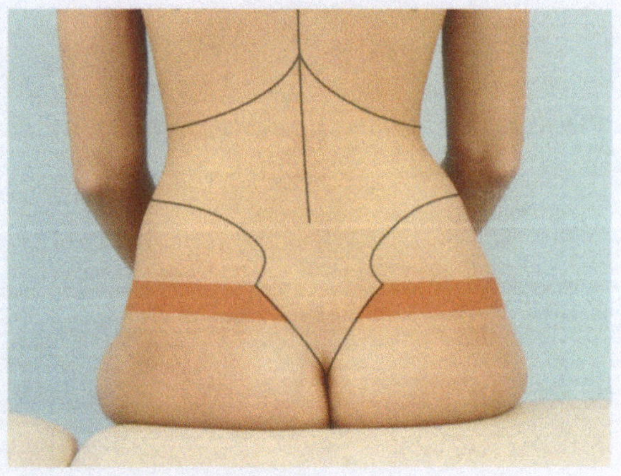

Venen-Lymphzone
Die Venen-Lymphzone verläuft beidseits als etwa 5 cm breites Band vom mittleren Drittel des Kreuzbeines horizontal nach lateral. Die segmentale Zuordnung verläuft von L3–S4.

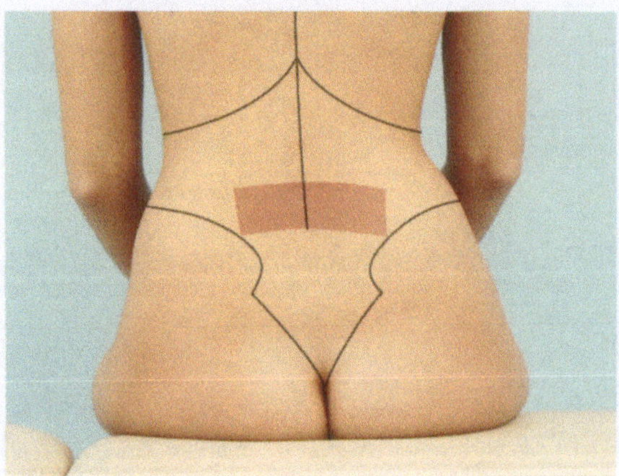

Dünndarmzone
Die Dünndarmzone verläuft bandförmig und horizontal über dem Oberrand des Kreuzbeines. Die segmentale Zuordnung verläuft von T11–T12.

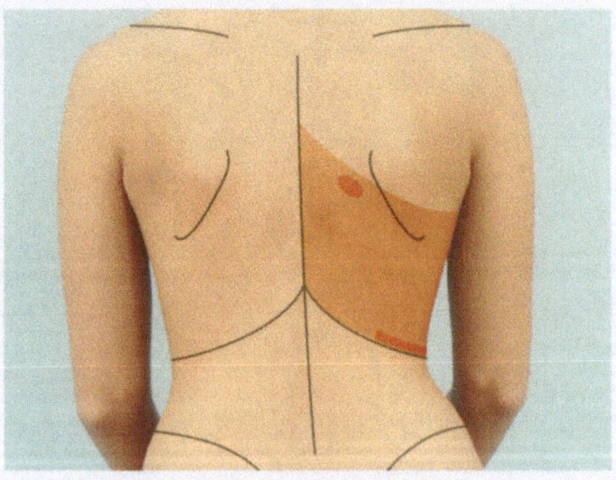

Leber-Gallenzone
Die Leber-Gallenzone erstreckt sich auf der rechten Seite von der Medianlinie von T6–T10 bogenförmig dem Verlauf der Rippen folgend nach lateral. Innerhalb der Zone finden sich weitere Maximalpunkte: Medial des Skapularandes und lateral etwa in Höhe der 9. und 10. Rippe. Die segmentale Zuordnung verläuft von T6–T10.

Die dorsalen Zonen (Fortsetzung)

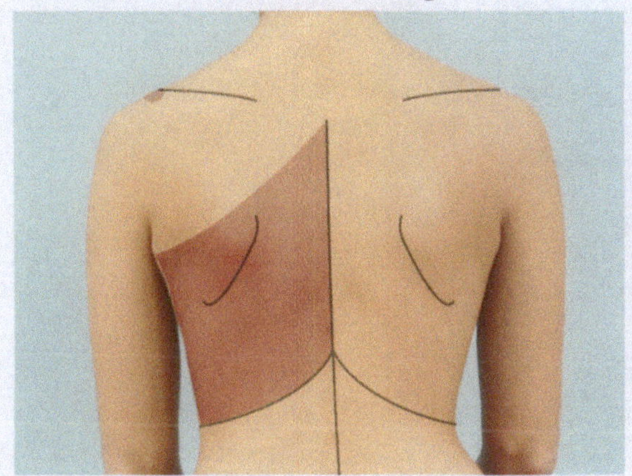

Magenzone
Die Magenzone verläuft auf der linken Seite von der Medianlinie als breites Band von T6–T10 bogenförmig dem Verlauf der Rippen folgend nach lateral. Ein Maximalpunkt befindet sich unterhalb des lateralen Endes der Spina scapula auf der linken Seite. Die segmentale Zuordnung umfasst T2 und T6–T10.

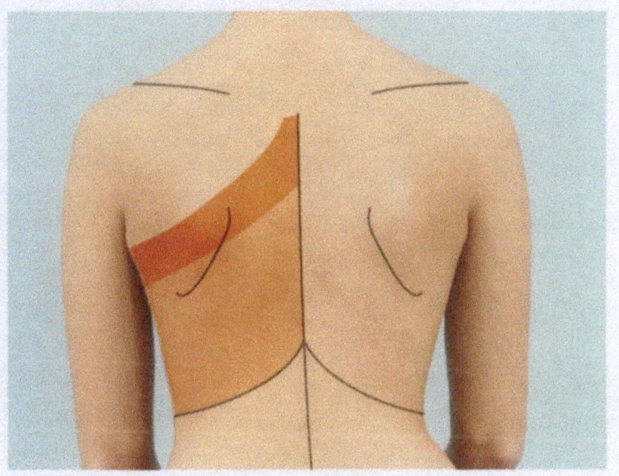

Herzzone
Die Herzzone verläuft auf der linken Seite von der Medianlinie als breites Band bogenförmig dem Verlauf der Rippen folgend nach lateral. Die Fläche deckt sich in etwa mit der Magenzone. Maximalpunkte befinden sich im kranialen Bereich der Zone. Die segmentale Zuordnung umfasst T2–T6.

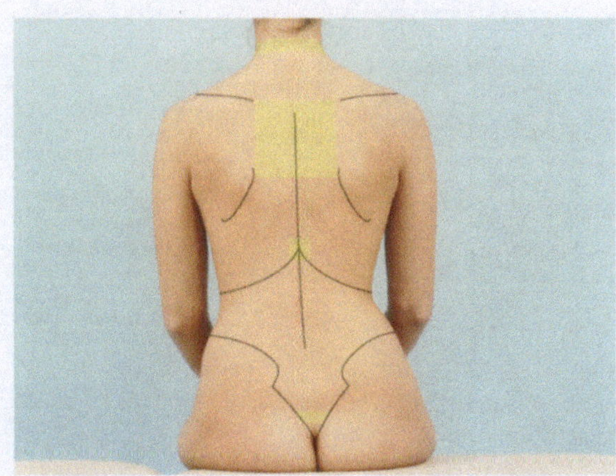

Kopfzone
Die Kopfzone umfasst mehrere Zonen. Ein horizontales, bandförmiges Areal liegt am Übergang von der Schulter zum Nacken, etwa in Höhe von C7 (Prominens). Eine zweite Zone befindet sich zwischen den medialen Rändern der Skapula. Ein weiteres Areal ist paravertebral im Bereich der unteren Rippen lokalisiert. Im unteren Drittel des Os sacrum, oberhalb der Blasenzone lässt sich eine weitere Zone gelegentlich beobachten. Die segmentale Zuordnung umfasst C3–C4 und T3–T6.

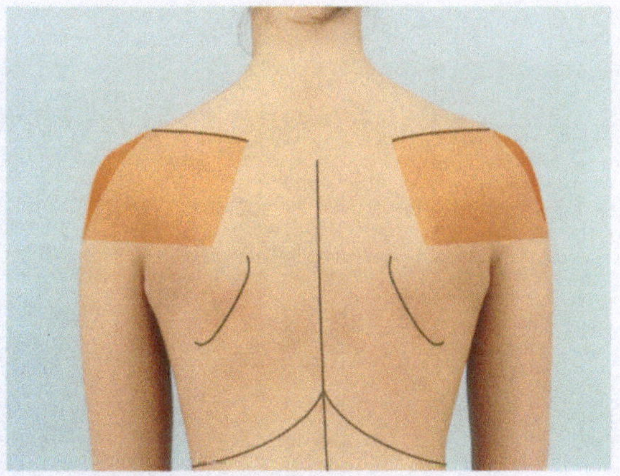

Arterielle Gefäßzone der Arme
Die arterielle Gefäßzone der Arme verläuft beidseitig über den Schulterblättern bis zu dorsalen Anteilen des M. deltoideus. Die segmentale Zuordnung umfasst C5–T3.

Die ventralen Zonen

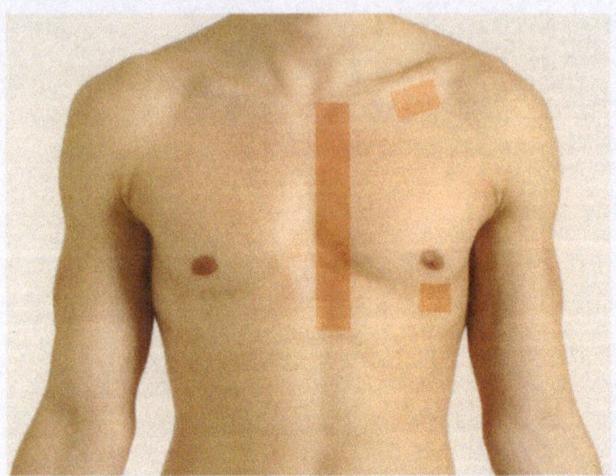

Herzzone
Die Herzzone verläuft auf der Vorderseite des Thorax links parasternal von T2–T6; unterhalb der linken Klavikula und in der Medioklavikularlinie in Höhe von T5/6.
Die segmentalen Zuordnungen umfassen T2–T6.

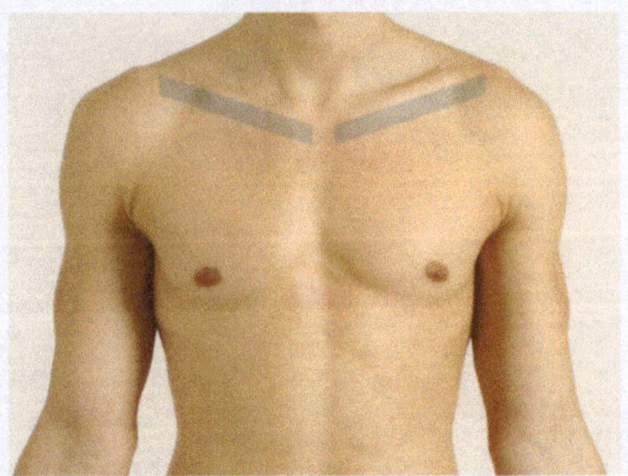

Bronchialzone
Die Bronchialzone verläuft beidseitig, bandförmig unterhalb der Klavikula. Der Verlauf entspricht dem Segment C4.

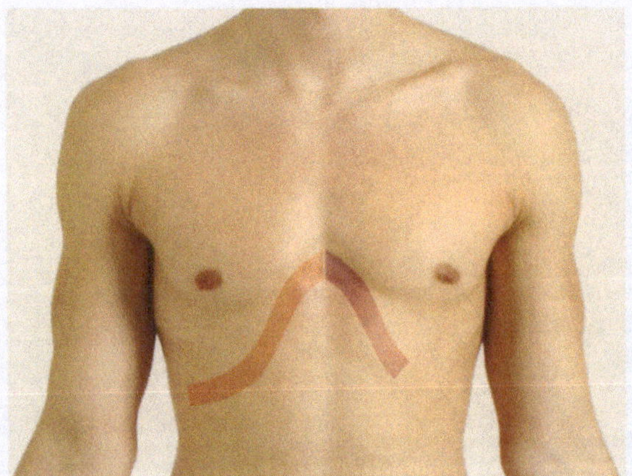

Leber-Gallen- und Magenzone
Die Leber-Gallenzone verläuft auf der rechten Seite entlang des Rippenbogens. Die Magenzone verläuft mehr oder wenig symmetrisch auf der linken Seite des Rippenbogens. Die segmentale Zuordnung entspricht T6–T9/10.

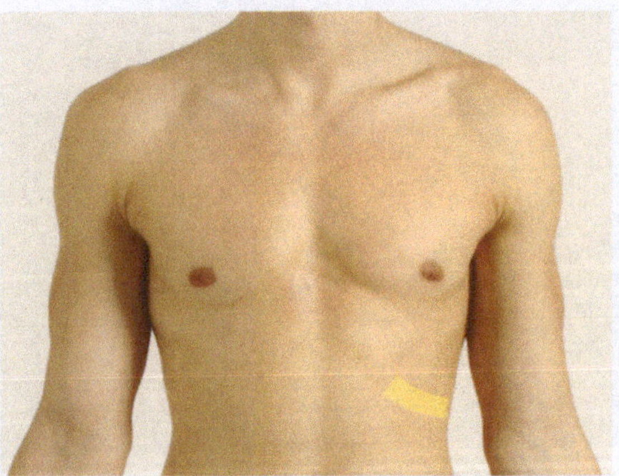

Pankreaszone
Die Pankreaszone befindet sich auf der rechten Seite am Unterrand des Rippenbogens. Die segmentale Zuordnung entspricht T9–T10.

Interpretation der Befunde

Die Interpretation möglicher Befunde wird im Anschluss an die Inspektion durchgeführt.

Leichte **Fehlhaltungen**, wie beispielsweise eine verstärkte oder abgeschwächte Kyphose kann eine Beurteilung in Bezug auf die Zonendarstellung beeinflussen. Es können sich **falsch-positive** (Zonen vorhanden jedoch kein pathologischer Befund) oder **falsch-negative** Befunde (Zone nicht vorhanden, es besteht aber ein pathologischer Befund im Sinne einer Funktionsstörung der zur Zone korrespondierenden Organe oder Strukturen) ergeben.

Rechts- oder Linkshändigkeit können zu einem Unterschied des Muskelreliefs im Bereich der Schultern und des Rückens führen und das Vorhandensein von Zonen vortäuschen.

Funktionelle Störungen und Infekte der Organe projizieren sich jeweils auf die Bindegewebszonen der Körperseite, von der die Störung ausgeht.

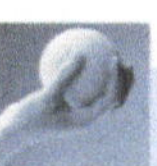

ZUSAMMENFASSUNG

- Die Inspektion dient der Beurteilung des Patienten im Hinblick auf die bestehenden Beschwerden.
- Betrachtet und dokumentiert werden Alltagsbewegungen (Gehen, Aus- und Ankleiden), Haltung (Symmetrie, Achsen) und Strukturen (Knochen, Gelenke, Muskeln, Haut).
- Die Inspektion gibt wichtige Hinweise für die spätere Behandlungsplanung. Spezielle Befunde stellen Kontraindikationen in den betroffenen Hautarealen dar.

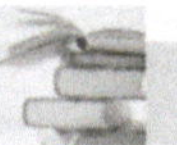

ÜBERPRÜFEN SIE IHR WISSEN

- In welchen Positionen und nach welchen Kriterien beurteilen Sie die Statik und Körperhaltung?
- Was sind Effloreszenzen?
- Was ist eine Makula?
- In welcher Position des Patienten führen Sie die Inspektion der Bindegewebszonen durch?
- Beschreiben Sie die Lage der folgenden Zonen auf der dorsalen Seite des Rückens: Magen-, Herz-, Kopf-, Blasenzone, arterielle Gefäßzone der Arme und Beine.
- Beschreiben Sie die Lage der folgenden Zonen auf der ventralen Seite des Oberkörpers: Herz-, Bronchial-, Pankreas und Leber-Gallenzone.

5.3 Palpation

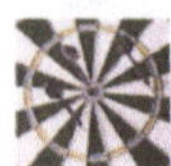

LERNZIELE

Kenntnisse über
- Palpationstechnik und Palpationskriterien
- Erhebung eines Bindegewebsbefundes durch Palpation

Die dritte Säule der Befunderhebung stellt die Palpation dar. Bei der üblichen Befunderhebung dient die Palpation der Einschätzung aller tastbaren Gebwebe:
- Haut
- Unterhaut
- Muskeln
- Sehnen
- Ligamente
- Bursen
- Nerven
- Gelenkkapseln
- Knochen
- Innere Organe
- Körperfaszie

Die Palpation im Rahmen der Bindegewebsmassage konzentriert sich auf Haut, Unterhaut und Muskeln. Weiterhin ergänzt die Tastuntersuchung den im Rahmen der Inspektion erhobenen Sichtbefund. Zunächst werden die allgemeinen Kriterien der Palpation bezogen auf Haut und Muskeln dargestellt. Dann erfolgt die systematische Anleitung zur Erhebung eines speziellen Bindegewebsbefundes. Die Palpation erfolgt ohne den Einsatz von Gleitmitteln.

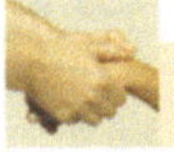

PRAXISTIPP

- Die Durchführung der Palpation erfordert eine besondere Aufmerksamkeit. Dies bedeutet, dass der Therapeut seine gesamte Konzentration benötigt, um die taktilen Informationen aufzunehmen und zu verarbeiten. Möglicherweise ist es hilfreich, während der Palpation die Augen zu schließen und sich allein auf den Vorgang des Tastens zu konzentrieren.
- Ein einfühlsamer und sicherer Kontakt ist eine Grundvoraussetzung für die Durchführung. Die Palpation mit entspannten Händen verstärkt die Sensitivität.

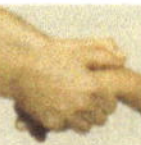

PRAXISTIPP

Die Stärke des Druckes ist abhängig vom Zielgewebe: Ein leichter Druck bzw. eine leichte Berührung wird für die oberflächlichen Gewebeschichten benötigt, während ein stärkerer Druck für die tieferen Schichten erforderlich ist.

5.3.1 Palpation der Haut und Muskeln

Haut

Mit Hilfe der Hautpalpation können die folgenden Qualitäten erfasst werden:
- Sensibilität
- Temperatur
- Oberflächenbeschaffenheit
- Turgor/Gewebespannung

Sensibilität

Die Sensibilitätsprüfung dient der Überprüfung und Erfassung der Fähigkeit zur Wahrnehmung
- erniedrigter oder erhöhter Schmerzempfindlichkeit (Hypo- oder Hyperalgesien) und
- unterschiedlicher Reizqualitäten wie spitz und stumpf.

Temperatur

Zur Wahrnehmung der Temperatur werden die Hände mit dem Handrücken leicht auf die Haut aufgelegt. Soll die Temperatur von verschiedenen Körperstellen miteinander verglichen werden, ist es sinnvoll, dies mit der gleichen Hand durchzuführen. Grund dafür ist die unterschiedliche Temperaturwahrnehmung zwischen rechter und linker Hand. Die Hauttemperatur beträgt im Rumpfbereich ca. 32 °C und an Händen und Füßen etwa 28 °C.
- **Temperaturerhöhung:** Eine lokale (umschriebene) Erwärmung mit Rötung, Schwellung und Druckschmerzhaftigkeit kann Anzeichen einer akuten Entzündung (Trauma, Abszess oder Phlegmone) sein. Eine generelle Temperaturerhöhung ist systemischer Natur (Fieber).
- **Temperaturerniedrigung:** Eine lokale Temperaturerniedrigung geht einher mit einer verminderten Gewebedurchblutung. Sie kann vor allem im Bereich der Hände und Füße beobachtet werden und ist in den meisten Fällen vorübergehend. Eine allgemeine Temperaturerniedrigung der Haut kann Anzeichen einer Kreislaufschwäche sein.

Oberflächenbeschaffenheit

Wenn die Handfläche mit sanftem Druck über die Haut gleitet, lassen sich die Beschaffenheit und Feuchtigkeit wahrnehmen. Die Haut ist im Idealfall glatt, elastisch und von normaler Feuchtigkeit.

Eine rissige, raue, trockene, feuchte oder fettige Hautoberfläche kann als Begleiterscheinung anderer Erkrankungen auftreten.

Turgor/Gewebespannung

Der Turgor zeigt den vom Flüssigkeitsgehalt abhängigen Spannungszustand des Gewebes an.

Um ihn beurteilen zu können, bildet man zwischen Daumen und Zeigefinger eine Hautfalte. Lässt man diese Hautfalte los, glättet sich die Haut im Normalfall unverzüglich. Bei vermindertem Flüssigkeitsgehalt bleibt die Falte stehen und bildet sich nur langsam zurück. Bei erhöhtem Flüssigkeitsgehalt fällt es schwer, überhaupt eine Hautfalte bilden zu können.

Muskulatur

Die Palpation der Muskeln erfolgt nach den Kriterien:

- Tonus
- Myogelosen
- Triggerpunkte

Muskelgewebe ist normalerweise weich, elastisch und auf Zugreize leicht nachgebend. Die meisten Muskeln lassen sich durch willkürliche An- und Entspannung leicht lokalisieren und palpieren. Tiefer liegende Muskeln werden quer zu ihrem Faserverlauf palpiert. Dadurch lassen sich die Grenzflächen und der Verlauf der Strukturen besser abgrenzen.

Tonus

Muskeln können einen erhöhten oder erniedrigten Tonus aufweisen. Ein hypertoner Muskel fühlt sich derb und fest an, er gibt auf Zugreize kaum nach. Im Gegensatz dazu ist ein hypotoner Muskel schlaff, weich, verformbar und auf Dehnungsreize leicht nachgebend.

Myogelosen/Triggerpunkte

Myogelosen (= Muskelverhärtungen) lassen sich als umschriebene verhärtete und druckschmerzhafte Muskelareale tasten.

Triggerpunkte sind umschriebene Areale innerhalb eines Muskels. Sie sind als derbe, 1–3 cm durchmessende Knoten tastbar. Ein weiteres Merkmal ist die starke Druckschmerzhaftigkeit und das Ausstrahlen der Schmerzen.

Der Unterschied zwischen Myogelosen und Triggerpunkten besteht in der Schmerzlokalisation. Triggerpunkte verursachen bei Druck Schmerzen in entfernten Arealen (fortgeleiteter Schmerz). Myogelosen lösen lokale Schmerzen aus.

5.3.2 Palpation des Bindegewebes

Die Palpation des Bindegewebes weist einige Besonderheiten bezüglich der Beobachtungskriterien und der entsprechenden Palpationstechniken auf.

Beobachtungskriterien sind die Verschieblichkeit des Hautgewebes in verschiedenen Schichten.

Die erste Verschiebeschicht besteht zwischen Lederhaut (Synonyme: Korium, Dermis) und Unterhaut (Synonyme: Subkutis, Hypodermis). Die erste Verschiebeschicht wird nach Teirich-Leube auch als **obere Verschiebeschicht** bezeichnet.

Die zweite Verschiebeschicht besteht zwischen Unterhaut und Körperfaszie. Diese zweite Schicht wird nach Teirich-Leube als **tiefe Verschiebeschicht** bezeichnet.

Zunächst erfolgt die Prüfung der Mobilität in der tiefen Verschiebeschicht durch

- flächiges Verschieben der Unterhaut gegenüber der Körperfaszie und
- Abheben von Hautfalten.

Anschließend kann die Verschieblichkeit der oberen Verschiebeschicht zwischen Lederhaut und Unterhaut getestet werden. Hierzu streicht man paravertebral mit dem so genannten **paravertebralen Längsgang** (diagnostischer Strich) von der Lendenwirbelsäule bis zur Halswirbelsäule.

Es hat sich bewährt, zunächst die flächige Tastung durchzuführen, da diese für den Patienten angenehmer und das Risiko vegetativer Reaktionen zu vernachlässigen ist.

Flächiges Verschieben zwischen Unterhaut und Körperfaszie

Hierbei wird die Unterhaut gegenüber der Körperfaszie verschoben. Das Ausmaß der Beweglichkeit ist von der Spannung zwischen den beiden Gewebeschichten abhängig. Das Verschieben erfolgt mit beiden Händen jeweils parallel auf beiden Körperseiten. Die Fingerkuppen der 2.–5. Finger werden auf die zu palpierende Region aufgesetzt. Dann wird Druck ausgeübt, bis die Faszie als Unterlage zu ertasten ist. Erst nach dem Druckaufbau erfolgt das beidhändige symmetrische Verschieben. Hierbei gleitet die Haut mit den Fingern über die Faszie. Haut und Finger werden gemeinsam verschoben, bis ein tastbarer Widerstand diese Bewegung beendet. Keinesfalls dürfen die Finger über die Haut rutschen. Bei einem hohen Spannungsgrad besteht eine geringe Mobilität mit einer kleinen Bewegung, bei niedriger Spannung zwischen den Schichten besteht eine höhere Mobilität mit einer größeren Bewegung.

Flächiges Verschieben

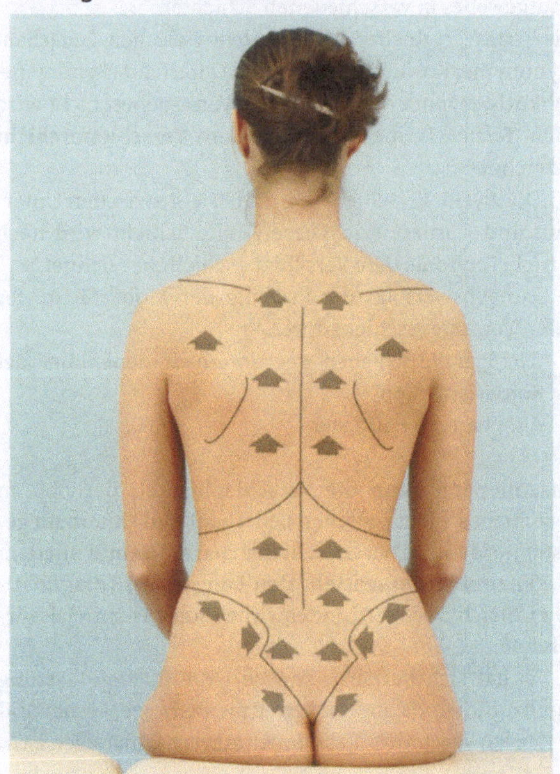

Reihenfolge des flächigen Verschiebens
Das Verschieben beginnt kaudal am Kreuzbein und endet kranial im Bereich der Halswirbelsäule.

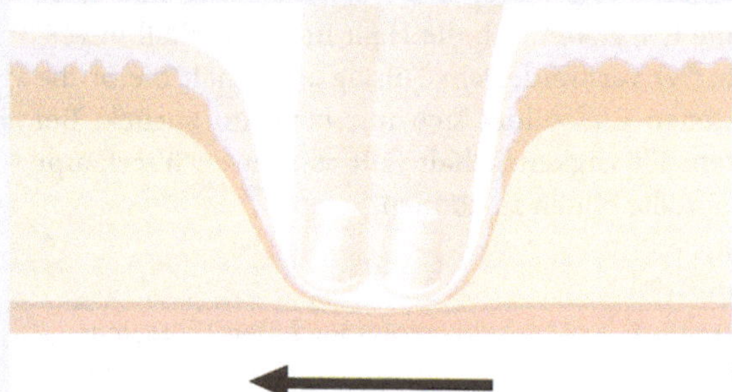

Darstellung der Verschiebeschicht zwischen Unterhaut und Faszie. Der Druck, der ausgeübt werden muss, ist so stark, dass die Fingerkuppen die Faszie erreichen.

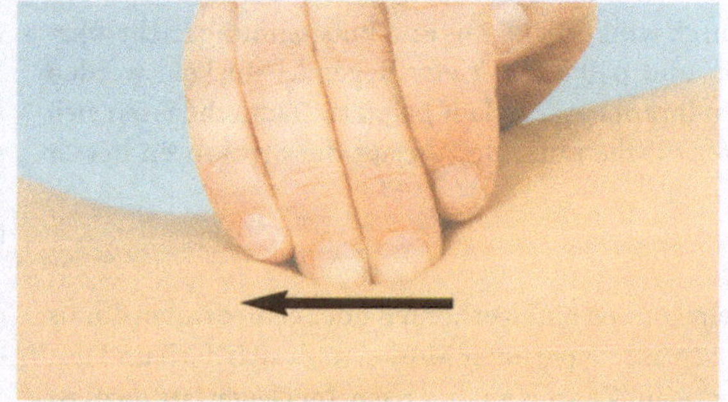

Die Finger dringen je nach Dicke von Haut und Unterhaut tief in das Gewebe ein.

Abfolge des flächigen Verschiebens

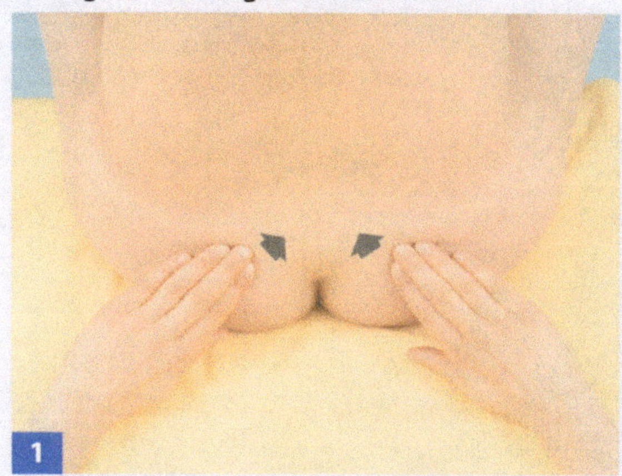

Verschiebung der Unterhaut vom Gesäß schräg in Richtung Kreuzbein.

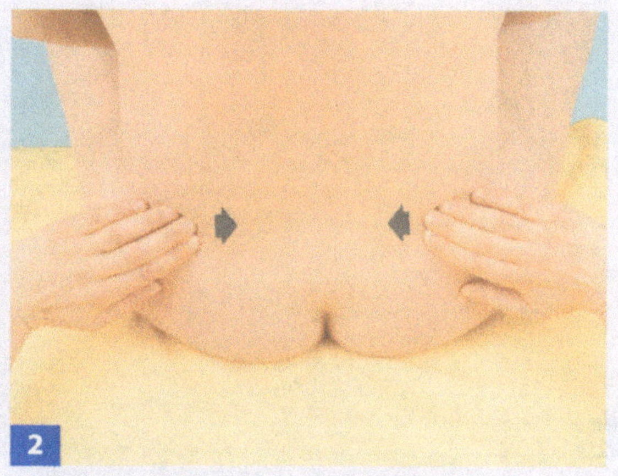

Verschiebung quer vom M. gluteus maximus zu den Iliosakralgelenken.

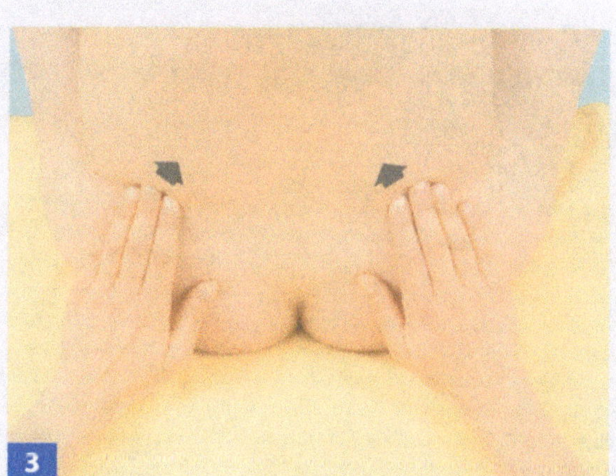

Verschiebung der Unterhaut über dem M. gluteus maximus nach kranial bis zum oberen Darmbeinkamm.

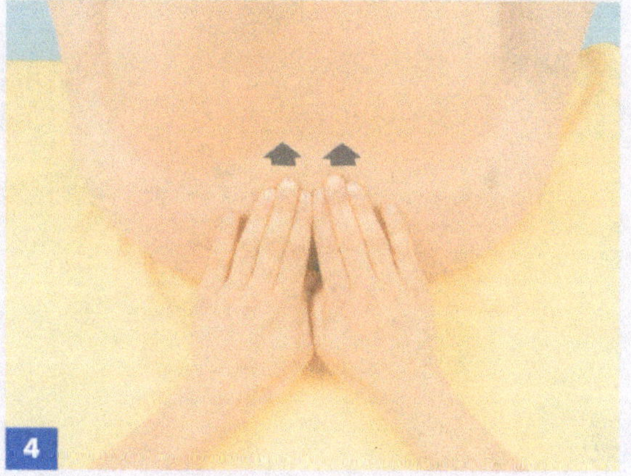

Verschiebung der Unterhaut über dem Kreuzbein von kaudal nach kranial.

Abfolge des flächigen Verschiebens (Fortsetzung)

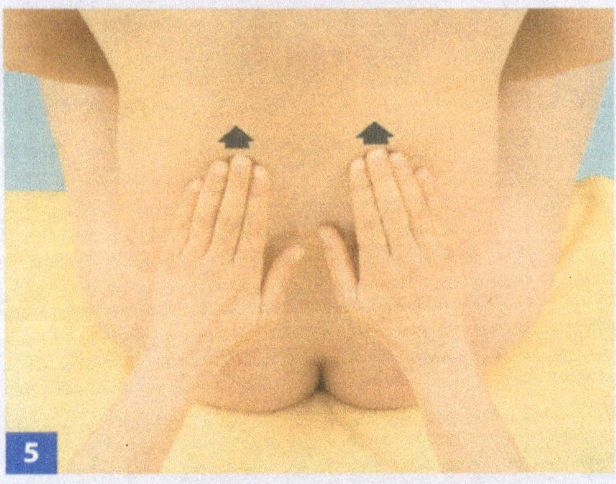

5

Verschiebung der Unterhaut paravertebral der Brustwirbelsäule von kaudal nach kranial.

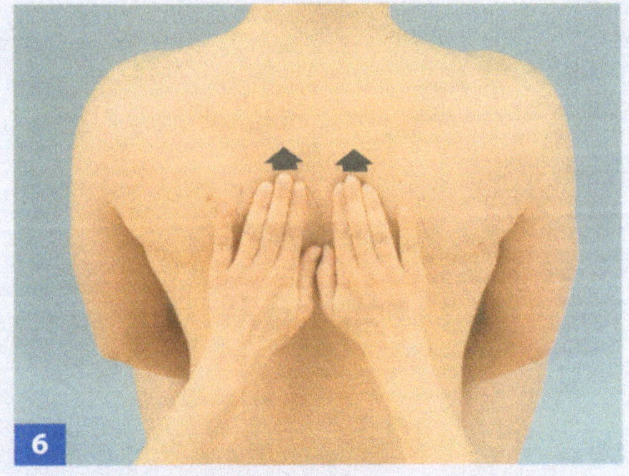

6

Verschiebung der Unterhaut paravertebral zwischen den Schulterblättern von kaudal nach kranial.

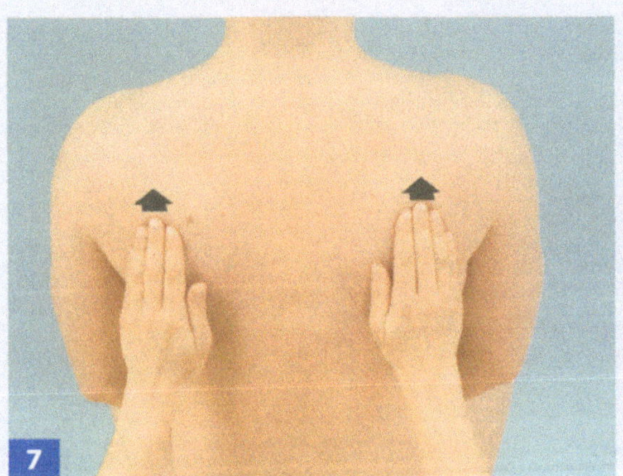

7

Verschiebung der Unterhaut auf den Schulterblättern von kaudal nach kranial.

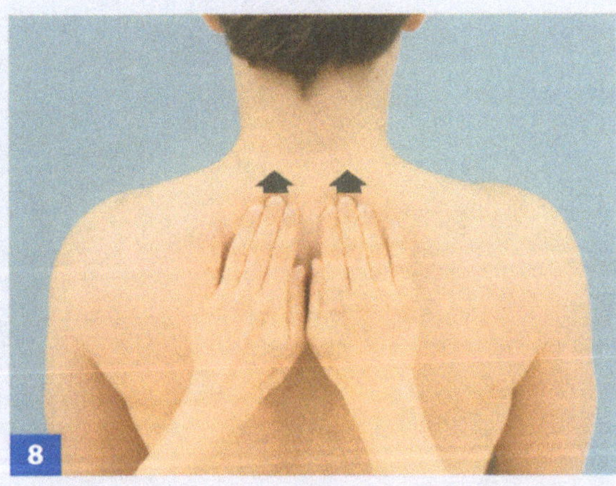

8

Verschiebung der Unterhaut paravertebral am Übergang von der BWS zur HWS von kaudal nach kranial.

Abheben von Hautfalten

Das symmetrische und bilaterale Abheben von Hautfalten ist eine weitere Möglichkeit, um die Verschieblichkeit zwischen Unterhaut und Körperfaszie zu beurteilen. Dazu fasst der Therapeut die Haut möglichst flächig und weich zwischen Daumen und Zeigefinger und hebt sie senkrecht von der Körperoberfläche ab. Die Hautfalte muss so gefasst werden, dass der Zug die Unterhaut von der Faszie abhebt. Die Haut darf hierbei nicht zu fest gepresst werden, da sonst lediglich die Haut auf Druckschmerzhaftigkeit getestet wird. Im Thorakalbereich lässt sich die Hautabhebung wesentlich einfacher durchführen als im Lumbalbereich. Hier sind Hautabhebungen aufgrund der hohen Spannung kaum möglich.

Hautabhebungen

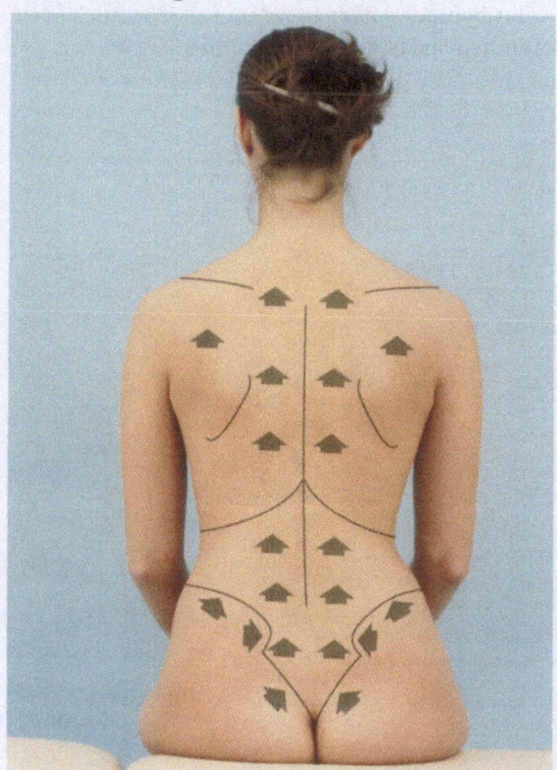

An den eingezeichneten Arealen sind symmetrische Hautabhebungen, hier durch Pfeile gekennzeichnet, möglich.

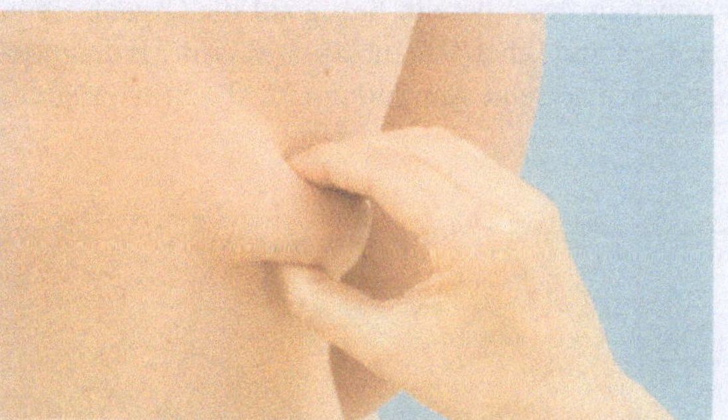

Der Therapeut ergreift die Hautfalte jeweils fasziennah. Der Daumen liegt unten, der Zeigefinger oben. Der Zug erfolgt genau senkrecht zur Körperoberfläche.

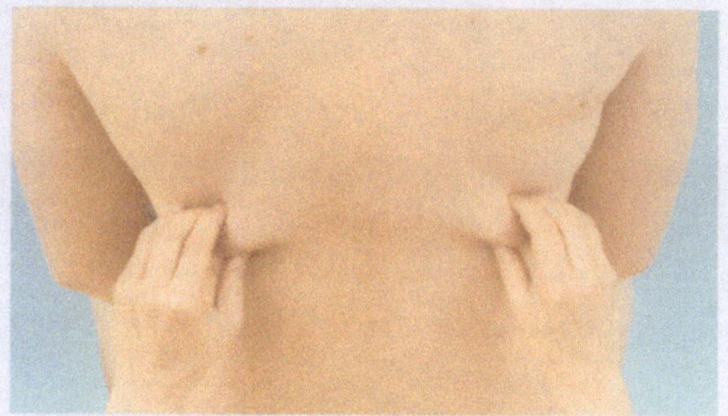

Die Abhebung der Hautfalten erfolgt hier über die Leber-Gallenzone auf der rechten und über die Magenzone auf der linken Seite.

Paravertebraler Längsgang (diagnostischer Strich)

Die Verschieblichkeit zwischen Lederhaut und Unterhaut kann mit dem paravertebralen Längsgang beurteilt werden. Diese Schicht wird auch obere Verschiebeschicht genannt. Der Therapeut setzt die Fingerkuppen des 3. und 4. Fingers 2–3 cm paravertebral in Höhe des 5. Lendenwirbels auf. Mit den Ulnarseiten der Fingerkuppen zieht er fortlaufend oder schubweise langsam nach kranial bis zur Höhe des 7. Halswirbels. Dieser Griff kann vegetative Reaktionen insbesondere in Bezug auf die Organe Herz, Magen, Kopf und Leber/Gallenblase auslösen. Als diagnostischer Strich ist seine Anwendung für die Erhebung des Bindegewebsbefundes umstritten und ist daher nur noch von historischer Bedeutung. Günstiger und weniger problematisch für die Befunderstellung ist das oben beschriebene flächige Verschieben zwischen Unterhaut und Körperfaszie und die Hautabhebungen.

Ergeben sich Auffälligkeiten bei der Palpation, so sollte versucht werden, genau zu differenzieren, in welcher Schicht sie sich befinden. Weiterhin sollte der Therapeut die Tastbefunde den entsprechenden Zonen zuordnen können.

Tastbefunde sollten in jedem Fall schriftlich in einem Befundschema (s. Kap. 5.5) dokumentiert werden.

Paravertebraler Längsgang

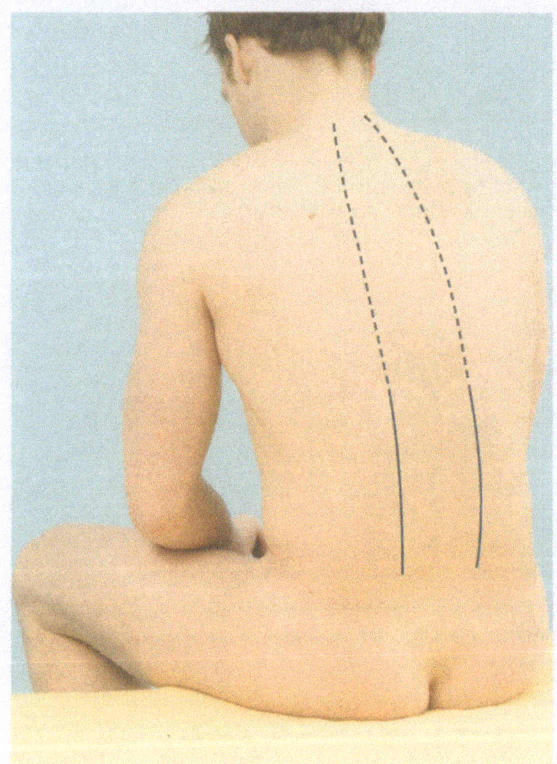

Der paravertebrale Längsgang verläuft in einem Abstand von 2–3 cm beidseitig paramedian der Wirbelsäule. Der Patient flektiert den Rücken leicht, um das Gewebe etwas zu dehnen.

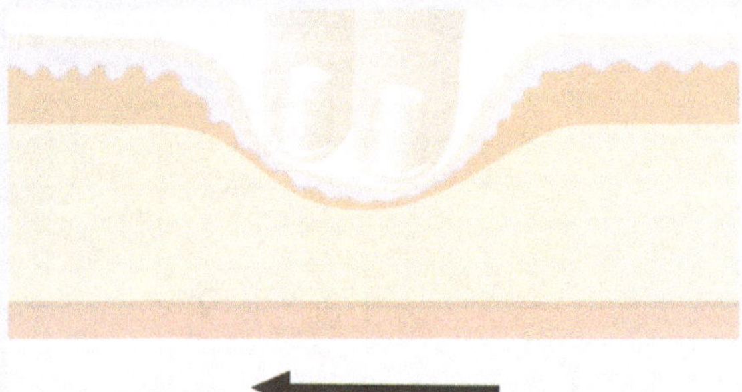

Darstellung der Verschiebeschicht zwischen Lederhaut und Unterhaut. Der Druck, der ausgeübt werden muss, ist wesentlich geringer als der, der beim flächigen Verschieben aufgewendet werden muss.

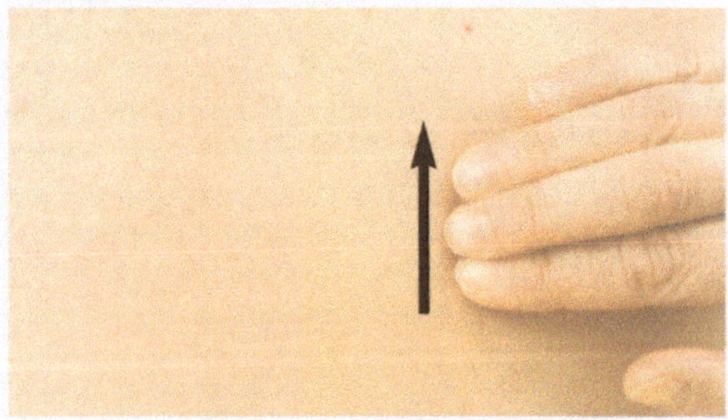

Die Fingerkuppen des 3. und 4. Fingers werden senkrecht auf die Haut aufgesetzt. Mit geringem Druck werden die Finger mit den ulnaren Kanten nach kranial geführt.

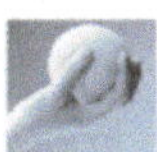

ZUSAMMENFASSUNG

- Die Fähigkeit zur systematischen Erhebung des Bindegewebszonenbefundes ist eine unumgängliche Voraussetzung für Planung und therapeutische Anwendung der Bindegewebsmassage.
- Zu den Palpationstechniken gehören
  - das flächige Verschieben zwischen Unterhaut und Körperfaszie,
  - das Abheben von Hautfalten und
  - der paravertebrale Längsgang (diagnostischer Strich).

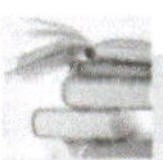

ÜBERPRÜFEN SIE IHR WISSEN

- Welche Besonderheiten weist die Palpation des Bindegewebes auf?
- Welche Beobachtungskriterien bestehen für die Palpation?
- Zwischen welchen Gewebeschichten erfolgt das flächige Verschieben?

5.4 Objektivierung

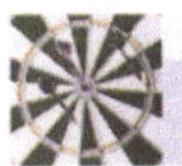

LERNZIELE

Kenntnisse über

die Möglichkeiten der objektiven Erfassung und Bewertung der Untersuchungsbefunde und des Behandlungsverlaufes

Die Objektivierung von Beschwerden ist die Basis für die Behandlung. Anders ausgedrückt bedeutet dies, dass ein Therapeut nur das sinnvoll behandeln kann, was er auch in einem Wertesystem erfassen kann. Die Dokumentation, sie stellt ein Mittel zur Qualitätssicherung dar, sichert die Effizienz der durchgeführten Therapie ab. Dazu muss beurteilt werden, wie sich ein Symptom oder mehrere Symptome auf der Basis des Eingangsbefundes verändern. Die Objektivierung lässt sich mit sehr wenig Aufwand in die Befunddokumentation integrieren. Neben dem erhobenen Bindegewebsbefund gibt es mindestens ein weiteres relevantes Beobachtungsmerkmal: die Schmerzintensität. Schmerz unterschiedlichster Genese ist auch im Rahmen der Bindegewebsmassage das zentrale und zu behandelnde Problem. Zusätzlich zum Bindegewebsbefund lässt sich die momentane subjektive Stärke des Schmerzes mit einfachen Mitteln erfassen und im Behandlungsverlauf dokumentieren. Die Erfassung der subjektiven Schmerzstärke erfolgt mit der so genannten **visuellen Analogskala** (VAS).

Sie ist ein einfaches Instrument, das einem Rechenschieber gleicht. Mit ihm kann das Kardinalsymptom „Schmerz" in seiner subjektiven Intensität erfasst und dokumentiert werden.

Dazu wird der Patient gebeten, die Schmerzstärke mit dem Schieberegler darzustellen. Der Therapeut liest auf der Rückseite den zugehörigen Zahlenwert ab.

Die Einschätzung mit der visuellen Analogskala dauert nur wenige Sekunden und kann sowohl vor als auch nach der Behandlung durchgeführt werden. Damit bietet sich bezogen auf das Merkmal „Schmerz" eine zuverlässige Dokumentationsmöglichkeit.

Visuelle Analogskala (VAS)

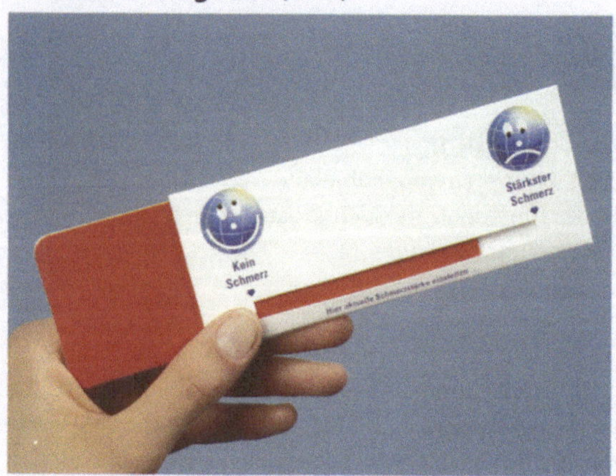

Man bittet den Patienten, den Grad seiner Beschwerden mittels Schieberegler einzustellen. Das Spektrum reicht von „keinem Schmerz" bis hin zu „stärkstem Schmerz".

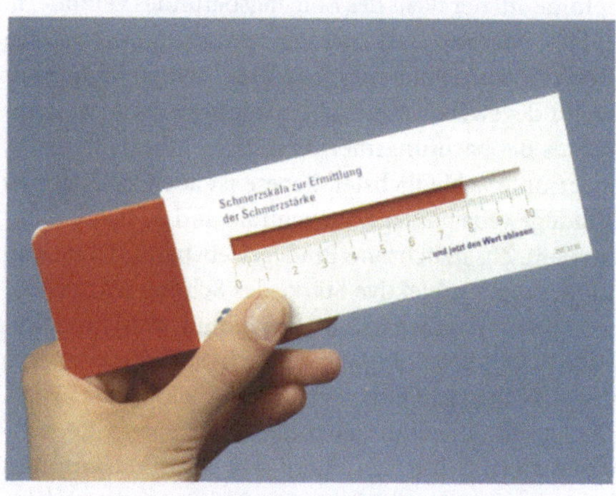

Der Therapeut liest den dazugehörigen numerischen Wert auf der Rückseite der Skala ab. Dieser Wert kann vor und nach der Behandlung jeweils erfragt und protokolliert werden.

5.5 Dokumentation und Behandlungsplanung

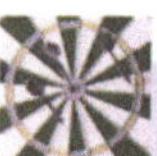

LERNZIELE

Kenntnisse über

Erarbeitung eines Schemas zur Auswertung und Dokumentation der Befunde sowie zur genauen Planung der Behandlung

Die Dokumentation erfolgt am besten mit Hilfe eines Befundbogens. Ein Beispiel für einen Befundbogen findet sich auf **S. 60 f.**

Wenn die Anamnese vollständig ist und die Befunderhebung im Rahmen der Bindegewebsmassage durchgeführt wurde, sind die folgenden Schritte zur Dokumentation und Therapieplanung notwendig:

- Auswertung der erhobenen Daten
- Formulierung der Behandlungsziele
- Auswahl der geeigneten Maßnahmen
- Dokumentation

Im ersten Schritt erfolgt die **Datenanalyse.** Dazu werden die erhobenen Befunde strukturiert; gegebenenfalls können Zusammenhänge zwischen den einzelnen Befunden entdeckt werden.

Aus den vorliegenden Befunden ergeben sich die **Behandlungsziele.** In der Regel lassen sich kurzfristige und langfristige Ziele formulieren. Ein kurzfristiges Ziel

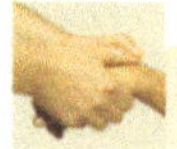

PRAXISTIPP

Es ist mittlerweile Pflicht, den verordnenden Arzt nach Abschluss der Behandlung über die durchgeführten Behandlungen und deren Ergebnis schriftlich zu informieren. Diese Mitteilung ermöglicht den Ärzten wiederum, im Falle einer Überprüfung, die Wirtschaftlichkeit ihrer Heilmittelverordnung nachzuweisen.

könnte beispielsweise in der Reduktion von Schmerzen bestehen, während ein langfristiges Ziel z. B. als Schmerzfreiheit definiert werden könnte. Diese Behandlungsziele werden in einem Behandlungsplan, der auch die spezifischen Maßnahmen berücksichtigt, formuliert.

In Abhängigkeit der jeweiligen Behandlungsziele erfolgt die **Auswahl der geeigneten Maßnahmen.**

Bei der **Behandlungsplanung** werden Schwerpunkte gesetzt und zunächst die im Vordergrund stehenden Probleme berücksichtigt.

Die **Dokumentation** der Daten erfolgt zweckmäßigerweise in einem Befundbogen. Hier werden die Angaben des Patienten, die Befundergebnisse, die Behandlungsziele, die Maßnahmen und der Behandlungserfolg dokumentiert.

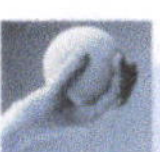

ZUSAMMENFASSUNG

- Nach der Objektivierung der Untersuchungsbefunde werden Behandlungsziele formuliert und entsprechende therapeutische Maßnahmen ausgewählt.
- Die Behandlung orientiert sich an einem Behandlungsplan.
- Dokumentiert werden müssen Untersuchungsbefunde, geplante und tatsächlich durchgeführte Maßnahmen sowie die Behandlungsergebnisse.

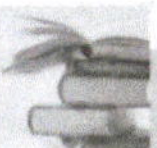

ÜBERPRÜFEN SIE IHR WISSEN

- Was versteht man unter kurzfristigen und langfristigen Behandlungszielen?
- Nach welchen Kriterien planen Sie die Behandlung?
- Wie führen Sie die Dokumentation durch?

Befundbogen

Datum der Befundaufnahme: ....
Name des Therapeuten: ....

Patientendaten

Nachname: .... Vorname: ....
PLZ, Ort: ....
Straße, Hausnummer: ....
Tel.-Nr. privat: .... beruflich: ....
Geburtsdatum: ....
Größe: .... Gewicht: ....
Berufliche Tätigkeit: ....
Sportliche Aktivitäten: ....
Behandelnder Arzt: ....
Ärztliche Diagnose: ....
Ärztliche Verordung: ....

Eigenanamnese (Unfallzeitpunkt: Hergang, ärztl. Versorgung) ....

Lebenssituation: ....
Begleiterkrankung: .... Krankenhausaufenthalt: ....
Frühere Erkrankungen: .... Sportliche Aktivitäten: ....
Medikation: .... Ernährung/Ergänzungsmittel: ....
Versorgung mit Hilfsmitteln: .... Schneller Gewichtsverlust: ....

Familienanamnese

Erbliche Erkrankungen: ....
Bösartige Erkrankungen: ....
Stoffwechselerkrankungen: ....
Infektionserkrankungen: ....
Missbildungen: ....
Psychosomatische Erkrankungen: ....

Aktuelle Beschwerden: die sieben „W´s"

1 Was oder wo? ....
2 Wann? ....
3 Seit wann? ....
4 Wie? ....
5 Wodurch werden die Beschwerden beeinflusst? ....
6 Welche Begleiterscheinungen treten auf? ....
7 Was wurde bisher unternommen? ....

Inspektion

Befunde in das Schema eintragen
Hautveränderungen (Farbe, Zustand, Dermographien): ....
Narben: ....
Schwellungen: ....
Atrophien: ....
Haltungsstatus (dorsal, ventral und lateral): ....
....
....
....
Abweichende Bewegungsmuster (Gebrauchsbewegungen, Gang): ....
....

Palpation

Befunde in das Schema eintragen

Haut:

Sensibilität: ....

Temperatur: ....

Oberflächenbeschaffenheit: ....

Turgor/Gewebespannung: ....

Feuchtigkeit: ....

Schwellung, Ödem, Erguss: ....

Schmerzhafte Palpationspunkte: ....

Muskulatur:

Gewebespannung: ....

Tonus: ....

Myogelosen: ....

Triggerpunkte: ....

Bindegewebe:

Gewebespannung: ....

Flächiges Verschieben der Unterhaut gegenüber der Körperfaszie: ....

....

Abheben von Hautfalten: ....

....

Verschieblichkeit der oberen Verschiebeschicht: ....

....

Objektivierung:

VAS bei Befunderhebung: ....

....

Behandlungsdokumentation

Datum	Behandlungsziel	Maßnahmen	VAS vor Behandlung	nach Behandlung	Bemerkung

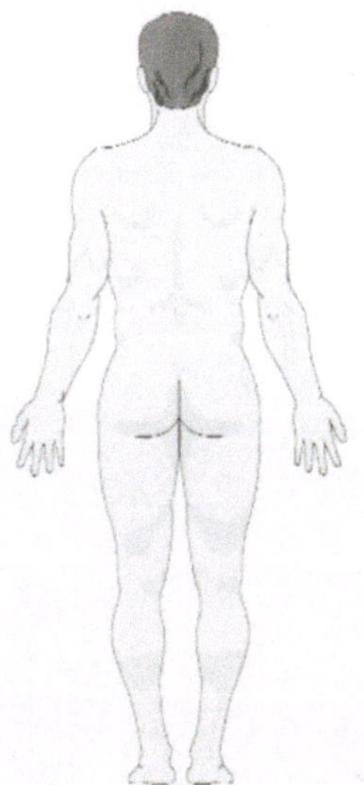

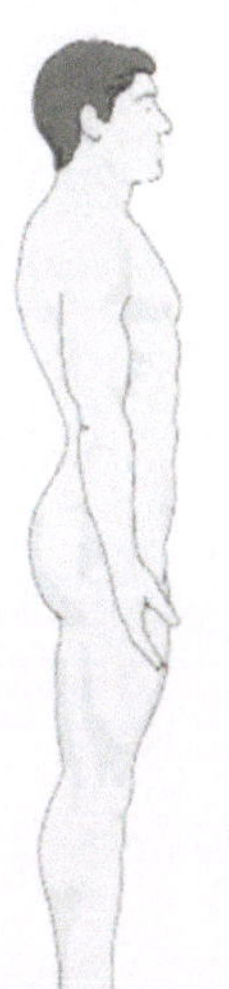

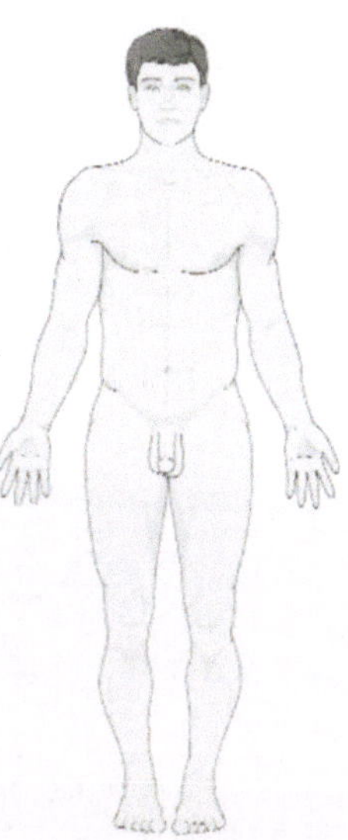

Behandlung

Bernard C. Kolster

6.1 Hände und Körper des Therapeuten – 64

6.2 Umgebung – 66

6.3 Lagerung – 67

6.4 Hilfsmittel – 70

6.5 Ergonomie – 71

6.6 Grundsätze der Behandlung – 74

6.7 Grifftechniken und Reaktionspunkte – 78

6.8 Behandlungsaufbau – 93

In diesem Abschnitt werden die Bedingungen für die Durchführung der Bindegewebsmassage dargestellt. Neben den räumlichen Gegebenheiten kommt es auf die korrekte Lagerung und die optimale Durchführung der Techniken an. Ein besonders wichtiger Punkt ist die **Ergonomie.** Hierunter versteht man die körperschonende Haltung des Therapeuten bei der Behandlung. Eine optimale Ausgangsstellung erleichtert die Ausführung enorm und beugt darüber hinaus Überlastungsschäden vor. Im Folgenden werden die einzelnen Griffe genau beschrieben. Auch hier steht die ergonomische Durchführungsweise im Vordergrund. Möglichkeiten zur Optimierung und Ergänzung der Bindegewebsmassage bieten die Reflexzonenarbeit am Fuß (s. **Kap. 7**) und ein Aspekt der Thermotherapie, die **Heiße Rolle**.

6.1 Hände und Körper des Therapeuten

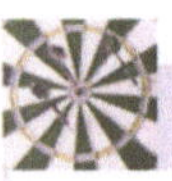

LERNZIELE

Kenntnisse über
- die vorbereitende Maßnahmen des Therapeuten
- die Übungen zur Kräftigung und Dehnung der Hand- und Unterarmmuskeln

Die Hände sind die wichtigsten „Instrumente" des Therapeuten; durch sie wird die Bindegewebsmassage vermittelt. Sie müssen sauber sein und vor jedem Patientenkontakt gewaschen und desinfiziert werden. Schmuckstücke wie Ringe oder Armbänder werden vor der Massage abgelegt. Die Fingernägel sollen so kurz sein, dass sie die Fingerkuppen nicht überragen. Die Kontaktaufnahme und die folgende Bindegewebsmassage erfolgen mit trockenen und warmen Händen. Kalte Hände sollten vorher gegebenenfalls durch Reiben oder Waschen mit warmen Wasser aufgewärmt werden. Die Berührung des Patienten mit feuchten, kalten oder schweißigen Händen führt bei diesem in der Regel zu Missempfindungen und Abwehr.

Die Durchführung der Bindegewebsmassage stellt besondere Anforderungen an Kraft und Ausdauer der Hand- und Armmuskeln. Besonders beansprucht werden die Muskeln der Hände und die Flexoren des Unterarmes. Dehnungs- und Kräftigungsübungen fördern Geschmeidigkeit und Ausdauer und beugen Überlastungsschäden vor.

Übungen zur Kräftigung und Dehnung

Die Kräftigung der Hand- und Unterarmmuskeln kann durch das Zusammendrücken eines kleinen, elastischen Balls trainiert werden. Dieser wird 10–20-mal mit einer Hand zusammengedrückt. Die Spannung muss 10 s gehalten werden, bevor die Hand langsam wieder entspannt wird. Danach wird die Hand gewechselt.

Anschließend folgt die Dehnung der Hand- und Unterarmmuskeln. Dazu werden die Hände in Schulterhöhe und -breite an eine Wand gelegt. Die Finger sind gestreckt und gespreizt. Mit gestreckten Ellenbogen werden nun die Handgelenke gegen die Wand gedrückt. Bei dieser Übung ist es wichtig, dass die Schultern nicht hochgezogen werden. Diese Dehnung wird 20–30 Sekunden gehalten. Danach können aus dieser Position die Finger und Handteller abgehoben werden, die Handgelenke bleiben jedoch an der Wand. Auch diese Anspannung wird 20–30 Sekunden gehalten und anschließend wieder gelöst. Die Übung sollte mehrmals wiederholt werden.

Hygiene

Es ist wichtig und selbstverständlich, dass der Therapeut auf seine eigene Hygiene achtet und Körpergeruch vermeidet, da Patienten sehr sensibel auf diese Gerüche reagieren können. Dazu gehören auch stark riechende Körperpflegemittel oder Parfüms, deren Geruch für Patienten ebenso unangenehm sein kann. Auch nach Nikotin riechende Hände des Therapeuten können für empfindliche Patienten eine Belästigung darstellen.

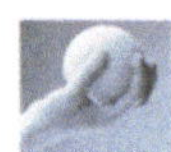

ZUSAMMENFASSUNG

- Die Hände des Therapeuten sind die eigentlichen „Werkzeuge" und müssen sauber, warm, trocken und frei von Schmuckstücken sein.
- Verschiedene Übungen verbessern die Geschmeidigkeit und Ausdauer der Unterarm- und Handmuskeln.

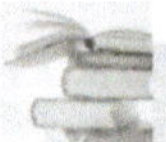

ÜBERPRÜFEN SIE IHR WISSEN

- Wie trainieren Sie die Kraft Ihrer Hand- und Unterarmmuskeln?
- Wie dehnen Sie Ihre Hand- und Unterarmmuskeln?

Kräftigung der Hand- und Unterarmmuskeln

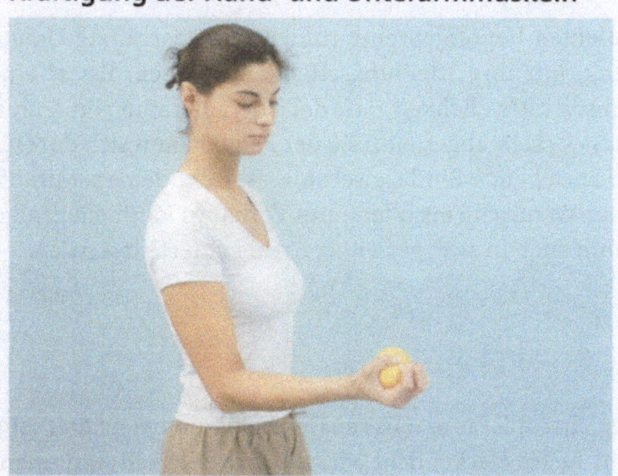

Zur Kräftigung der Hand- und Unterarmmuskeln kann ein kleiner Gummiball verwendet werden. Dieser wird 10–20-mal mit der Hand zusammengedrückt. Die Spannung wird jeweils für mindestens 10 s aufrecht erhalten.

Dehnung der Unterarmflexoren

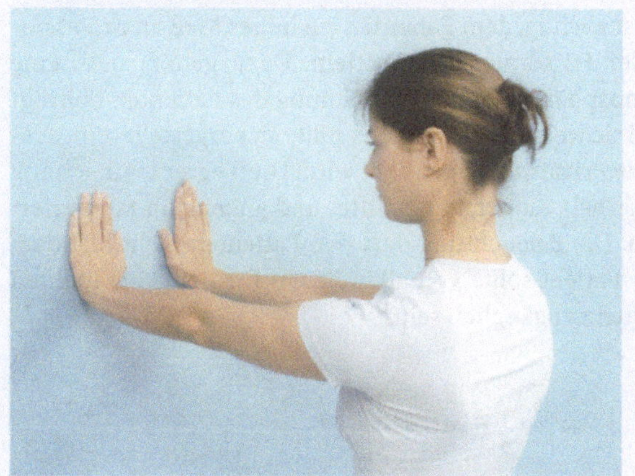

Zur Dehnung der Unterarmflexoren werden die Hände schulterbreit und mit gestreckten Armen flach an eine Wand aufgesetzt. Finger und Handteller werden leicht angehoben. Die Handwurzeln behalten den Kontakt zur Wand. Die Spannung wird 20–30 s gehalten und anschließend gelöst. Die Übung sollte zwei- bis dreimal wiederholt werden.

Dehnung der Hand- und Unterarmmuskeln

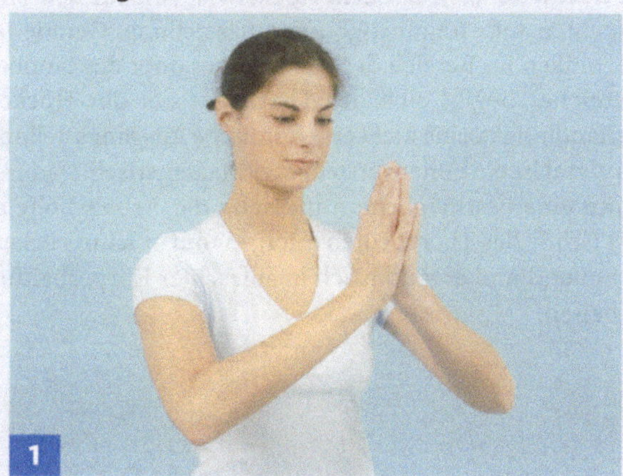

1 Die Handflächen werden vor dem Körper in Brusthöhe zusammengeführt.

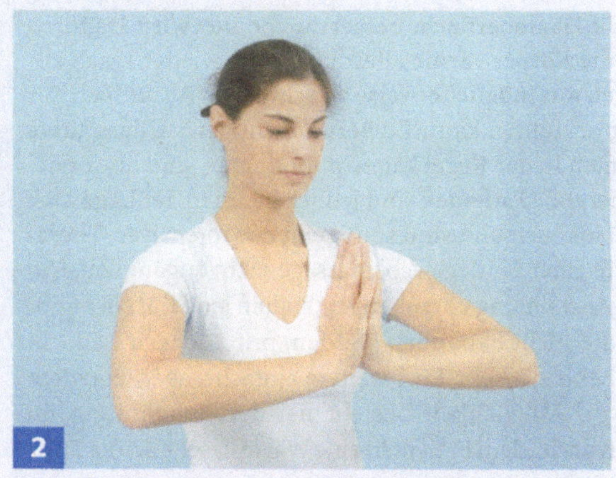

2 Durch das Senken der zusammengelegten Hände vor dem Oberkörper werden die Handmuskeln auf einfache und effektive Weise gedehnt.

6.2 Umgebung

Es ist wichtig, dem Patienten ein hohes Maß an professioneller Fürsorge zu vermitteln. Dazu gehört u. a. eine Atmosphäre, die zur Entspannung des Patienten beiträgt und sie weiterhin fördert. Es sollte sichergestellt sein, dass seine Privatsphäre gewahrt wird. Die Therapieumgebung muss hell, sauber, gut belüftet und angenehm temperiert sein. Die Beleuchtung darf den Patienten nicht blenden. Der Patient sollte von allen Seiten für den Therapeuten bequem zugänglich sein.

6.2.1 Raumtemperatur

Die den Patienten erwartende Therapie stellt einen Stressfaktor dar, der zu einer Aktivierung des Sympathikus führt. Die Folgen sind Frösteln und Kaltschweißigkeit. Jeder, der einen Arzt oder Zahnarzt aufsucht, kennt diese Phänomene. Daher ist unter Berücksichtigung dieser Aspekte ein wohltemperierter Behandlungsraum sehr wichtig. Die Raumtemperatur sollte 20–22 °C („Wohlfühltemperatur") betragen. Ein Wirkungsaspekt der Bindegewebsmassage ist die Verbesserung der Durchblutung. Die damit verbundende Vasodilatation bewirkt zusätzlich, dass die Hautoberfläche besser durchblutet wird. Dadurch wird die Körperwärme allerdings auch wieder rasch abgeleitet, was möglicherweise zu schnellem Auskühlen der Patienten führen kann. Zu berücksichtigen ist, dass ältere Patienten in der Regel kälteempfindlicher sind als jüngere. Frierende Patienten sind jedoch kaum in der Lage, sich zu entspannen und sind somit einer so intensiven Therapie wie einer Bindegewebsmassage nicht zugänglich. Um einer Auskühlung vorzubeugen, sollten jene Körperregionen, die nicht behandelt werden, mit Tüchern bedeckt oder bekleidet sein. Eine weitere einfache, aber trotzdem effektive Möglichkeit besteht bei der Behandlung im Liegen darin, dem Patienten eine Wärmflasche an die Füße zu legen.

6.2.2 Belüftung und Ventilation

Die Therapieräume sollten die Möglichkeit einer Frischluftzufuhr haben. Falls eine natürliche Frischluftzufuhr nicht verfügbar ist, sollte ein Ventilator verwendet werden. An der Decke oder an der Wand bewegt dieser die Luft, ohne dass Zugluft entsteht.

6.2.3 Privatsphäre

Patienten benötigen eine ruhige und geschützte Umgebung, um ihre Kleidungsstücke abzulegen. Es ist eine Selbstverständlichkeit, dass der Therapieraum vom Publikumsverkehr abgetrennt ist; der Patient kann sich dort für die anstehende Bindegewebsmassage entkleiden. Mithilfe eines Wandschirms oder eines Vorhangs kann ein großer Raum auch in zwei getrennte Areale unterteilt werden.

6.2.4 Beleuchtung

Der Therapieraum muss ausreichend gut beleuchtet sein. Sehr helles Deckenlicht wirkt jedoch oft grell und unangenehm für den Patienten. Natürliches Licht und indirekte Lichtquellen sollten bevorzugt werden.

6.2.5 Massagetisch

Viele Techniken der Bindegewebsmassage können am sitzenden Patienten praktiziert werden. Prinzipiell kommen aber sowohl sitzende als auch liegende Positionen in Betracht. Der „Sitz auf dem Hocker" ist eine für den Therapeuten sehr ungünstige Ausgangsstellung. Gerade bei Techniken im Bereich des Kreuzbeines oder des Lumbalbereiches begibt sich der Therapeut bei der Hockerbehandlung in eine nicht ergonomische Ausgangsstellung. Optimal ist ein höhenverstellbarer Massagetisch. Dadurch kann eine bestmögliche Anpassung der Arbeitshöhe an die Größe des Therapeuten erfolgen und er kann rückenschonend und ergonomisch in aufrechter Körperhaltung arbeiten.

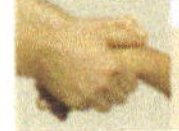

PRAXISTIPP

Bei der Inspektion (s. **Kap. 5.2**) ist es besonders wichtig, die Bindegewebszonen zu sehen. Die Zonen imponieren als Einziehungen oder „Quellungen". Diese Veränderungen im Hautniveau sind schwer bis gar nicht zu beurteilen, wenn eine starke Lichtquelle direkt auf das zu inspizierende Hautareal gerichtet ist. Günstiger ist es, wenn die Lichtquelle das zu beurteilende Hautgebiet schräg beleuchet.

Massagetisch

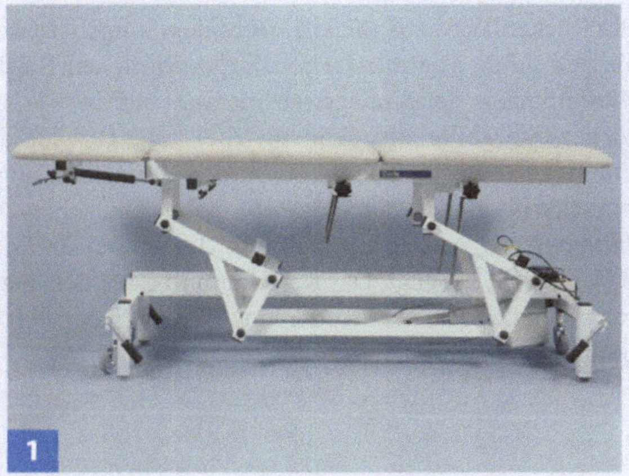

Für die Massage wird ein stabiler Tisch benötigt, der von allen Seiten zugänglich ist. Besonders geeignet ist der hier abgebildete höhenverstellbare und frei verschiebbare Tisch.

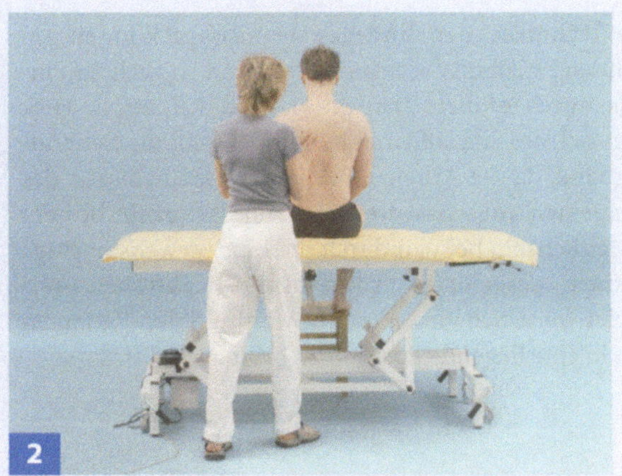

Mit einem höhenverstellbarem Tisch lässt sich die Arbeitshöhe optimal an die Bedürfnisse des Patienten und Therapeuten anpassen.

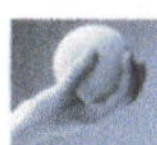

ZUSAMMENFASSUNG

Wichtige Faktoren bei der Gestaltung der Therapieumgebung sind:
- Raumtemperatur
- Belüftung
- Beleuchtung
- Wahrung der Privatsphäre

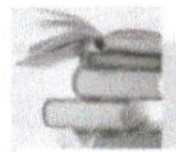

ÜBERPRÜFEN SIE IHR WISSEN

- Warum ist eine angenehme Raumtemperatur so wichtig?
- Welche Rolle spielt die Beleuchtung für die Befunderhebung?

6.3 Lagerung

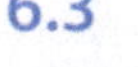

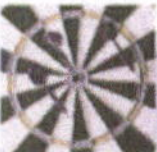

LERNZIELE

Kenntnisse über

die verschiedenen Möglichkeiten der Lagerung des Patienten bei der Bindegewebsmassage

Die Ausgangsstellung wird abhängig von der zu behandelnden Region, von den Bedürfnissen des Patienten und der gegebenenfalls vorhandener Grunderkrankungen (**s. Kap. 5.1**) gewählt. Grundsätzlich sollte die Lagerung bequem sein, um dem Patienten auch während der mitunter unangenehmen Behandlung die Möglichkeit zu geben, sich zu entspannen. Vorsicht ist bei verschiedenen Grunderkrankungen geboten. So ist beispielsweise bei Patienten mit Herz-Kreislauferkrankungen eine flache Lagerung ungünstig. Hier muss der Oberkörper erhöht gelagert werden. Bei Schwangeren darf im letzten Trimenon keine Bindegewebsmassage in Rückenlage durchgeführt werden, da es hierbei zu einem Vena-cava-Syndrom (Schwindel, Bewusstlosigkeit, Minderdurchblutung auch des Uterus) kommen kann. In jedem Fall sollte der Patient befragt werden, ob er die Lagerung als angenehm empfindet.

6.3.1 Sitz

Viele Techniken der Bindegewebsmassage können am sitzenden Patienten durchgeführt werden, so auch die eingangs durchgeführte Inspektion und Palpation. Hier eignet sich der Sitz auf einer höhenverstellbaren Behandlungsbank, da die Arbeitshöhe so den Bedürfnissen des Therapeuten angepasst werden kann. Weiterhin besteht die Möglichkeit, bei den durch die Bindegewebsmassage eventuell ausgelösten vegetativen Reaktionen wie beispielsweise Schwindel und Unwohlsein den Patienten rasch in eine liegende Position zu bringen.

6.3.2 Rückenlage

Die Rückenlage wird für alle Techniken eingenommen, die sich auf die Ventralseite des Körpers beziehen. Bei der Durchführung der Bindegewebsmassage auf der Körpervorderseite sollte die Lendenwirbelsäule gut auf der Unterlage aufliegen. Die Beine werden dazu leicht angewinkelt. Hilfreich ist hier eine Rolle in den Kniekehlen des Patienten. So werden die Beine in den Knien und den Hüften leicht gebeugt. Der Kopf kann in der Rückenlage auf einem dünnen Kissen oder einem zusammengelegten Handtuch ruhen.

Sitz auf der Massagebank

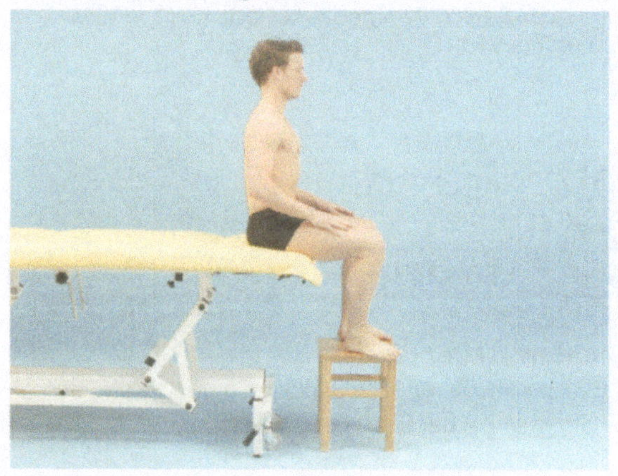

Der Sitz auf einer höhenverstellbaren Behandlungsfläche ermöglicht die optimale Anpassung der Arbeitshöhe an die Bedürfnisse des Therapeuten.

Rückenlage

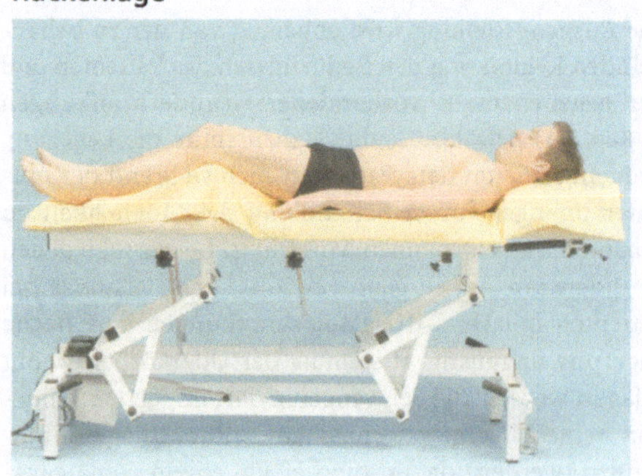

Bei der Rückenlage sollten die Knie mit einer Rolle unterstützt werden. Das Gewicht der Beine übt so keinen Zug am Becken aus, die Rumpfmuskulatur ist entspannt. Der Kopf kann durch ein flaches Kissen unterstützt werden.

6.3.3 Bauchlage

Die Bauchlage empfiehlt sich für alle Techniken, die die Dorsalseite des Körpers betreffen. Bei einem Tisch mit Gesichtsaussparung sollte die HWS in neutraler, nicht rotierter und nicht flektierter Stellung positioniert sein. Bei der Bauchlagerung werden die Unterschenkel mit einer Rolle unter den Sprunggelenken unterlagert. Dadurch ist das Sprunggelenk entlastet. Falls Schmerzen oder eine Hyperlordose vorliegen, könnte zum Ausgleich ein dünnes Kissen unter den Bauch gelegt werden. Eine normale Lordose der LWS braucht nicht unterlagert zu werden.

6.3.4 Seitlage

Die Seitlage wird beispielsweise bei Bindegewebsmassage während der **fortgeschrittenen Schwangerschaft** eingenommen. Der Grund hierfür ist, dass in der Rückenlage der Uterus auf die Vena cava drückt und somit den venösen Rückstrom behindert. Dies kann zu einem Vena-cava-Syndrom führen. Daher muss die Rückenlage im fortgeschrittenen Schwangerschaftsstadium vermieden werden. Das oben liegende Bein ruht in diesem Fall angewinkelt auf einem Lagerungskeil, um es hüftbreit und entlastet zu lagern.

Bauchlage

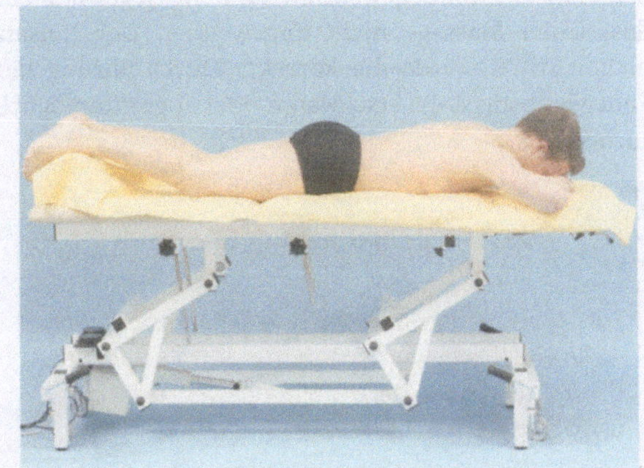

Die Arme sind abduziert, die Unterarme ruhen in Pronation neben dem Kopf. Die Stirn kann dabei auf die Hände gelegt werden. Eine LWS-Lordose kann durch ein flaches Kissen ausgeglichen werden. Die Sprunggelenke werden mit einer Rolle unterlagert.

Seitlage

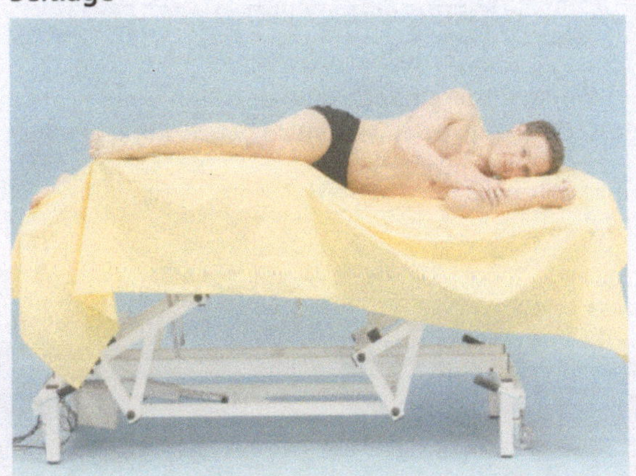

Die Seitlage wird dann eingenommen, wenn Bauch- oder Rückenlagerung nicht möglich sind.
Insbesondere bei fortgeschrittener Schwangerschaft ist die Seitlage die Lagerungsmethode der Wahl. Das oben liegende Bein wird hierbei durch ein quaderförmiges Polster gestützt.

6.4 Hilfsmittel

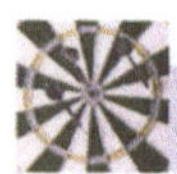

LERNZIELE

Kenntnisse über
- die Hilfsmittel zur hygienischen Abdeckung der Massageliege
- die Hilfsmittel zur Lagerung der Patienten

Einige Hilfsmittel können bei der Bindegewebsmassage zur Anwendung kommen. Bei wärmebedürftigen oder fröstelnden Patienten ist es hilfreich, zur Aufwärmung neben den Tüchern eine Wärmflasche an den Füßen zu platzieren.

6.4.1 Abdeckmaterialien

Abdeckmaterialen haben zwei Aufgaben. Zum einen gehört es zu den hygienischen Grundregeln, die Unterlage nach der Nutzung zu desinfizieren oder mit entsprechenden Abdeckmaterialien zu schützen. Zum anderen schützen Tücher den Patienten vor Auskühlung. Den Zweck des Abdeckens und Wärmens erfüllen Standardbetttücher und normale Bezüge. Es ist ökonomisch und umweltschonend, wenn jeder Patient ein eigenes Tuch mitbringt. Dieses kann in der Praxis aufbewahrt und für mehrere Behandlungen vom Patienten verwendet werden.

Verschiedene Lagerungsmaterialien

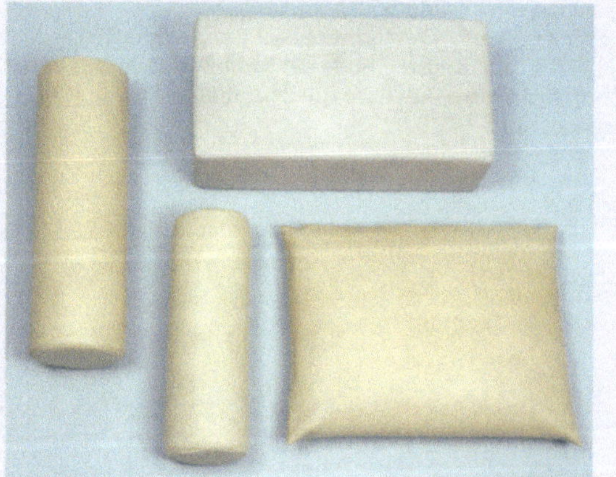

Verschiedene Materialien wie Kissen, Rollen und Rechtecke werden für eine optimale Lagerung verwendet.

6.4.2 Lagerungsmaterialien

Die Bindegewebsmassage erfolgt, wenn sie nicht im Sitzen verabreicht wird, in entspannter Position. Bauch-, Rücken- und Seitlage werden durch entsprechende Lagerungsmaterialien unterstützt. Konventionelle Lagerungsmaterialien sind in den unterschiedlichsten Formen und Größen erhältlich. Alternativ kann man aus hypoallergenem Schaumstoff eigene Formen herstellen und mit passenden Tüchern umhüllen. Zur Grundausstattung gehören flache Kissen, eine Rolle und Quader.

6.4.3 Gleitmittel

Gleitmittel wie Puder, Öle oder Lotionen werden bei der Ausübung der Bindegewebsmassage im Gegensatz zur Klassischen Massage **nicht** angewendet. Der Einsatz solcher Mittel würde die korrekte Durchführung der Bindegewebsmassage erschweren oder sogar unmöglich machen.

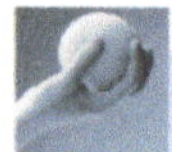

ZUSAMMENFASSUNG

- Zur Lagerung der Patienten sind Schaumstoffrollen, -keile und -kissen verschiedenster Formen hilfreich.
- Gleitmittel werden bei der Bindegewebsmassage nicht eingesetzt.

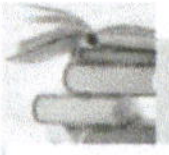

ÜBERPRÜFEN SIE IHR WISSEN

- Wie lagern Sie eine schwangere Patientin?
- Ist der Einsatz von Gleitmitteln bei der Bindegewebsmassage sinnvoll?

6.5 Ergonomie

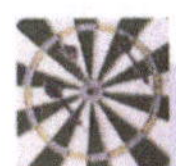

LERNZIELE

Kenntnisse über

die Ergonomie sowie ihrer Bedeutung und Umsetzung bei der Durchführung der Bindegewebsmassage

Unter dem für alle praktischen Anwendungen in der Physiotherapie sehr wichtigen Begriff „Ergonomie“ versteht man die rücken- und gelenkschonende Arbeitsweise des Therapeuten. Gerade bei der Durchführung der Bindegewebsmassage gibt es gute Gründe, sich ergonomische Arbeitsweisen anzueignen. Bedingt durch ungünstige Ausgangspositionen ergeben sich chronische Fehlhaltungen und Überbelastungen. Diese können später zu Problemen beim Therapeuten führen, die sich in Form von Rückenschmerzen, Kopfschmerzen, Schulter-Arm-Syndrom und Epikondylopathien bemerkbar machen. Derartige Beschwerden lassen sich jedoch durch eine ergonomische Arbeitsweise größtenteils vermeiden.

Zu den Grundprinzipien der Ergonomie gehört das Arbeiten mit gerade aufgerichtetem Oberkörper. Der gesamte Körper wendet sich ohne Rotation zwischen Becken und Schultergürtel der Behandlungsrichtung zu. Sind Drehungen notwendig, werden sie unter Einbeziehung des ganzen Körpers durchgeführt.

Optimale Haltung

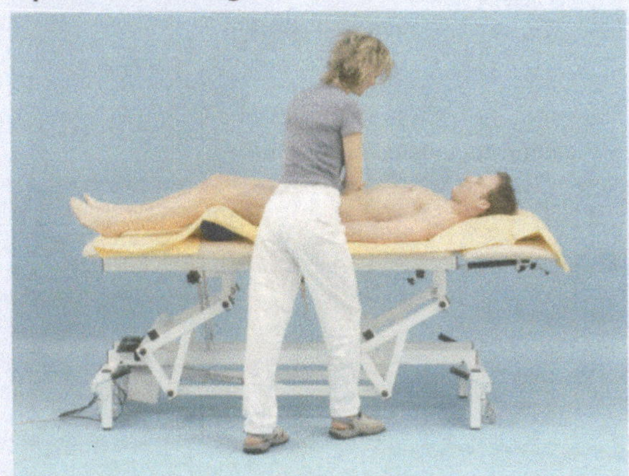

In dieser Position sind Becken und Schultern nicht gegeneinander rotiert, sondern befinden sich beide zusammen in der Frontalebene.

Falsche Haltung

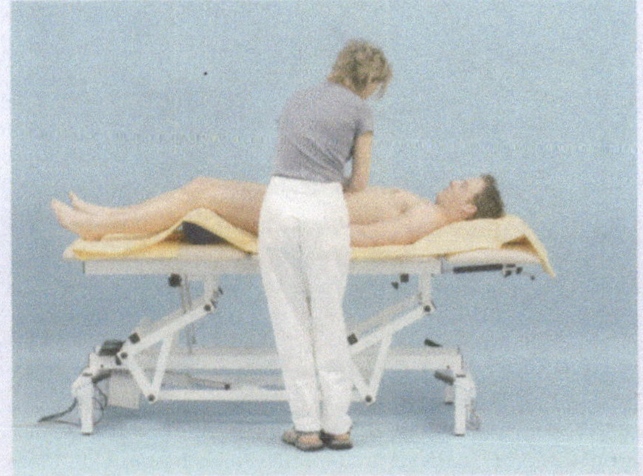

Rumpf und Becken sind gegeneinander rotiert. Dies führt zu einer verstärkten Belastung der Gelenke und Bandscheiben im LWS-Bereich.

6.5.1 Optimale Höhe der Behandlungsfläche

Die optimale Höhe der Behandlungsfläche ist für eine rückenschonende Durchführung der Bindegewebsmassage von großer Bedeutung. Die Behandlung eines auf dem Hocker sitzenden Patienten ist für den Therapeuten sehr ungünstig. Die Höhe der Behandlungsfläche für die Behandlung des liegenden Patienten sollte sich auf Beckenhöhe des Therapeuten befindet. Die Schultern hängen locker herab und das gesamte Behandlungsgebiet ist optimal erreichbar.

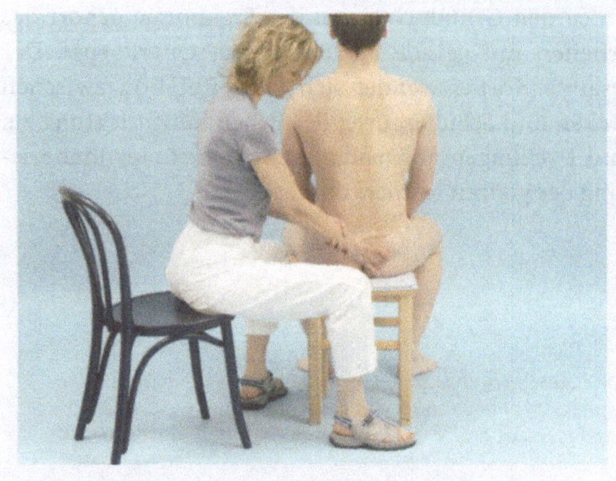

Optimale Höhe der Behandlungsfläche
Die Schultern sind entspannt, das gesamte Behandlungsgebiet kann erreicht werden. Der Therapeut kann die Bindegewebsmassage aufrecht sitzend durchführen.

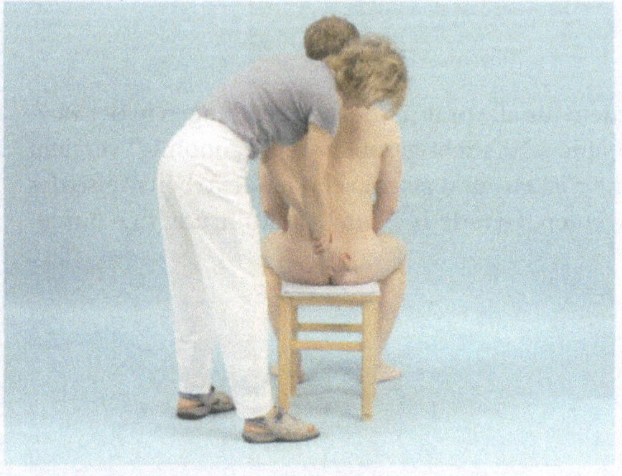

Falsche Höhe der Behandlungsfläche
In dieser Position ist die Behandlungsfläche viel zu niedrig. Dadurch kommt es zu einer unphysiologischen Flexion der Wirbelsäule des Therapeuten, was wiederum zu einer Überlastung der Muskeln, Bänder und Bandscheiben führt.

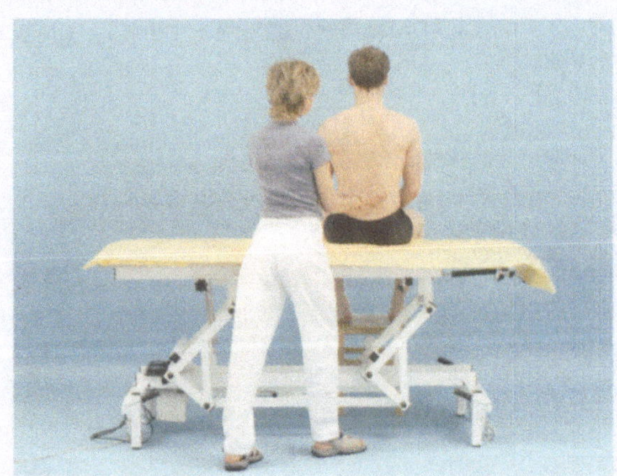

Optimale Tischhöhe
Die Behandlungsfläche befindet sich in Höhe des Beckens des Therapeuten. Die Schultern sind entspannt, das gesamte Behandlungsgebiet kann erreicht werden.

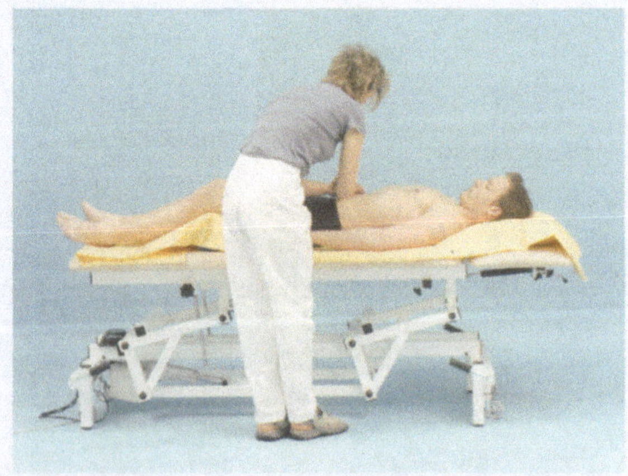

Falsche Tischhöhe
Der Tisch befindet sich in Höhe der Oberschenkel des Therapeuten. Dadurch kommt es zu einer unphysiologischen Flexion der Wirbelsäule des Therapeuten, was wiederum zu einer Überlastung der Muskeln, Bänder und Bandscheiben führt.

6.5.2 Stellung des Therapeuten

In der korrekten Grundstellung ist das vordere Bein leicht gebeugt, das hintere fast gestreckt. Der Brustkorb ist aufgerichtet, die Schultern hängen locker herab. Schultergürtel und Becken dürfen nicht gegeneinander verdreht sein.

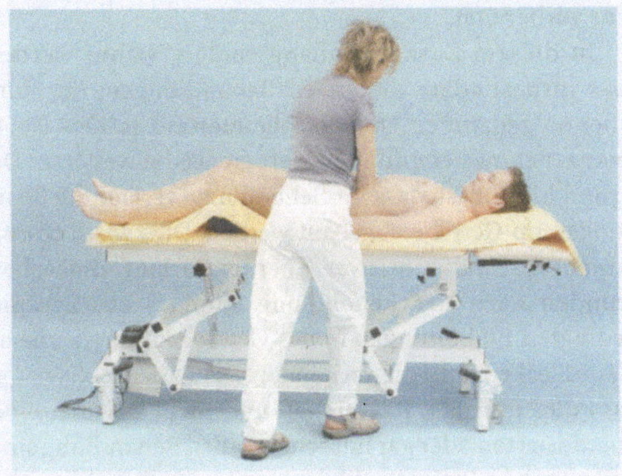

Korrekte Haltung
Das vordere Bein ist leicht gebeugt, das hintere fast gestreckt. Diese Beinstellung ermöglicht optimales Arbeiten.

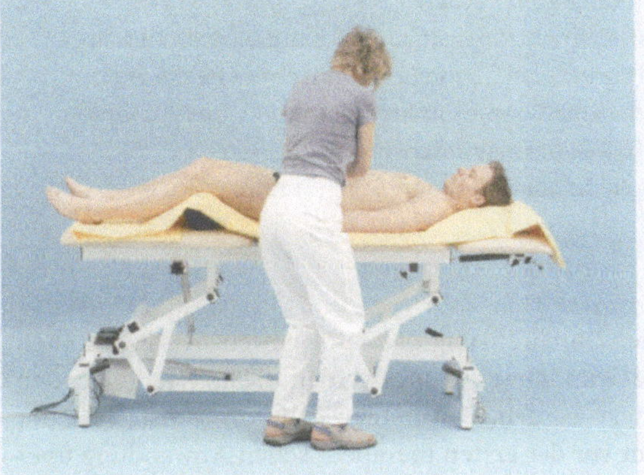

Ungünstige Haltung
Beide Beine sind zu stark gebeugt, dies führt zu einer vorzeitigen Ermüdung der Beinmuskulatur und zu einer mangelnden Stabilität des Rumpfes.

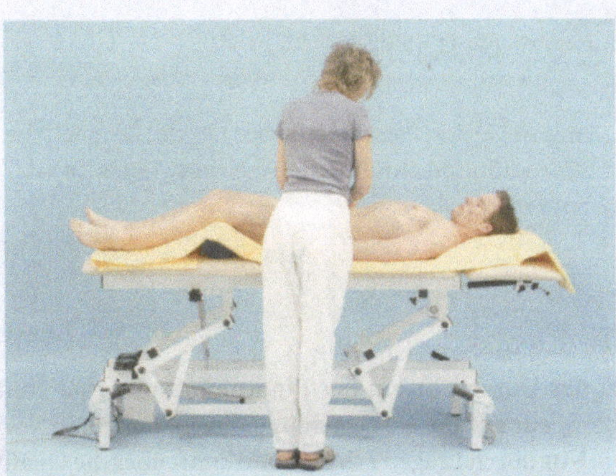

Ungünstige Haltung
Beide Beine sind zu stark gestreckt, dies führt zu einer Überbelastung der Kniegelenke und zu einer mangelnden Stabilität des Rumpfes.

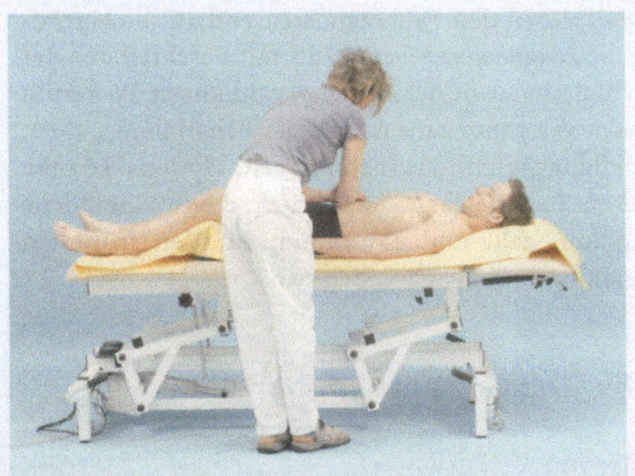

Ungünstige Haltung
Der Rumpf ist zu weit nach vorne geneigt, wodurch die LWS übermäßig belastet wird.

6.6 Grundsätze der Behandlung

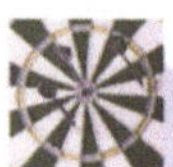

LERNZIELE

Kenntnisse über
- Aufklärung und Einbindung des Patienten in den Therapieprozess
- Häufigkeit der Behandlungen bei chronischen und akuten Beschwerden
- Faustregeln zum zeitlichen Ablauf einer Behandlung
- Art und Qualität von unerwünschten Reaktionen
- zweckmäßigen Umgang mit möglichen Problemen
- Qualität der erwünschten Reaktionen
- Qualität der hervorgerufenen Hautreaktionen

Bei der Durchführung der Bindegewebsmassage sollten einige Grundsätze beachtet werden, die im Nachfolgenden erläutert werden. Es versteht sich von selbst, dass der Patient vor der ersten therapeutischen Anwendung über die Art und Weise sowie den genauen Ablauf der Behandlung aufgeklärt worden ist.

Verordnung

Die Bindegewebsmassage wird außerhalb der stationären Behandlung auf einem **Rezept** verordnet. Ausstellungsberechtigt sind allein Ärzte. Die Verordnung einer Bindegewebsmassage wird durch den Heilmittelkatalog geregelt. Neben den Patientendaten enthält die Verordnung die Diagnose gegebenenfalls mit Beschreibung der Leitsymptome sowie der Nebenerkrankungen. Weiterhin muss der Verordnung die Anzahl der Behandlungen bzw. Behandlungsserien zu entnehmen sein. Optional können auf dem Rezept das Therapieziel, die wöchentliche Behandlungszahl und ein Datum für den frühesten Behandlungsbeginn angegeben sein.

6.6.1 Umgang mit dem Patienten

Aufklärung der Patienten

Die Aufklärung über die geplanten Behandlungsschritte sind für die Mitarbeit des Patienten von entscheidender Bedeutung. Bei Patienten, bei denen erstmalig eine Bindegewebsmassage durchgeführt wird, sollte sich der Therapeut genügend Zeit für das Aufklärungsgespräch nehmen, um das nötige Vertrauensverhältnis zu schaffen.

Neben der Erläuterung der einzelnen Behandlungsschritte empfiehlt es sich, die Erwartungen des Patienten an die Therapie zu erfragen. Im Einzelnen wird der Therapeut den Patienten über die vorangehende Befunderhebung und die Konsequenzen für die weiteren Behandlungseinheiten informieren. Im Aufklärungs gespräch beschreibt der Therapeut die typischen und möglicherweise schmerzhaften Phänomene. Der Patient wird auf die zu erwartende Schmerzhaftigkeit des Verfahrens vorbereitet.

In diesem Zusammenhang sollte erwähnt werden, dass insbesondere die ersten Behandlungen, im Sinne einer so genannten **Erstverschlimmerung** (s. Kap. 6.6.4), unangenehmer empfunden werden als die weiteren. Der Grund hierfür ist, dass im Behandlungsverlauf die Spannungen im Gewebe abgebaut werden. Dies wird, obwohl schmerzhaft, als positiver Therapieverlauf angesehen. Stunden nach der Behandlung kann es zu therapiebedingten Einblutungen in das Gewebe kommen, die als blaue Flecken imponieren können. Der Patient soll wissen, dass dies normale Reaktionen und nicht Zeichen einer überdosierten oder gar unsachgemäßen Behandlung sind. Bei manchen Patienten können mitunter Stunden später Gefühle einer unüberwindbaren Müdigkeit oder Erschöpfung auftreten. Auch dies sollte mit dem Patienten besprochen werden, da hierdurch die Fahrtüchtigkeit oder der berufsbedingte Umgang mit Maschinen zu einer Gefährdung führen können. Der Patient sollte daher Nachruhezeiten nach den ersten Behandlungen einlegen.

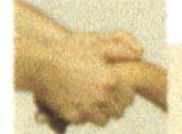

PRAXISTIPP

Weisen Sie den Patienten darauf hin, dass er nach der Behandlung Nachruhezeiten in seinen Tagesablauf einplanen soll.

Den Patienten einbinden

Bei der Durchführung der Bindegewebsmassage ist der Therapeut auf die Rückmeldung des Patienten angewiesen. Nur durch Fragen erhält er Auskunft über die Qualität der durch die Bindegewebsmassage hervorgerufenen Reize. Diese müssen als helles, klares Schneidegefühl wahrgenommen werden. Insofern sollte der Patient wissen, dass die regelmäßige Nachfrage des Therapeuten nicht auf Unsicherheit beruht, sondern einen wichtigen Therapiebestandteil darstellt.

Sich dem Patienten nähern

Die initiale Kontaktaufnahme ist behutsam und einfühlsam und erfolgt mit warmen, trockenen und entspannten Händen. Sie kann so zur Entspannung des Patienten beitragen. Eine Berührung mit kalten und verkrampften Händen dagegen signalisiert die Anspannung des Therapeuten und führt zu einer Abwehrhaltung des Patienten gegenüber dem Therapeuten. Sowohl bei der Kontaktaufnahme als auch bei der gesamten Dauer der anschließenden Bindegewebsmassage konzentriert sich der Therapeut auf den Patienten und hält kontinuierlich Kontakt zu ihm. Im Fall einer Unterbrechung des körperlichen Kontaktes während der Behandlung sollte der Therapeut den verbalen Kontakt zum Patienten aufrecht erhalten. Dies erreicht er beispielsweise, indem er erklärt, warum er die Hände entfernt bzw. was er zu tun beabsichtigt. Eine erneute Kontaktaufnahme sollte verbal angekündigt werden, um den Patienten nicht durch plötzliche Berührung zu erschrecken.

6.6.2 Behandlungsdauer und -aufbau

Die Dauer einer Einzelbehandlung und die Anzahl der Behandlung hängen von der Art der Beschwerden (akut oder chronisch) und von der Konstitution des Patienten ab. Es gibt keine Untersuchungen oder Studien bezüglich der optimalen Behandlungsdauer und -häufigkeit der Bindegewebsmassage. Die unten angegebenen Behandlungszeiten entsprechen den Erfahrungen der Autoren.

Behandlungsdauer

Die ersten Behandlungen der Bindegewebszonen dauern in der Regeln 20–30 minuten. Die nachfolgenden Behandlungen sind kürzer, ca. 15–20 min. Bei geschwächten oder älteren Patienten sind meist kürzere Behandlung von 10–15 Minuten erforderlich.

Behandlungsintervalle

Akute Erkrankungen erfordern meist häufigere (3–5) Behandlungen pro Woche, chronische Erkrankungen werden seltener behandelt: einmal wöchentlich oder sogar nur alle 2 Wochen.

Behandlungsserien

Sinnvoll sind Serien von 6–10 Behandlungen. Nach 3–6 Behandlungen sollte in der Regel bereits eine deutliche Besserung der Beschwerden auftreten. Bis zur Stabilisierung des Behandlungsergebnisses können die Abstände auf eine Behandlung pro Woche oder alle 2 Wochen auseinander gezogen werden.

Behandlungsaufbau

Bei der Durchführung der Unterhaut- oder Faszientechnik (**s. Kap. 5.3.2**) beginnt man zunächst mit dem „kleinen Aufbau“. Die Techniken beginnen im Bereich des Kreuzbeines und werden Schritt für Schritt kranialwärts aufgebaut. Eine genaue Beschreibung des kleinen Aufbaus findet sich in **Kap. 6.8.2**. Nach dem kleinen Aufbau werden gezielt die jeweiligen Problemzonen behandelt.

6.6.3 Reaktionen bei der Bindegewebsmassage

Während der Behandlung sollte der Patient ein helles, klares **Schneidegefühl** in dem behandelten Gewebebereich wahrnehmen. Diese Gefühl tritt in Zonen mit erhöhter Spannung auf und ist der Beleg für eine korrekte und wirksame Technik. Die Wahrnehmung des Schneidegefühls projiziert sich in die tieferen Gewebeschichten und nicht auf die Hautoberfläche. Man kann davon ausgehen, dass die richtige Manipulation des Bindegewebes in Zonen mit erhöhter Spannung mit dem charakteristischen Schneidegefühl einhergehen. Je höher die Gewebespannung ist, desto intensiver wird das Schneidegefühl wahrgenommen. Daher ist die Technik so zu dosieren, dass das Schneidegefühl noch gut erträglich bleibt.

Hautreaktionen

Häufig entwickelt sich bei korrekt ausgeführter Technik eine strichförmige, scharf begrenzte **Hautrötung**, die Dermographia rubra. Durch den mechanischen Reiz, den der Therapeut auslöst, kommt es in der Haut zu einer Histaminfreisetzung aus den Granulae der Mastzellen (**s. Kap. 2.1**). Diese Histaminausschüttung bewirkt eine Quaddelbildung im Verlauf der strichförmigen Rötung, man spricht dann von einer Dermographia elevata. Besonders stark kann diese Reaktion bei Personen mit entsprechender Neigung werden. Als Faustregel lässt sich weiterhin festhalten, dass je stärker die Spannung in der Haut imponiert, desto stärker und andauernder die Reaktion ist. Bei Patienten mit schwachem Bindegewebe können, wie erwähnt, nach den ersten Behandlungen blaue Flecke auftreten, die nicht schmerzhaft sind. Der Therapeut sollte die Patienten unbedingt auf diese Möglichkeit hinweisen.

Dermographien

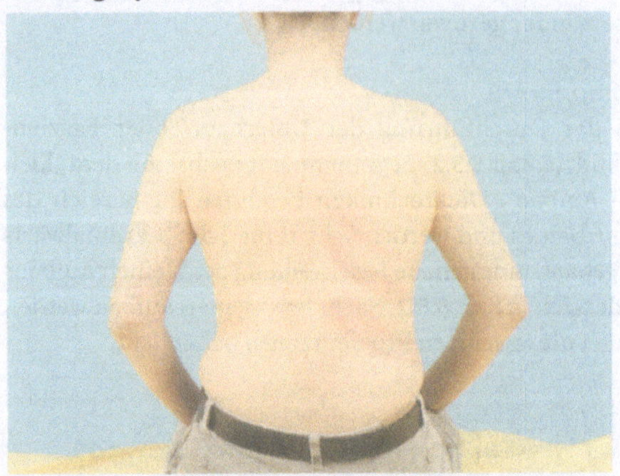

Auf dieser Abbildung sind die Dermographia rubra und elevata deutlich zu erkennen. Nacheinander wurden bei dieser Patientin von kaudal nach kranial drei Behandlungsgänge durchgeführt. Die beiden oberen Behandlungsgänge zeigen eine abgegrenzte Rötung (Dermographia rubra), während bei dem kaudal gelegenen Arbeitsgang eine deutliche Quaddelbildung (Dermographia elevata) imponiert.

6.6.4 Umgang mit Problemen

Gerade bei der Bindegewebsmassage können eine Reihe von Problemen auftreten, die der Therapeut erkennen und beherrschen sollte. Im Folgenden werden unerwünschte Fehlreaktionen und allgemeine Probleme wie Hautveränderungen und übermäßige Behaarung besprochen.

Unerwünschte Reaktionen (Fehlreaktionen)

Fehlreaktionen sind entweder ein Ausdruck einer falschen nervös-reflektorischen Schaltung im vegetativen Nervensystem und/oder einer unkorrekten Technik. Um Fehlreaktionen rasch zu erkennen, bleibt der Therapeut während der Behandlung ständig in verbalem Kontakt mit dem Patienten und lässt sich dabei Rückmeldung über die Qualität des Reizes geben.

Bei der Äußerung von Missempfindungen wie einem dumpfen oder diffusen Druckgefühl oder einem Mischgefühl (Schneiden und Druck) muss der Therapeut sofort seine Technik und den Behandlungsaufbau überprüfen.

Weiterhin können im Behandlungsverlauf Irritationen vorkommen. Diese unerwünschten Reaktionen treten aufgrund von Mitreaktionen anderer Bindegewebszonen auf und lösen Symptome wie Juckreiz, Muskelzuckungen, Atemnot, Schwitzen, Blasendruckgefühl, Kopfschmerz, Herzklopfen und Herzbeklemmungen aus. Solche Missempfindungen können durch entsprechende **Ausgleichstriche** (Beckenrandstrich, Längsgänge am Thoraxrand, **s. Kap. 6.8, S. 101 und 156**) beherrscht werden. Besondere Bereitschaft zu solchen vegetativen Reaktionen findet sich bei empfindlichen und ängstlichen Personen, da bei diesen bereits ein erhöhter Tonus des N. vagus (Vagotonus) besteht.

Nichtansprechen auf die Bindegewebsmassage (Nichtreaktionen)

Als weiteres Phänomen können so genannte Nichtreaktionen auftreten. Hierbei sind weder Hautreaktionen noch das charakteristische Schneidegefühl auslösbar. Solche Nichtreaktionen können möglicherweise auf eine periphere angiospastische Gefäßerkrankung hinweisen. In der Regel stellt sich aber nach mehreren Behandlungen langsam eine schwache Reaktion ein. Stellt sich nach 3 Behandlungen kein therapeutischer Erfolg ein, so sollte die weitere Anwendung der Bindegewebsmassage bei diesem Patienten kritisch hinterfragt werden.

In diesem Zusammenhang ist es wichtig, die Bindegewebsmassage grundsätzlich mit dem kleinen Aufbau im Bereich der kaudalen Rückenabschnitte einzuleiten.

Verschlimmerung der Beschwerden

Es kommt vor, dass sich nach einer Bindegewebsmassage die Beschwerden, die mit dieser Technik behandelt werden sollen, verschlimmern. Dieses unter dem Namen **Erstverschlimmerung** bekannte Phänomen tritt in der Regel bei den ersten Behandlungen auf und führt möglicherweise zu einer Beunruhigung der Patienten. In Wirklichkeit ist eine Erstverschlimmerung ein positives Therapiesignal, zeigt sie doch die Reaktionsfähigkeit des Organismus auf den gesetzten therapeutischen Reiz. Daher sollte man den Patienten vor der Behandlung darüber aufklären, dass es bei den ersten Therapiesitzungen zu einer Verstärkung der Beschwerden kommen kann.

Körperbehaarung

Übermäßige Körperbehaarung im Bereich der zu behandelnden Zonen kann ein Therapiehindernis darstellen. Gerade bei männlichen Patienten findet sich mitunter ein starker Haarwuchs im Bereich der Brust und des Rückens. Da der Einsatz von Gleitmitteln kein exaktes Arbeiten in den jeweiligen Schichten ermöglicht, stehen dem Therapeuten drei Optionen zur Auswahl:

1. Aussparen der betroffenen Areale
2. Vorsichtige Durchführung der Techniken über den behaarten Gebieten

3. Den Patienten zu bitten, die Körperhaare in diesem Bereich vor der Behandlung zu entfernen

Erkrankungen der Haut

Bei Patienten mit Ausschlag, Akne, Psoriasis und anderen Hautproblemen muss die Bindegewebsmassage modifiziert werden. Kleinere Hautläsionen und Warzen werden ausgespart. Großflächige Hautveränderungen und -verletzungen sind eine klare Kontraindikation (s. **Kap. 4.3**) für die Durchführung der Bindegewebsmassage. Im Zweifelsfall sollte eine Rückfrage bei dem überweisenden Arzt erfolgen. Auf jeden Fall muss der Therapeut zum eigenen Schutz den Kontakt mit infektiösen Körperflüssigkeiten vermeiden.

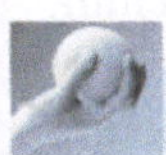

ZUSAMMENFASSUNG

Häufigkeit

- Der Verordnung sollen die genaue Diagnose, die Begleiterkrankungen und die Anzahl und Frequenz der Bindegewebsmassage zu entnehmen sein.

Umgang mit dem Patienten

- Der Behandlung geht ein aufklärendes Gespräch voraus. Ziel dieses Gespräches ist es, den Patienten auf den typischen Ablauf hinzuweisen und die damit verbundenen erwünschten (klares, helles Schneidegefühl) bzw. unerwünschten körperlichen Empfindungen (dumpfes, diffuses Druckgefühl, Unruhe, Schwitzen, Unwohlsein) zu erläutern.
- Ferner muss der Patient darauf aufmerksam gemacht werden, dass seine aktive Mitarbeit bei der Bindegewebsmassage wichtig ist und dass er regelmäßig bezüglich seiner Wahrnehmung der durchgeführten Techniken Rückmeldung geben soll.

Behandlungsdauer und -aufbau

- Die Erstbehandlung dauert in der Regel länger als die nachfolgenden Behandlungen. Im Mittel sind 20–30 Minuten Zeitaufwand pro Behandlung einzuplanen. Bei geschwächten oder älteren Patienten kann die Dauer der Erstbehandlung auf 10–15 Minuten verkürzt werden.
- Chronische Erkrankungen werden einmal wöchentlich bis alle zwei Wochen behandelt.
- Bei akuten Beschwerden kann häufiger und bis zu täglich behandelt werden.

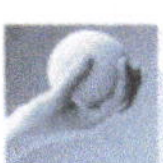

ZUSAMMENFASSUNG (Fortsetzung)

Reaktionen

- Zu den erwünschten Reaktionen gehört das klare und helle Schneidegefühl bei korrekter Durchführung der Techniken. Je stärker die Gewebeverspannung, desto stärker wird das Schneidegefühl.
- Als Hautreaktionen können begrenzte Rötungen oder sogar Quaddelbildungen auftreten.

Umgang mit Problemen

- Fehlreaktionen können Ausdruck einer falschen Technik sein. Missempfindungen wie dumpfes oder diffuses Druckgefühl oder ein Mischgefühl (Schneiden und Druck) erfordern sofortiges Überprüfen der Technik. Unerwünschte Symptome treten beispielsweise in Erscheinung als Juckreiz, Muskelzuckungen, Atemnot, Schwitzen, Blasendruckgefühl, Kopfschmerz, Herzklopfen und Herzbeklemmungen. Solche Missempfindungen können durch entsprechende Ausgleichstriche beherrscht werden. Über die Möglichkeit einer Beschwerdeverstärkung (Erstverschlimmerung) sollte der Patient vorher aufgeklärt werden.
- Bei Hauterkrankungen des Patienten sollte der Therapeut nicht in Kontakt mit infektiösen Körperflüssigkeiten kommen.

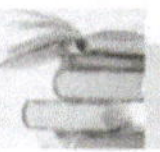

ÜBERPRÜFEN SIE IHR WISSEN

- Warum ist die sorgfältige Aufklärung bei der Bindegewebsmassage so wichtig?
- Was sind erwünschte Reaktionen bei der Bindegewebsmassage?
- Welche unerwünschten Reaktionen gibt es?
- Wie häufig wird bei akuten Erkrankungen und wie häufig bei chronischen Erkrankungen behandelt?
- Wie lange wird bei vitalen Menschen und wie lange bei älteren und geschwächten Menschen behandelt?
- Beschreiben Sie das typische Gefühl, dass ein Patient bei korrekter Durchführung der Technik empfinden soll!
- Wodurch wird die Quaddelbildung bewirkt?
- Beschreiben Sie mögliche Fehlreaktionen.
- Benennen Sie mögliche unerwünschte Reaktionen.
- Welche Bedeutung hat eine Erstverschlimmerung?

6.7 Grifftechniken und Reaktionspunkte

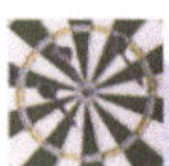

LERNZIELE

Kenntnisse über
- die unterschiedlichen Verschiebeschichten
- die Ausführung der spezifischen Techniken:
  - Hand- und Fingerhaltung
  - Hauttechnik
  - Unterhauttechnik
  - Faszientechnik
  - Flächige Bindegewebsmassage
  - Reaktionspunkte

Die Bindegewebsmassage erfolgt in unterschiedlichen, jedoch nicht scharf abgegrenzten Verschiebeschichten der Haut:

- Die obere Schicht besteht zwischen Oberhaut und Unterhaut (obere Verschiebeschicht).
- Die zweite Schicht besteht zwischen Unterhaut und Faszie (tiefe Verschiebeschicht).
- Die Muskelfaszien bzw. Faszienränder selbst bilden die dritte Behandlungsschicht.

Zwischen Ober- und Unterhaut ist die Mobilität und damit die Verschieblichkeit am geringsten, während die Mobilität zwischen Unterhaut und Körperfaszie am größten ist. Die tiefe Verschiebeschicht zwischen Unterhaut und Körperfaszie ist sowohl diagnostisch als auch therapeutisch die wichtigste. Je exakter in den jeweiligen Schichten gearbeitet wird, desto wirkungsvoller ist das Ergebnis der Bindegewebsmassage.

Durch den **Dehnungsreiz (therapeutischer Zug)**, der durch die Bindegewebsmassage in den jeweiligen Schichten ausgeübt wird, entsteht ein charakteristisches schneidendes Gefühl.

Druck sowie die Hand- und Fingerhaltung entscheiden darüber, in welcher Schicht der therapeutische Zug ausgeübt wird.

Im Rahmen der Bindegewebsmassage werden verschiedene Techniken angewendet:

- Hauttechnik
- Unterhauttechnik
- Faszientechnik

Eine Sonderform ist die **flächige Bindegewebsmassage,** die zur Vorbereitung oder als eigenständige Technik durchgeführt werden kann. Sie wird insbesondere bei Patienten angewendet, deren Bindegewebe sehr dick und gespannt ist, was vor allem bei adipösen Personen vorkommt.

Wenn bei der Bindegewebsmassage Fehlreaktionen (**s. Kap. 6.6.4**) auftreten oder der Patient nicht auf die Bindegewebsmassage anspricht, so können regionäre Reaktionspunkte behandelt werden. Wichtige Reaktionspunkte sind:

- Trigonum lumbale
- Gebiet um den Trochanter major
- Zone auf der Medianlinie des Os sacrum
- Hiatus tendineus (adductorius)
- Fossa poplitea
- Winkel zwischen Spina scapulae und Klavikula
- Fossa infraclavicularis
- Fossa jugularis
- Mm. sternocleidomastoidei am Manubrium sterni
- Bereich des Beckens
- Glutealregion

6.7.1 Hand- und Fingerhaltung

Voraussetzung für die erfolgreiche Durchführung der Bindegewebsmassage ist eine korrekte Fingerhaltung. Druckstärke sowie die Haltung der Hand und der Finger sind abhängig von der zu massierenden Schicht. In der Grundposition sind die Finger 2–5 in allen Gelenken leicht gebeugt, das Handgelenk befindet sich in leichter Dorsalextension.

Hand- und Fingerhaltung

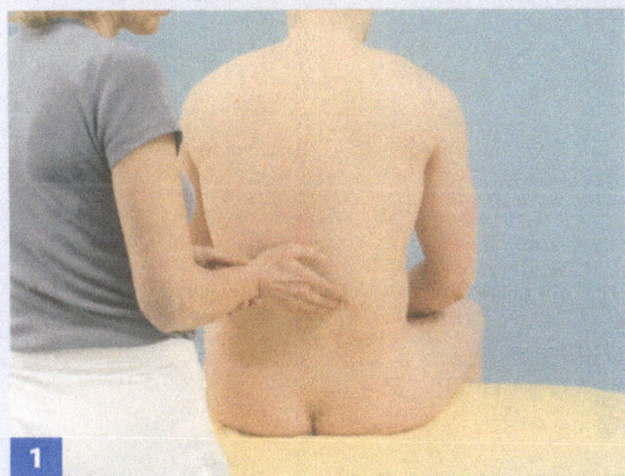

Grundhaltung
In der Grundhaltung sind die Fingergelenke leicht gebeugt, während sich das Handgelenk in leichter Dorsalextension befindet.

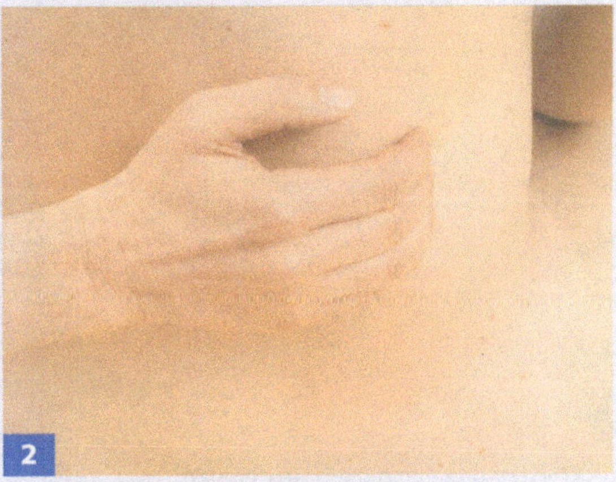

Kontaktfläche
Die Kontaktfläche bilden in der Regel die Fingerkuppen von Mittel- und Ringfinger. Der Auflagedruck hängt von der gewünschten Verschiebeschicht ab.

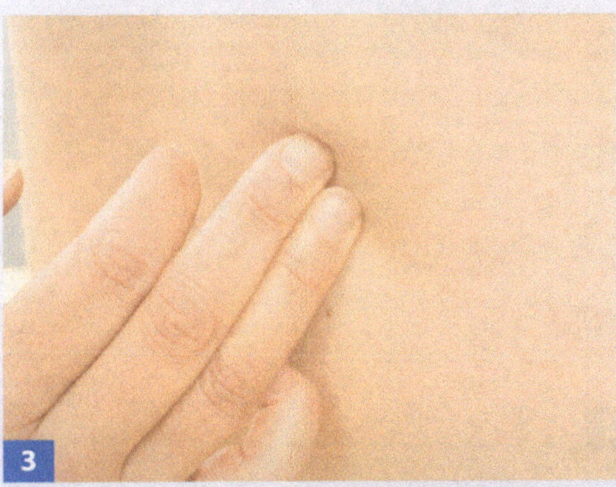

Bewegung
Die Finger ziehen mit der ulnaren oder radialen Kuppe des Mittel- und Ringfingers. Die Bewegung kommt im Prinzip aus der Schulter und dem Arm und wird auf die Hand bzw. die Finger übertragen.

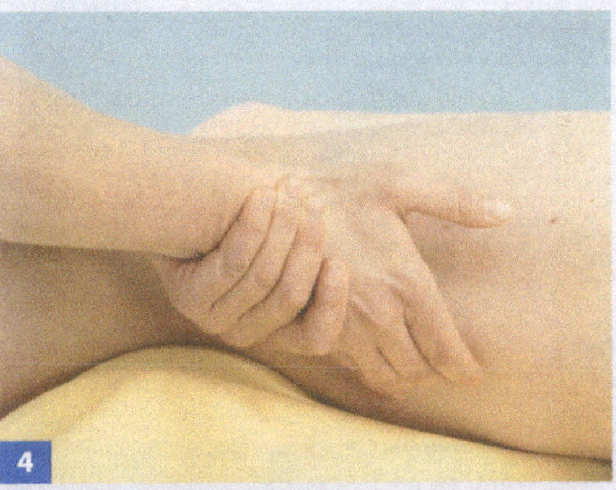

Unterstützung des Handgelenkes
Eine Möglichkeit, den Druck der ziehenden Finger zu erhöhen, besteht darin, mit der freien Hand das Handgelenk der Arbeitshand zu unterstützen. Diese Druckverstärkung kann zum Beispiel bei der Faszientechnik angewendet werden.

Die Stärke der Druckausübung hängt von der Zielstruktur (Faszie/Unterhaut) und der gewünschten Technik ab. Bei der Unterhaut- und Faszientechnik ist ein höherer Kraftaufwand zur Erzeugung des therapeutischen Zuges erforderlich, so dass es hier sinnvoll ist, beide Hände einzusetzen. Daneben gibt es bezüglich der Handhaltung einige Fehlerquellen, die der Therapeut kennen und vermeiden sollte.

Hand- und Fingerhaltung

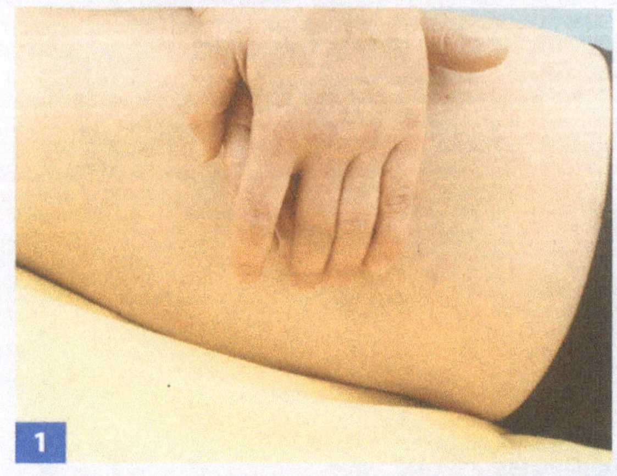

Druckverstärkung durch die Fingerkuppen
Bei den Faszientechniken wie z. B. hier beim Anhaken des Tractus iliotibialis können die Fingerkuppen der anhakenden Finger durch den Druck der Fingerkuppen der anderen Hand verstärkt werden.

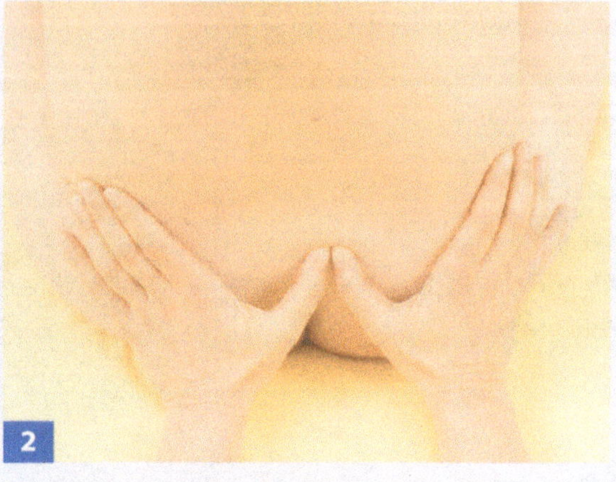

Einsatz der Daumenkuppen
Eine weitere Möglichkeit zur Ausübung des therapeutischen Reizes besteht im Einsatz der radialen Kanten der Daumenkuppen. Hierbei werden beide Kuppen dicht nebeneinander gelegt.

Fehlerquellen

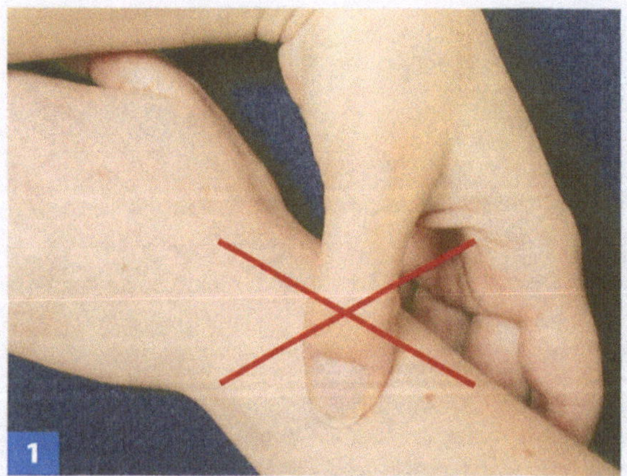

Lange Fingernägel
Der therapeutische Reiz wird normalerweise mit der ulnaren Seite der Fingerkuppe und keinesfalls mit dem Fingernagel ausgeführt. Zu lange Fingernägel können das Hautgewebe mechanisch verletzen. Die Fingernägel sollten kurz und an den Nagelfalzen etwas abgerundet sein. Optimal ist die Nagellänge, wenn der Nagel der gesamten Fingerbeere einen Gegenhalt geben kann.

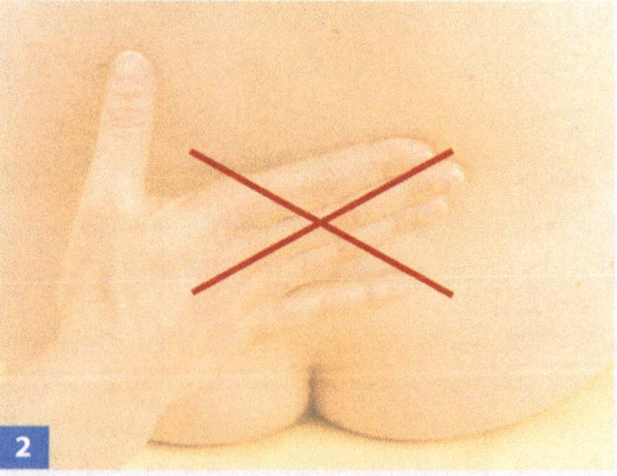

Überstreckte Gelenke
Überstreckte Gelenke, wie hier gezeigt, kennzeichnen eine unergonomische Arbeitsweise, die gleichzeitig eine unnötige und vermeidbare Belastung der Gelenke des Therapeuten darstellt. Weiterhin wird hier der therapeutische Reiz nicht mehr tangential zur Haut ausgeführt.

6.7.2 Hauttechnik

Die Hauttechnik erfolgt zwischen Ober- und Unterhaut. Da sich beide Schichten nur schwer voneinander abgrenzen lassen, stellt die Hauttechnik eine besondere Herausforderung an den Therapeuten dar. Der aufgewendete, sehr geringe Druck muss stets auf die Verschiebeschicht zwischen Ober- und Unterhaut wirken.

Deutliche Bindegewebszonen in der oberen Verschiebeschicht stellen sich bei Erwachsenen nur bei akuten Erkrankungen dar, weshalb die Hauttechnik auch nur dann angewendet wird. Bei Kindern bis zur Pubertät ist die Hauttechnik die Methode der Wahl, da die Verschiebeschicht zwischen Unterhaut und Faszie erst nach der Pubertät ausgebildet wird.

Die Verschieblichkeit zwischen Ober- und Unterhaut ist sehr gering, daher stellt sich das Schneidegefühl fast unmittelbar nach dem Aufsetzen der Finger ein.

Der Verlauf der Arbeitslinien bei der Hauttechnik richtet sich nach dem Verlauf der so genannten **Spaltlinien** der Haut. Bei den Spaltlinien handelt es sich um **Spannungslinien**, in deren Verlauf beispielsweise auch chirurgische Schnitte gesetzt werden.

Weiterhin ist es hilfreich, während der Durchführung der Hauttechnik die Haut etwas zu dehnen oder zu spannen.

Spaltlinien

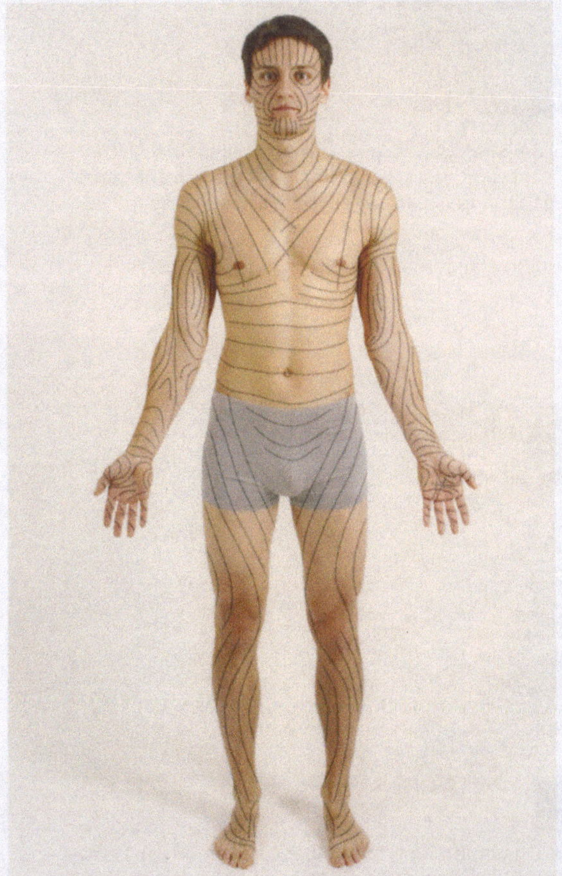

Ansicht von ventral
Die Spaltlinien im Bereich des Ober- und Unterbauches verlaufen fast horizontal. Die Spaltlinien im Bereich der Extremitäten nehmen einen vertikalen bis spiralförmigen Verlauf.

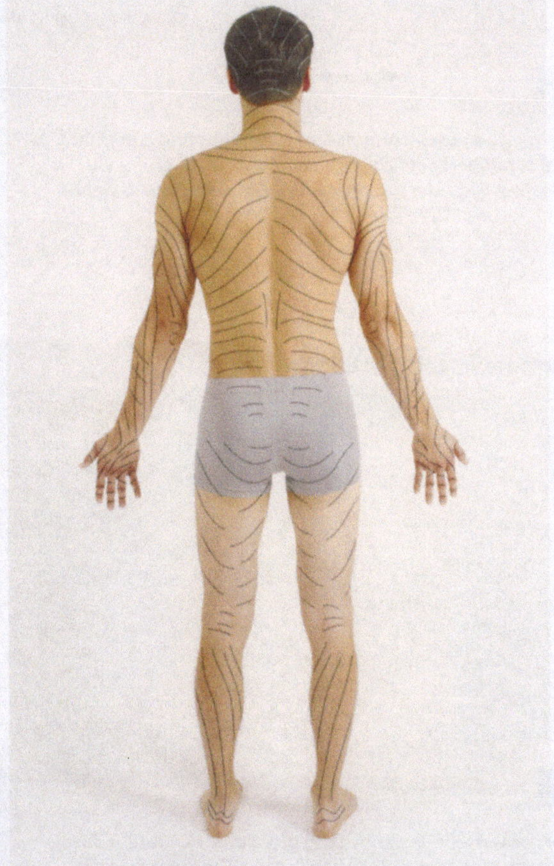

Ansicht von dorsal
Die Spaltlinien im Bereich des Rückens (Höhe der Lendenwirbel- und Halswirbelsäule) verlaufen fast horizontal.

Die Arbeitslinien im Bereich des Rumpfes verlaufen kaudal beginnend von der Wirbelsäule aus nach lateral. Der komplette Aufbau der Bindegewebsmassage mit der Hauttechnik wird in **Kap. 6.11.4** beschrieben. Bei der Behandlung von kleinen Kinder muss darauf geachtet werden, dass das Schneidegefühl nicht zu stark wird, damit keine Abwehrreaktionen entstehen.

Verschiebeschicht zwischen Ober- und Unterhaut

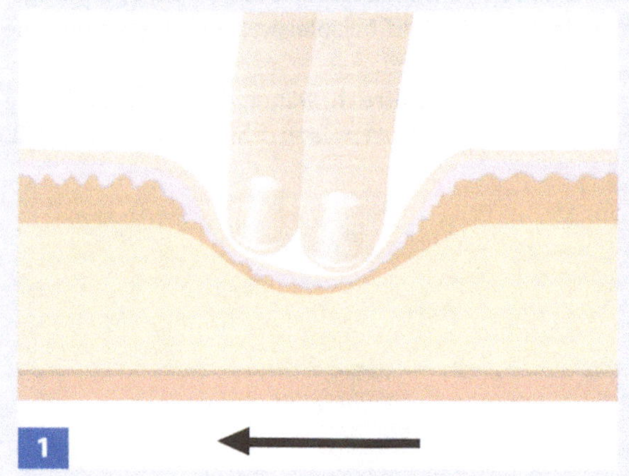

1 Die Verschiebeschicht zwischen Oberhaut und Unterhaut liegt sehr oberflächlich und wird daher auch obere Verschiebschicht oder hautnahe Bindegewebszone genannt.

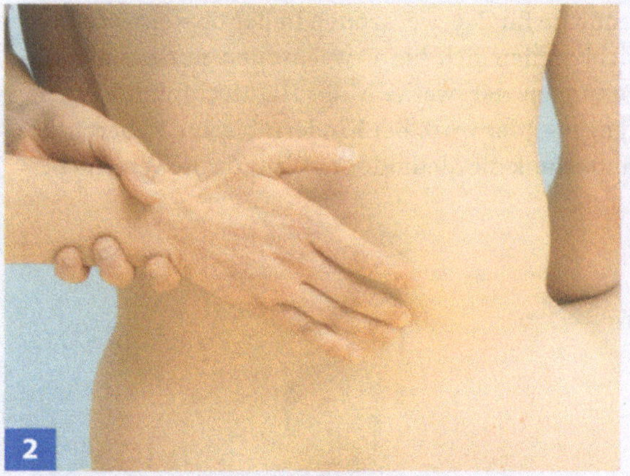

2 Bei der Bindegewebsmassage der oberen Verschiebeschicht ist nur sehr wenig Druck erforderlich. Die Kunst liegt darin, genau in dieser Schicht zu behandeln.

Der paravertebrale Längsgang

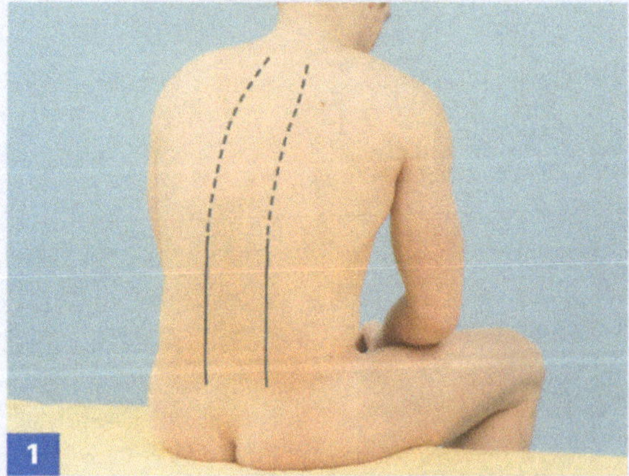

1 Der paravertebrale Längsgang dient unter anderem dazu, hautnahe Bindegewebszonen aufzuspüren, daher rührt seine historische Bezeichnung als diagnostischer Strich. Er ist jedoch mit Vorsicht anzuwenden, da er selbst Irritationen auslösen kann.

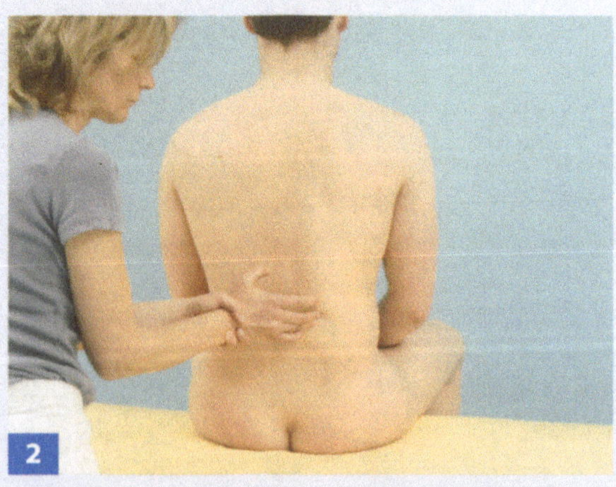

2 Die Durchführung erfolgt, indem die Kanten der 3. und 4. Finger 3 cm paramedian in Höhe des 5. Lendenwirbels aufgesetzt werden. Danach erfolgt das Verschieben der Unterhaut nach kranial und in der nächsten Phase der therapeutische Zug entweder schubweise oder kontinuierlich nach kranial.

6.7.3 Unterhauttechnik

Mittels der Unterhauttechnik verschiebt der Therapeut die Unterhaut gegenüber Körper- bzw. Muskelfaszie. Diese Schicht wird auch die tiefe Verschiebeschicht genannt. Die Unterhauttechnik gehört zusammen mit der Faszientechnik zu der am häufigsten eingesetzten Technik im Rahmen der Bindegewebsmassage. Der komplette Behandlungsaufbau wird in **Kap. 6.8.2** dargestellt.

Die Verschieblichkeit zwischen Unterhaut und Faszie ist wesentlich deutlicher als zwischen Ober- und Unterhaut. Um in die Verschiebeschicht der Unterhauttechnik vorzudringen, muss der Therapeut wesentlich mehr Druck ausüben als bei der Hauttechnik, da sie sehr tief liegt. Die Unterhauttechnik wird ebenfalls mit den ulnaren oder radialen Seiten des 3. und 4. Fingers ausgeführt. Um eine Überbeanspruchung der Hand zu vermeiden, kann der Druck auch mit der anderen Hand verstärkt werden (s. **Kap. 6.7.1, S. 80**).

Die Durchführung der Unterhauttechnik lässt sich in mehrere Phasen unterteilen:

- **Kontaktaufnahme:** Die Finger nehmen durch Haut und Unterhaut Kontakt mit der Faszie auf.
- **Verschieben:** Haut und Unterhaut werden mit dem 3. und 4. Finger bis zur Verschiebegrenze verschoben. Bis zu diesem Punkt darf kein schneidendes Gefühl beim Patienten auftreten.
- **Therapeutischer Zug:** An der Verschiebegrenze wird nun der therapeutische Zug ausgelöst, wodurch das charakteristische Schneidegefühl entsteht.

Da, wie bereits erwähnt, die Verschieblichkeit zwischen Unterhaut und Faszie relativ stark ist, kann das Schneidegefühl auch nicht unmittelbar nach dem Ansetzen der Finger spürbar werden.

Unterhauttechnik

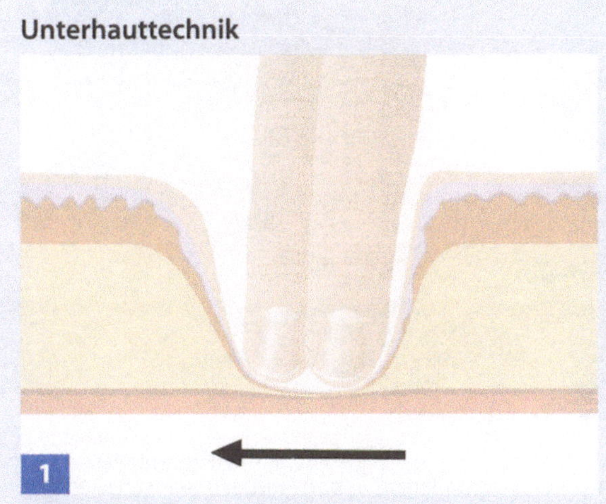

Die Verschiebeschicht zwischen Körper- und Muskelfaszie liegt sehr tief und wird daher auch tiefe Verschiebeschicht genannt. Der Druck, der ausgeübt werden muss, ist so stark, dass die Fingerkuppen die Faszie erreichen.

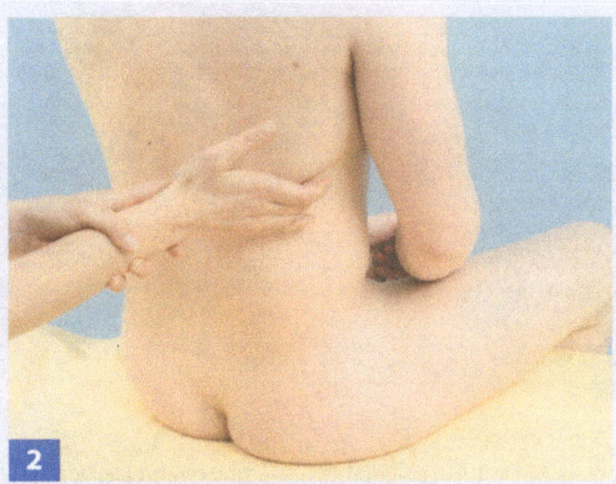

Bei der Bindegewebsmassage der tiefen Verschiebeschicht ist viel Druck erforderlich. Ausgeführt wird sie mit der ulnaren oder radialen Seite des 3. und 4. Fingers.

6.7.4 Faszientechnik

Bei der Faszientechnik erfolgt der Zug im Bereich von Faszien- und Muskelrändern. Hierbei sind nur sehr kurze Arbeitsgänge möglich. Diese lassen sich mit einer Anhakbewegung an Faszien- und Muskelrändern beschreiben, woher sich auch die Bezeichnung **„Anhaken"** ableitet, die den therapeutischen Vorgang beschreibt. Da die Bewegung jeweils auf den Faszien- oder Muskelrand hin erfolgt, sind hier keine längeren Arbeitsgänge möglich. Der erforderliche Druck, der für das Anhaken aufgewendet werden muss, ist etwas stärker als bei der zuvor beschriebenen Unterhauttechnik. Bei der technischen Durchführung der Faszientechnik ist es wichtig, dass die Finger genau am Faszien- bzw. Muskelrand angesetzt werden. Das darauf folgende Anhaken entspricht dem bisher beschriebenen therapeutischen Zug. Dies bedeutet, dass durch das Anhaken direkt das helle, die korrekte Wirkung signalisierende Schneidegefühl ausgelöst wird. Auch bei der Faszientechnik gilt, dass der Patient kein unangenehmes Druckgefühl verspüren darf. Das Aufsuchen und Anhaken bestimmter Faszien- oder Reaktionspunkte dient weiterhin der Umstimmung bei vegetativen Fehlreaktionen sowie bei so genannten Nichtreaktionen.

Faszientechnik

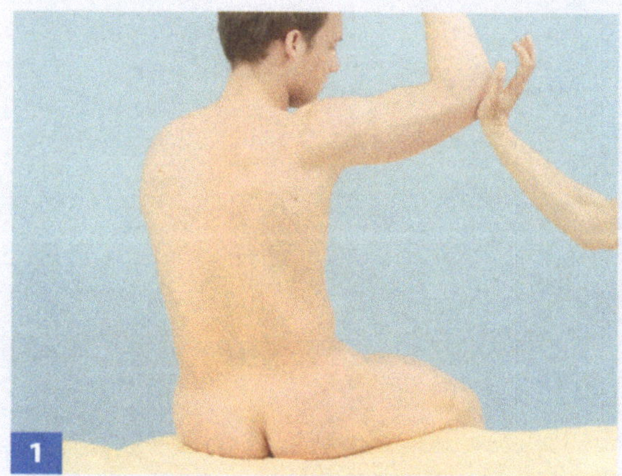

Der Rand des M. latissmus dorsi ist durch aktive Anspannung darstellbar. Dazu drückt der Patient den abduzierten Oberarm gegen den Widerstand des Therapeuten nach unten.

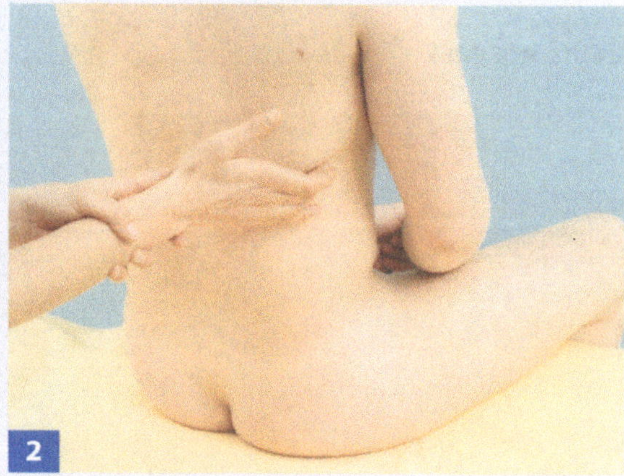

Der Therapeut setzt die Fingerkuppen an den ventralen Muskelrand des M. latissmus dorsi an. Der therapeutische Zug erfolgt rechtwinklig zum Muskelrand.

6.7.5 Flächige Bindegewebsmassage

Die flächige Bindegewebsmassage bildet eine in sich geschlossene „sanfte“ Massage des Bindegewebes. Der Behandlungsreiz ist geringer als bei den vorherigen Techniken, auf den therapeutischen Zug und die Auslösung des damit verbundenen charakteristischen Schneidegefühls wird weitgehend verzichtet. Eine Ausnahme bilden die Anhaktechniken, hier kann durchaus ein therapeutischer Zug ausgeübt werden. Die flächige Bindegewebsmassage kann als allein stehende Maßnahme durchgeführt werden. Sie kann aber auch als Vorbereitung auf die Bindegewebsmassage mit Unterhaut- und Faszientechniken angewendet werden. Eine solche Vorbereitung ist dann sinnvoll, wenn das Bindegewebe so gespannt ist, dass die Unterhaut- und Faszientechnik zunächst gar nicht durchführbar ist. Einen derartigen Spannungszustand findet man häufig bei adipösen Personen. In diesem Fall können der eigentlichen Bindegewebsmassage 2–3 Vorbehandlungen mit der flächigen Bindegewebsmassage vorangehen. Die Darstellung des kompletten Ablaufes der flächigen Bindegewebsmassage in **Kap. 6.8.1**.

Bei der flächigen Bindegewebsmassage werden zwei Griffe verwendet:

- Verschieben einer Hautfalte und
- Anhaken mit dem Daumen.

Das Verschieben von Hautfalten ist im Übrigen eine Technik, die auch in der Klassischen Massage angewendet wird.

Verschieben einer Hautfalte

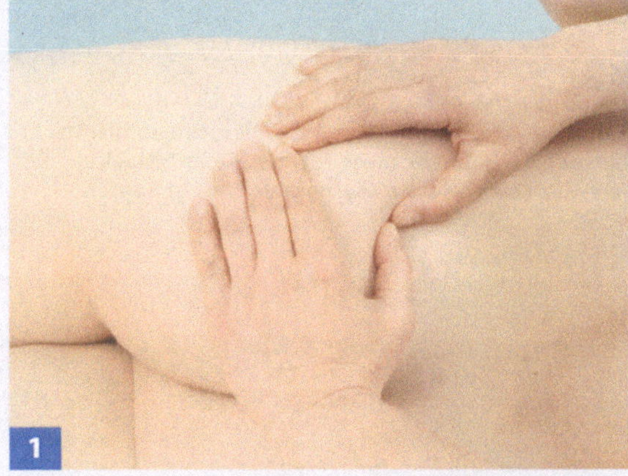

1 Im ersten Schritt werden die Daumen nebeneinander mit den radialseitigen Kuppen fest auf das Gewebe aufgelegt. Die Finger 2–5 ziehen das Gewebe nun so gegen die Daumenkuppen, dass eine Hautfalte entsteht.

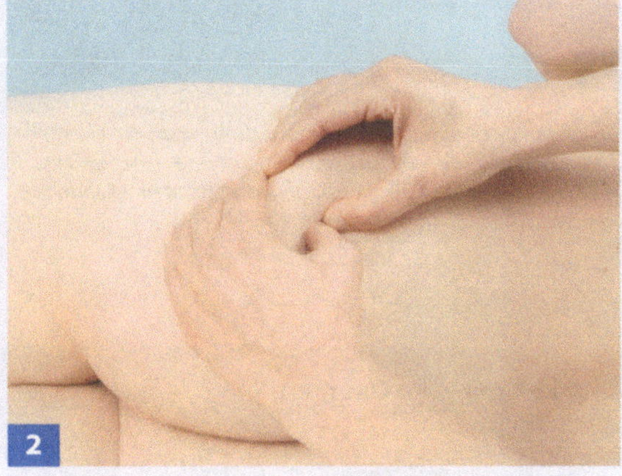

2 Im nächsten Schritt verschieben die Daumen das Gewebe tangential zur unterliegenden Faszie. Während die Daumen die Falte fortlaufend verschieben, bilden die übrigen Finger einen Gegenhalt. Das Gewebe soll dabei in einer geraden Linie parallel zur Ausgangslinie verschoben werden.

Das Anhaken mit dem Daumen entspricht praktisch einer flächigen Variante der Unterhauttechnik. Auch werden wieder die radialen Daumenkuppen eng nebeneinander auf einer Ausgangslinie aufgesetzt. Die Hautfalte wird aber dann mit den Daumenkuppen tangential und parallel zur Ausgangslinie verschoben.

Fehlerquellen beim Verschieben der Hautfalte

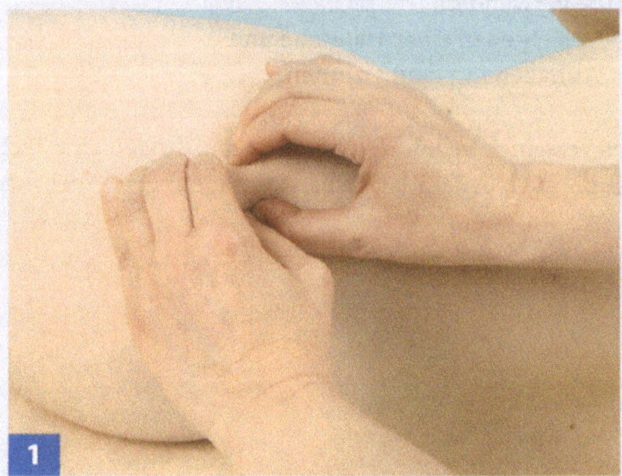

1 Eine mögliche Fehlerquelle besteht darin, dass die Hautfalte zu oberflächlich, wie hier gezeigt, gebildet oder gefasst wird. Ziel dieser Technik ist es aber, möglichst viel Gewebe von der Faszie zu mobilisieren.

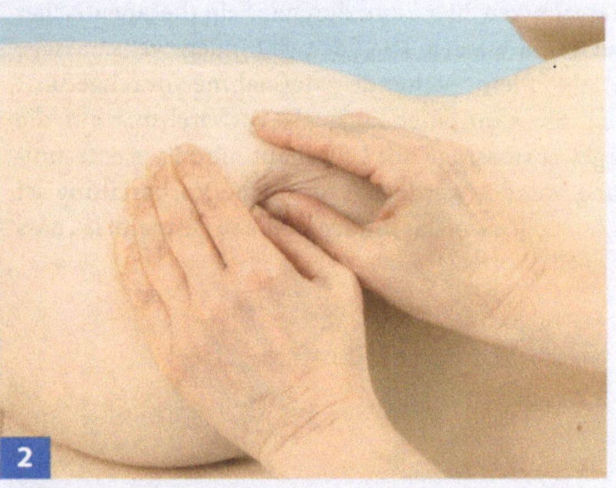

2 Eine weitere Fehlerquelle stellt das „Verwringen" der Hautfalte dar. Die Hautfalte muss aber bei dieser Technik in einer Linie parallel zur Ausgangslinie bewegt werden.

Anhaken mit dem Daumen

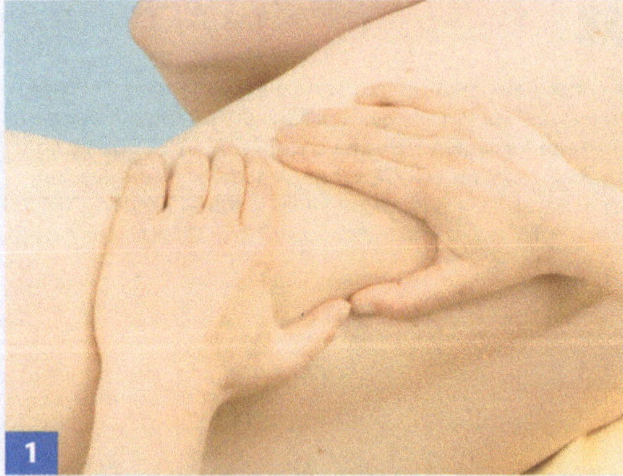

1 Zunächst werden die Daumenkuppen dicht nebeneinander fest auf die unterliegende Faszie aufgesetzt. Die Finger 2–5 bilden einen Gegenhalt.

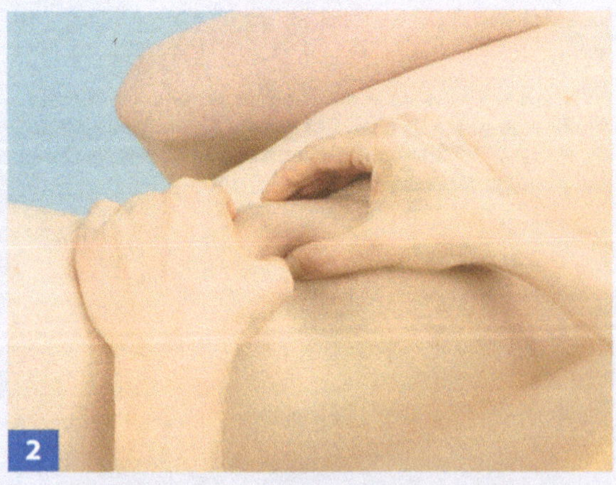

2 Aus dieser Position erfolgt das so genannte Anhaken, indem die Daumen die Unterhaut tangential und parallel zur Ausgangslinie wegschieben. Hierbei kann es, wenn die Verschiebegrenze erreicht wurde und die Unterhaut weiter verschoben wird, zu einem therapeutischen Zug mit dem Schneidegefühl kommen.

6.7.6 Reaktionspunkte

Reaktionspunkte dienen im Rahmen der Bindegewebsmassage der Umstimmung bei Fehlreaktionen (s. Kap. 6.6.4) bzw. bei Nichtansprechen auf die Bindegewebsmassage. Bei den hier beschriebenen Reaktionspunkten handelt es sich meist um bestimmte anatomisch definierte Areale wie beispielsweise Muskellücken. Möglicherweise sind an diesen Punkten Gefäße und Nerven der Bindegewebsmassage besser zugänglich, so dass hier eine übergeordnete Reaktion ausgelöst werden kann.

Hiatus tendineus (adductorius), *F*

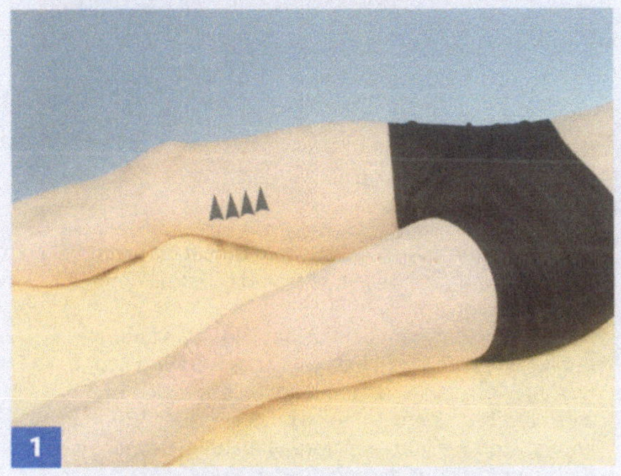

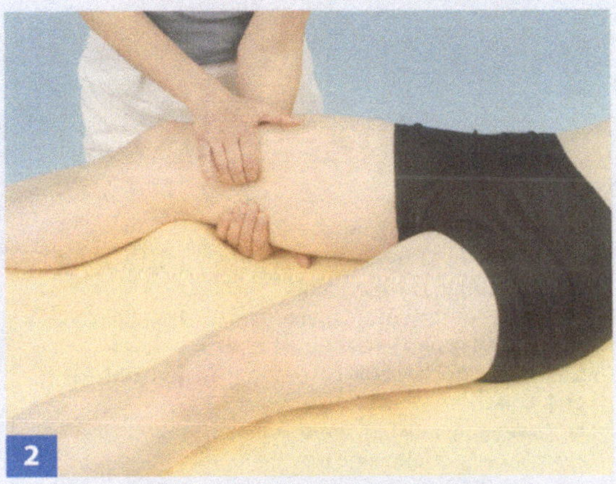

S: Hiatus tendineus mit durchtretenden Gefäßen (A. und V. femoralis, N. saphenus)

H: Der Therapeut setzt die Fingerkuppen oberhalb des Condylus medialis zwischen den Adduktoren und den Muskeln der Semigruppe an. Die andere Hand umfasst die dorsale Seite des Oberschenkels und strafft die Haut.

B: Die Bewegungsrichtung erfolgt von posterior nach anterior, wobei die Verschiebegrenze sehr kurz ist. Der therapeutische Zug endet am Hiatus adductorius. Die Durchführung erfolgt ein- bis dreimal.

! I. d. R. tritt ein starkes Schneidegefühl auf. Bei Fehlreaktionen sollte die Technik nicht weiter durchgeführt werden.

M. gastrocnemius, *U*, *F*

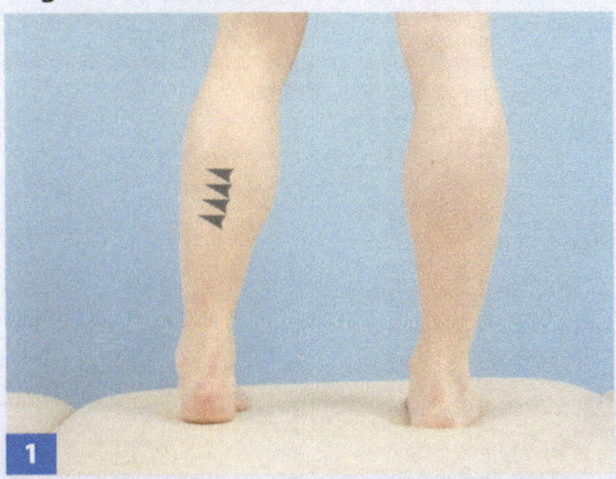

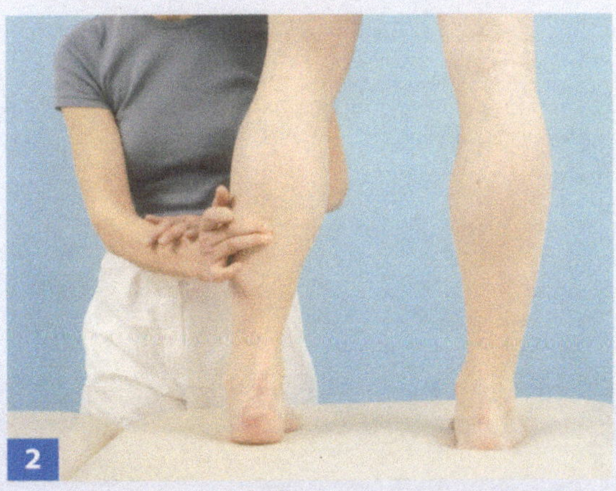

S: Winkel zwischen Caput mediale und Caput laterale des M. gastrocnemius

H: Der Therapeut setzt die Fingerkuppen etwas kranial an der Vereinigungsstelle beider Muskeln in die gemeinsame Sehne an.

B: Die Bewegungsrichtung erfolgt bis zur Verschiebegrenze von proximal nach distal. Der therapeutische Zug endet am Übergang in die gemeinsame Sehne.

! Der Verschiebeweg ist bei der Unterhauttechnik relativ kurz. Bei der Faszientechnik wird stärkerer Druck ausgeübt, das Schneidegefühl tritt unmittelbar ein.

Trigonum lumbale, F

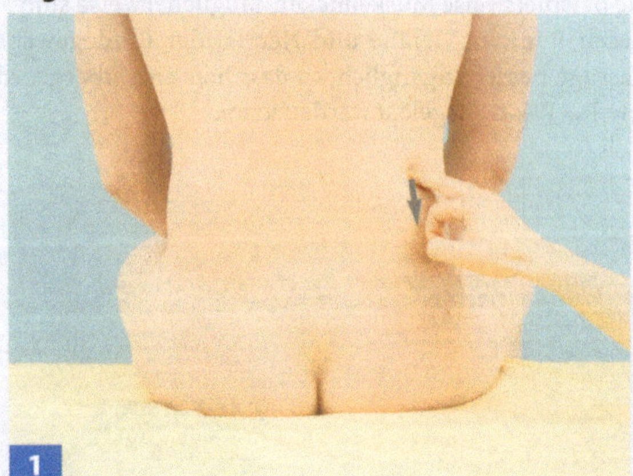

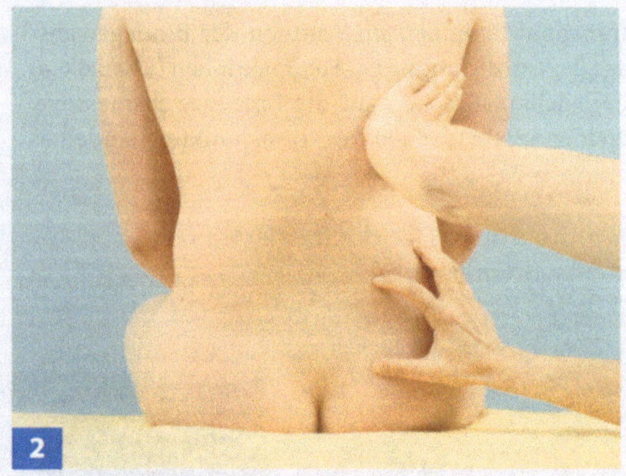

S: Muskellücke zwischen dem Rand des M. latissimus dorsi und des M. obliquus abdominis

H: Der Therapeut setzt die Fingerkuppen 2–4 cm kranial der Crista iliaca und lateral des Muskelrandes des M. latissimus dorsi an. Die Bewegungsrichtung erfolgt von kranial nach kaudal.

B: Die Bewegung endet mit einer Anhakbewegung an der Crista iliaca. Es erfolgt eine einmalige Durchführung, wenn eine starke, schneidende Reaktion auftritt. Die Anhakbewegung kann bis maximal dreimal ausgeführt werden.

! Der Therapeut sollte den Patienten darauf vorbereiten, dass bei dieser Technik ein sehr starkes Schneidegefühl auftreten kann.
Die Faszientechnik im Bereich des Trigonum lumbale erfolgt, wenn im Bereich des Rückens während der Bindegewebsmassage Fehl- oder Nichtreaktionen auftreten. Nach dem Anhaken im Bereich des Trigonums lumbale tritt bei vorher nichtreagierenden Bereichen das typische Schneidegefühl auf.
Bei falscher Ausführung der Technik gibt der Patient unter Umständen ein dumpfes Druckgefühl möglicherweise mit vegetativen Begleitreaktionen an. In diesem Fall sollte die Technik korrekt wiederholt werden.

Posteriore Fläche des Trochanter major, U, F

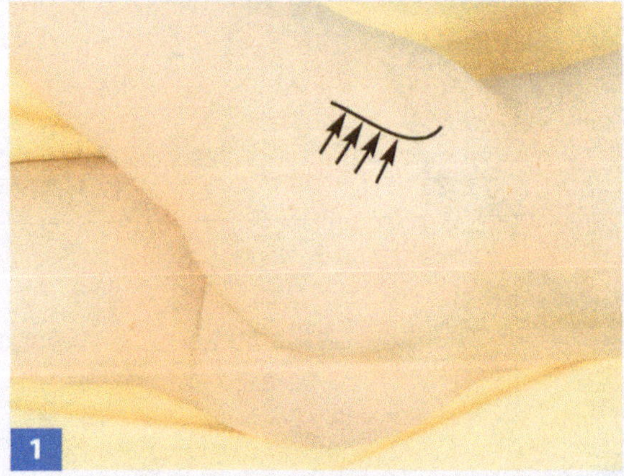

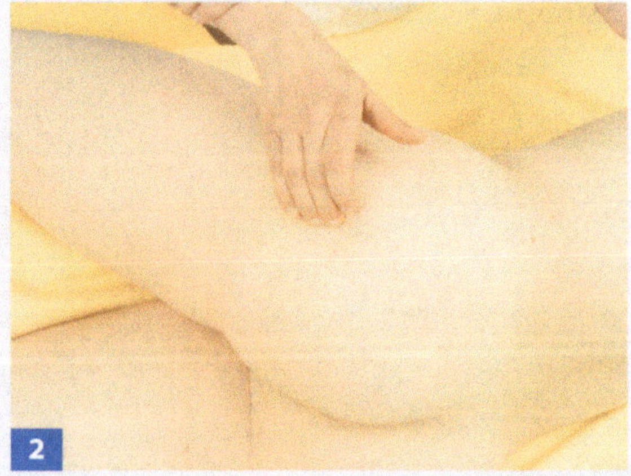

S: Ansatzbereich des M. gluteus medius

H: Der Therapeut setzt die Fingerkuppen 3–5 cm posterior des Trochanter major an.

W: Die Bewegungsrichtung erfolgt bei der Unterhauttechnik bis zur Verschiebegrenze nach anterior. Der therapeutische Zug endet mit einer Anhakbewegung am posterioren Rand des Trochanter major. Die einzelnen Arbeitsgänge erfolgen parallel von proximal nach distal.

! Im Bereich des Trochanter major kann auch die Faszientechnik ausgeführt werden. Hierbei ist die Verschiebegrenze sehr kurz, d. h. die Fingerkuppen werden unmittelbar vor dem Rand des Trochanter major angesetzt, wobei fast umgehend das Schneidegefühl auftritt.

Fossa poplitea, *F*

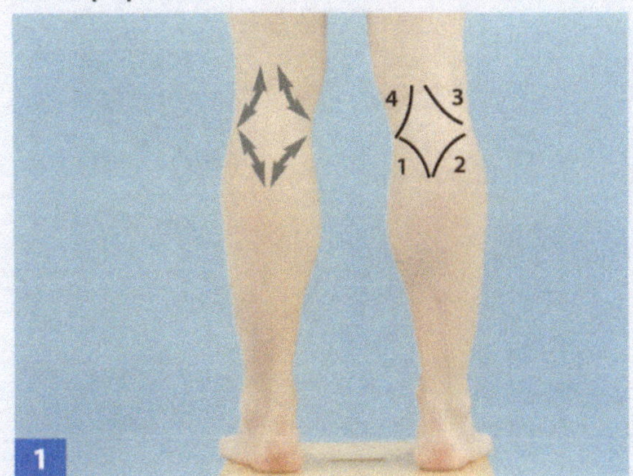

Die Fossa poplitea wird durch folgende Strukturen begrenzt:
1. M. gastrocnemius, Caput mediale (kaudal und medial)
2. M. gastrocnemius, Caput laterale (kaudal und lateral)
3. M. biceps femoris (lateral)
4. M. semitendinosus (medial)

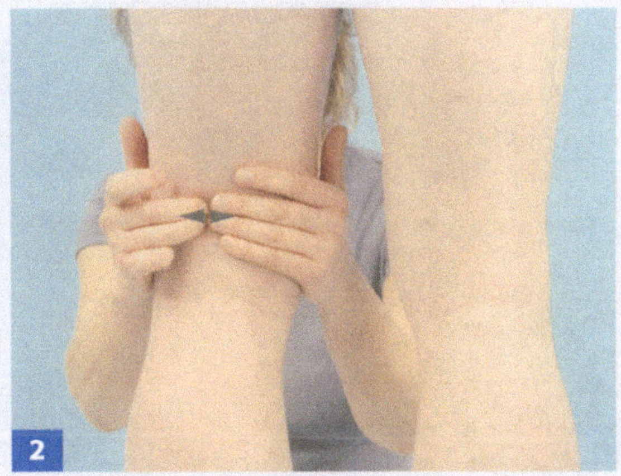

S: Sehne des M. biceps femoris
H: Der Therapeut setzt die Fingerkuppen 1 cm medial der Bizepssehne auf. Die andere Hand strafft die Haut durch leichten Gegenzug nach medial.
B: Die Bewegungsrichtung erfolgt bis zur Verschiebegrenze nach lateral, an die Sehne heran. Die Sehne wird in kurzen, quer verlaufenden Arbeitsgängen von proximal nach distal angehakt.

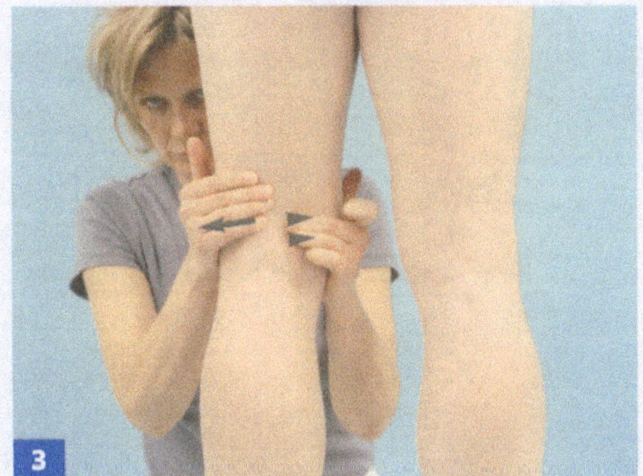

S: Sehne des M. semitendinosus
H: Die Fingerkuppen werden 1–2 cm medial der Sehne aufgesetzt. Die andere Hand übt einen leichten Zug nach lateral zur Straffung der Haut aus.
B: Die Bewegungsrichtung erfolgt quer von lateral nach medial bis zur Verschiebegrenze. Der therapeutische Zug endet mit einer Anhakbewegung der Sehne des M. semimembranosus. Die quer verlaufenden Arbeitsgänge werden von proximal nach distal ausgeführt.

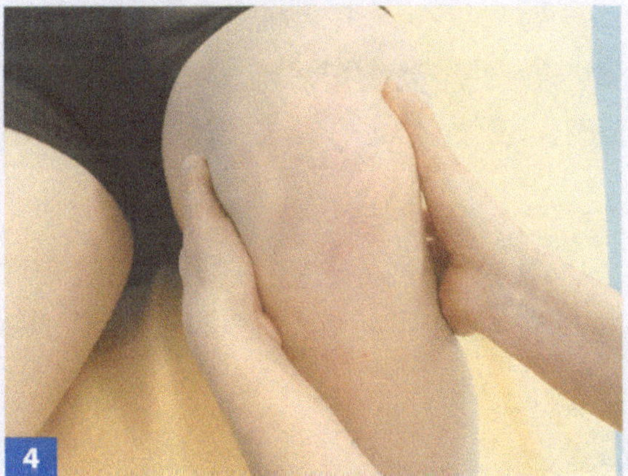

! Aus didaktischen Gründen wurde die Durchführung der Faszientechnik am stehenden Patienten gezeigt. Entscheidend ist dabei, dass eine Hand einen Gegenzug ausübt, während die andere Hand von lateral nach medial eine Anhakbewegung ausführt. In der Praxis wird diese Technik am liegenden Patienten durchgeführt, das zu behandelnde Bein ist im Kniegelenk ca. 90° flektiert.

Winkel zwischen Klavikula und Spina scapulae

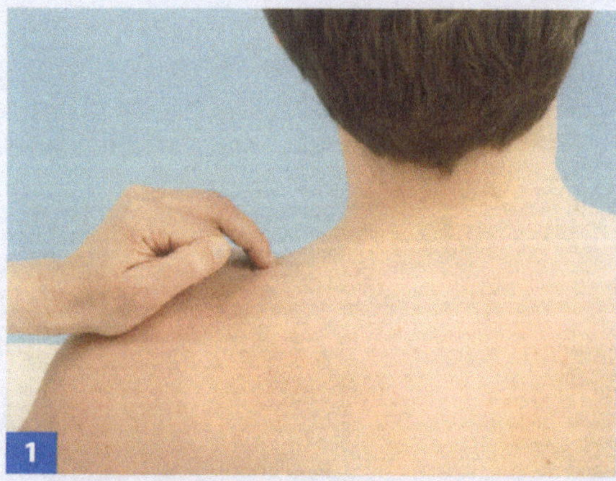

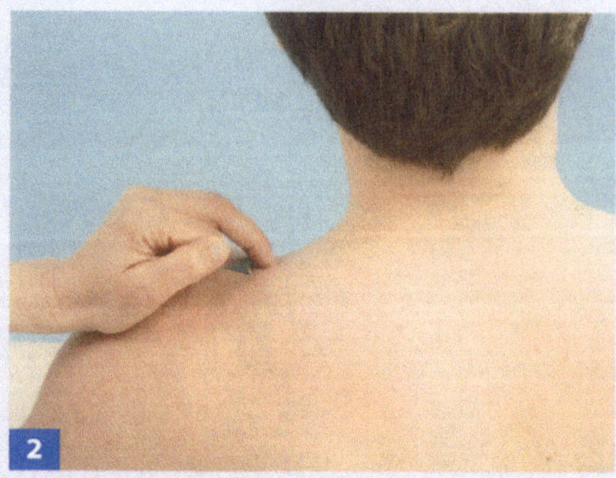

S: Winkel zwischen Spina scapulae und Klavikula
H: Der Therapeut setzt die Fingerkuppen je nach Verschieblichkeit der Haut 1–3 cm lateral des Winkels auf.
B: Die Bewegungsrichtung erfolgt bis zur Verschiebegrenze nach lateral, der therapeutische Zug endet unmittelbar im Bereich des durch die beiden Knochen gebildeten Winkels.

! Häufig wird ein starkes Schneidegefühl ausgelöst. Dieser Reaktionspunkt wird bei Nicht- oder Fehlreaktion im Bereich der oberen Extremität angewendet.

Fossa infraclavicularis, *F*

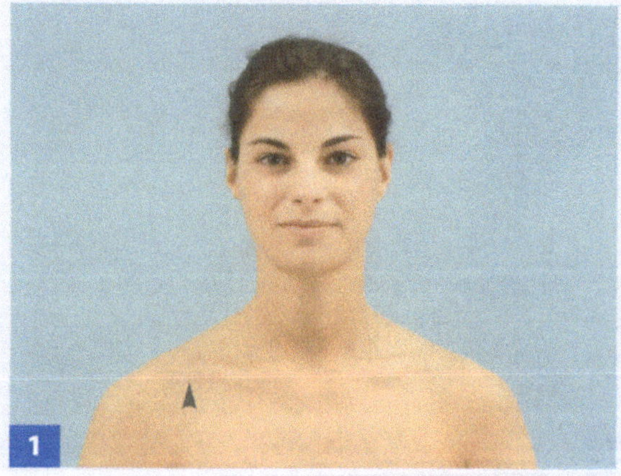

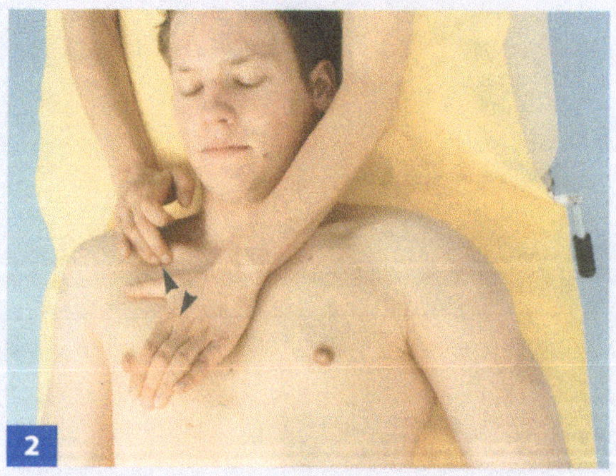

S: Unterrand der Klavikula, im Bereich der medialen Insertion des M. deltoideus
H: Der Therapeut setzt die Fingerkuppen 1–2 cm kaudal der Klavikula an. Die andere Hand übt einen leichten Gegenzug nach kaudal aus.
B: Die Bewegungsrichtung erfolgt nach kranial, bis zur Verschiebegrenze. Der therapeutische Zug endet direkt unterhalb der Klavikula.

! Bei sachgerechter Durchführung tritt ein helles, ausgeprägtes Schneidegefühl ein. Dieser Punkt wird bei Fehl- oder Nichtreaktion im Bereich von Kopf, Schultergürtel und Thorax angewendet.

Fossa jugularis, F

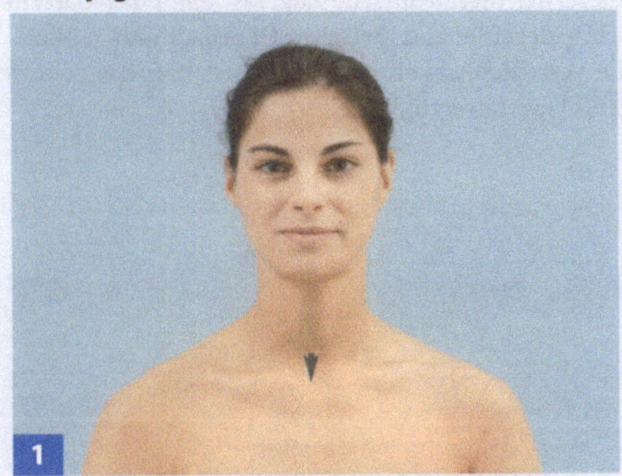

1

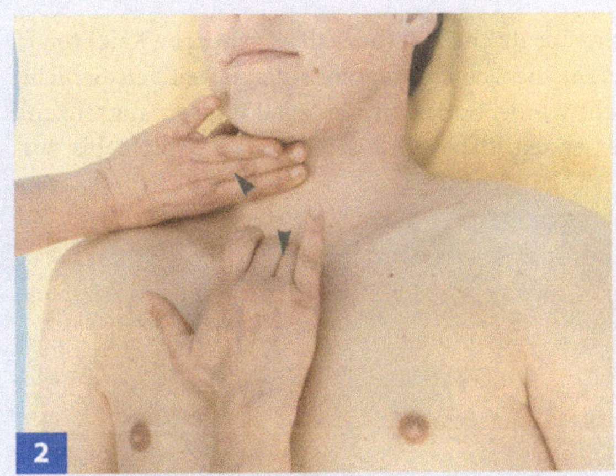

2

S: Medialer Oberrand des Manubrium sterni

H: Der Therapeut setzt die Fingerkuppen 1–2 cm kranial des Manubrium sterni auf. Die andere Hand strafft die Haut durch einen leichten Zug nach kranial.

B: Die Bewegungsrichtung erfolgt bis zur Verschiebegrenze von kranial nach kaudal. Der therapeutische Zug endet mit einer Anhakbewegung an der Oberkante des Manubrium sterni.

! Bei dieser Technik tritt ein scharfes Schneidegefühl auf. Bei der Durchführung besteht die Tendenz Richtung posterior und damit in die Tiefe zu ziehen. Dadurch entsteht statt dem erwünschten Schneidegefühl ein dumpfer Druck, der zu Fehlreaktionen bis hin zu Atem- oder Schluckbeschwerden führen kann. Dieser Reaktionspunkt kann bei Fehl- und Nichtreaktionen im Bereich von Kopf, Schultergürtel und Thorax angewendet werden.

M. sternocleidomastoideus, Ursprung, F

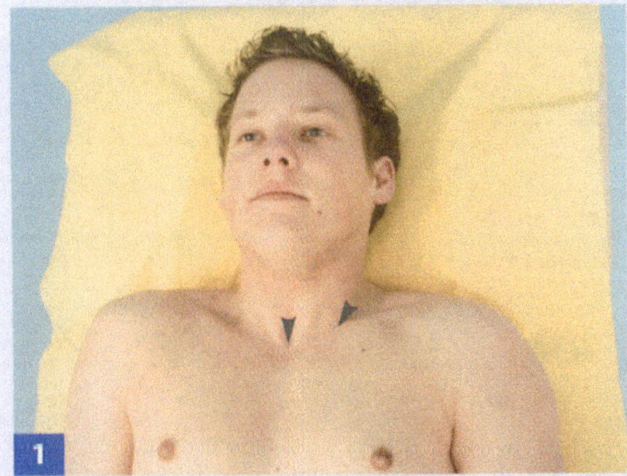

1

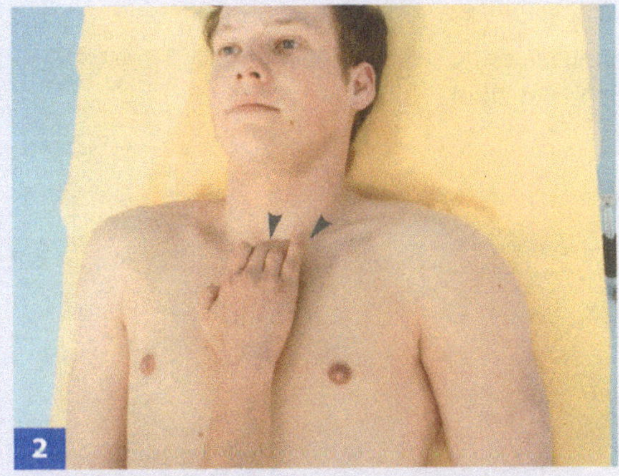

2

S: Lateral und medial der Insertionen der Mm. sternocleidomastoidei

B: Der M. sternocleidomastoideus wird an seinen Insertionsstellen beidseitig angehakt. Der Therapeut legt die Finger lateral (bzw. medial) etwas kranial oberhalb des Manubrium sterni (bzw. Klavikula) auf.

B: Die Bewegungsrichtung erfolgt parallel zum Verlauf der Insertion bis zur Verschiebegrenze. Der therapeutische Zug endet mit einer Anhakbewegung am Oberrand des Sternum (bzw. Klavikula).

! Diese Manipulationen werden bei Nicht- oder Fehlreaktionen im Bereich des Kopfes, des Schultergürtels und des Thorax durchgeführt. Bei unsachgemäßer Durchführung können Atembeschwerden auftreten.

6.7.7 Therapeutischer Zug

Der therapeutische Zug (oder therapeutische Reiz) folgt, nachdem die Verschiebegrenze der jeweiligen Schicht erreicht wurde. So lassen sich **zwei Phasen** abgrenzen: In der ersten Phase wird die jeweilige Schicht bis zur Verschiebegrenze verschoben. Die nachfolgende zweite Phase, der therapeutische Zug, löst dann das klare, helle Schneidegefühl aus. Zwischen Oberhaut und Subkutis ist die Verschieblichkeit gering, so dass hier das Schneidegefühl fast unverzüglich eintritt.

Therapeutischer Zug

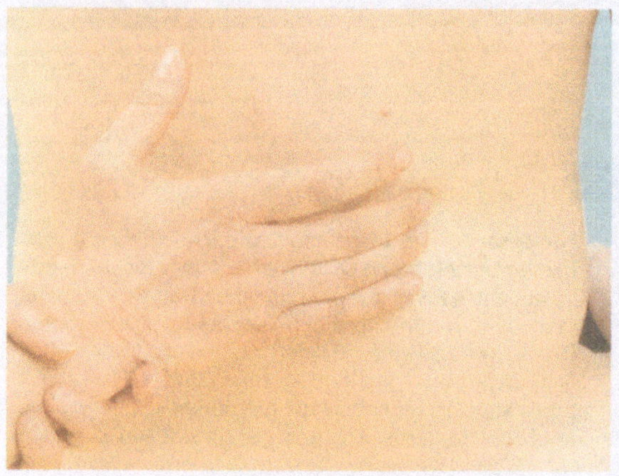

Erste Phase
In der ersten Phase erfolgt das Aufsetzen der Finger und das Verschieben der oberen Schicht bis zu einem spürbaren Widerstand, der Verschiebegrenze. Bis hierhin entsteht kein Schneidegefühl.

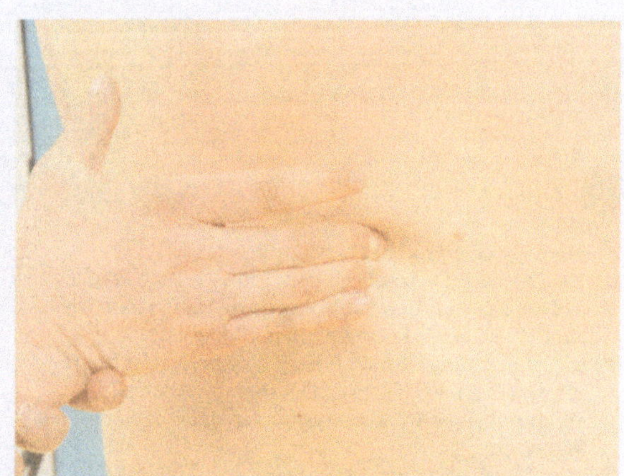

Zweite Phase
Erst wenn die Verschiebegrenze erreicht wurde, entsteht das charakteristische Schneidegefühl. Bei der Hauttechnik stellt sich das Schneidegefühl fast unmittelbar nach dem Aufsetzen der Finger ein, bei der Unterhauttechnik etwas später.

Fehlerquellen

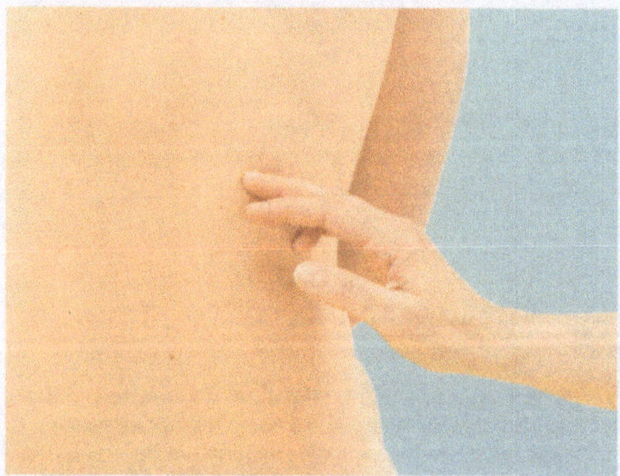

Rutschen über die Haut
Bei der ersten Phase des Verschiebens nehmen die Finger die zu verschiebende Schicht praktisch mit. Die Fingerkuppen dürfen aber nicht über die Haut rutschen oder gleiten, da sonst kein therapeutischer Zug und somit auch kein Schneidegefühl entstehen kann.

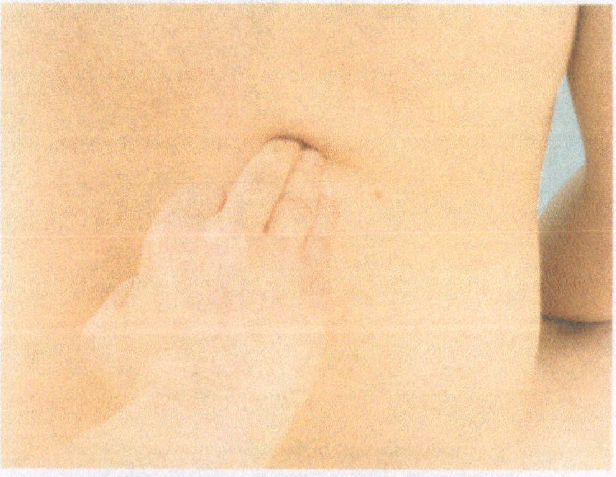

Zu steil aufgesetzte Finger
Bei zu steil aufgesetzten Fingern ist keine tangentiale Zugrichtung und somit auch kein therapeutischer Zug möglich. Der Patient wird allenfalls ein unerwünschtes und für ihn unangenehmes Druckgefühl empfinden.

6.8 Behandlungsaufbau

6.8.1 Flächige Bindegewebsmassage

Die flächige Bindegewebsmassage ist eine sanfte oder milde Variante der Bindegewebsmassage. Der hier gesetzte Behandlungsreiz ist wesentlich geringer. Auf den therapeutischen Zug und die Auslösung des charakteristischen Schneidegefühls wird, wie bereits bei der Darstellung der Technik beschrieben, verzichtet. Die flächige Bindegewebsmassage kann als vorbereitende Maßnahme vor der Anwendung der Unterhaut- und Faszientechnik angewendet werden. Bei erhöhten Spannungszuständen wie man sie häufiger bei adipösen Patienten findet, sollten vor der Anwendung der Unterhaut- und Faszientechnik 2–3 Vorbehandlungen mit der flächigen Bindegewebsmassage erfolgen.

Die flächige Bindegewebsmassage wird im Bereich des Beckens und des gesamten Rumpfes von kaudal nach kranial durchgeführt. Die Verabreichung erfolgt am liegenden Patienten. Bei der Lagerung ist darauf zu achten, dass das oben liegende Bein leicht gebeugt und komplett unterlagert wird. Der Kopf sollte ebenfalls mit einem ausreichend hohen Kissen unterlagert werden, so dass die Wirbelsäule weitgehend gestreckt, d. h. parallel zur Unterlage gelagert ist. Die einzelnen Griffe werden jeweils zwei- bis dreimal wiederholt, bzw. so lange, bis sich eine spürbare Lockerung des Bindegewebes einstellt. Zunächst wird von kaudal nach kranial die eine Körperhälfte massiert, anschließend erfolgt der Seitenwechsel und die Massage der anderen Seite in analoger Weise. Die Dauer der Massage beträgt etwa 20 Minuten für beide Körperseiten.

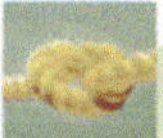

MEMO

Zunächst erfolgt die Massage derjenigen Körperseite, auf der der Befund schwächer ausgeprägt ist. Der Grund hierfür ist die konsensuelle Wirkung der Massage auch auf die andere Körperseite.

Übersicht Behandlungsaufbau der flächigen Bindegewebsmassage

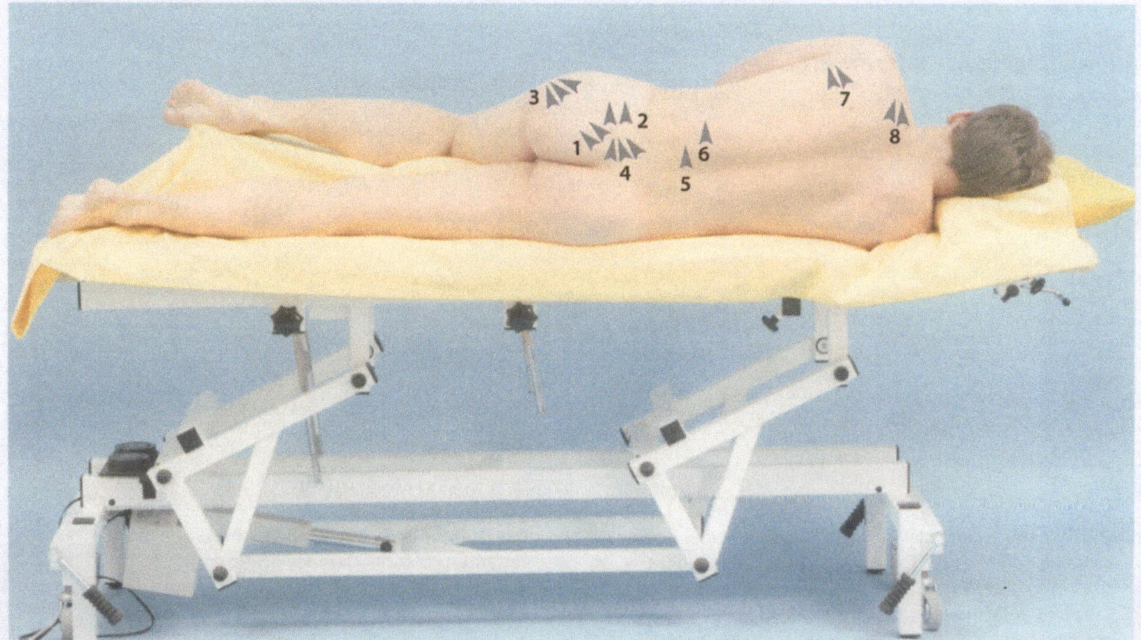

Die flächige Bindegewebsmassage erfolgt in 8 Schritten:

1. Sakrum – Trochanter major
2. Iliosakralgelenk – lateralwärts
3. Trochanter major
4. Mittellinie Os sacrum – ISG
5. Mittellinie – lateraler Rand des M. erector trunci
6. Lateraler Rand des M. erector trunci – lateralwärts
7. Margo medialis scapulae – Margo lateralis scapulae
8. Processus spinosus des 7. Halswirbels – M. trapezius, Pars ascendens

1. Lateraler Rand des Os sacrum – Trochanter major

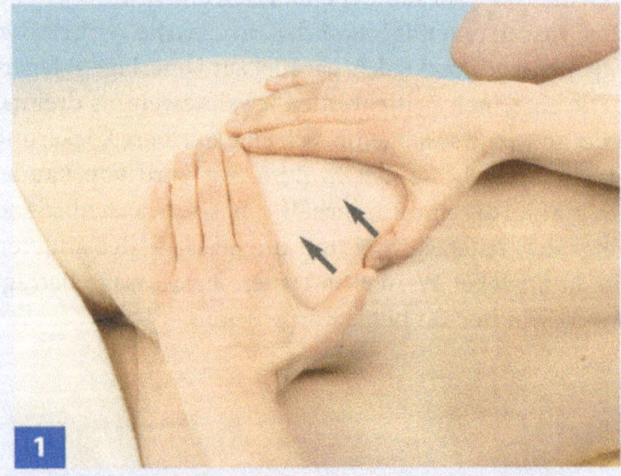

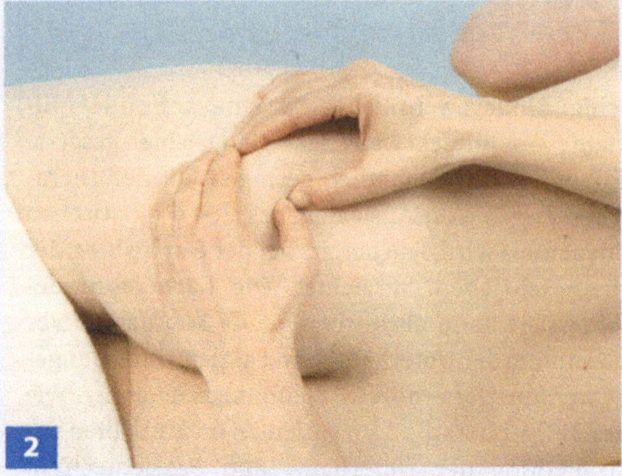

H: Der Therapeut setzt die Daumenkuppen in Höhe des lateralen Randes des ISG an. Die Fingerkuppen 2–5 bilden das Gegenlager zu den schiebenden Daumen.

B: Aus dieser Position bilden die Daumen eine Hautfalte, die tangential zur darunter liegenden Faszie verschoben wird. Der Arbeitsgang beginnt etwa in Höhe der Analfalte. Jeder Arbeitsgang wird zwei- bis dreimal wiederholt. Es werden mehrere parallele Arbeitsgänge in kraniale Richtung durchgeführt.

! An der Verschiebegrenze der Unterhaut gegenüber der Faszie tritt in der Regel ein moderates Schneidegefühl auf. Bei den meisten Patienten ist das Gewebe in diesem Bereich sehr fest, so dass dann die Bildung einer Hautfalte schwierig ist.

2. Iliosakralgelenk – lateralwärts

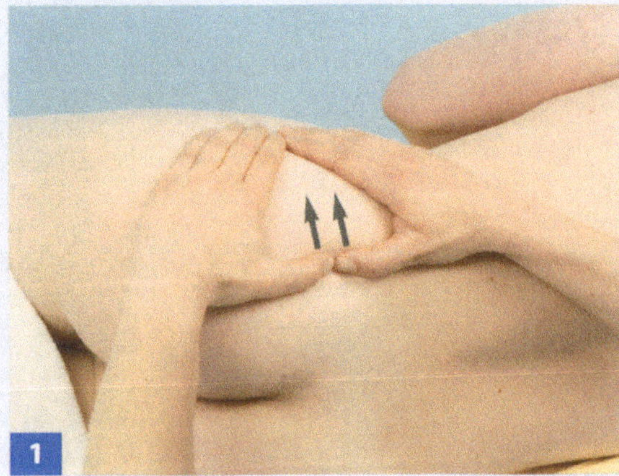

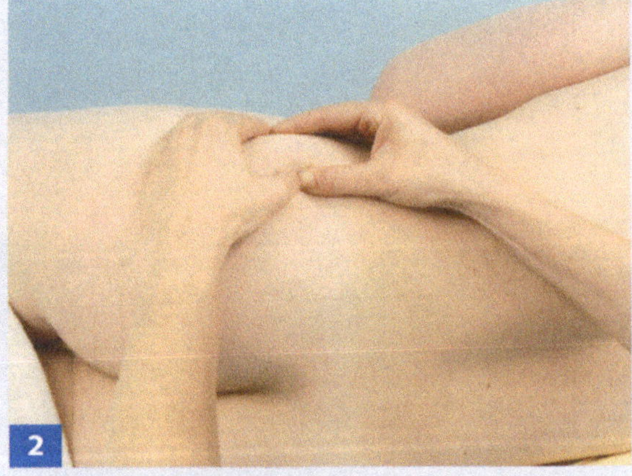

H: Der Therapeut setzt die Daumenkuppen in Höhe des Iliosakralgelenkes auf. Die Fingerkuppen liegen locker über dem lateralen Anteil des M. gluteus maximus.

B: Daumen und Finger bilden eine Hautfalte, die tangential zur darunter liegenden Faszie verschoben wird. Der erste Arbeitsgang beginnt am Unterrand des Iliosakralgelenkes, die Bewegung erfolgt rechtwinklig nach lateral. Es erfolgen zwei bis drei Wiederholungen. 2–3 Arbeitsgänge werden parallel kranialwärts durchgeführt.

! Das Gewebe ist in diesem Bereich bei den meisten Patienten stark mit der Faszie verbunden, so dass hier nur kleine Bewegungen durchführbar sind.

3. Trochanter major

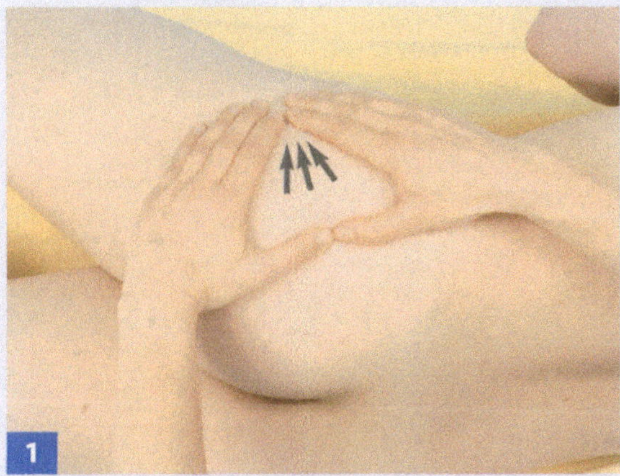

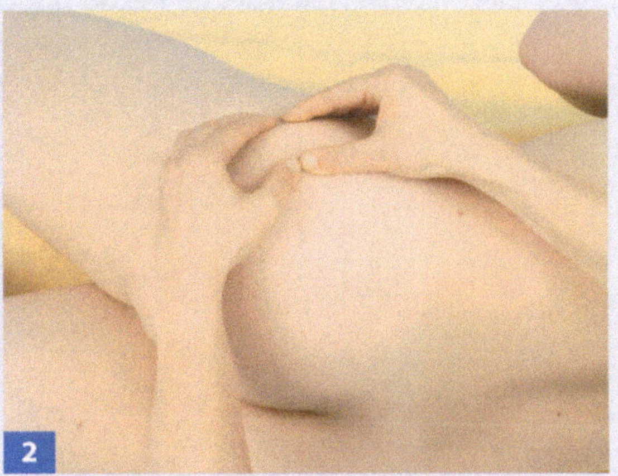

H: Der Therapeut setzt die Daumenkuppen posterior des Trochanter major auf. Die Fingerkuppen liegen ventral des Trochanter und bilden das Gegenlager zu den schiebenden Daumen.

B: Aus dieser Position formen die Daumen eine Hautfalte, die tangential zur darunter liegenden Faszie verschoben wird. Von kaudal nach kranial werden mehrere parallel verlaufende Arbeitsgänge durchgeführt. Jeder Arbeitsgang wird zwei- bis dreimal wiederholt.

! Die Verschieblichkeit des Gewebes im Bereich des Trochanter major ist in der Regel gering. Weiterhin ist diese Region häufig druckempfindlich. Die Lockerung des Gewebes erfolgt in der Regel erst nach mehreren Behandlungen.

4. Mittellinie des Os sacrum – Iliosakralgelenk

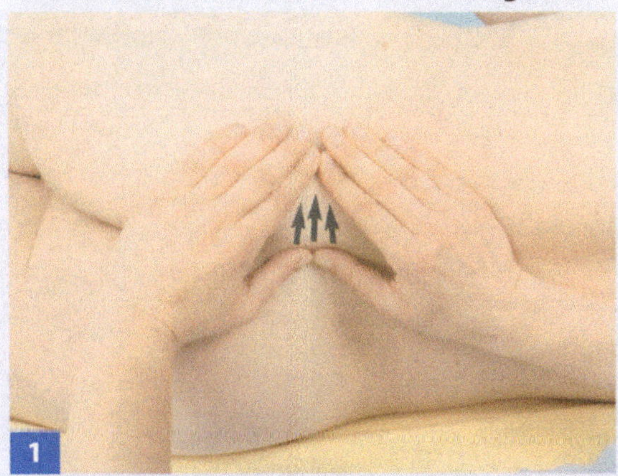

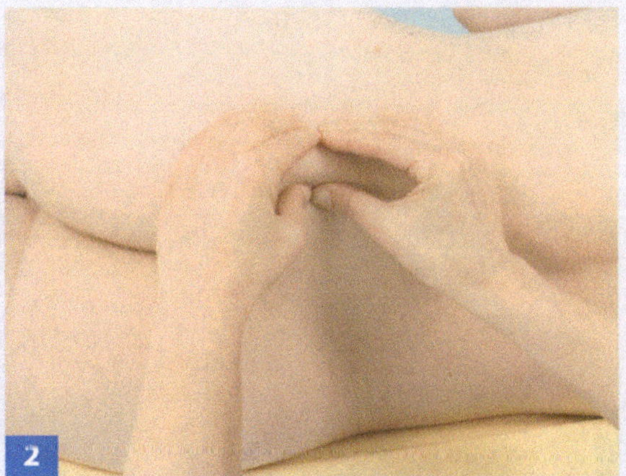

H: Der Therapeut setzt die Daumenkuppen auf der Mittellinie des Os sacrum und die Fingerkuppen in Höhe des Iliosakralgelenkes auf.

B: Daumen und Zeigefinger bilden eine Hautfalte, die rechtwinklig und tangential zur darunter liegenden Faszie nach lateral verschoben wird. Der erste Arbeitsgang beginnt in Höhe der Analfalte. Weitere Arbeitsgänge verlaufen parallel und kranialwärts. Jeder Arbeitsgang wird zwei- bis dreimal wiederholt.

! Das Gebiet über dem Os sacrum entspricht der Reflexzone für die Blase. Bei Vorliegen einer Schwellung in diesem Bereich ist das Bilden und Verschieben einer Hautfalte schwierig bzw. schmerzhaft.

5. Mittellinie – lateraler Rand des M. erector trunci

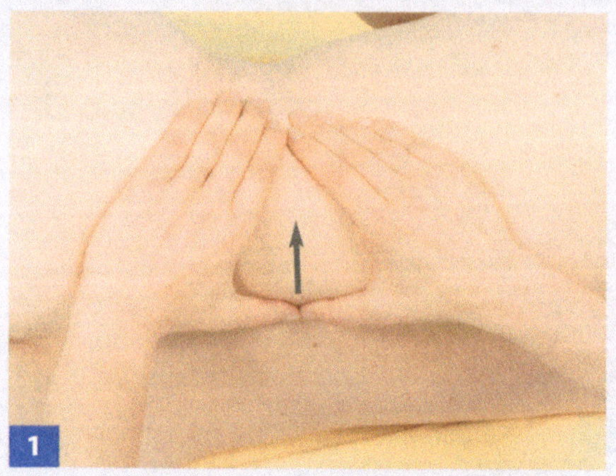

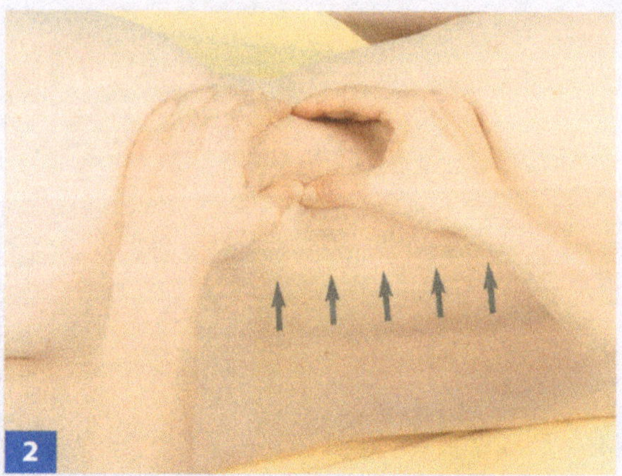

H: Der Therapeut platziert die Daumen etwa in Höhe des Dornfortsatzes des 5. Lendenwirbels auf der Mittellinie. Die übrigen Fingerkuppen liegen lateral des M. erector trunci.

B: Aus dieser Position formen die Daumen eine Hautfalte, die tangential zur Körperfaszie bis zum lateralen Rand des M. erector trunci verschoben wird. Dieser Arbeitsgang wird zwei- bis dreimal wiederholt. In dieser Weise werden parallele Arbeitsgänge bis zum Angulus inferior scapulae durchgeführt.

! Bei den meisten Patienten besteht im LWS- und unteren BWS-Bereich eine erhöhte Gewebespannung, so dass die hier beschriebene Bildung einer Hautfalte schwierig sein kann. Weiterhin geben die Patienten häufig Schmerzen im Sinne eines leichten Schneidegefühls an.

6. Lateraler Rand des M. erector trunci – lateralwärts

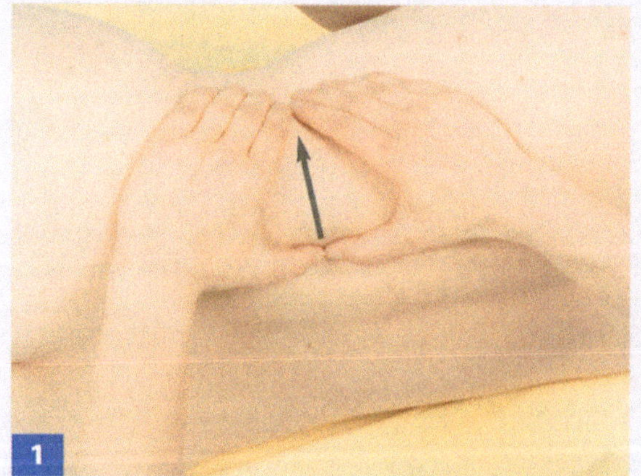

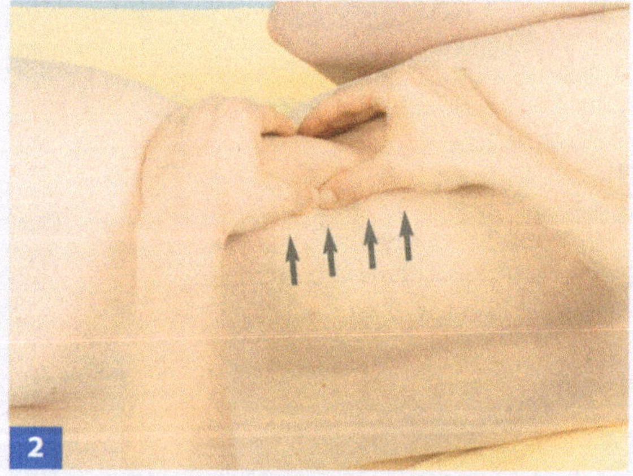

H: Der Therapeut legt die Daumenkuppen in Höhe des 5. Lendenwirbels lateral des M. erector trunci auf. Die Kuppen der übrigen Finger liegen im Bereich der lateralen Flanke.

B: Die Daumen schieben einen Hautwulst gegen die als Gegenhalt dienenden Fingerkuppen. Dieser Hautwulst wird tangential zur Körperfaszie nach lateral verschoben. Der Arbeitsgang wird zwei- bis dreimal wiederholt. Mehrere Arbeitsgänge werden parallel verlaufend von kaudal nach kranial bis zum unteren Angulus inferior scapulae durchgeführt.

! Je nach Spannungsverhältnissen im Gewebe ist die Verschieblichkeit im oberen Teil der Wirbelsäule in der Regel besser ausgeprägt.
Arbeitsgänge 5 und 6 können auch miteinander in einem zusammenhängenden Arbeitsgang kombiniert werden.

7. Margo medialis scapulae

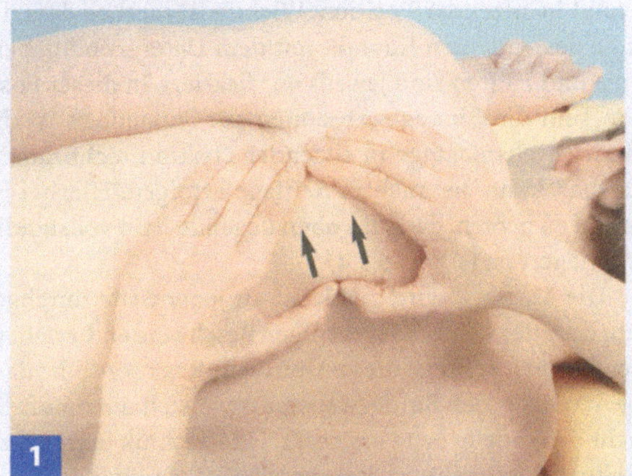

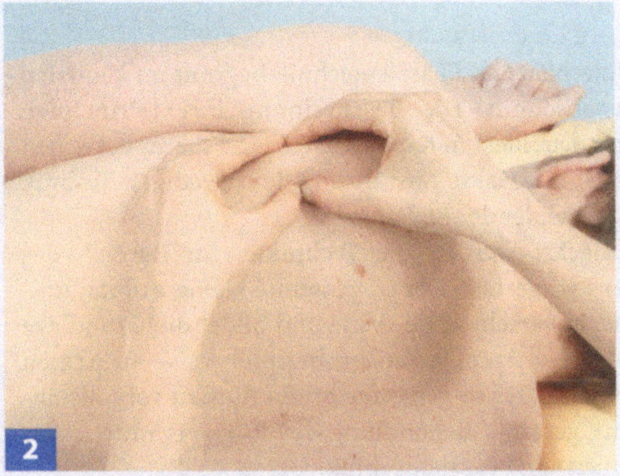

H: Der Therapeut legt die Daumenkuppen exakt am Margo medialis scapulae auf, während die Fingerkuppen im Bereich des Margo lateralis platziert werden.

B: Daumen und Zeigefinger bilden eine Hautrolle, die tangential zur Faszie nach lateral gerollt wird. Der Arbeitsgang wird zwei- bis dreimal wiederholt. Die Arbeitsgänge beginnen im Bereich des Angulus inferior scapulae und werden parallel kranialwärts bis zur Spina scapulae durchgeführt.

! Es ist darauf zu achten, dass die Bewegung exakt im Bereich des Margo medialis scapulae beginnt. Zwischen den Schulterblättern befinden sich die Reflexzonen für den Kopfbereich. Die Durchführung der flächigen Bindegewebsmassage in diesem Bereich kann zu Irritationen (Kopfschmerzen) führen.

8. Processus spinosus des 7. Halswirbels

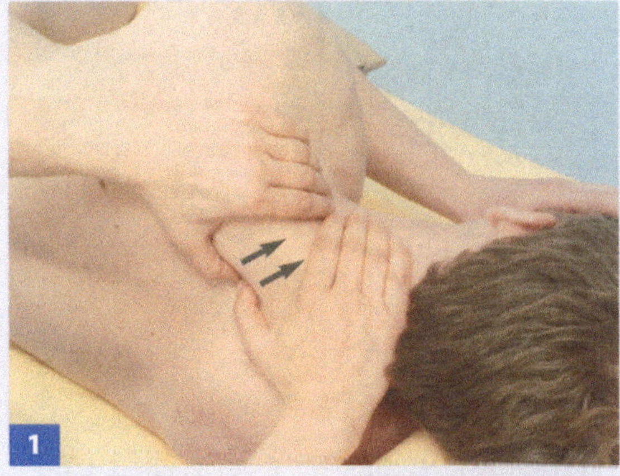

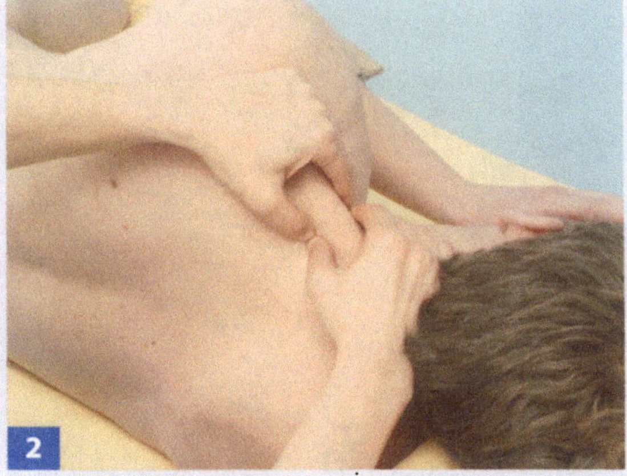

H: Die Daumenkuppen werden im Bereich des gut tastbaren Dornfortsatzes des 7. Halswirbels platziert. Die übrigen Fingerkuppen liegen locker auf dem M. trapezius, Pars ascendens.

B: Daumen und Zeigefinger bilden eine Hautfalte, die tangential zur Körperfaszie und rechtwinklig zum Faserverlauf des M. trapezius, Pars ascendens verschoben wird. Dieser Arbeitsgang wird zwei- bis dreimal wiederholt.

! Häufig sind um den Dornfortsatz des 7. Halswirbels schmerzhafte Verquellungen sicht- und tastbar. Quellungen korrelieren häufig mit bestehenden Beschwerden im Hals- und Nackenbereich. Sie können durch die beschriebene Technik häufig günstig beeinflusst werden.

6.8.2 Unterhaut- und Faszientechnik

Der Bereich des Rückens

Die Unterhaut- und Faszientechnik beginnt im kaudalen Rückenabschnitt. Die Beschreibung ihrer Prinzipien erfolgte detailliert in **Kap. 6.7.3**. Für den therapeutischen Erfolg ist die exakte Ausführung der jeweiligen Technik von entscheidender Bedeutung.

Zunächst werden die Techniken im Bereich des Rückens vorgestellt. Der so genannte **kleine Aufbau** umfasst sechs verschiedene Griffe und bildet die Grundlage für die regionären Techniken beispielsweise an Armen und Beinen. Der so genannte **große Aufbau** vervollständigt die gesamte Behandlung des Rückens mittels der Unterhaut- und Faszientechnik.

Die Durchführung des kleinen und großen Aufbaus erfolgt in sitzender Position. Wichtig ist hierbei, dass die Füße des Patienten Kontakt mit dem Untergrund haben. Knie und Hüften sind jeweils 90° flektiert. In dieser Position sind die Bindegewebszonen gut darstellbar. Ist die Bindegewebsmassage in sitzender Position nicht durchführbar, kann sie auch in Seitlage erfolgen. Hierbei ist darauf zu achten, dass das oben liegende Bein vollständig unterlagert ist (**s. Kap. 6.3.4**).

Die Massage wird zunächst an jener Seite durchgeführt, an der keine oder weniger Beschwerden bestehen. Der Grund hierfür ist die konsensuelle Reaktion, d.h., dass die Wirkung der Bindgewebsmassage sich auch auf die nicht behandelte Seite erstreckt. Jede Technik wird bis zu dreimal durchgeführt. Bei manchen Techniken tritt ein stärkeres Schneidegefühl auf, worauf der Patient vorzubereiten ist.

Übersicht Behandlungsaufbau im Bereich des Rückens

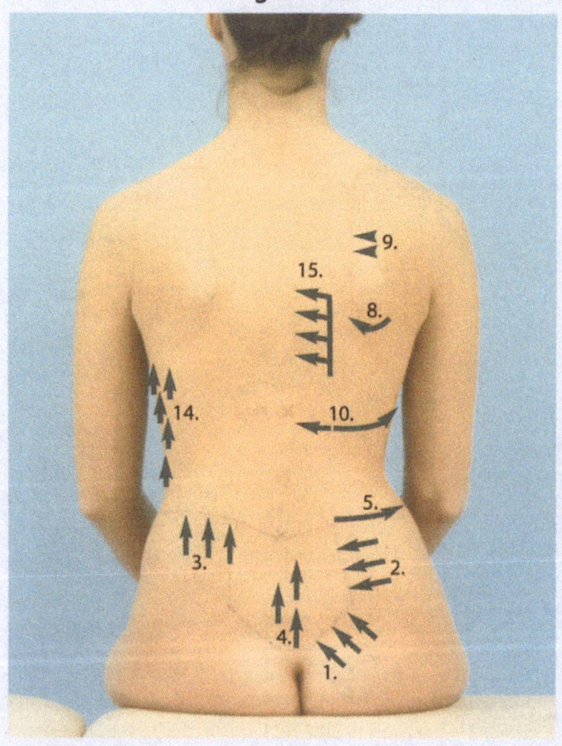

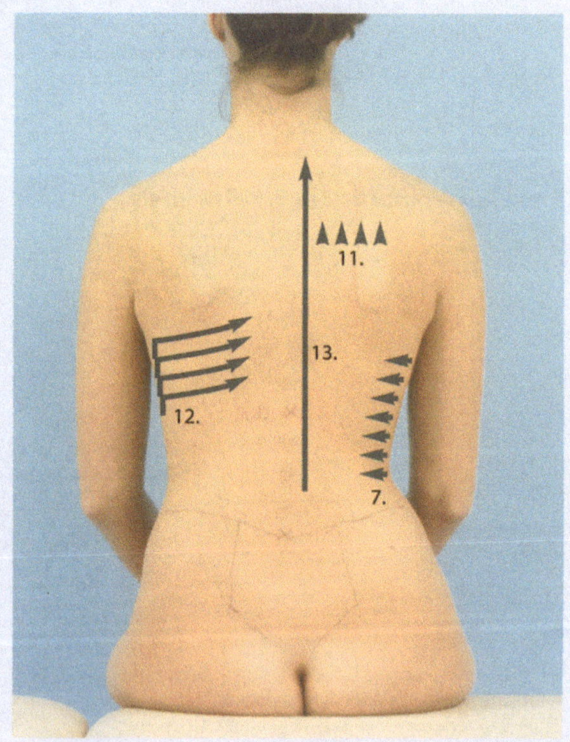

Kleiner Aufbau:
1. Os sacrum, *U*
2. Iliosakralgelenk, *U*
3. Crista iliaca, *U*
4. Posteriore Fläche des Os sacrum, *U*
5. Beckenrandstrich, *U*
6. Trochanter major, *F*

Großer Aufbau:
7. M. latissimus dorsi, *F*, *U*
8. Angulus inferior scapulae, *F*
9. Margo medialis scapulae, *F*
10. Unterer Thoraxrand, *U*
11. Spina scapulae, *U*
12. Thoraxbereich über dem M. latissimus dorsi, *U*
13. Paravertebraler Längsgang, *U*
14. Laterale Thoraxwand, *U*
15. M. erector trunci, *U*
16. Trigonum lumbale, *F*

1. Os sacrum, *U*

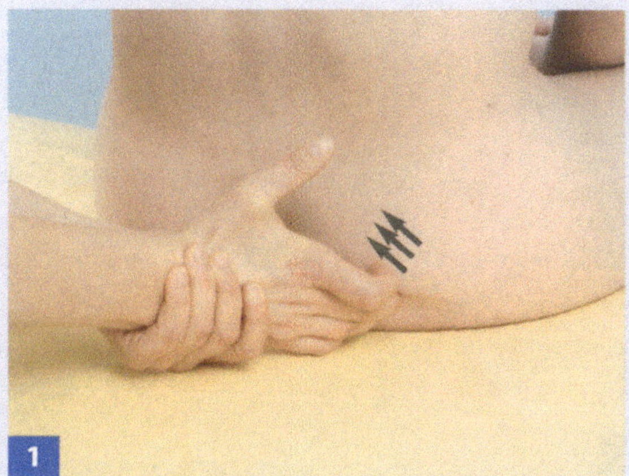
1

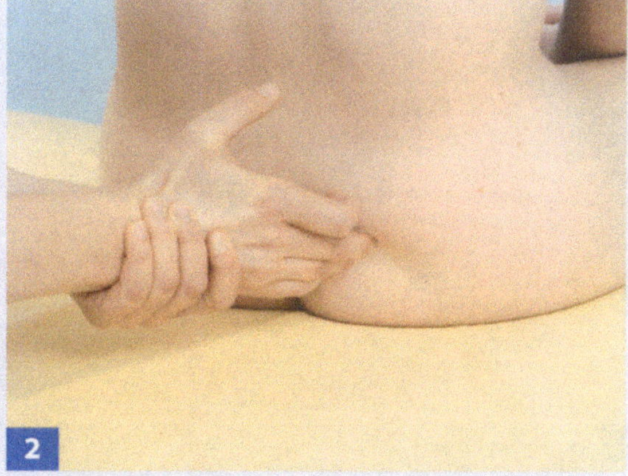
2

S: Lateraler Rand des Os sacrum
H: Der Therapeut setzt die Fingerkuppen ca. 2–3 cm lateral des Randes des Os sacrum auf. Die andere Hand stützt gegebenenfalls die Arbeitshand im Handgelenk.
B: Die Bewegungsrichtung erfolgt bis zur Verschiebegrenze senkrecht zum Os sacrum. Der therapeutische Zug am Ende der Verschiebegrenze endet genau am Rand des Os sacrum. Die Arbeitsgänge beginnen kaudal, oberhalb der Analfalte und werden in parallelen Arbeitsgängen nach kranial bis zur Spina iliaca posterior superior durchgeführt.

! Das Anhaken des lateralen Randes des Os sacrum führt in der Regel zu einem ausgeprägten Schneidegefühl.

2. Iliosakralgelenk, *U*

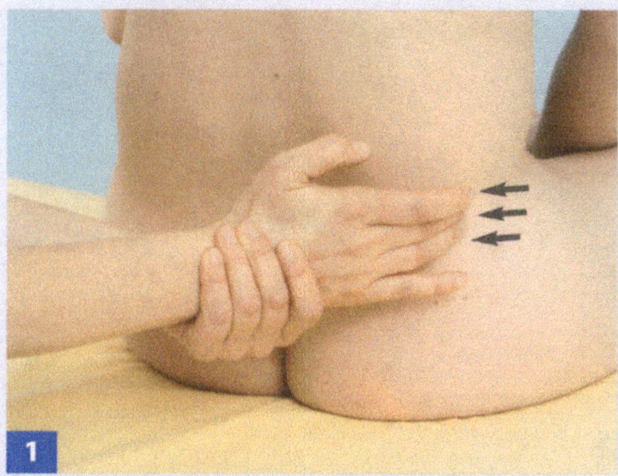
1

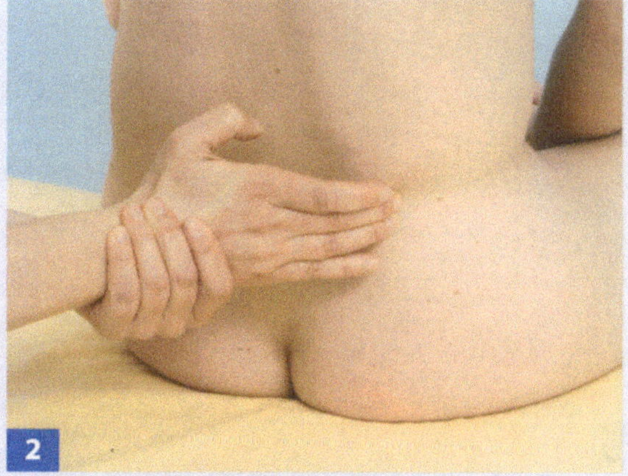
2

S: Iliosakralgelenk
H: Der Therapeut setzt die Fingerkuppen 2–3 cm lateral des Iliosakralgelenkes auf. Die andere Hand unterstützt gegebenenfalls die Arbeitshand im Handgelenk.
B: Die Bewegungsrichtung erfolgt bis zur Verschiebegrenze nach medial. Nach dem Erreichen der Verschiebegrenze erfolgt mittels therapeutischem Zug das Anhaken exakt an das Iliosakralgelenk. Es werden mehrere parallel verlaufende Arbeitsgänge von kaudal nach kranial durchgeführt.

! Die Durchführung dieser Arbeitsgänge erfolgt entlang einer vertikal verlaufenden Linie.

3. Crista iliaca, *U*

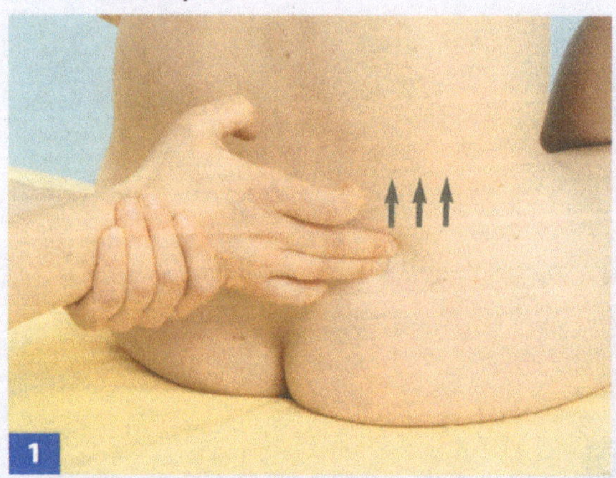

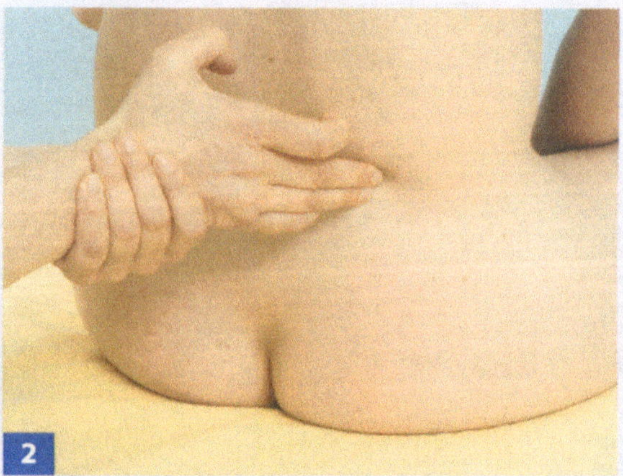

S: Crista iliaca
H: Der Therapeut setzt die Fingerkuppen 2–4 cm kaudal der Crista iliaca an. Die andere Hand unterstützt gegebenenfalls die Arbeitshand im Handgelenk.
B: Die Bewegungsrichtung erfolgt von kaudal nach kranial zunächst bis zum Erreichen der Verschiebegrenze. Danach erfolgt mit dem therapeutischen Zug das Anhaken direkt an den Rand der Crista iliaca.

Die Arbeitsgänge beginnen an der medialen Seite und werden in parallel verlaufenden Arbeitsgängen nach lateral fortgeführt, wobei der Zug jeweils rechtwinklig zur Crista iliaca erfolgt. Die Arbeitsgänge werden bis zur hinteren Axillarlinie durchgeführt.

! Die Arbeitsgänge an der Crista sind die Fortführung der unter 1. und 2. angedeuteten Behandlungslinie.

4. Posteriore Fläche des Os sacrum, *U*

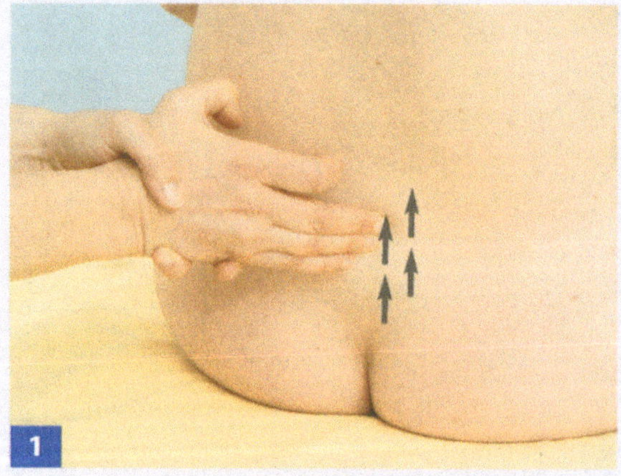

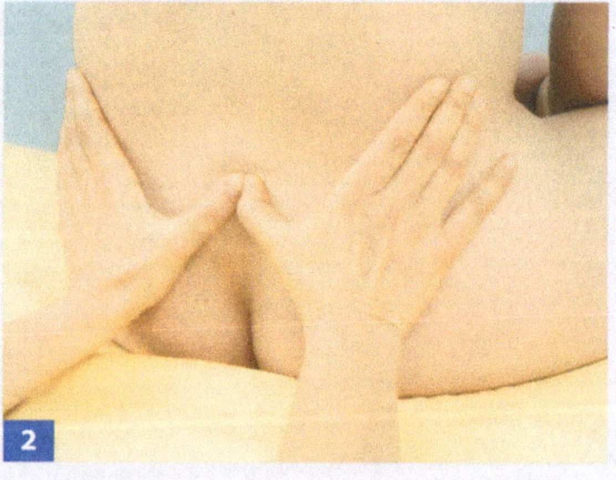

S: Posteriore Fläche des Os sacrum
H: Die Bindegewebsmassage auf dem Os sacrum kann mit Fingerkuppen (evtl. mit Unterstützung im Handgelenk) oder den Radialkanten der Daumenkuppen durchgeführt werden.
B: Die Bewegungsrichtung erfolgt bis zur Verschiebegrenze von kaudal nach kranial. Nach dem Erreichen der Verschiebegrenze erfolgt der therapeutische Zug.

Die Arbeitsgänge beginnen im Bereich der Analfalte und werden versetzt nebeneinander und übereinander bis in Höhe des 5. Lendenwirbeldornfortsatzes durchgeführt.

! In der Regel tritt ein ausgeprägtes Schneidegefühl auf. Bei der Durchführung der Technik mit den Daumenkanten besteht die Gefahr, dass der Druck zu stark nach anterior und nicht tangential nach kranial gerichtet ist.

5. Beckenrandstrich, *U*

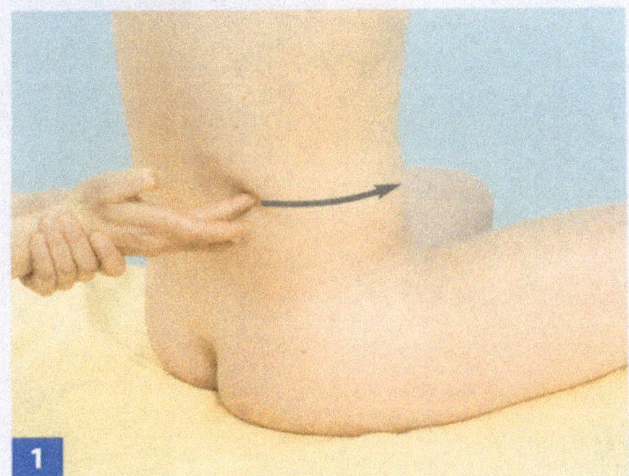

1

S: Dornfortsatz L5, Crista iliaca, Spina iliaca anterior superior

H: Der Therapeut setzt die Ulnarseite der Fingerkuppen lateral des M. erector trunci und kranial der Crista iliaca auf. Die andere Hand unterstützt gegebenenfalls die Arbeitshand im Handgelenk.

B: Die Bewegungsrichtung erfolgt nach lateral, wobei die Oberkante der Crista iliaca als Leitlinie bis zur Spina iliaca anterior superior dient.

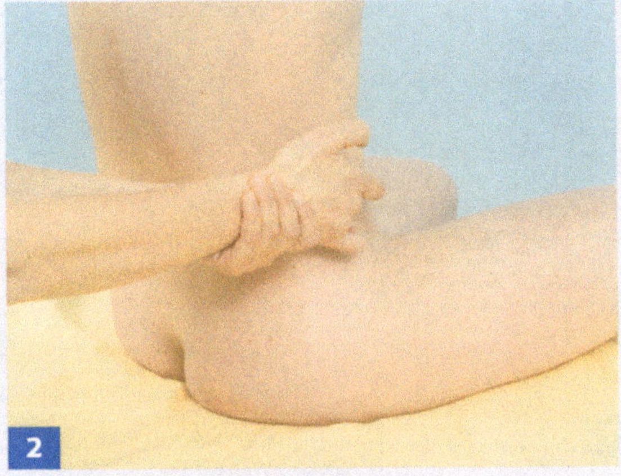

2

Nach dem Erreichen der Verschiebegrenze setzt der therapeutische Zug mit dem charakteristischen, aber leichter ausgeprägten Schneidegefühl entlang der Crista iliaca ein.

! Bei hoher Gewebespannung kann dieser Arbeitsgang in mehrere kleinere Arbeitsgänge unterteilt werden.

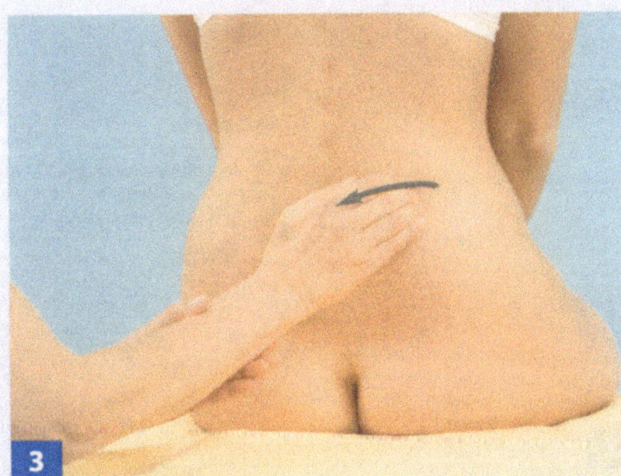

3

Eine Variante ist die Durchführung des Arbeitsganges von lateral nach medial.

H: Der Therapeut setzt die Fingerkuppen lateral des Iliosakralgelenkes an.

B: Die Bewegungsrichtung erfolgt bis zur Verschiebegrenze nach medial. Der therapeutische Zug führt genau bis auf den Dornfortsatz des 5. Lendenwirbels.

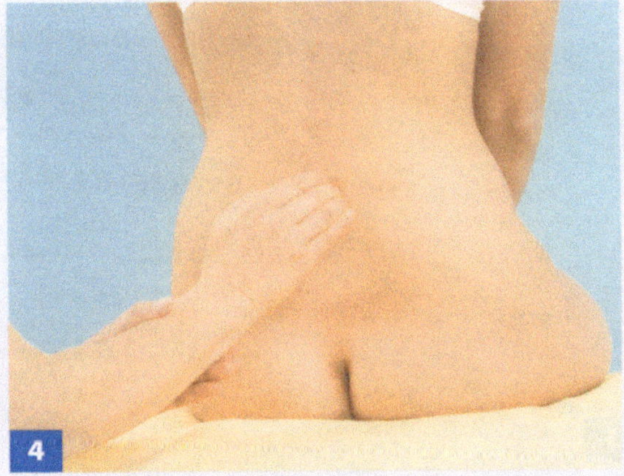

4

! Bei dieser Variante entsteht ein sehr starkes Schneidegefühl, auf das der Patient vorher aufmerksam gemacht werden sollte. Diese Variante wird bei erhöhter Gewebespannung durchgeführt. Wenn sich die Gewebespannung durch diese Strichführung vermindert hat, kann der Beckenrandstrich auch von medial nach lateral bis zur Spina iliaca anterior superior durchgeführt werden.

6. Trochanter major, F

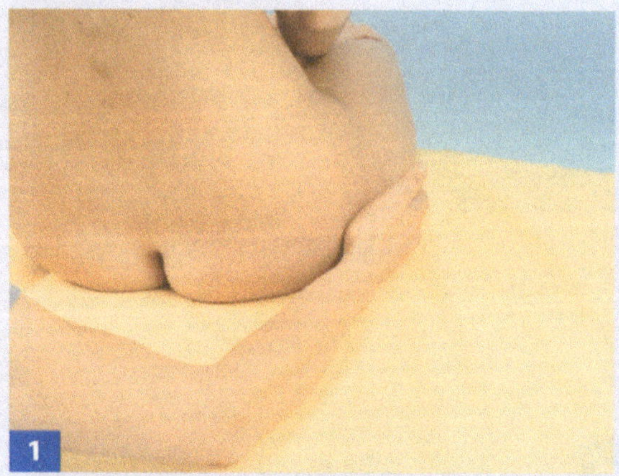

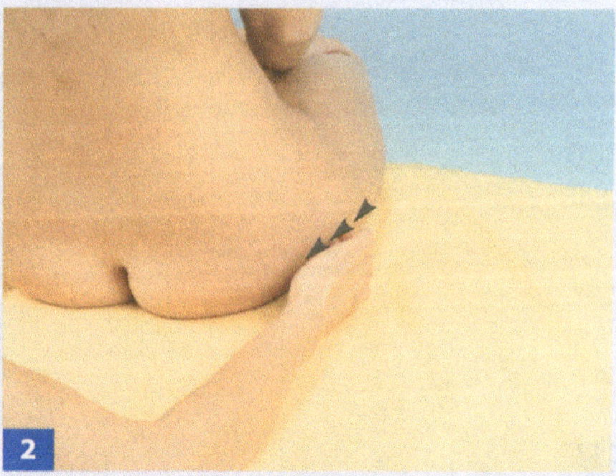

S: Trochanter major
H: Der Therapeut lokalisiert mit den Fingerkuppen den dorsalen Rand des Trochanter major.
B: Der therapeutische Zug erfolgt im Längsverlauf des Femur nach kranial, bzw., wie hier gezeigt, in sitzender Position nach posterior. Die Verschiebegrenze ist sehr klein, unmittelbar nach dem Verschieben setzt der therapeutische Zug ein.

! Das Anhaken des Trochanter major löst ein sehr starkes Schneidegefühl aus, auf das der Patient vorbereitet werden muss. Bei Irritationen im Beckenbereich kann dieser Punkt als Reaktionspunkt zusammen mit dem unter Nr. 5 beschriebenen Beckenrandstrich durchgeführt werden.

7. M. latissimus dorsi, F, U

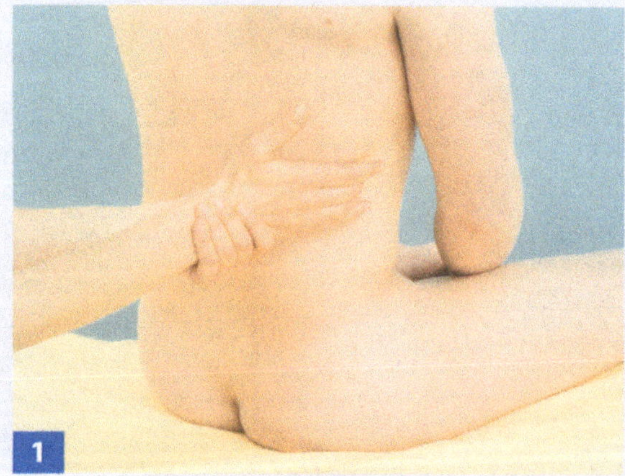

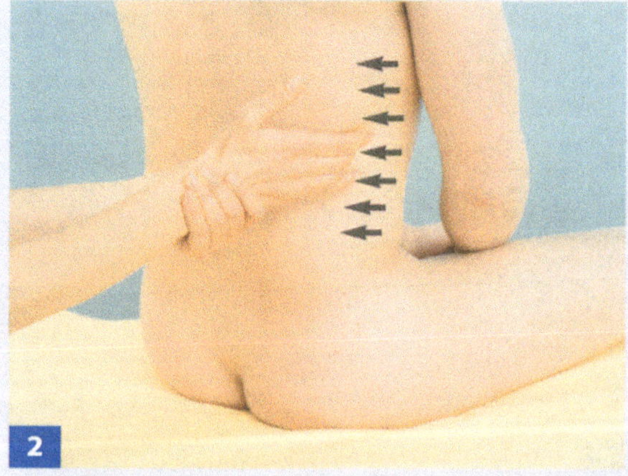

S: M. latissimus dorsi
H: Der Therapeut legt die Fingerkuppen etwas oberhalb der Crista iliaca lateral an den Rand des M. latissimus dorsi an.
B: Das Anhaken beginnt im kaudalen Bereich des Muskels oberhalb der Crista iliaca und werden am ventralen Muskelrand bis in den Thorakalbereich, unterhalb des Angulus inferior scapulae, fortgeführt. Die Verschiebegrenze ist minimal, der therapeutische Zug erfolgt direkt senkrecht an den Muskelrand heran.

! Diese Technik kann auch als Unterhauttechnik durchgeführt werden. Die Fingerkuppen werden dabei etwas weiter lateral des Muskelrandes aufgesetzt. Hierbei ist die Verschiebegrenze etwas größer. Die Lokalisation des Muskelrandes kann erfolgen, indem man den Patienten husten lässt. Während der Hustenstöße wird die laterale Begrenzung des M. latissimus dorsi deutlich sichtbar.

8. Skapula, Angulus inferior, *F*

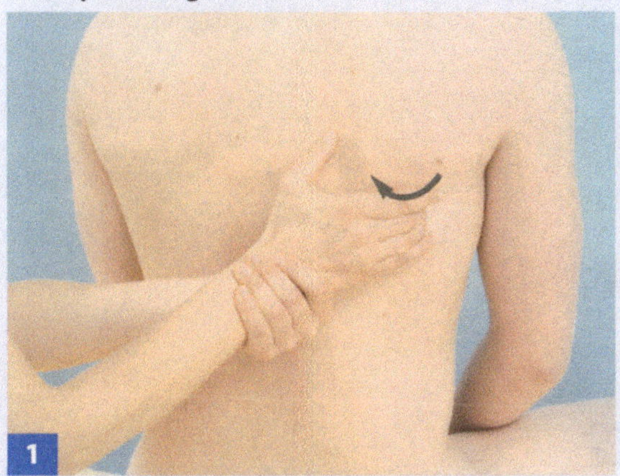

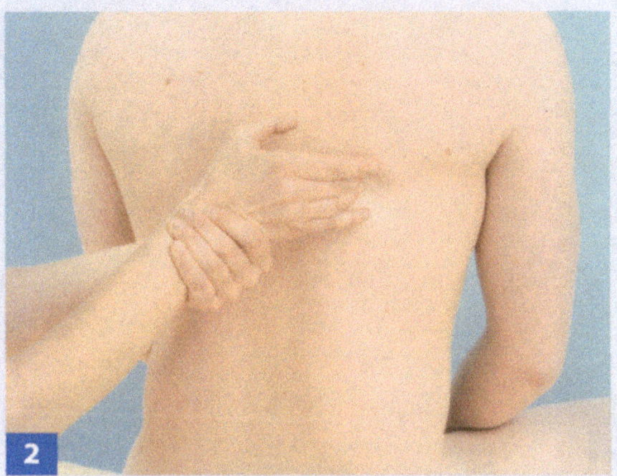

S: Angulus inferior scapulae
H: Der Therapeut legt die Fingerkuppen etwas lateral am Rand des Angulus inferior scapulae auf. Die andere Hand kann die Arbeitshand im Bereich des Handgelenkes unterstützen.

B: Die Bewegungsrichtung erfolgt von lateral nach medial um den Angulus inferior herum, die Verschiebegrenze wird bei der Umrundung des Angulus erreicht. Dann setzt der therapeutische Zug ein.

9. Skapula, Margo medialis, *F*

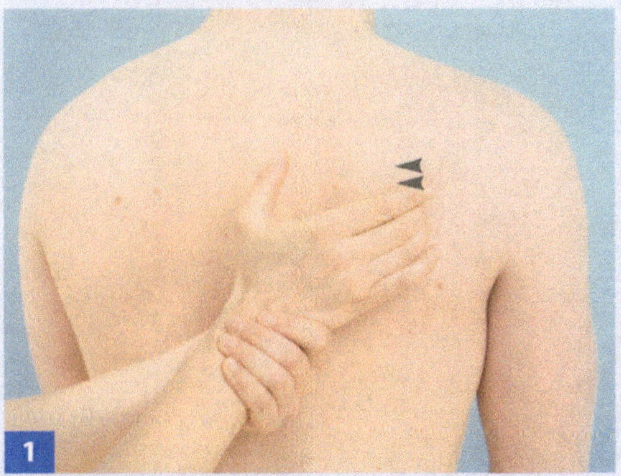

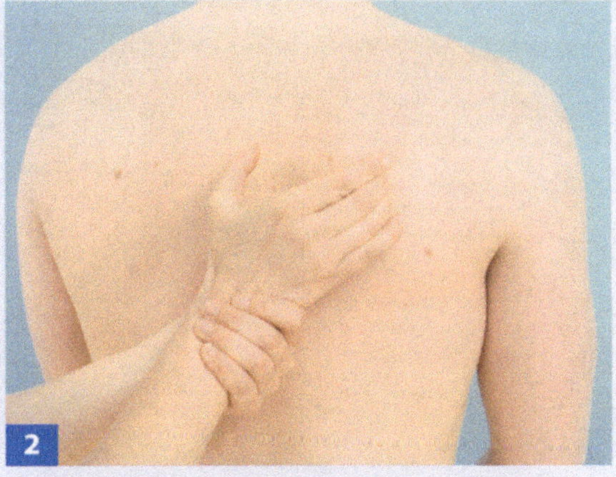

S: Margo medialis scapulae
H: Der Therapeut setzt die Fingerkuppen 2–3 cm lateral des Margo medialis auf. Die andere Hand kann die Arbeitshand im Handgelenk unterstützen.

B: Die Bewegungsrichtung erfolgt bis zur Verschiebegrenze, die am Margo medialis erreicht wird, nach medial. Der therapeutische Zug endet genau am Margo medialis. Die Arbeitsgänge werden von kaudal nach kranial durchgeführt.

10. Unterer Thoraxrand, *U*

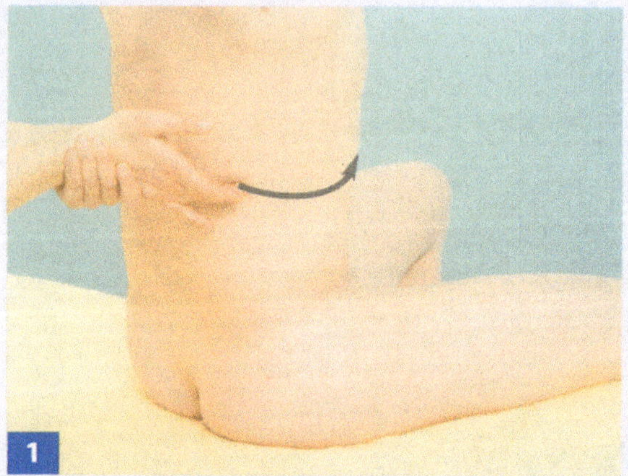
1

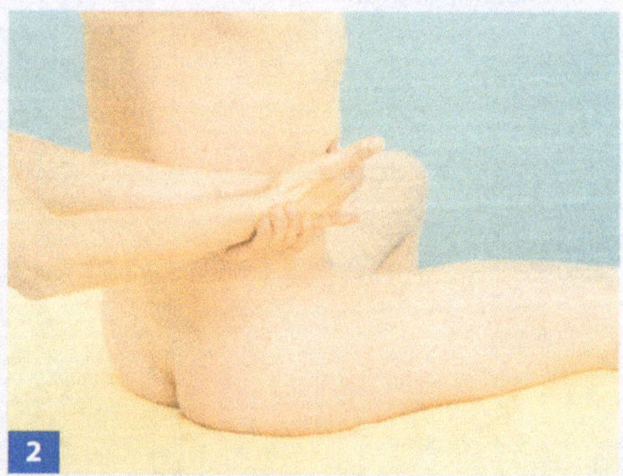
2

S: Dornfortsatz des 12. Brustwirbels, Thoraxunterrand, M. rectus abdominis, Processus xiphoideus

H: Der Therapeut legt die Fingerkuppen in Höhe des Dornfortsatzes des 12. Brustwirbels am lateralen Rand des M. erector trunci an.

B: Die Bewegungsrichtung verläuft bis zur Verschiebegrenze von medial nach lateral entlang des Unterrandes des Thorax. Beim Erreichen der Verschiebegrenze setzt der therapeutische Zug mit starkem Schneidegefühl ein. Der Arbeitsgang endet am Processus xiphoideus.

! Das Schneidegefühl nimmt im ventralen Rumpfbereich stärker zu. Aufgrund der Gewebespannung ist normalerweise kein durchlaufender Arbeitsgang vom 12. Dornfortsatz bis zum Processus xiphoideus möglich. In diesem Fall kann der therapeutische Zug nur bis zum lateralen Rand des M. rectus abdominis durchgeführt werden.

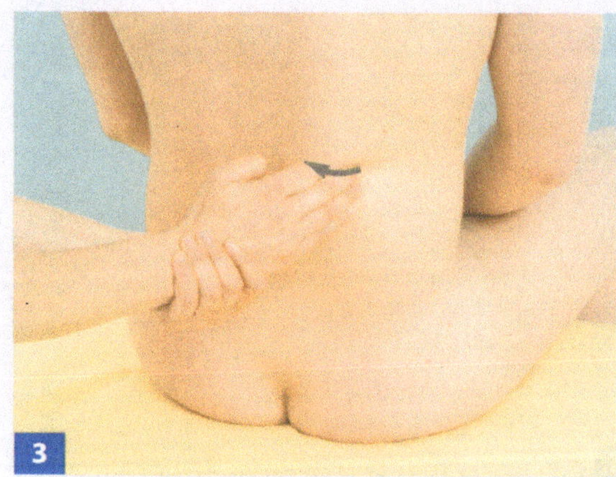
3

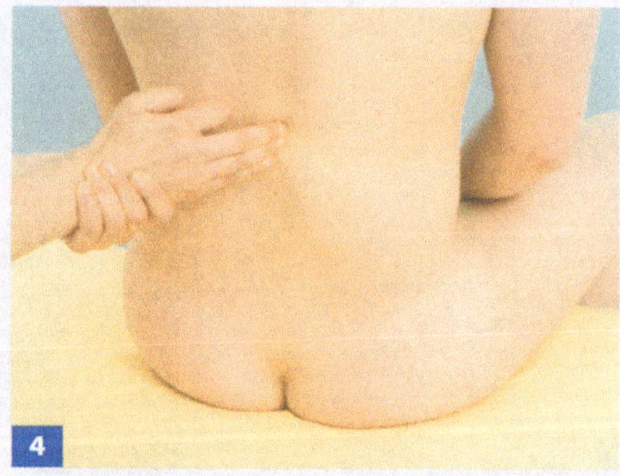
4

S: M. erector trunci, Processus spinosus des 12. Brustwirbels

H Der Therapeut setzt die Fingerkuppen am lateralen Rand des M. erector trunci an.

B: Die Bewegungsrichtung erfolgt bis zur Verschiebegrenze nach medial. Der therapeutische Zug endet direkt auf dem Processus spinosus des 12. Brustwirbels.

! Bei erhöhter Gewebespannung im Thoraxbereich wird der Thoraxlängsgang in einen medialen, wie hier gezeigt, und einen lateralen Abschnitt unterteilt. Das Schneidegefühl nimmt nach medial hin zu. Wenn das Gewebe im Bereich des Thorax entsprechend gelockert wurde, kann der gesamte Arbeitsgang vom Processus spinosus des 12. Brustwirbels bis hin zum Processus xiphoideus durchgeführt werden.

11. Spina scapulae, *U*

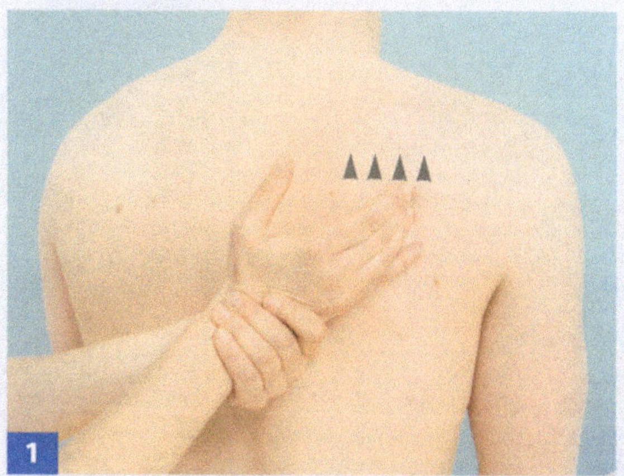

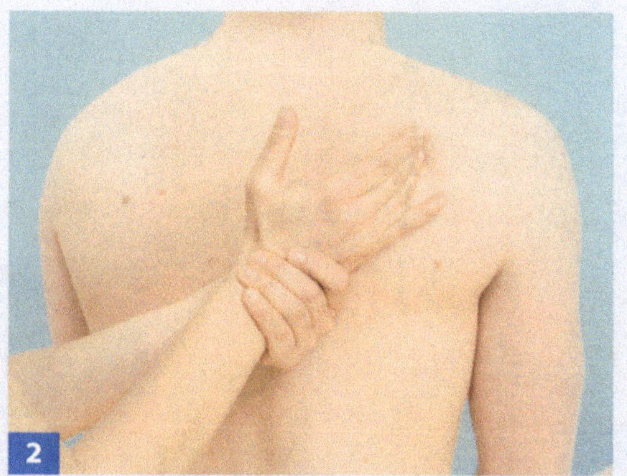

S: Spina scapulae
H: Der Therapeut setzt die Fingerkuppen 1–2 cm unterhalb der Spina scapulae an. Die andere Hand kann die Arbeitshand im Handgelenk unterstützen.
B: Die Bewegungsrichtung erfolgt bis zur Verschiebegrenze von kaudal nach kranial. Der therapeutische Zug endet exakt an der Spina scapulae.

12. M. latissimus dorsi, *U*

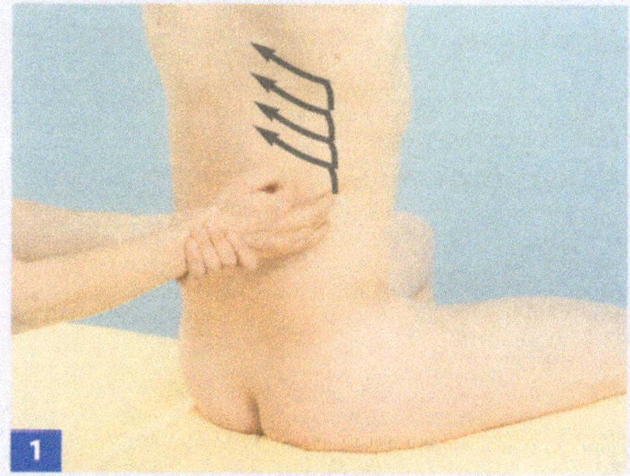

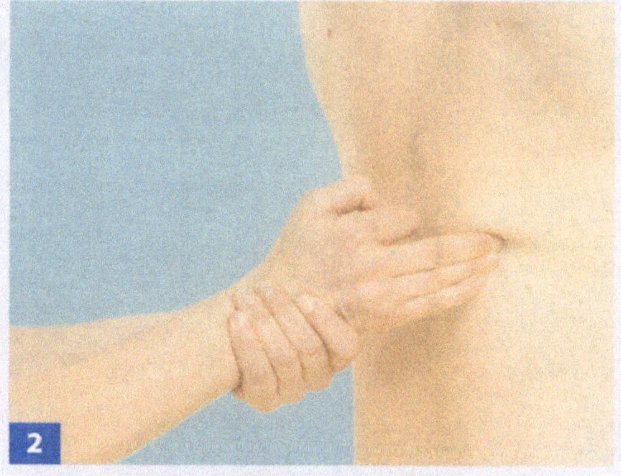

S: M. latissimus dorsi
H: Der Therapeut setzt die Fingerkuppen am lateralen Rand des M. latissimus dorsi an.
B: Die Bewegungsrichtung erfolgt zunächst bis zur Verschiebegrenze nach kranial. Der therapeutische Zug erfolgt von hier aus nach medial, etwa dem Verlauf der Rippen folgend bis an den lateralen Rand des M. erector trunci. Die Arbeitsgänge beginnen im Bereich des unteren Thorax und werden in parallelen Linien bis unterhalb des Angulus inferior scapulae durchgeführt.

! Bei erhöhter Gewebespannung ist es unter Umständen nicht möglich den Arbeitsgang bis zum lateralen Rand des M. erector trunci durchzuführen. Weiterhin können bei diesen Arbeitsgängen Irritationen auftreten. Diese können durch den Arbeitsgang am Thoraxrand beseitigt werden.
Aus didaktischen Gründen sind die Arme des Patienten angehoben.

13. Paravertebraler Längsgang, *U*

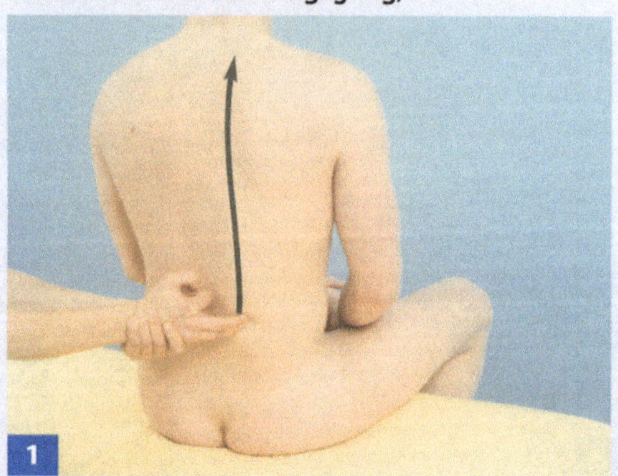
1

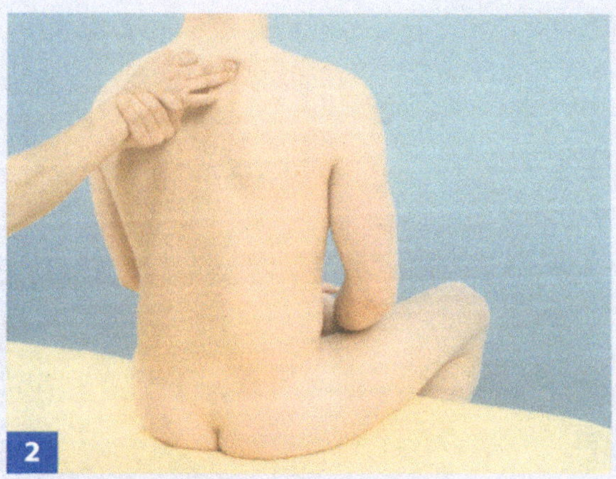
2

S: M. erector trunci
H: Der Therapeut setzt die Fingerkuppen in Höhe des Processus spinosus des 12. Brustwirbels 2–3 cm neben der medialen Linie auf.
B: Die Bewegungsrichtung erfolgt bis zur Verschiebegrenze, die hier sehr gering ist, nach kranial. Der therapeutische Zug endet fortlaufend oder schubweise durchgeführt in Höhe des Processus spinosus des 7. Halswirbels.

! Der paravertebrale Längsgang wird als Unterhauttechnik durchgeführt. Durch diesen Arbeitsgang können vegetative Regulationen ausgelöst werden. Deshalb sollte diese Technik nicht bei erhöhter Gewebespannung im Brustbereich durchgeführt werden. Sollten Irritationen auftreten, können diese durch den Längsgang am Thoraxrand bzw. den Beckenrandstrich behoben werden.

14. Laterale Thoraxwand, *U*

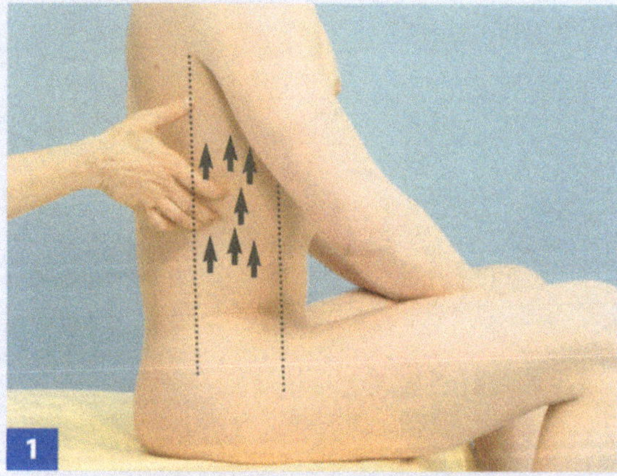
1

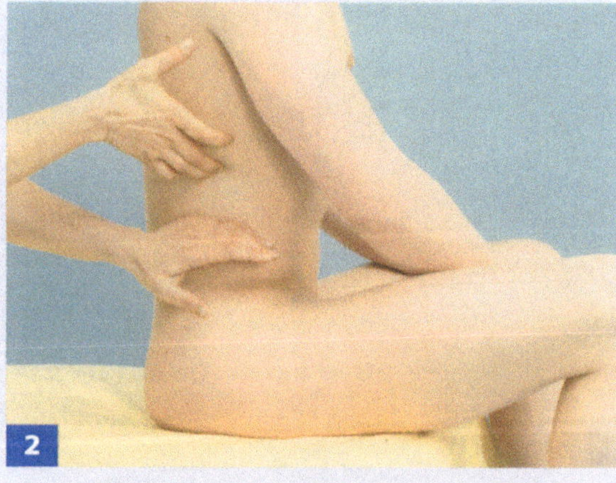
2

S: M. obliquus abdominis externus, M. serratus anterior, M. latissimus dorsi, Thorax
H: Die Fingerkuppen werden im Bereich der seitlichen Thoraxwand, welche durch die vordere und hintere Axillarlinie begrenzt wird, angesetzt. Die andere Hand strafft die Haut durch einen leichten Gegenzug nach kaudal.

B: Die Bewegungsrichtung erfolgt bis zur Verschiebegrenze von kaudal nach kranial, anschließend erfolgt der therapeutische Zug nach kranial. Die Arbeitsgänge beginnen in Höhe des unteren Thoraxrandes und enden in der Achselhöhle.

! Es handelt sich bei diesen Arbeitsgängen um kleine Anhakstriche, die im Bereich der gesamten seitlichen Thoraxwand durchgeführt werden.

15. M. erector trunci, *U*

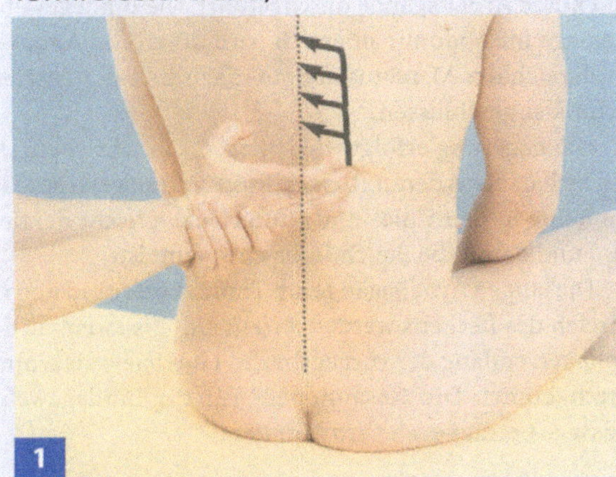

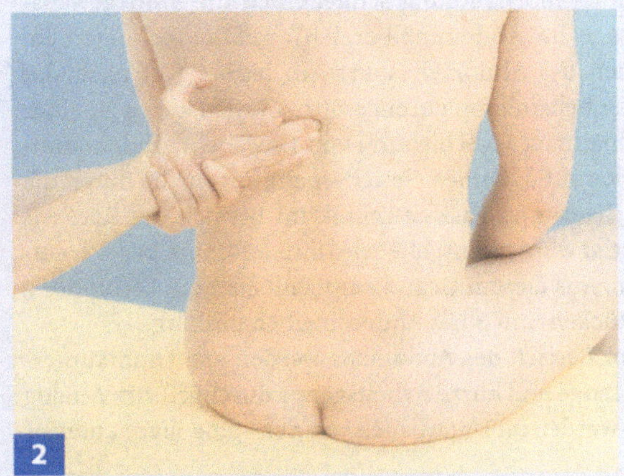

S: M. erector trunci

H: Der Therapeut setzt die Fingerkuppen am lateralen Rand des M. erector trunci in Höhe des Processus spinosus des 12. Brustwirbels auf.

B: Die Bewegungsrichtung erfolgt bis zum Erreichen der Verschiebegrenze nach kranial. Der therapeutische Zug erfolgt nach medial entweder fortlaufend oder schubweise über den Bauch des M. erector trunci bis an die Processus spinosi. Die Arbeitsgänge beginnen im unteren Brustkorbbereich und enden parallel nach kranial verlaufend unterhalb des Angulus inferior scapulae.

! Das Schneidegefühl wird um so stärker, je mehr sich der Therapeut dem Processus spinosus nähert. Bei den Arbeitsgängen im Bereich des M. erector trunci können Irritationen ausgelöst werden.
Die Arbeitsgänge über dem M. erector trunci können mit den Arbeitsgängen über dem M. latissimus dorsi kombiniert werden. Dabei werden die Arbeitsgänge vom lateralen Rand des M. latissimus dorsi bis hin zu den Dornfortsätzen durchgeführt.

16. Trigonum lumbale, *F*

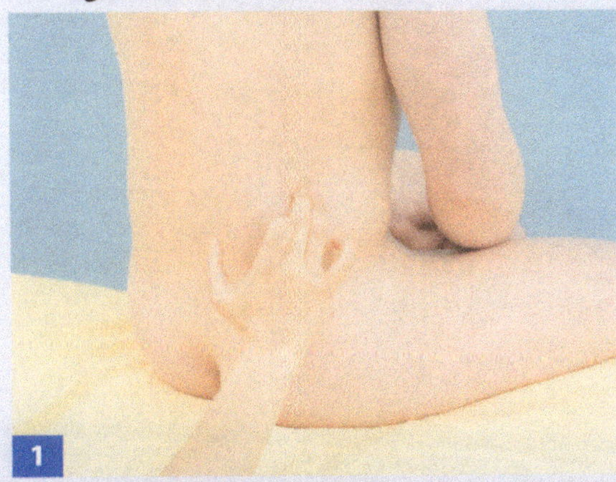

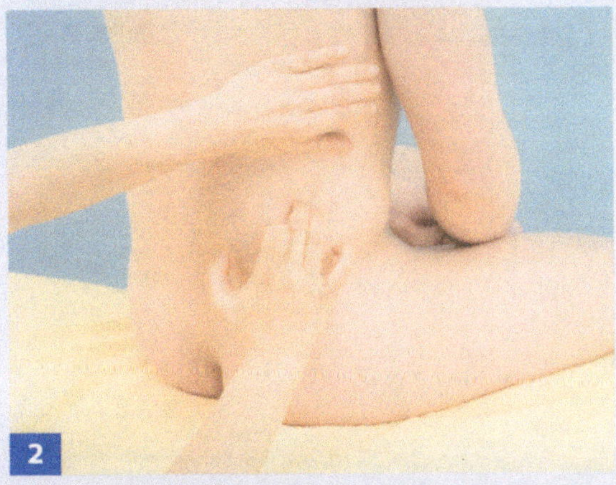

S: Muskellücke zwischen dem Rand des M. latissimus dorsi und des M. obliquus abdominis

H: Der Therapeut setzt die Fingerkuppen 2–4 cm kranial der Crista iliaca und lateral des Muskelrandes des M. latissimus dorsi an. Die Bewegungsrichtung erfolgt von kranial nach kaudal.

B: Die Bewegung endet mit einer Anhakbewegung an der Crista iliaca. Es erfolgt eine einmalige Durchführung, wenn eine starke, schneidende Reaktion auftritt. Die Anhakbewegung kann maximal dreimal ausgeführt werden.

! Der Therapeut sollte den Patienten darauf vorbereiten, dass bei dieser Technik ein sehr starkes Schneidegefühl auftreten kann.

Der Bereich des Abdomen

Der Rückenbehandlung schließt sich die Bindegewebsmassage im Abdominalbereich an. Die Techniken im Bereich des Abdomen sollten in jedem Fall nach der Rückenbehandlung durchgeführt werden, da es zu einer so genannten Verschiebung von Gewebebefunden kommen kann. So können Gewebespannungen, die durch die Unterhaut- und Faszientechnik im Bereich des Rückens beseitigt wurden, anschließend im Abdominalbereich auftreten. Aus diesem Grund empfiehlt sich die Verbindung der Rücken- mit einer Abdominalbehandlung.

Im Bereich des Abdomens werden am Thoraxunterrand lange und kurze Arbeitsgänge durchgeführt. Analog dazu werden im Unterbauch von der Spina iliaca anterior superior ausgehend bis hin zur Symphyse ebenfalls lange und kurze Arbeitsgänge durchgeführt. Die Bindegewebsmassage im Abdominalbereich wird durch das Anhaken im Bereich des M. rectus abdominis mittels der Faszientechnik abgeschlossen.

Die Lagerung erfolgt wie in **Kap. 6.3** beschrieben. Die Kniegelenke werden mit einer Rolle unterlagert, so dass die Beine in den Knie- und Hüftgelenken leicht flektiert sind und damit die Bauchdecke entspannt ist.

Die langen Arbeitsgänge am Thoraxunterrand und im Bereich des Beckens werden jeweils ein- bis zweimal, das Anhaken entlang der vorgegebenen Linien jeweils einmal durchgeführt. Die Gesamtdauer für die Bindegewebsmassage beträgt etwa 5–10 Minuten.

Übersicht Behandlungsaufbau

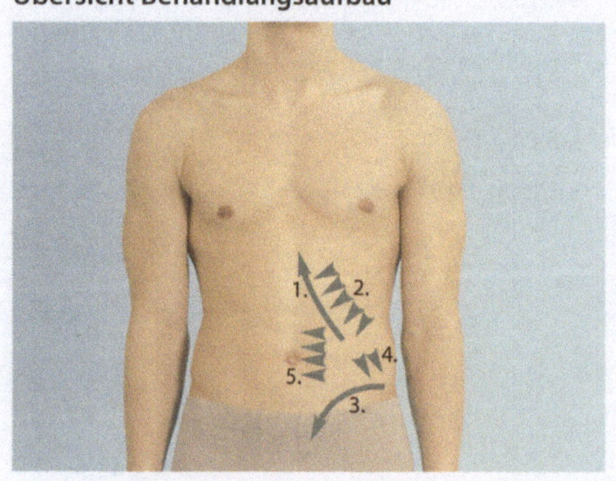

1. Thoraxunterrand, Längsgang, *U*
2. Thoraxunterrand, Anhaken, *U*
3. Spina iliaca anterior superior – Symphyse, Längsgang, *U*
4. Spina iliaca anterior superior – Symphyse, Anhaken, *U*
5. M. rectus abdominis, Anhaken, *F*

1. Thoraxunterrand, Längsgang, *U*

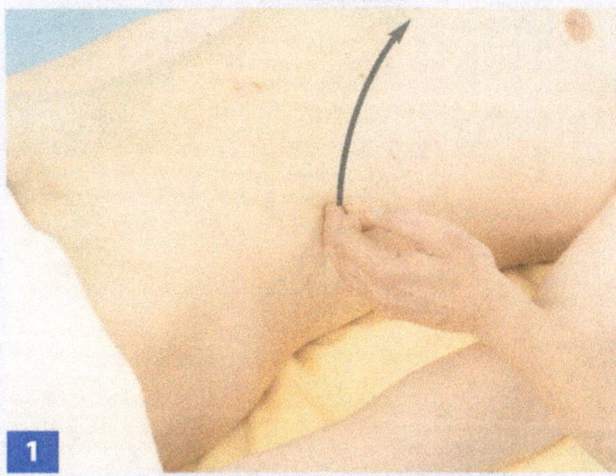

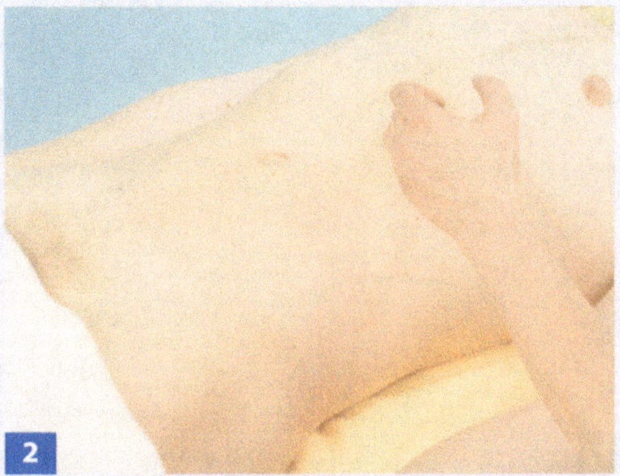

S: Unterrand des Thorax, Processus xiphoideus

H: Der Therapeut setzt die Fingerkuppen im Bereich der vorderen Axillarlinie am tastbaren Unterrand des Thorax auf. Die Bewegungsrichtung erfolgt entlang des knöchernen Randes bis zur Verschiebungsgrenze nach medial. Der therapeutische Zug wird entweder durchgehend oder schubweise entlang des Unterrandes bis zum Processus xiphoideus durchgeführt.

! Aufgrund der hohen Gewebespannung ist häufig ein fortlaufender Arbeitsgang bis zum Processus xiphoideus nicht möglich. In diesem Fall erfolgt der Arbeitsgang portions- oder schubweise.
Wenn die Gewebeverhältnisse es zulassen, kann der Längsgang am Thoraxunterrand mit dem Längsgang im Bereich des Rückens in einem Arbeitsgang im Sitzen durchgeführt werden.

2. Thoraxunterrand, Anhaken, *U*

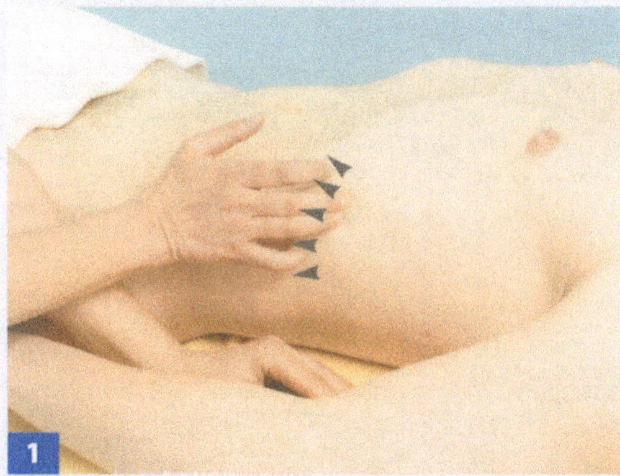

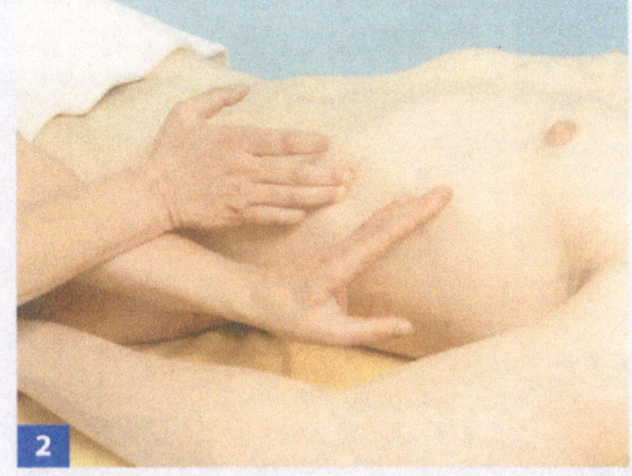

S: Unterrand des Thorax, Processus xiphoideus

H: Der Therapeut setzt seine Fingerkuppen 2–3 cm oberhalb des Thoraxunterrandes auf. Die andere Hand übt einen leichten Gegenzug nach kranial aus.

B: Die Bewegungsrichtung erfolgt bis zur Verschiebegrenze nach kaudal, der therapeutische Zug endet direkt am knöchernen Unterrand des Thorax. Die Arbeitsgänge beginnen im Bereich der vorderen Axillarlinie und werden dicht nebeneinander in kranio-kaudaler Richtung bis zum Processus xiphoideus durchgeführt.

! Nach den einzelnen Anhakungen führt der Therapeut den unter Nr. 1 beschriebenen Längsgang erneut durch, um die zuvor gesetzten Einzelreize miteinander zu verbinden. Durch die Mm. intercostales vermittelt, beschreiben die Patienten bei Manipulationen am Thoraxunterrand im Bereich der Mamillarlinie eine Schneide- oder Schmerzreaktion im Bereich des Epicondylus humeri lateralis.

3. Spina iliaca anterior superior – Symphyse, Längsgang, *U*

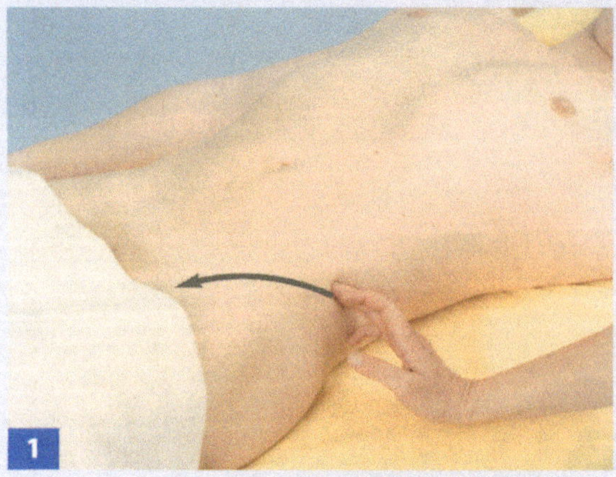
1

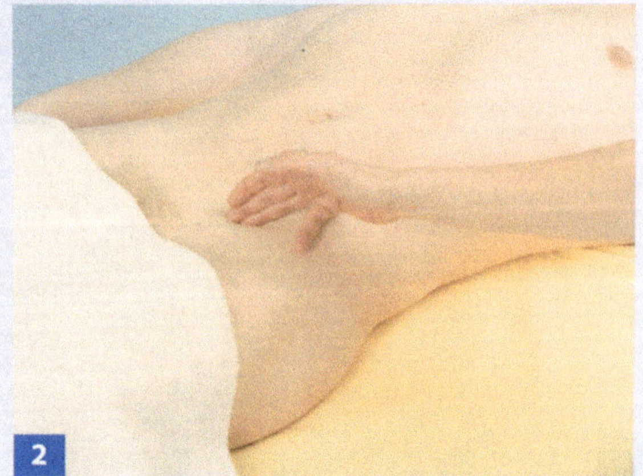
2

S: Spina iliaca anterior superior, Ligamentum ilioinguinalis, Symphyse

H: Der Therapeut setzt die Fingerkuppen oberhalb der Crista iliaca im Bereich der mittleren Axillarlinie auf. Die Bewegungsrichtung erfolgt entlang der Crista iliaca nach ventral bis zur Verschiebegrenze. Von hieraus erfolgt der therapeutische Zug durchgehend oder schubweise über die Spina iliaca anterior superior und das Ligamentum ilioinguinalis bis zur Symphyse.

! Häufig tritt ab der Spina iliaca anterior superior ein extrem starkes Schneidegefühl ein, auf das der Patient vorbereitet werden sollte.

Dieser Arbeitsgang kann mit dem bereits beschriebenen Beckenrandstrich (**s. S. 101**) kombiniert werden, so dass ein fortlaufender, am Processus spinosus L5 bis zur Symphyse verlaufender, Arbeitsgang entsteht.

4. Spina iliaca anterior superior – Symphyse, Anhaken, *U*

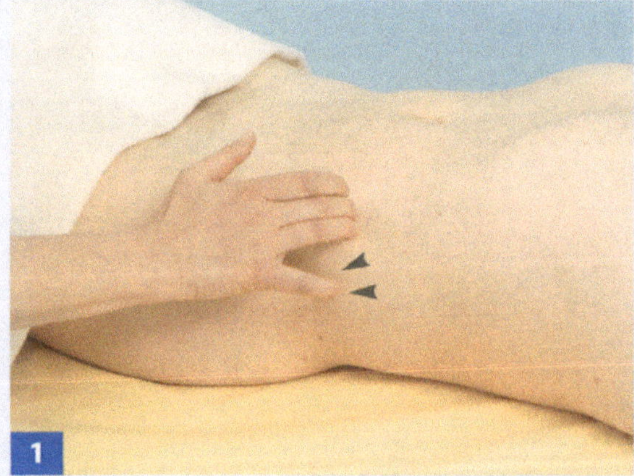
1

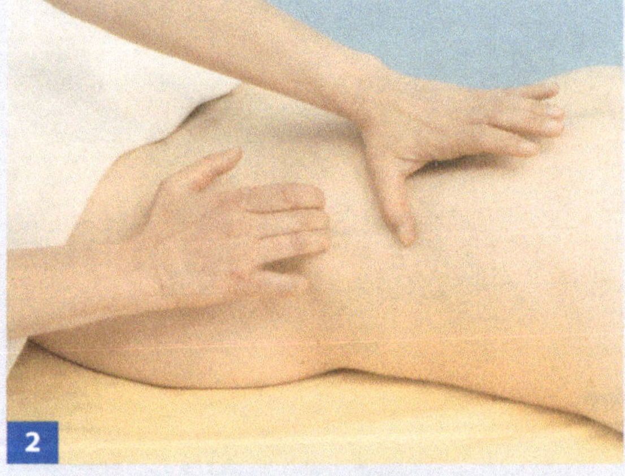
2

S: Spina iliaca anterior superior, Ligamentum ilioinguinalis, Symphyse

H: Der Therapeut setzt die Fingerkuppen 2–3 cm kranial der Crista iliaca auf. Die andere Hand übt bei Erreichen der Verschiebegrenze einen leichten Gegenhalt aus.

B: Die Bewegungsrichtung erfolgt von kranial nach kaudal, bis die Verschiebegrenze erreicht ist. Der folgende therapeutische Zug endet direkt an der Crista iliaca.

Die Arbeitsgänge beginnen in der mittleren Axillarlinie und verlaufen dicht nebeneinander gesetzt über die Spina iliaca anterior superior entlang des Ligamentum ilioinguinalis bis zur Symphyse.

! Der therapeutische Zug in diesem Bereich ist extrem schmerzhaft, so dass der Patient darauf vorbereitet werden sollte.

Nach den einzelnen Anhakungen mittels der Unterhauttechnik erfolgt nochmals der unter Nr. 3 beschriebene Längsgang.

5. M. rectus abdominis, Anhaken, F

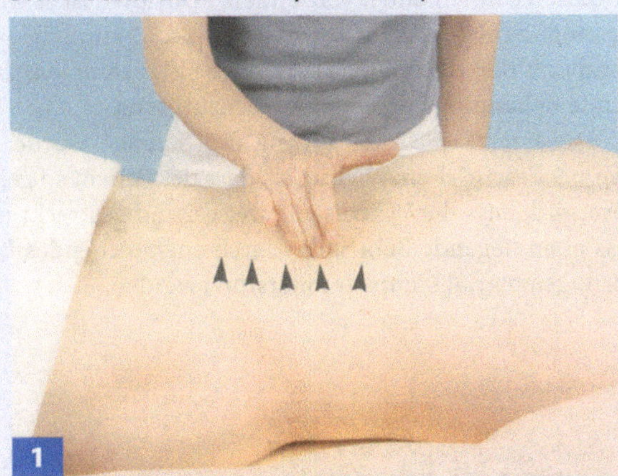

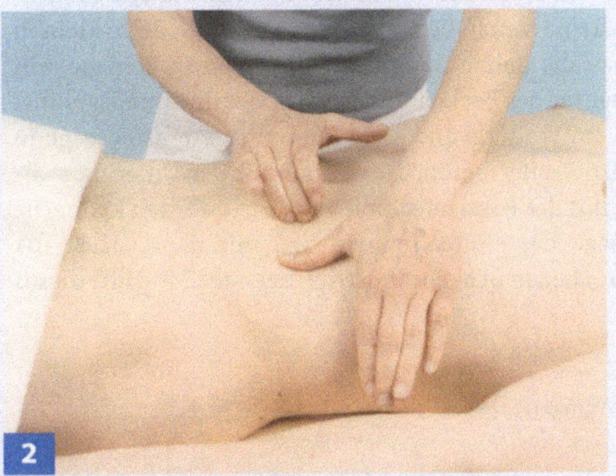

S: M. rectus abdominis

H: Der Therapeut legt die Fingerkuppen an den lateralen Rand des M. rectus abdominis. Die andere Hand übt bei Erreichen der Verschiebegrenze einen leichten Gegenhalt aus.

B: Der Therapeut führt eine Anhakbewegung nach medial aus. Hierbei tritt der therapeutische Zug mit dem damit verbundenem Schneidegefühl unmittelbar ein.
Die Arbeitsgänge beginnen in Höhe des Bauchnabels und werden dicht nebeneinander verlaufend in kranialer Richtung bis in Höhe des Processus xiphoideus durchgeführt.

! Nach dem Anhaken der lateralen Faszienränder des M. rectus abdominis sind die zuvor beschriebenen Arbeitsgänge am Beckenrand leichter durchführbar und mit weniger Schmerzen verbunden.
Sollten die unter Nr. 4 und 5 genannten Techniken aufgrund erhöhter Gewebespannung nur eingeschränkt möglich sein, sollte zunächst das Anhaken des M. rectus abdominis mit der Faszientechnik erfolgen.

Der Bereich des Trochanter major

Wenn sich die Beschwerden des Patienten auf den Gluteal- und Beinbereich beziehen, erfolgt nach dem kleinen Aufbau die Behandlung der Hüftregion in Seitlage, mit Ausnahme des Beckenrandstriches, der im Sitz ausgeführt wird. Im Vordergrund steht die Bindegewebsmassage in der Trochanterregion, die sowohl mit der Unterhaut- als auch mit der Faszientechnik behandelt werden kann. Die Massage der Glutealregion wird mit dem auf S. 101 besprochenen Beckenrandstrich beendet. Mit Hilfe dieses letzten Arbeitsganges werden die vorher beschriebenen Einzelreize miteinander verbunden. Prinzipiell ist es weiter möglich, den kleinen Aufbau (s. Kap. 6.8.2) und die Behandlung der Hüftregion in Seitlage als zusammenhängende Behandlung in Seitlage durchzuführen.

Die korrekte Durchführung der Seitlage wurde in Kap. 6.3 beschrieben. Wichtig ist, dass der Patient so gelagert wird, dass die Wirbelsäule weitgehend gestreckt ist. Das oben liegende Bein sollte durch entsprechendes Lagerungsmaterial komplett unterstützt werden.

Übersicht Behandlungsaufbau

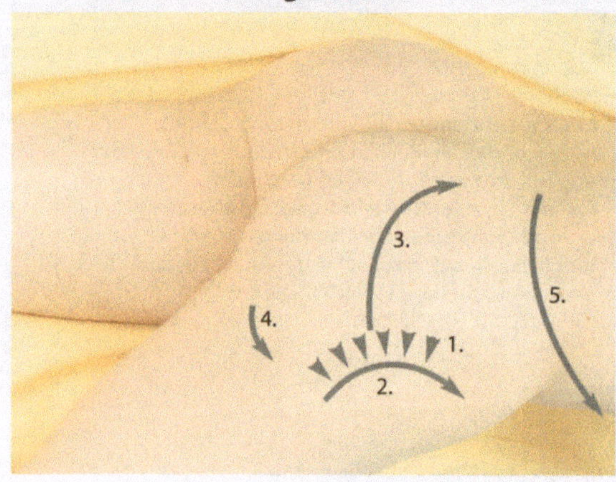

1. Trochanter major, Anhaken, **U**, **F**
2. Trochanter major, Längsgang, **U**
3. Trochanter major – Apex sacrum, **U**
4. Gesäßfalte – Trochanter major, **U**
5. Beckenrandstrich, **U**

1. Trochanter major, Anhaken, U, F

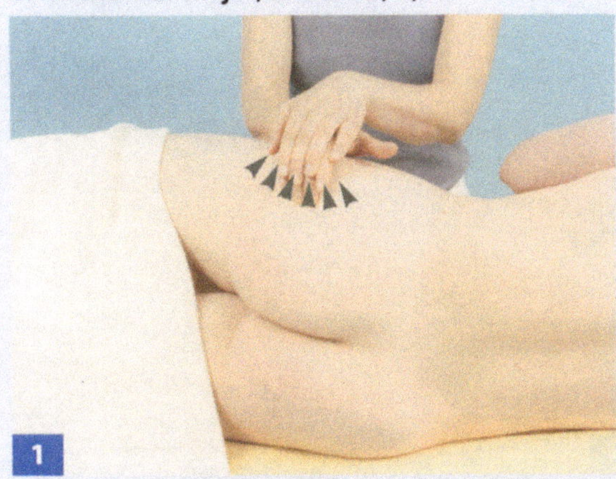
1

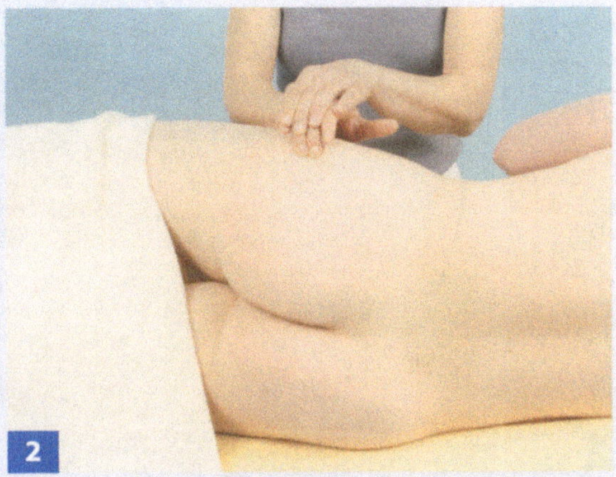
2

S: Faszie über dem M. gluteus maximus, posteriorer Rand des Trochanter major

H: Der Therapeut setzt die Fingerkuppen 5–10 cm posterior des Trochanter major auf. Da das Gewebe hier sehr fest ist, erfolgt die zusätzliche Druckverstärkung durch die andere Hand.

B: Die Bewegungsrichtung erfolgt eine zur Verschiebegrenze nach anterior in Richtung Hinterrand des Trochanter major. Am Ende der Verschiebegrenze setzt der therapeutische Zug ein, der sehr kurz ist und direkt an der posterioren Fläche des Trochanter major endet.

Die Arbeitsgänge beginnen im kaudalen Bereich und werden mit kurzen Arbeitsgängen dicht nebeneinander nach kranial fortgesetzt, wobei die posteriore Fläche des Trochanter mit senkrechten Arbeitsgängen umfasst wird.

! Die hier beschriebene Durchführung ist die Unterhauttechnik. Sollte diese nicht das erwünschte scharfe Schneidegefühl erzeugen, so kann die Faszientechnik durchgeführt werden. Hierbei setzt der Therapeut die Finger direkt an der posterioren Kante des Trochanter auf und führt unmittelbar den therapeutische Zug ohne weiteres Verschieben der Unterhaut aus.

2. Trochanter major, Längsgang, U

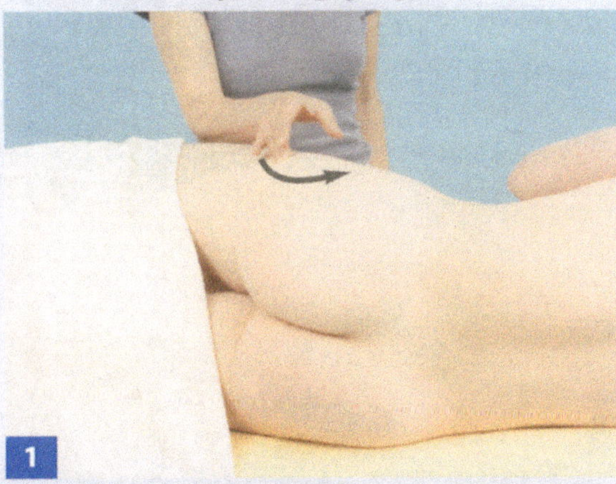
1

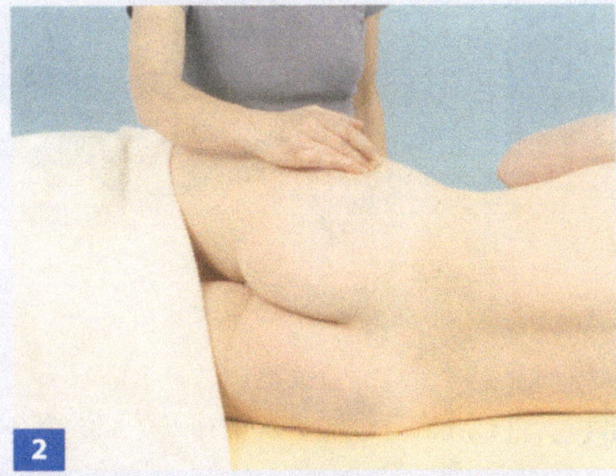
2

S: Faszie über dem M. gluteus maximus, posteriorer Rand des Trochanter major

H: Der Therapeut setzt die Fingerkuppen direkt distal des Trochanter major an der Insertionsstelle des M. gluteus maximus an das Femur an.

B: Die Bewegungsrichtung erfolgt bis zur Verschiebegrenze von kaudal nach kranial in einem leichten Bogen um den posterioren Anteil des Trochanter herum. Dieser Längsgang verbindet die vorher gesetzten Einzelreize.

! Bei diesem Arbeitsgang ist darauf zu achten, dass kein unangenehmes oder dumpfes Druckgefühl beim Patienten ausgelöst wird, da dies zu Irritationen im Beinbereich führen kann. Da das Gewebe in diesem Bereich sehr derb ist, kann es erforderlich sein, den Längsgang in mehrere Abschnitte zu unterteilen.

3. Trochanter major – Apex sacrum, *U*

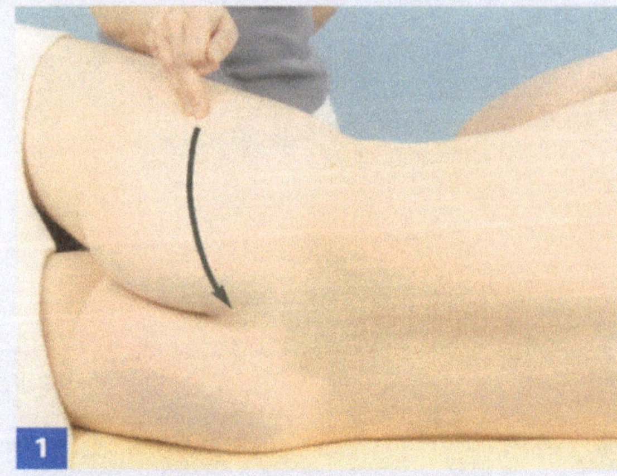

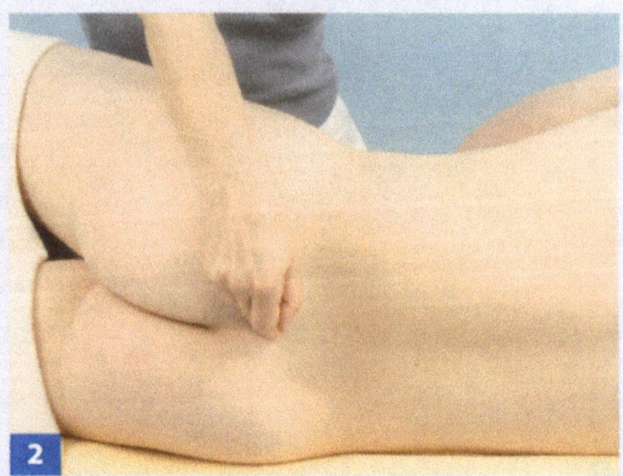

S: Trochanter major, M. gluteus maximus, Apex sacrum

H: Der Therapeut setzt die Fingerkuppen an der Insertionsstelle des M. gluteus maximus, etwa 10 cm distal des Trochanter major auf.

B: Die Bewegungsrichtung erfolgt bis zur Verschiebegrenze bogenförmig über der Faszie des M. gluteus maximus nach medial. Der therapeutische Zug erfolgt im Bereich der kaudalen Fasern des M. gluteus maximus und endet an der Apex sacrum.

! Das Gewebe in der Glutealregion ist häufig sehr fest und derb. Daher kann dieser beschriebene Arbeitsgang anfangs nicht als ganzer, sondern nur schubweise durchgeführt werden. Ein Anzeichen für die richtige Durchführung ist das klare, helle Schneidegefühl. Bei unsachgemäßer Durchführung mit dumpfem Druckgefühl können Irritationen im Beinbereich auftreten.

4. Gesäßfalte – Trochanter major, *U*

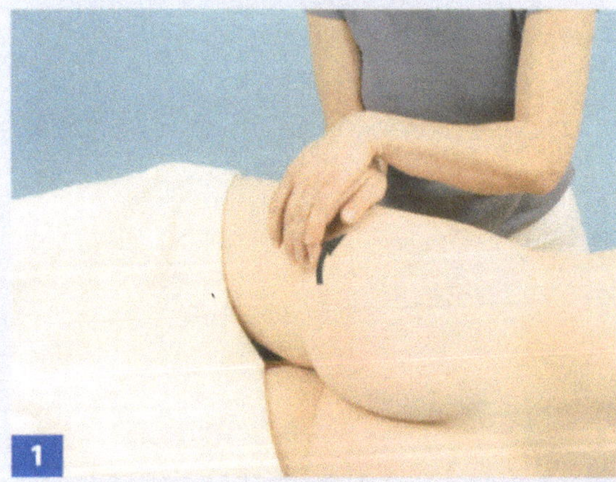

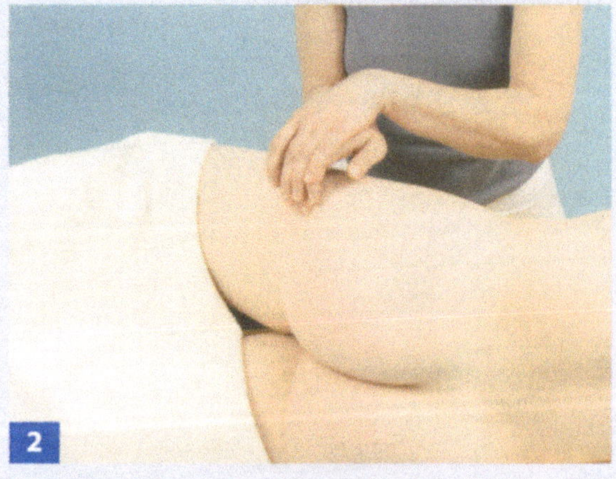

S: M. gluteus maximus, posteriore Fläche des Trochanter major

H: Der Therapeut setzt die Fingerkuppen in der Gesäßfalte, 3–5 cm posterior des Trochanter major auf. Die andere Hand unterstützt die Fingerkuppen der Arbeitshand.

B: Die Bewegungsrichtung erfolgt bis zur Verschiebegrenze nach lateral. Der anschließend einsetzende therapeu-tische Zug, der sehr kurz ist, endet an der posterioren Fläche des Trochanter major.

! Dieser Arbeitsgang ist mit einem extrem starken Schneidegefühl verbunden, auf das der Patient unbedingt vorbereitet werden muss.
Der Arbeitsgang wird auch als so genannter Reaktionspunkt bei Fehl- oder Nichtreaktion im Bereich des Beckens und der Glutealregion angewendet.

5. Beckenrandstrich, *U*

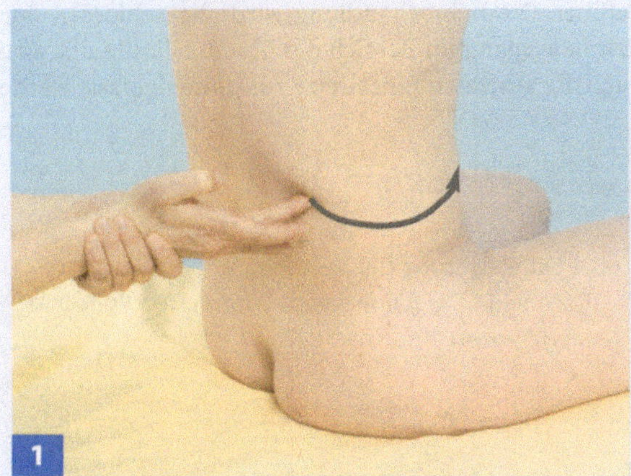

1

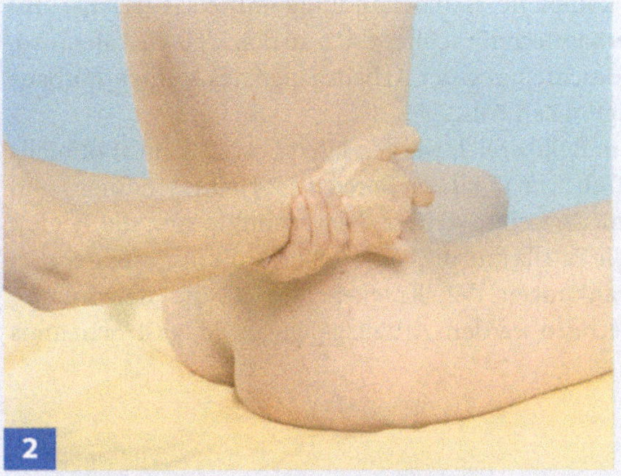

2

S: Dornfortsatz L5, Crista iliaca, Spina iliaca anterior superior

H: Der Therapeut setzt die Ulnarseite der Fingerkuppen im Bereich des Dornfortsatzes des 5. Lendenwirbels auf. Die andere Hand unterstützt gegebenenfalls die Arbeitshand im Handgelenk.

B: Die Bewegungsrichtung erfolgt nach lateral, wobei die Oberkante der Crista iliaca als Leitlinie bis zur Spina iliaca anterior superior dient.
Nach dem Erreichen der Verschiebegrenze setzt der therapeutische Zug mit dem charakteristischen, aber leichter ausgeprägten Schneidegefühl als bei der unter Nr. 4 genannten Technik entlang der Crista iliaca ein.

! Der Beckenrandstrich umfasst die bisher durchgeführten Einzelreize und schließt die Behandlung im Glutealbereich ab.
Bei hoher Gewebespannung kann dieser Arbeitsgang in mehrere kleinere Arbeitsgänge unterteilt werden.
Der Beckenrand wird in zwei Etappen gezogen:
1. von lateral des M. erector trunci entlang der Crista iliaca nach lateral bis zur Spina iliaca anterior superior;
2. vom lateralen Rand des M. erector trunci nach medial bis zum Dornfortsatz des 5. Lendenwirbels.

Behandlungsaufbau am Bein (Rückenlage)

Die komplette Beinbehandlung mittels Faszien- und Unterhauttechnik schließt sich an den kleinen Aufbau an. Die Beschreibung der Arbeitsgänge des kleinen Aufbaus erfolgt in **Kap. 6.8.2**.

Im Beinbereich werden lateral der Tractus iliotibialis behandelt, im medialen Bereich der Hiatus tendineus und der M. sartorius. Weitere Schwerpunkte sind die Region um die Patella und die Fossa poplitea, die insbesondere bei Erkrankungen des Kniegelenkes in die Behandlung einbezogen werden. Arbeitsgänge am M. gastrocnemius werden mit der Unterhaut- und der Faszientechnik durchgeführt. Die Beinbehandlung wird abgeschlossen durch den Längsgang im Bereich des Tractus iliotibialis, womit auch die gesetzten Einzelreize zusammengefasst werden.

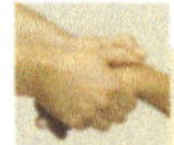

PRAXISTIPP

Die Durchführung der Beinbehandlung erfolgt in Rückenlage. Die Beine werden durch eine Rolle in den Kniegelenken unterlagert.

Übersicht Behandlungsaufbau

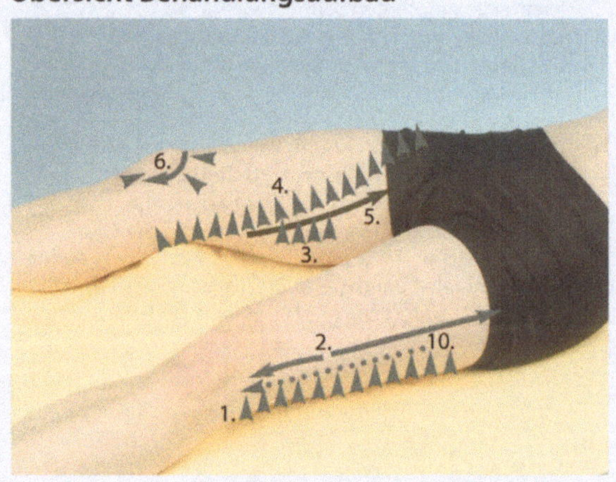

1. Tractus iliotibialis, Anhaken, *F*
2. Tractus iliotibialis, Längsgang, *U*
3. Hiatus tendineus, Anhaken, *F*
4. M. sartorius, Anhaken, *F*
5. M. sartorius, Längsgang, *U*
6. Patella, Längsgang, Anhaken, *U*, *F*
7. Fossa poplitea, Längsgang, Anhaken, *U*, *F*
8. M. gastrocnemius, Caput fibulae, *U*, *F*
9. M. gastrocnemius, *U*, *F*
10. Tractus iliotibialis, Zusammenfassung der Einzelreize

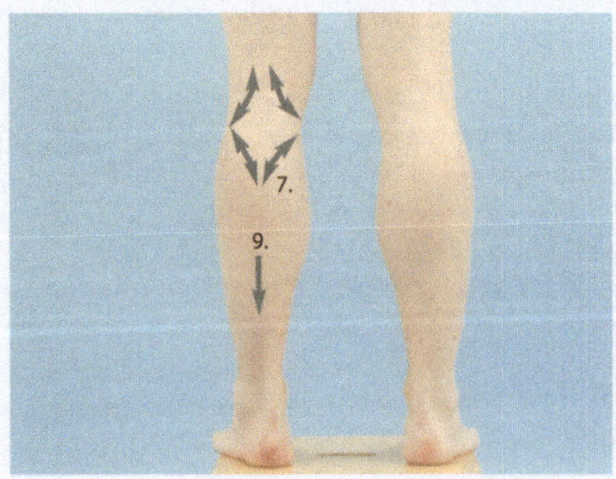

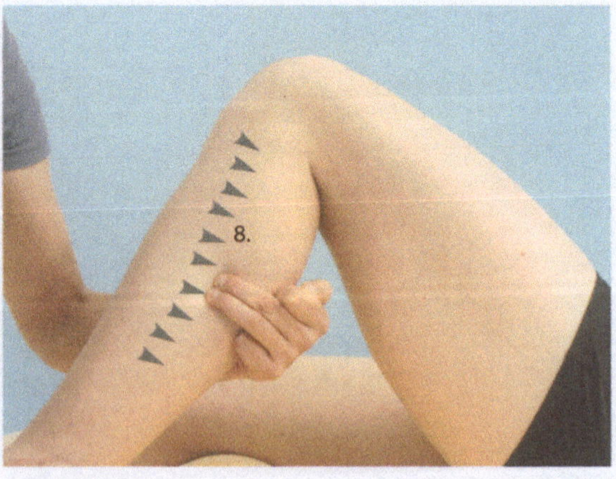

1. Tractus iliotibialis, Anhaken, *F*

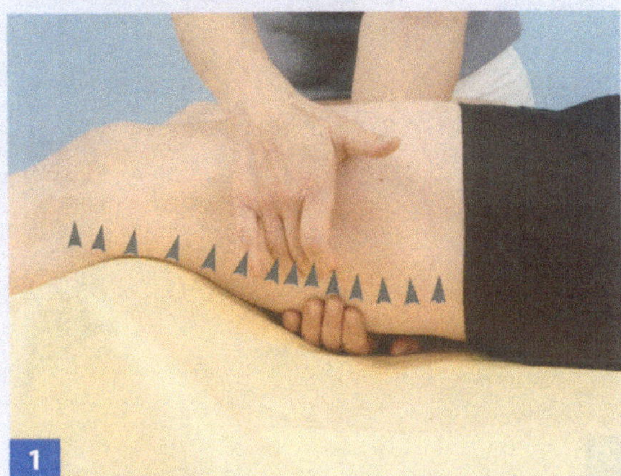

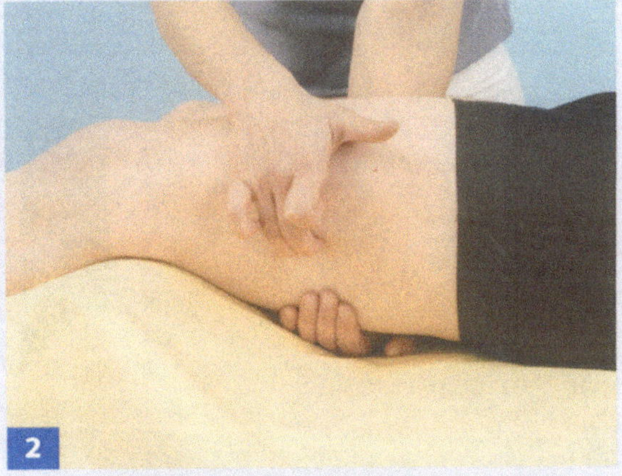

S: Tractus iliotibialis, posteriorer Anteil

H: Der Therapeut setzt die Fingerkuppen an den posterioren Rand des Tractus iliotibialis an.

B: Der Therapeut hakt direkt den Rand des Tractus iliotibialis senkrecht an, wodurch ein therapeutischer Zug und das damit verbundene Schneidegefühl ausgelöst wird. Mit Einsetzen des therapeutischen Zuges hält die andere Hand von dorsal kommend entgegen. Die Arbeitsgänge beginnen etwa in der Mitte des Oberschenkels, da hier der Tractus iliotibialis am sichersten zu ertasten ist. Die Arbeitsgänge werden dicht nebeneinander, von distal nach proximal bis zum Trochanter major fortgeführt. Von der Ausgangsstellung ausgehend, wird der Tractus iliotibialis auch von proximal nach distal bis zum Caput fibulae behandelt.

! Die Fingerkuppen müssen exakt den posterioren Rand des Tractus iliotibialis erreichen, da nur dann die richtige Ausführung der Technik mit dem damit verbundenen Schneidegefühl gewährleistet ist.

2. Tractus iliotibialis, Längsgang, *U*

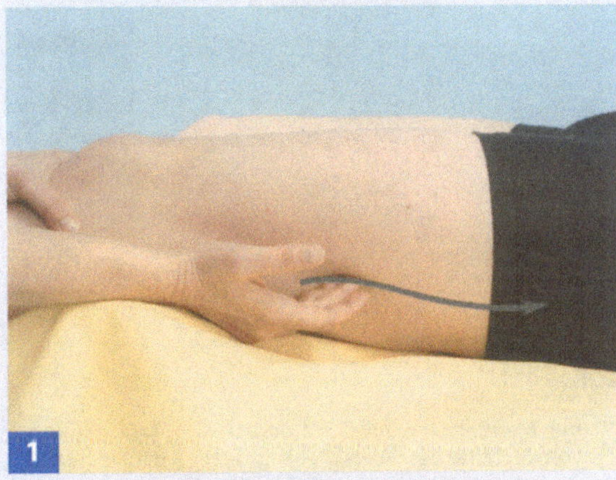

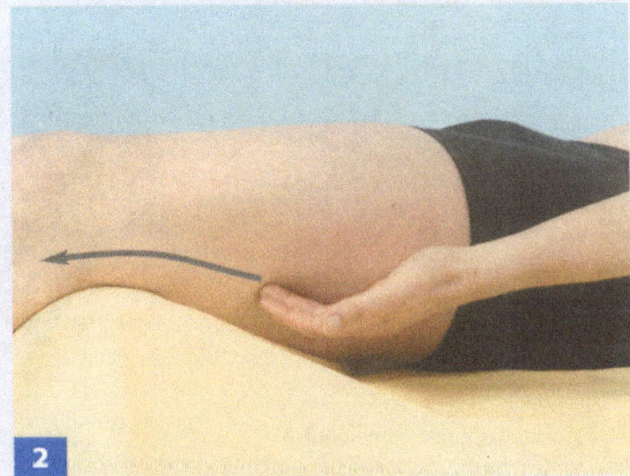

S: Tractus iliotibialis, posteriorer Anteil

H: Der Therapeut legt die Fingerkuppen in der Mitte des Oberschenkels an den posterioren Rand des Tractus iliotibialis.

B: Zunächst erfolgt die Begwegungsrichtung bis zur Verschiebegrenze von kaudal nach kranial in Richtung des Trochanter major. Der kaudale Anteil des Tractus iliotibialis wird ebenfalls von der Mitte des Oberschenkels erreicht. Hierbei erfolgt die Bewegungsrichtung bis zur Verschiebegrenze von kranial nach kaudal bis zum Caput fibulae. Nach Erreichen der Verschiebegrenze erfolgt der therapeutische Zug durchgehend oder schubweise.

! Die beschriebene Unterhauttechnik von distal nach proximal und umgekehrt muss exakt am posterioren Rand des Tractus iliotibialis erfolgen, um das charakteristische Schneidegefühl auszulösen. Sollte das Schneidegefühl nicht darstellbar sein, empfiehlt es sich, zunächst die Arbeitstechniken im Bereich des Hiatus tendineus durchzuführen.

3. Hiatus tendineus, Anhaken, F

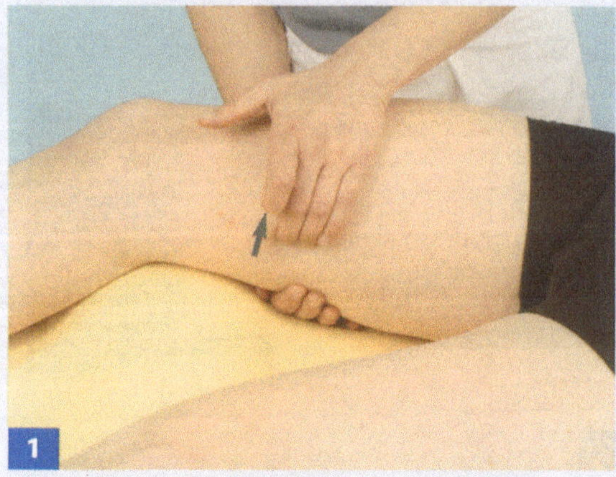

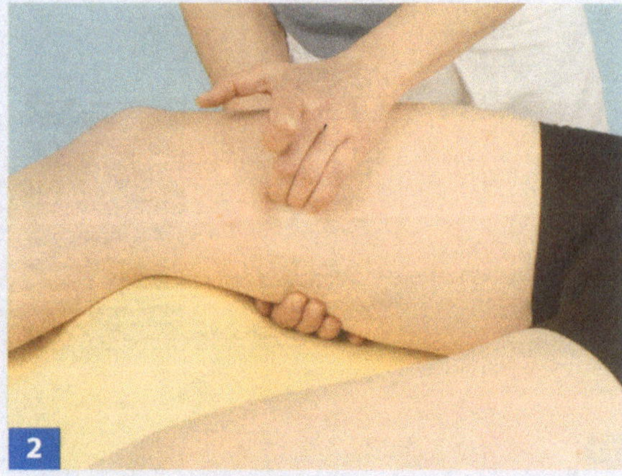

S: Hiatus tendineus mit durchtretenden Gefäßen (A. und V. femoralis, N. saphenus)

H: Der Therapeut setzt die Fingerkuppen oberhalb des Condylus medialis zwischen den Adduktoren und den Muskeln der Semigruppe an. Die andere Hand umfasst die dorsale Seite des Oberschenkels und strafft die Haut, nachdem die Verschiebegrenze erreicht ist.

B: Die Bewegungsrichtung erfolgt von posterior nach anterior, wobei die Verschiebegrenze sehr kurz ist. Der therapeutische Zug endet am Hiatus adductorius. Die Durchführung erfolgt ein- bis dreimal.

! In der Regel tritt ein sehr starkes Schneidegefühl auf. Bei Fehlreaktionen sollte diese Technik nicht weiter durchgeführt werden.

4. M. sartorius, Anhaken, F

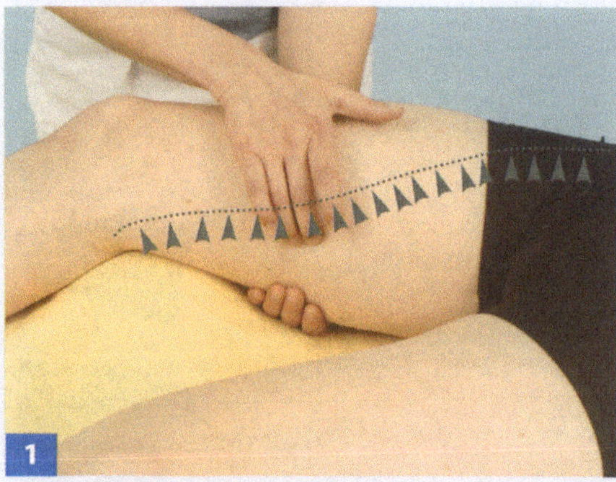

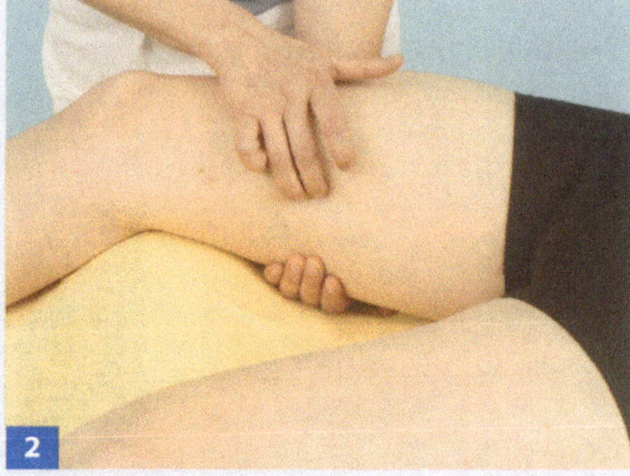

S: M. sartorius, posteriorer Rand

H: Zur Durchführung der Faszientechnik am M. sartorius setzt der Therapeut die Fingerkuppen genau am posterioren Rand des M. sartorius an. Die andere Hand übt bei Erreichen der Verschiebegrenze einen leichten Gegenhalt aus.

B: Der therapeutische Zug erfolgt direkt an den posterioren Muskelrand heran mit unmittelbarer Auslösung des charakteristischen Schneidegefühls. Die Arbeitsgänge beginnen in der Mitte des Oberschenkels und werden dicht nebeneinander nach proximal bis zur Insertion des Muskels im Bereich der Spina iliaca anterior superior durchgeführt. Anschließend werden die Arbeitsgänge von der Mitte des Oberschenkels dicht nebeneinander nach distal bis zum Pes anserinus durchgeführt.

! Der Muskel ist im Bereich der Insertion äußerst empfindlich und sollte daher von den Arbeitsgängen ausgeschlossen werden. Bei der Durchführung der Unterhauttechnik werden die Finger 1–2 cm posterior des Muskelrandes aufgesetzt. Nach dem Erreichen der Verschiebegrenze erfolgt der therapeutische Zug auch hier wieder rechtwinklig zum posterioren Muskelrand.

5. M. sartorius, Längsgang, *U*

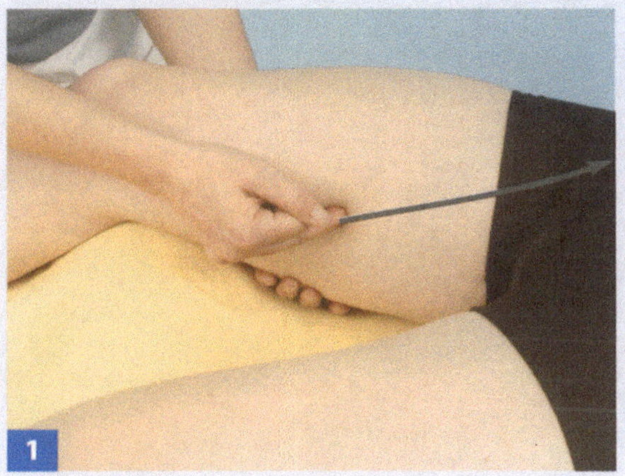

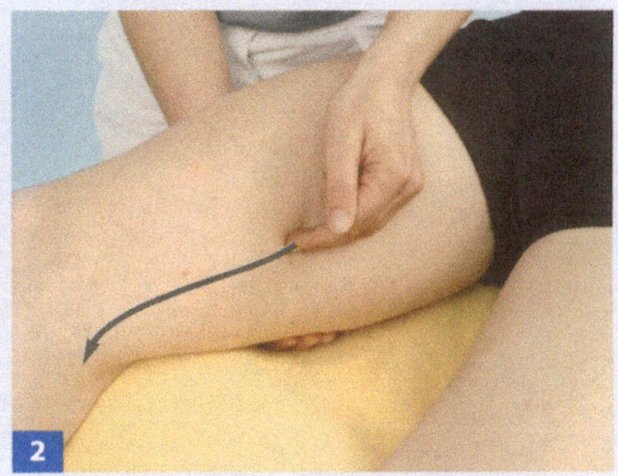

S: M. sartorius
H: Der Therapeut setzt die Fingerkuppen in der Mitte des Oberschenkels am posterioren Rand des M. sartorius an.

B: Die Bewegungsrichtung erfolgt bis zur Verschiebegrenze nach proximal. Der darauf folgende therapeutische Zug wird entweder kontinuierlich oder schubweise bis unterhalb der Spina iliaca anterior superior durchgeführt. In einem zweiten Arbeitsgang erfolgt der Längsgang von der Mitte des Oberschenkels nach distal bis zum Pes anserinus.

6. Patella, Anhaken, Längsgang, *U*, *F*

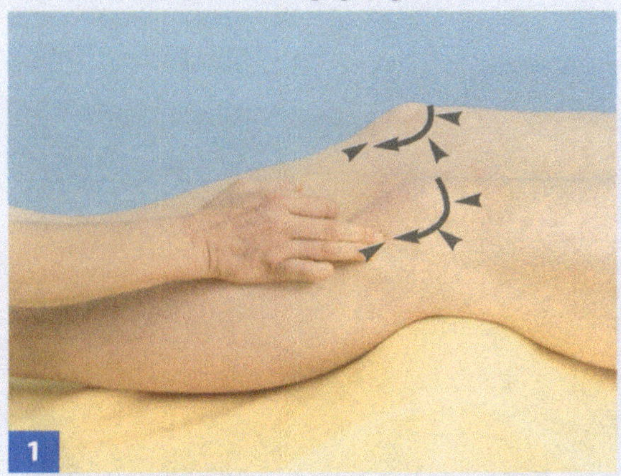

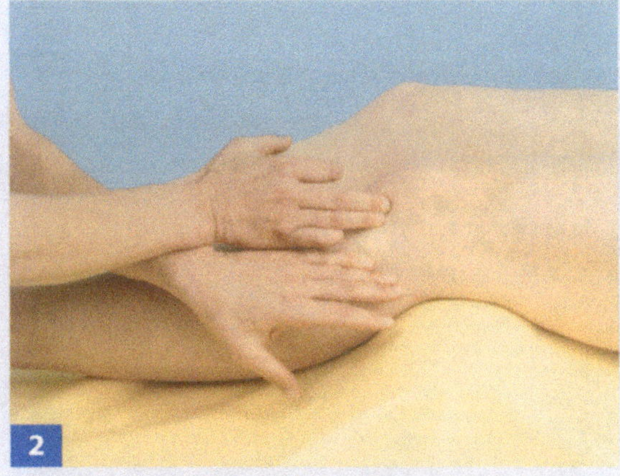

S: Patella, Ligamentum patellae
H: Der Therapeut platziert die Fingerkuppen lateral des Ligamentum patellae. Die andere Hand übt einen leichten Gegenzug des Hautgewebes nach distal aus.
B: Aus dieser Position erfolgt unmittelbar der therapeutische Zug genau in den Winkel, der von dem Retinaculum patellae und der Patella gebildet wird (*F*). In gleicher Weise wird die Faszientechnik auch an der medialen Seite des Retinaculum patellae durchgeführt.

! Die gesamte Patella wird mit Anhakstrichen rechtwinklig auf den Knochenrand zu behandelt. Die andere Hand übt bei Erreichen der Verschiebegrenze einen leichten Gegenhalt aus.
Bei der Unterhauttechnik werden die Finger 1–2 cm lateral des Ligamentum patellae aufgesetzt. Nach dem Erreichen der Verschiebegrenze erfolgt der therapeutische Zug bis zum Ende der Patella. Die Einzelreize können über den Längsgang um die Patella mittels der Unterhauttechnik verbunden werden.

7. Fossa poplitea, Längsgang, Anhaken, *U*, *F*

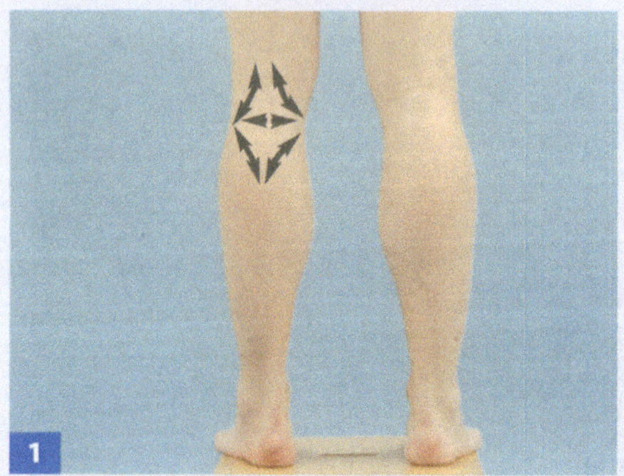
1

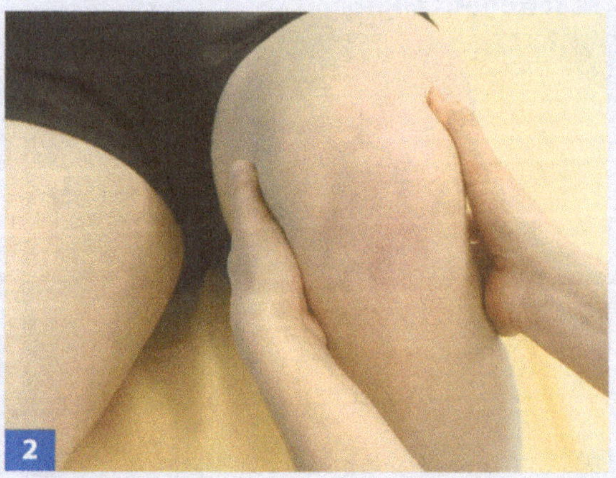
2

In der Fossa poplitea werden Quer- und Längsgänge durchgeführt.

H: Der Therapeut setzt die Fingerkuppen beider Hände im oberen Winkel der Fossa poplitea an. Unter Gegenhalt der jeweils anderen Hand wird wechselseitig mittels der Faszientechnik die Sehne des M. biceps femoris nach lateral angehakt. Danach erfolgt das Anhaken der Sehne des M. semitendinosus nach medial, während gleichzeitig die laterale Hand einen Gegenzug ausübt. Die Arbeitsgänge beginnen proximal und werden jeweils nebeneinander gesetzt und bis in Höhe des Kniegelenkspaltes durchgeführt. Im nächsten Arbeitsgang werden die rechtwinklig zur Sehne platzierten Anhakstriche durch Längsgänge miteinander verbunden. Der Längsgang beginnt im oberen Winkel der Fossa poplitea und wird jeweils medial der Sehne nach proximal durchgeführt. Hierzu verwendet man die Unterhauttechnik.

! Die Arbeitsgänge in der Fossa poplitea und um die Patella sind besonders bei arthrotischen Beschwerden der Kniegelenke anwendbar.

8. M. gastrocnemius, Caput fibulae, *U*, *F*

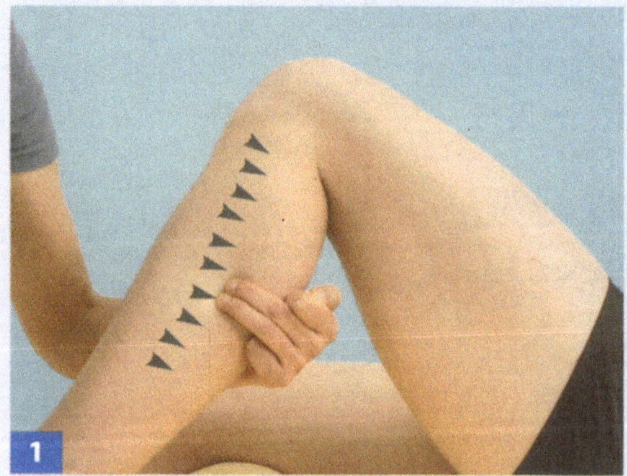
1

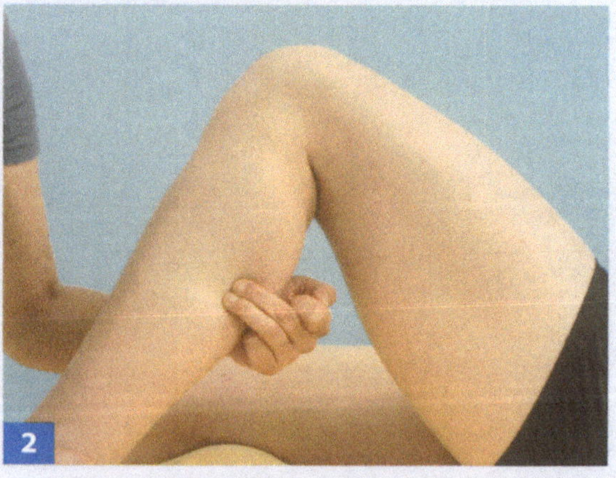
2

S: M. gastrocnemius, Caput fibulae

H Der Therapeut legt die Fingerkuppen am rechtwinklig gebeugten Bein anterior (*F*) und distal des Caput fibulae auf.

B: Bei der Faszientechnik erfolgt der therapeutische Zug unmittelbar an den anterioren Rand des Muskels. Die Arbeitsgänge beginnen unterhalb des Caput fibulae und werden dicht nebeneinander nach distal fortgesetzt.

! Die hier beschriebene Technik ist die Faszientechnik. Das Caput fibulae des M. gastrocnemius kann auch mit der Unterhauttechnik behandelt werden. Hierbei ist die Verschiebegrenze größer und der therapeutische Zug verläuft über den Muskelbauch.

9. M. gastrocnemius, *U*, *F*

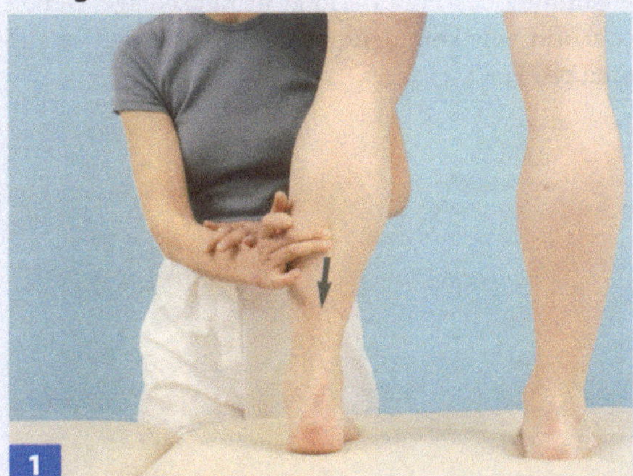

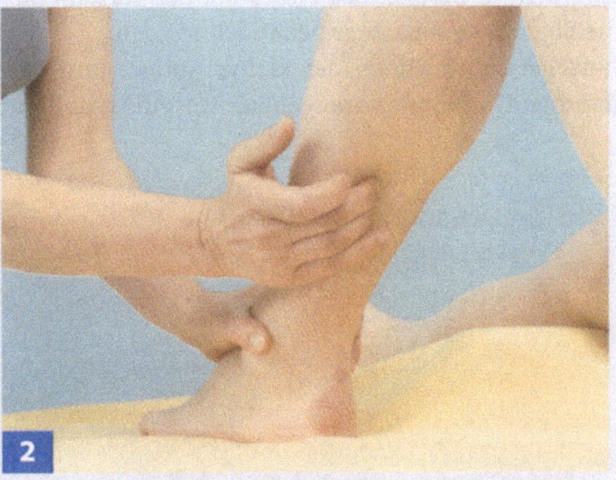

S: Winkel zwischen Caput mediale und Caput laterale des M. gastrocnemius
H: Der Therapeut setzt die Fingerkuppen etwas kranial an der Vereinigungsstelle beider Muskeln in die gemeinsame Sehne an.
B: Die Bewegungsrichtung erfolgt bis zur Verschiebegrenze von proximal nach distal. Der therapeutische Zug endet am Übergang in die gemeinsame Sehne.

! Der Verschiebeweg ist auch bei der Unterhauttechnik relativ kurz.
Weiterhin kann auch die Faszientechnik angewendet werden. Hierbei wird stärkerer Druck ausgeübt, das Schneidegefühl tritt unmittelbar ein.

10. Tractus iliotibialis, Zusammenfassung der Einzelreize

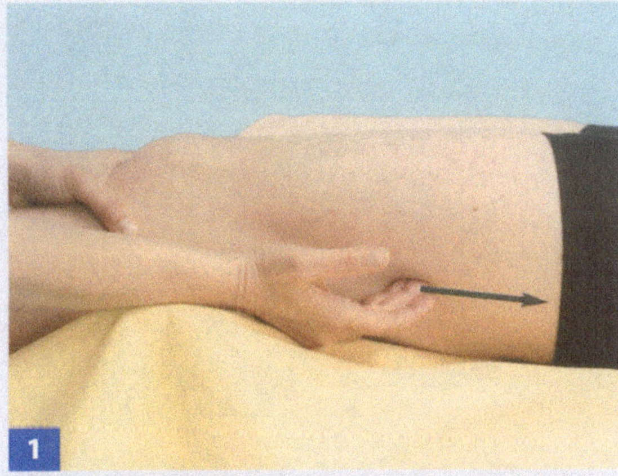

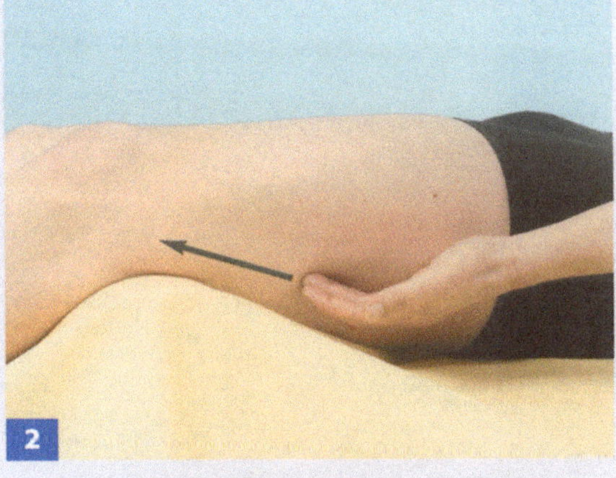

S: Tractus iliotibialis, posteriorer Anteil
H: Der Therapeut legt die Fingerkuppen in der Mitte des Oberschenkels an den posterioren Rand des Tractus iliotibialis.

B: Zunächst erfolgt die Bewegungsrichtung bis zur Verschiebegrenze von kaudal nach kranial in Richtung des Trochanter major. Der kaudale Anteil des Tractus iliotibialis wird ebenfalls von der Mitte des Oberschenkels erreicht. Hierbei erfolgt die Bewegungsrichtung bis zur Verschiebegrenze von kranial nach kaudal bis zum Caput fibulae (*F*). Nach dem Erreichen der Verschiebegrenze erfolgt der therapeutische Zug durchgehend oder schubweise.

Behandlungsaufbau am Fuß

Beschwerden im Bereich des Fußes können durch eine gezielte Bindegewebsmassage behandelt werden.

Zunächst sollte jedoch der kleine Aufbau und die Behandlung des Beines vorangehen. Am Fuß kommen überwiegend Faszientechniken zur Anwendung. Die Behandlung des Fußes erfolgt in Rückenlage. Der Zeitbedarf für eine komplette Behandlung beträgt ca. 15 Minuten pro Fuß.

Übersicht Behandlungsaufbau

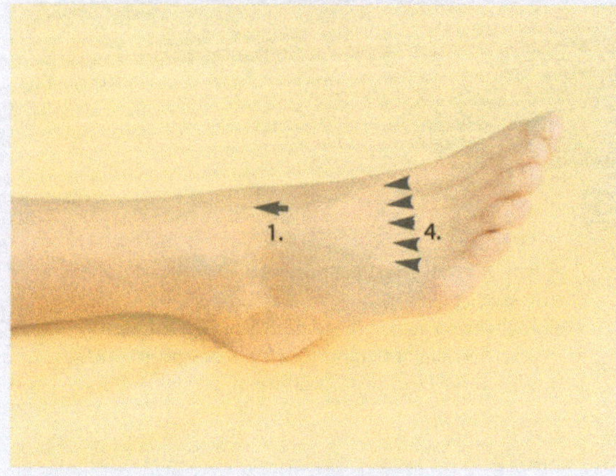

Fuß dorsal
1. Oberes Sprunggelenk, *F*
4. Zehengrundgelenke von dorsal, *F*

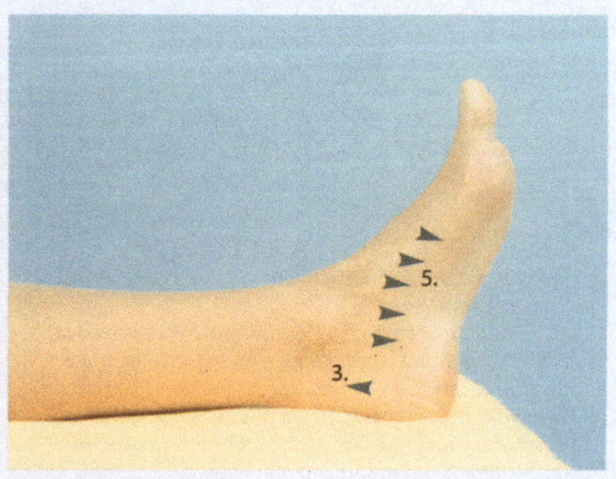

Fuß medial
3. Kalkaneus von medial, *F*
5. Medialer Fußrand, *F*

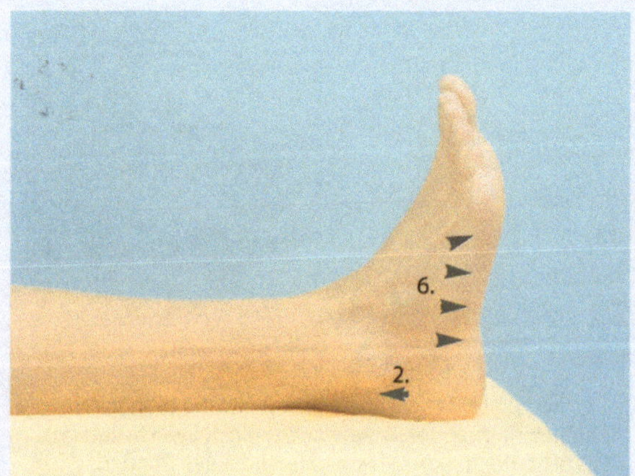

Fuß lateral
2. Kalkaneus von lateral, *F*
6. Lateraler Fußrand, *F*

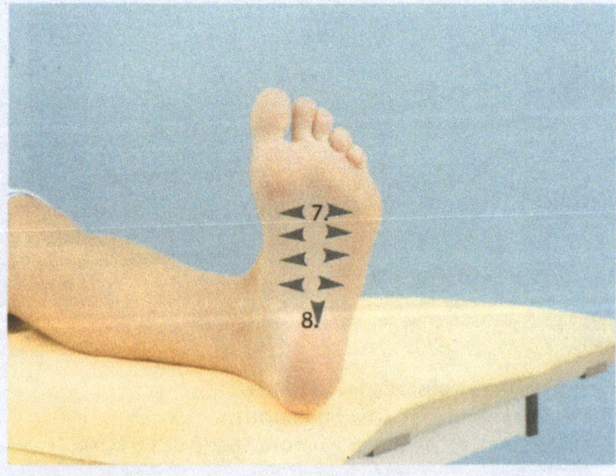

Fuß plantar
7. Fußsohle von lateral und medial, Anhaken, *F*
8. Kalkaneus von plantar, Anhaken, *F*

1. Oberes Sprunggelenk, *F*

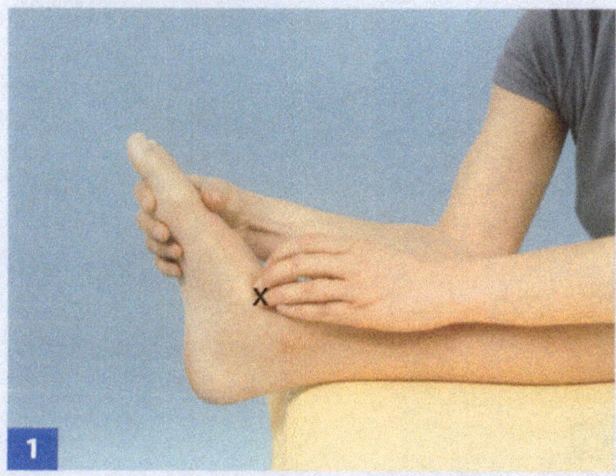

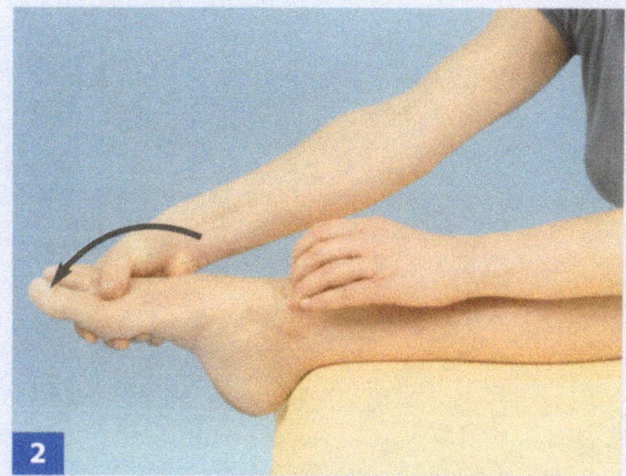

S: Talus, vorderer Gelenkspalt des oberen Sprunggelenkes
H: Der Therapeut setzt die Fingerkuppen der einen Hand in Höhe des vorderen Gelenkspaltes des oberen Sprunggelenkes auf. Die andere Hand umfasst den Vorfuß.

B: Während die Fingerkuppen die Haut fixieren, führt die Hand des Therapeuten eine Plantarflexion durch. Hierbei tritt unmittelbar das mit dem therapeutischen Zug verbundene Schneidegefühl auf.

2. Kalkaneus von lateral, *F*

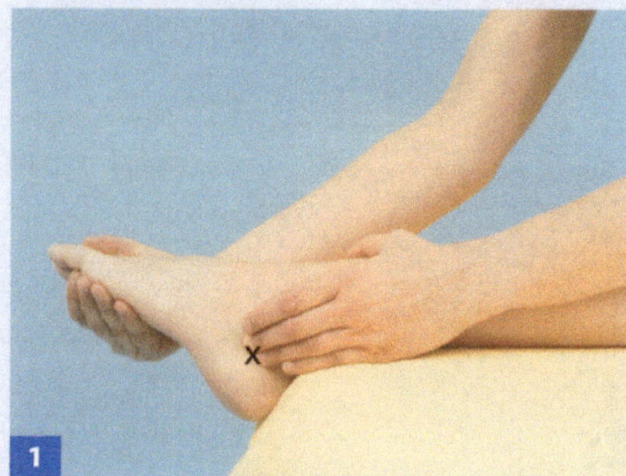

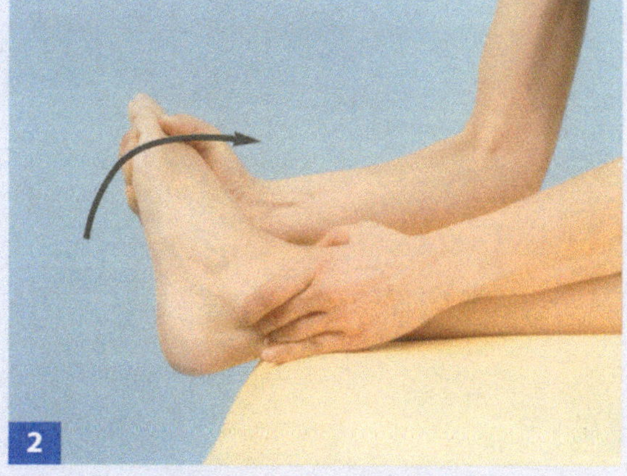

S: Lateraler Anteil des Kalkaneus
H: Der Therapeut führt eine passive Plantarflexion im oberen Sprunggelenk durch. Die Fingerkuppen der einen Hand werden lateral am Os calcaneus zwischen Achillessehne und Malleolus lateralis platziert. Bei fest aufgesetzten Fingerkuppen führt der Therapeut eine Dorsalextension des Fußes durch, wobei sofort das mit dem therapeutischen Zug verbundene Schneidegefühl einsetzt.

! Das Schneidegefühl ist in der Regel sehr ausgeprägt, der Patient sollte darauf vorbereitet werden.

3. Kalkaneus von medial, *F*

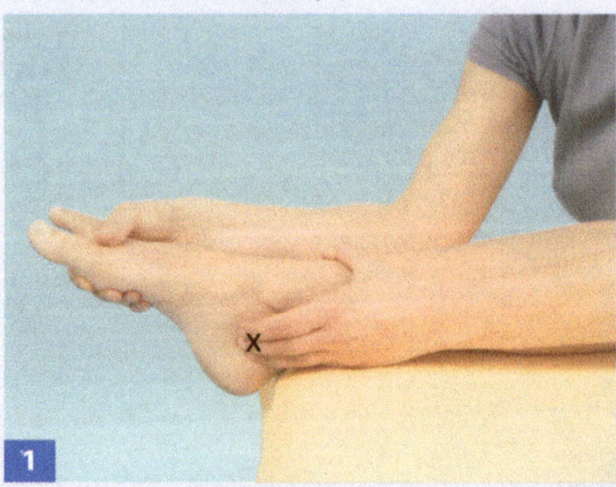

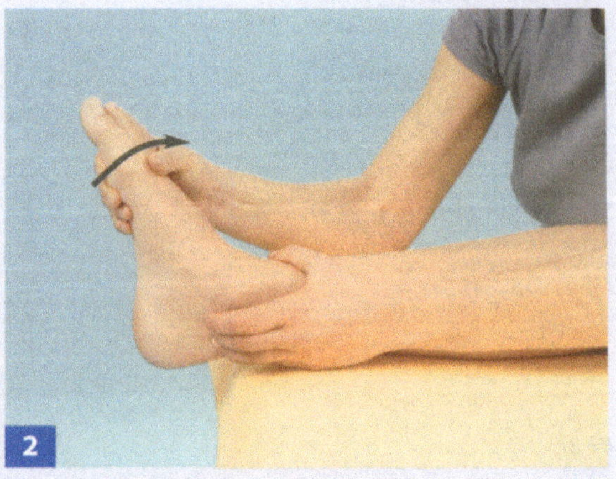

S: Medialer Anteil des Kalkaneus
H: Der Therapeut führt eine passive Plantarflexion des Fußes durch. Er platziert die Fingerkuppen einer Hand am medialen Rand des Kalkaneus zwischen Malleolus medialis und Achillessehne.
B: Bei fest aufgesetzten Fingerkuppen führt der Therapeut mit der anderen Hand eine Dorsalextension des Sprunggelenkes durch. Dabei entsteht sofort das mit dem therapeutischen Zug verbundene Schneidegefühl.

! Das Schneidegefühl in diesem Bereich ist außerordentlich ausgeprägt, so dass der Patient hierauf vorbereitet werden sollte.
Die hier vorgestellte Technik ist die Faszientechnik, bei der die Verschiebegrenze nur minimal ist und der therapeutische Zug sofort auftritt.

4. Zehengrundgelenke von dorsal, *F*

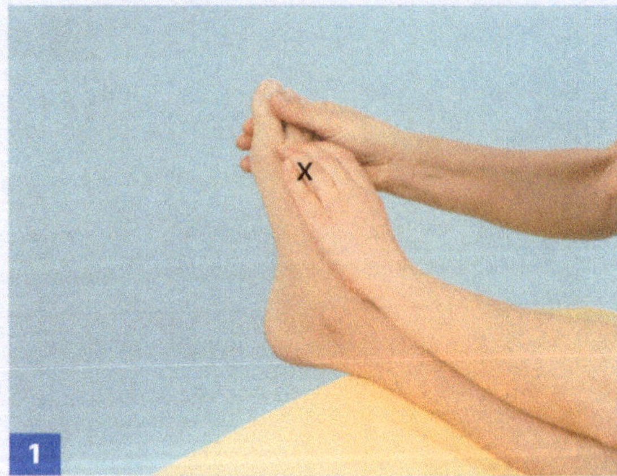

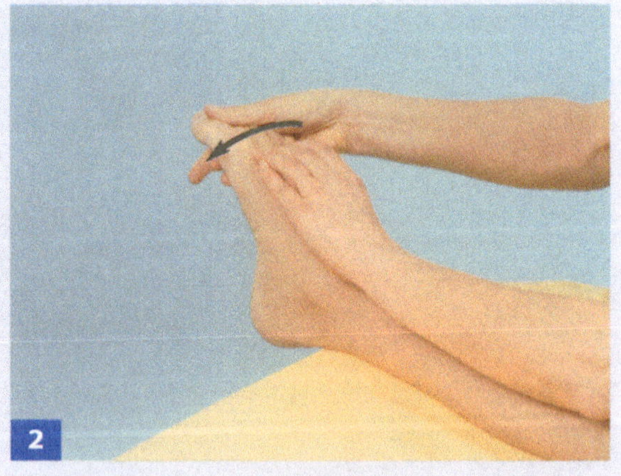

S: Gelenkkapseln der Zehengrundgelenke 1–5
H: Der Therapeut setzt die Fingerkuppen einer Hand jeweils in Höhe der Zehengrundgelenke auf. Die andere Hand umfasst die Zehen.
B: Bei aufgesetzten Fingerkuppen führt der Therapeut eine Plantarflexion der Zehen in den Grundgelenken durch. Dabei entsteht sofort das mit dem therapeutischen Zug verbundene Schneidegefühl.

! Bei dieser Technik handelt es sich um die Faszientechnik. Die Verschiebegrenze ist hierbei äußerst gering, so dass der therapeutische Zug sofort mit der Durchführung der passiven Plantarflexion beginnt.

5. Medialer Fußrand, *F*

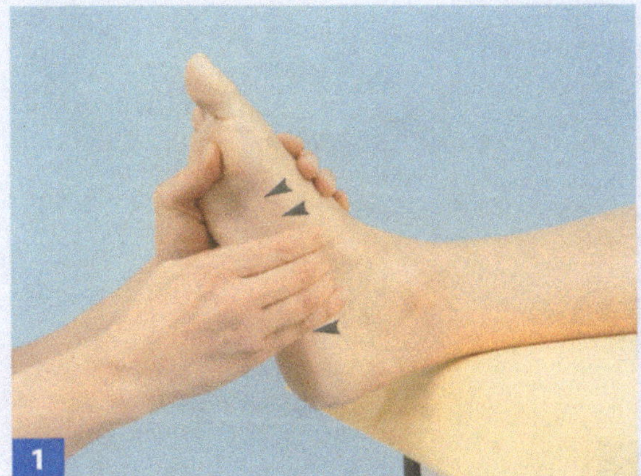

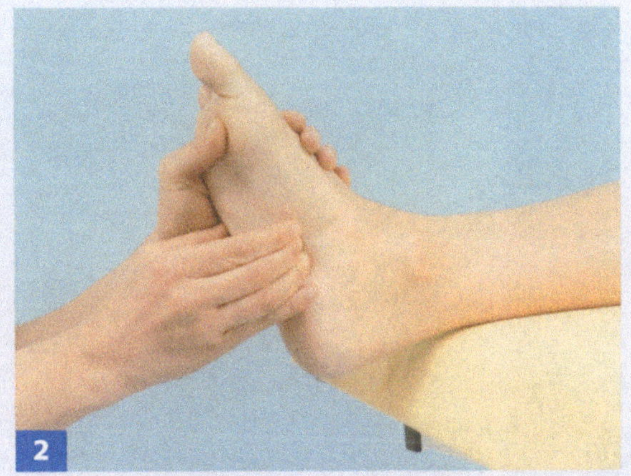

S: M. plantaris, plantare Faszie des Fußes
H: Der Therapeut setzt die Fingerkuppen am medialen Fußrand an. Die andere Hand stützt und fixiert den Fuß.
B: Die Bewegungsrichtung erfolgt mit einem sofortigen Einsetzen des therapeutischen Zuges von dorsal nach plantar. Die Arbeitsgänge beginnen im Bereich des Großzehengrundgelenkes und werden dicht nebeneinander bis zur Ferse durchgeführt.

! Bei dieser Technik handelt es sich um die Faszientechnik. Die Verschiebegrenze ist hier gering, so dass der therapeutische Zug und das damit verbundene Schneidegefühl unmittelbar mit der Bewegung einsetzt.

6. Lateraler Fußrand, *F*

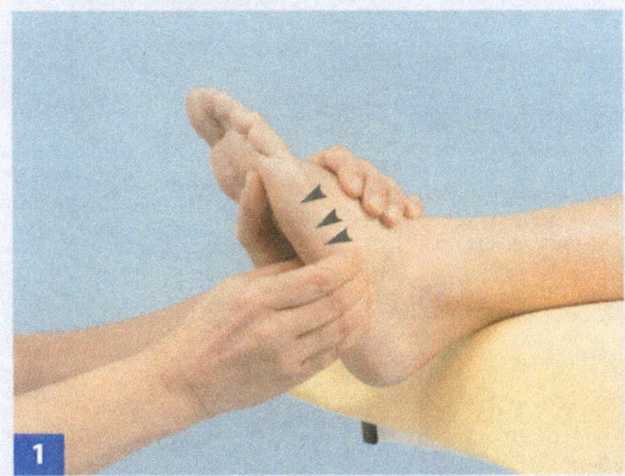

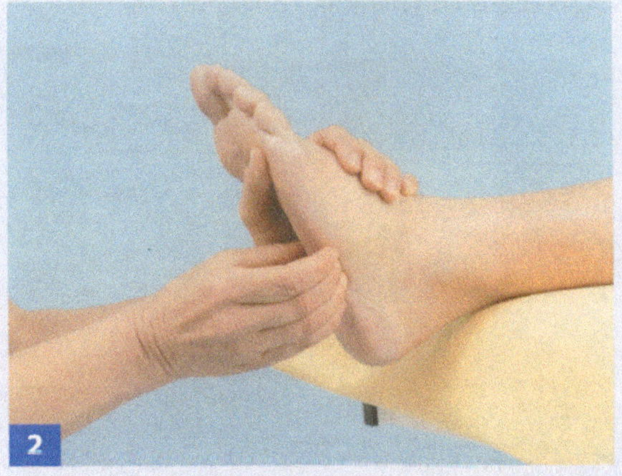

S: Os metacarpale V, Os cuboideum, Kalkaneus
H: Der Therapeut platziert die Fingerkuppen einer Hand am lateralen Fußrand. Die andere Hand stützt und fixiert den Fuß.
B: Die Bewegungsrichtung erfolgt von dorsal nach plantar. Die Arbeitsgänge beginnen in Höhe des Kleinzehengrundgelenkes und verlaufen dicht nebeneinander bis zur Ferse.

! Bei dieser Technik handelt es sich um die Faszientechnik. Der Verschiebeweg ist extrem kurz, so dass das mit dem therapeutischen Zug verbundene Schneidegefühl sofort auftritt.

7. Fußsohle von lateral und medial, Anhaken, F

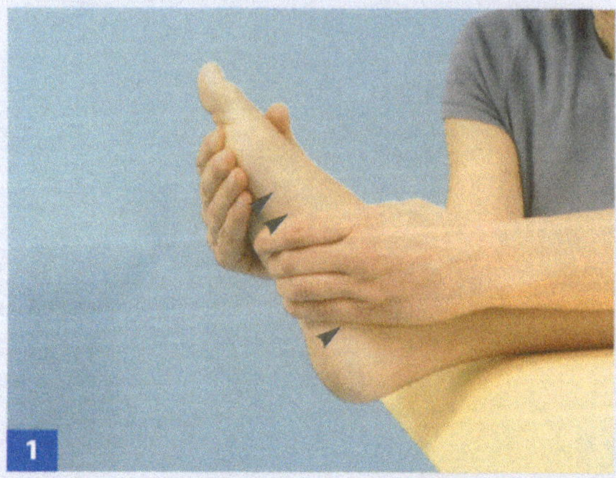

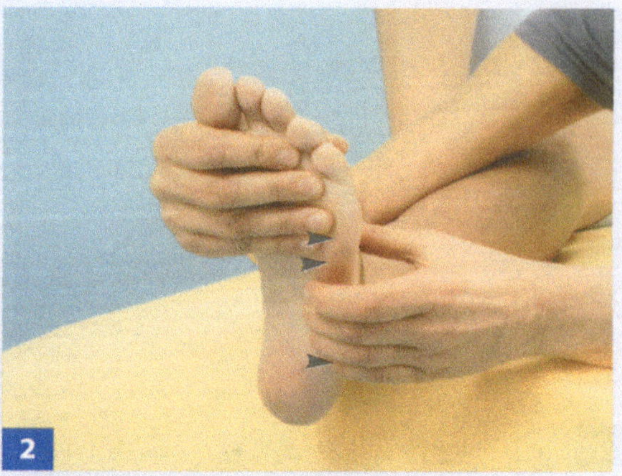

S: Aponeurosis plantaris, M. abductor hallucis
H: Der Therapeut setzt die Fingerkuppen an der medialen Seite der Fußsohlen auf. Die andere Hand stützt und fixiert den Fuß von lateral.
B: Die Bewegungsrichtung erfolgt nach medial. Hierbei setzt sofort das mit dem therapeutischen Zug verbundene Schneidegefühl ein. Die Arbeitsgänge werden vom Großzehengrundgelenk bis zum Kalkaneus durchgeführt.

! Das Anhaken der medialen Fußränder auf der Plantarseite des Fußes erfolgt mittels Faszientechnik. Hierbei tritt sofort das mit dem therapeutischen Zug verbundene Schneidegefühl ein.
In analoger Weise erfolgt auch die Behandlung des lateralen Fußrandes.

8. Kalkaneus von plantar, Anhaken, F

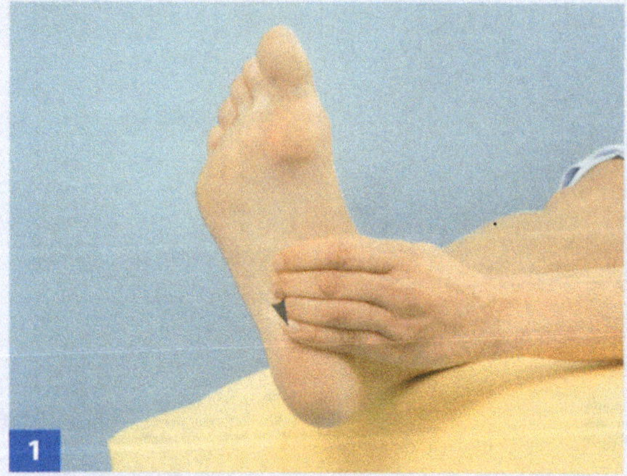

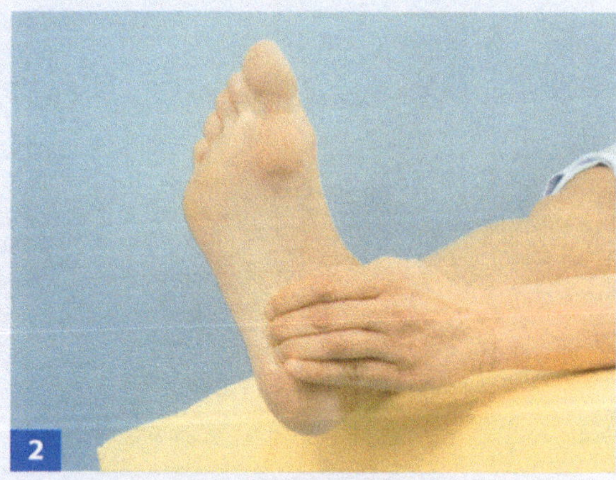

S: Kalkaneus
H: Der Therapeut setzt die Fingerkuppen 1 cm distal des Kalkaneus auf.
B: Mit der Bewegung nach posterior erfolgt unmittelbar die Auslösung des therapeutischen Zuges und das damit verbundene Schneidegefühl.

! Bei dieser Technik handelt es sich um die Faszientechnik.

Behandlungsaufbau im Schulter-Armbereich

Die Bindegewebsmassage im Schulter-Armbereich umfasst den M. deltoideus, den M. biceps brachii, den M. triceps brachii, die Ellenbeuge sowie die Flexoren und Extensoren des Unterarmes. Da die Extensoren analog der Flexoren behandelt werden, werden sie hier nicht weiter dargestellt.

Die Bindegewebsmassage im Schulterbereich erfolgt am sitzenden Patienten. Zuvor sollte der große Aufbau (s. **Kap. 6.8.2**) der Behandlung vorangehen.

Die Schulterbehandlung beginnt mit Arbeitsgängen in der Axilla, die hier aus didaktischen Gründen am liegenden Patienten gezeigt werden, in der Praxis werden sie jedoch im Sitzen durchgeführt.

Für die Schulterbehandlung sind je Seite ca. 15 Minuten Behandlungszeit einzuplanen.

Übersicht Behandlungsaufbau

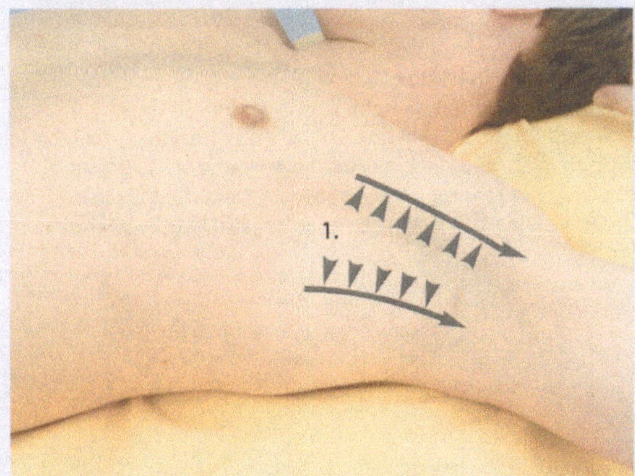

1. Axilla, U, F

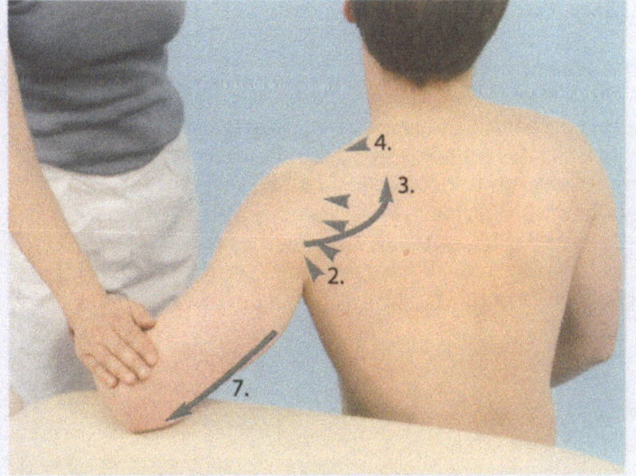

2. M. deltoideus, Pars spinalis, Anhaken, U, F
3. M. deltoideus, Pars spinalis, Längsgang, U
4. Winkel zwischen Klavikula und Spina scapulae, U, F
7. M. triceps brachii, U

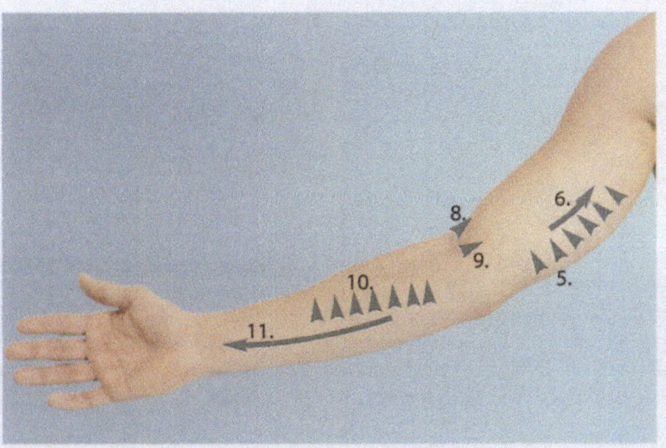

5. M. biceps brachii, medialer Rand, U
6. M. biceps brachii, medialer Rand, F
8. Ellenbeuge, Sehne des M. biceps brachii, Längsgang radial, U
9. Ellenbeuge, Sehne des M. biceps brachii, Längsgang ulnar, U
10. Unterarm, Flexoren, Anhaken, U
11. Unterarm, Flexoren, Längsgang, U

1. Axilla, U, F

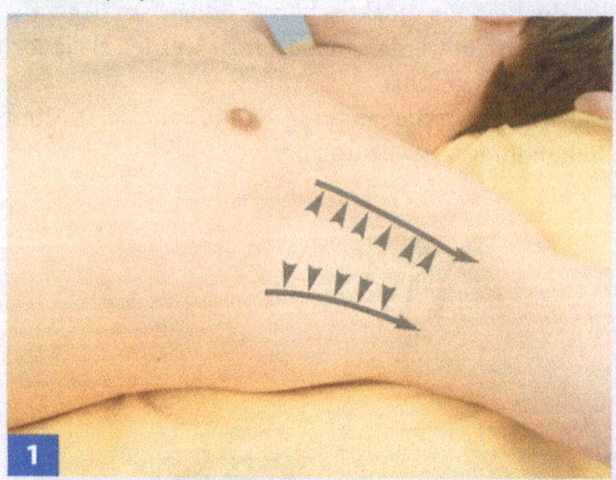

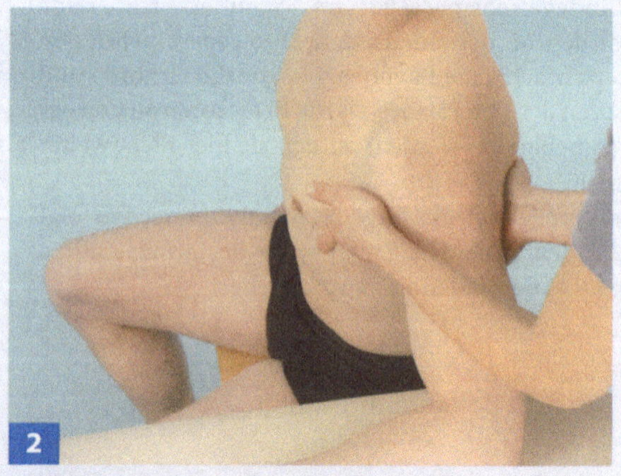

Arbeitsgänge in der Axilla
Die Achselhöhle wird ventral vom M. pectoralis major und dorsal vom M. latissimus dorsi begrenzt. Im Bereich der Axilla ist kurzes Anhaken der genannten Muskeln mittels Faszien- oder Unterhauttechnik möglich. Weiterhin besteht die Möglichkeit, die Einzelreize durch Längsgänge im Bereich des M. pectoralis major und des M. latissimus dorsi zu verbinden. Die Längsgänge werden als Unterhauttechnik durchgeführt.

Durchführung der Techniken
Längsgänge und Anhaken im vorderen und hinteren Bereich der Achselhöhle können, wie hier gezeigt, im Sitzen erfolgen. Während die eine Hand die Haut etwas strafft, haken die Fingerkuppen der anderen Hand die Muskelränder an. Die Arbeitsgänge verlaufen von kaudal nach kranial.

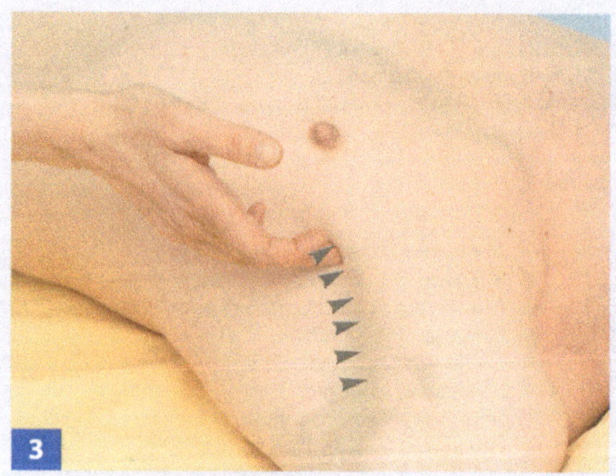

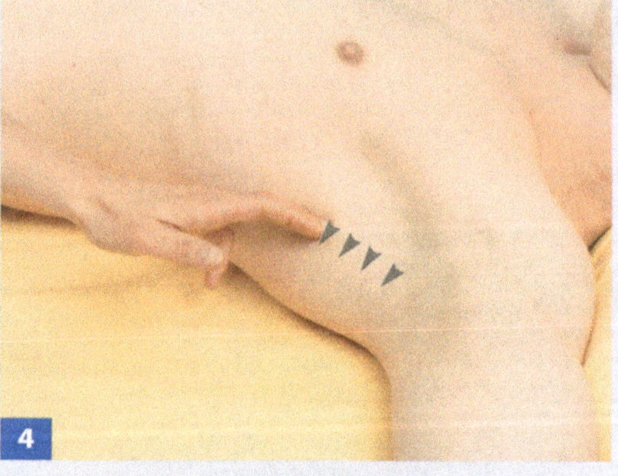

Anhaken im Bereich des M. pectoralis
- H: Der Therapeut setzt die Fingerkuppen unmittelbar an den Rand des M. pectoralis.
- B: Der therapeutische Zug erfolgt direkt an den Muskelrand, die Verschiebegrenze ist hier minimal, so dass das Schneidegefühl sofort mit dem therapeutischen Zug einsetzt.

Anhaken im Bereich des M. latissimus dorsi
- H: Der Therapeut setzt die Fingerkuppen unmittelbar am Rand des M. latissimus dorsi an.
- B: Die Bewegung erfolgt als sehr kurze Anhakbewegung mit sofort einsetzendem therapeutischem Zug und dem damit verbundenen Schneidegefühl.

2. M. deltoideus, Pars spinalis, Anhaken, U, F

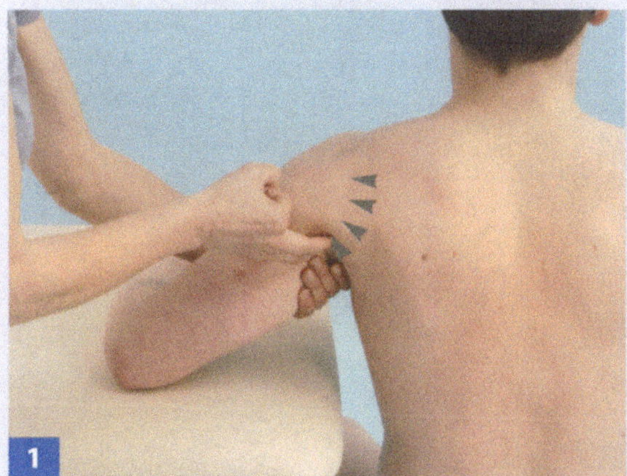
1

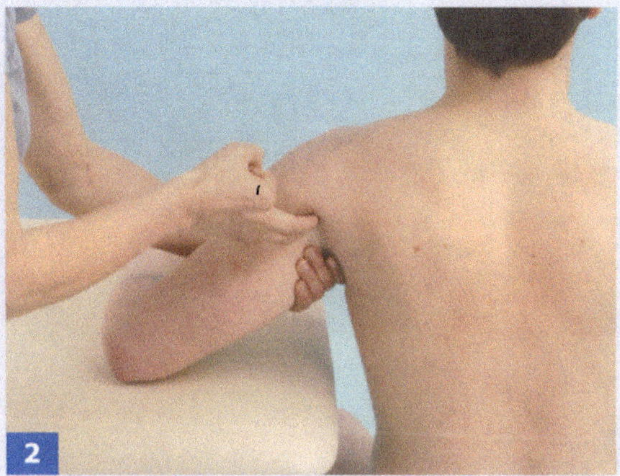
2

S: M. deltoideus, Pars spinalis
H: Der Therapeut legt die Fingerkuppen an den Rand des M. deltoideus, Pars spinalis, etwa in der Mitte zwischen Ansatz und Ursprung.
B: Die Bewegungsrichtung erfolgt bis zur Verschiebegrenze in kranialer Richtung. Die andere Hand übt bei Erreichen der Verschiebegrenze einen leichten Gegenhalt aus. Am Ende dieser Bewegung erfolgt der therapeutische Zug mit einer Anhakbewegung des Muskelrandes.

Von der Mitte aus werden die Anhakungen nach kranial durchgeführt. Anschließend werden weitere kurze Arbeitsgänge von der Mitte aus nach distal ausgeführt. Die Anhakbewegungen folgen im rechten Winkel zum Muskelrand.

! Die Anhakungen können auch als Faszientechnik durchgeführt werden. Hierbei werden die Finger genau am Muskelrand platziert, der therapeutische Zug und das damit verbundene Schneidegefühl treten unmittelbar bei der Anhakbewegung auf.

3. M. deltoideus, Pars spinalis, Längsgang, U

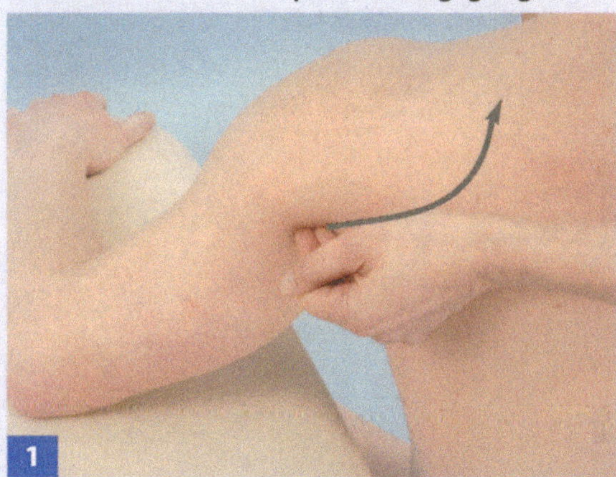
1

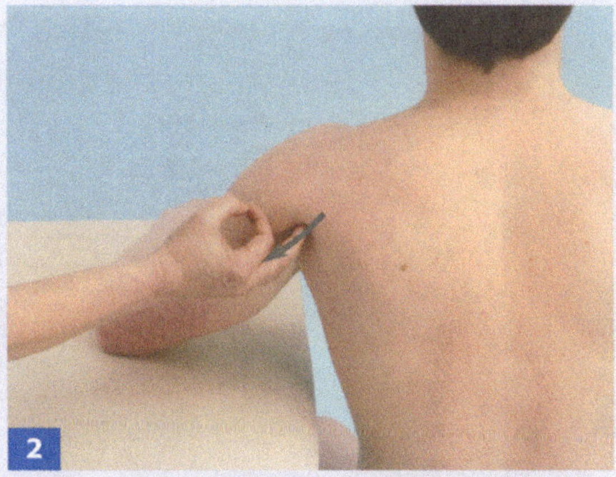
2

S: M. deltoideus, Pars spinalis
H: Der Therapeut setzt die Fingerkuppen am Rand des Muskels in der Mitte zwischen Ansatz und Ursprung an.
B: Die Bewegungsrichtung erfolgt von der Mitte aus bis zur Verschiebegrenze nach kranial. Der mit der Verschiebegrenze eintretende therapeutische Zug erfolgt kontinuierlich oder schubweise entlang des Muskelrandes. Von der Mitte aus wird dieser Arbeitsgang anschließend auch nach kaudal geführt.

! Durch diese nach proximal und distal geführten Längsgänge werden die vorher gesetzten Einzelreize miteinander verbunden.

4. Winkel zwischen Klavikula und Spina scapulae, U, F

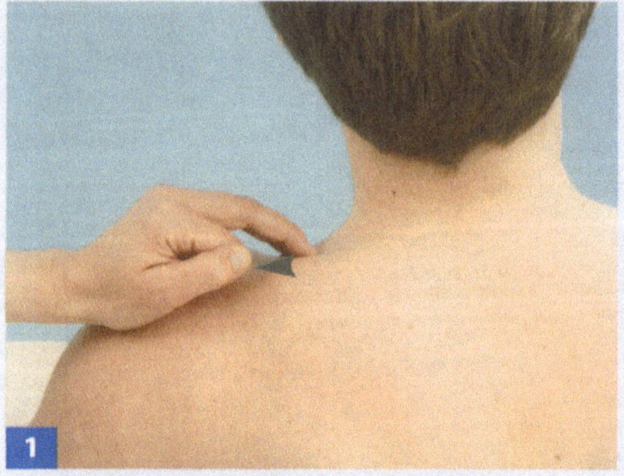
1

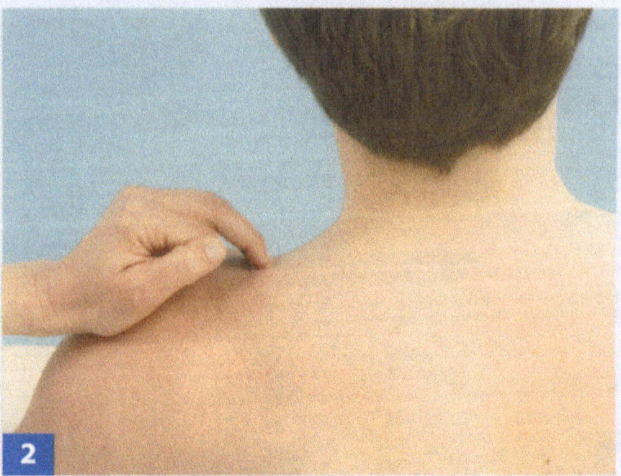
2

S: Winkel zwischen Spina scapulae und Klavikula
H: Der Therapeut setzt die Fingerkuppen je nach Verschieblichkeit der Haut 1–3 cm medial des Winkels auf.
B: Die Bewegungsrichtung erfolgt bis zur Verschiebegrenze nach lateral, der therapeutische Zug endet unmittelbar im Bereich des durch die beiden Knochen gebildeten Winkels.

! Häufig wird ein starkes Schneidegefühl ausgelöst. Dieser Reaktionspunkt wird bei Nicht- oder Fehlreaktion im Bereich der oberen Extremität angewendet.

5. M. biceps brachii, medialer Rand, U

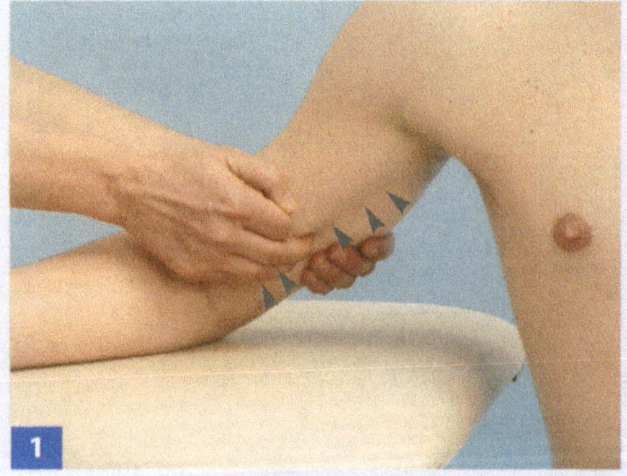
1

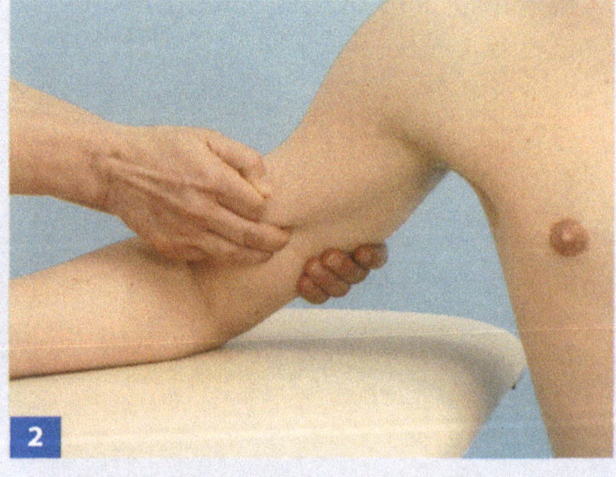
2

S: M. biceps brachii, medialer Muskelrand
H: Der Therapeut setzt die Fingerkuppen etwa 1–2 cm medial des Muskelrandes im mittleren Bereiches des Muskels an.
B: Die Bewegungsrichtung erfolgt bis zur Verschiebegrenze nach lateral. Die andere Hand übt bei Erreichen der Verschiebegrenze einen leichten Gegenhalt aus. Der therapeutische Zug endet senkrecht an der Muskelfaser.

Die Arbeitsgänge beginnen im mittleren Bereich und werden zunächst in parallel nebeneinander verlaufenden Arbeitsgängen nach kranial durchgeführt. Anschließend werden von der Mitte aus Anhakungen nach distal bis zur Ellenbeuge durchgeführt.

! Bei dieser Technik handelt es sich um die Unterhauttechnik.

6. M. biceps brachii, medialer Rand, *U*

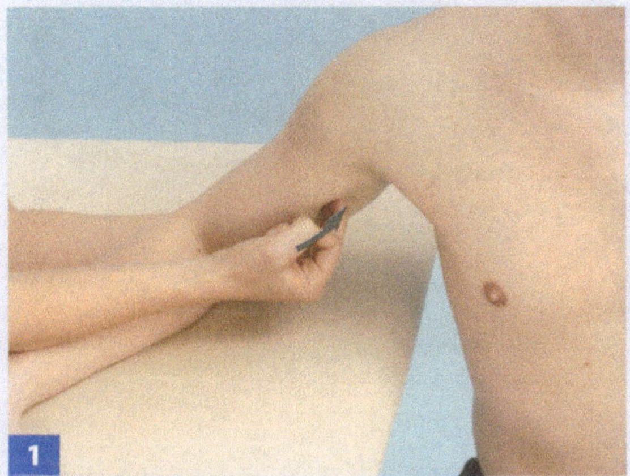

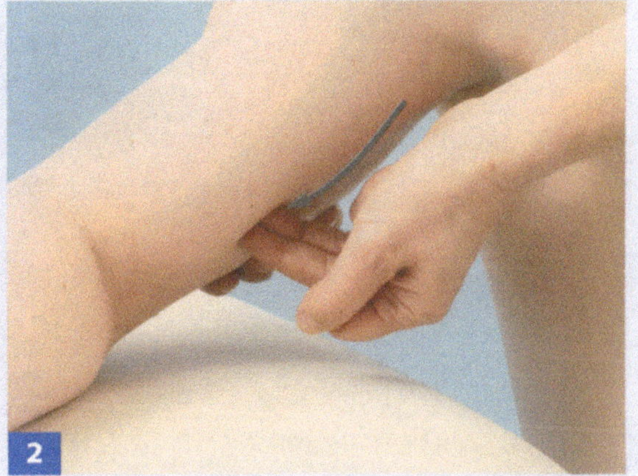

S: M. biceps brachii

H: Der Therapeut setzt die Fingerkuppen an den medialen Rand des M. biceps brachii. Die andere Hand strafft von dorsal leicht das Gewebe.

B: Zunächst erfolgt der Längszug entlang des Faserverlaufes nach kranial. Nach dem Erreichen der Verschiebegrenze wird der therapeutische Zug entweder fortlaufend oder schubweise durchgeführt. Anschließend führt der Therapeut den Längsgang in der gleichen Weise von der Mitte aus nach distal entlang des Faserverlaufes bis zur Ellenbeuge durch.

! Der Längsgang kann auch von der Axilla aus bis zur Ellenbeuge in einem Arbeitsgang durchgeführt werden.

7. M. triceps brachii, *U*

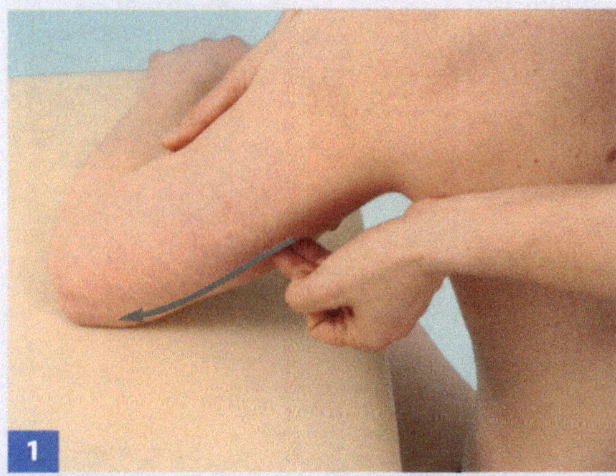

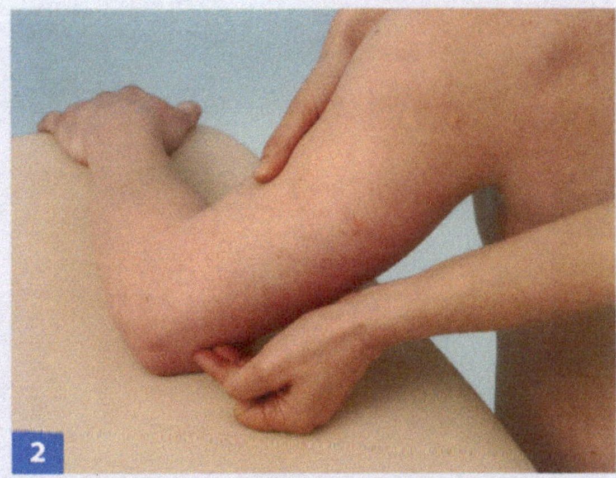

S: M. triceps brachii

H: Der Therapeut setzt seine Fingerkuppen unterhalb des M. deltoideus auf den M. triceps brachii auf. Die andere Hand strafft von ventral die Haut durch einen leichten Gegenzug.

B: Die Bewegungsrichtung erfolgt bis zur Verschiebegrenze von kranial nach kaudal bis zum Ellenbogen (kaudale Spitze). Der therapeutische Zug wird fortlaufend oder schubweise ausgeführt.

! In der Regel tritt ein scharfes Schneidegefühl auf. Der Patient sollte darauf vorbereitet werden.

8. Ellenbeuge, Sehne des M. biceps brachii, Längsgang radial, *U*

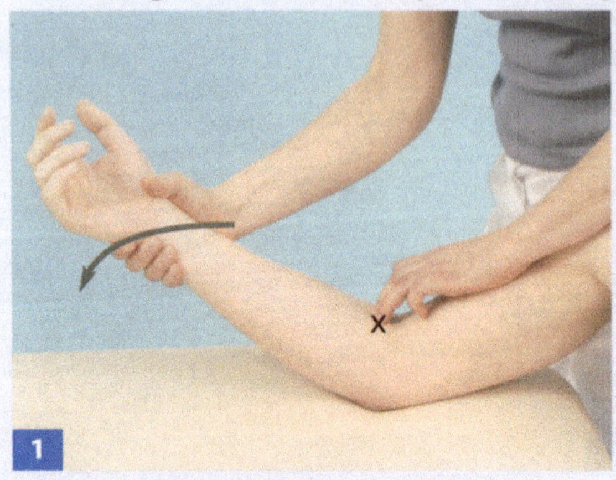

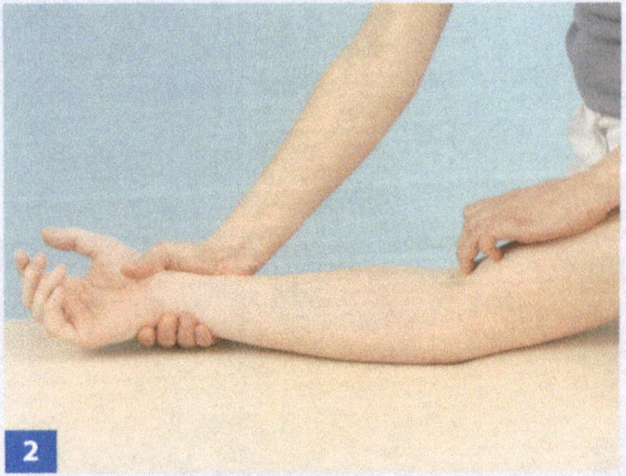

S: Sehne des M. biceps brachii
H: Der Therapeut führt eine passive Supination und leichte Flexion des Armes durch. Er setzt die Fingerkuppen radial der Bizepssehne im Bereich der Ellenbeuge auf.
B: Während der Therapeut den Arm des Patienten in die Extension bewegt, fixieren die Fingerkuppen das Gewebe medial der Bizepssehne. Dadurch kommt es zu einem therapeutischen Zug mit einer entsprechenden schneidenden Reaktion.

! Diese Technik entspricht einem Längsgang im Sehnenverlauf. Mittels Faszientechnik kann die Sehne des M. biceps brachii auch quer zum Faserverlauf angehakt werden. Dabei tritt unmittelbar mit der Bewegung ein therapeutischer Reiz mit einem schneidenden Gefühl auf. Die Anhakungen im Sehnenverlauf können kranialwärts bis zum Übergang der Sehne in den Muskel durchgeführt werden.

9. Ellenbeuge, Sehne des M. biceps brachii, Längsgang ulnar, *U*

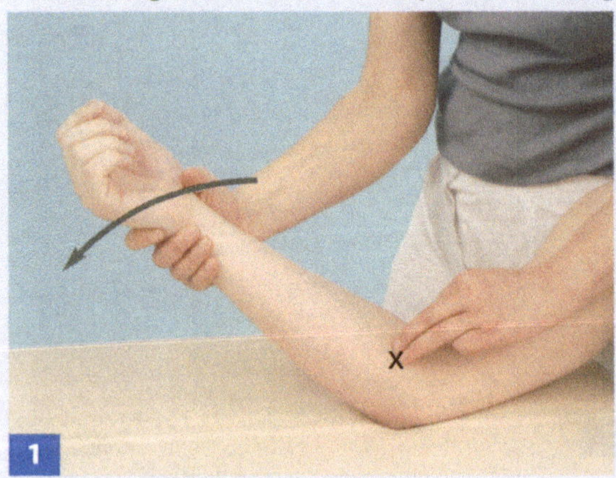

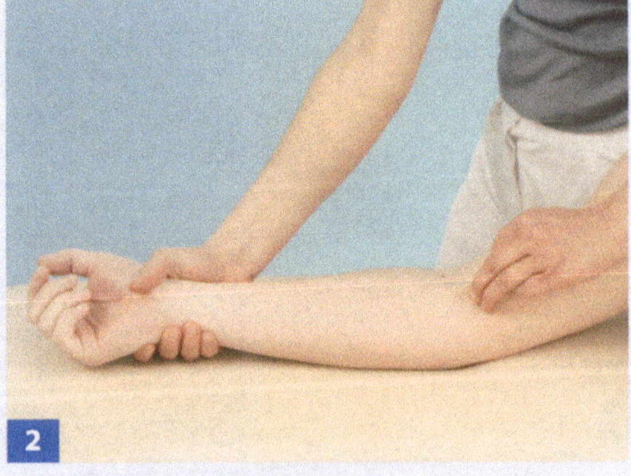

S: Sehne des M. biceps brachii
H: Der Therapeut supiniert und flektiert den Arm des Patienten leicht. Die Fingerkuppen der linken Hand setzt der Therapeut ulnar der Bizepssehne auf.
B: Durch die Extension des Armes kommt es zur Ausübung des therapeutischen Zuges mit einer schneidenden Reaktion.

! Die Bizepssehne kann von ulnar auch senkrecht zu ihrem Verlauf mittels der Faszientechnik angehakt werden. Dabei werden die Fingerkuppen direkt an der Sehne platziert, der therapeutische Reiz mit dem schneidenden Gefühl tritt unmittelbar bei der Anhakbewegung auf. Die Arbeitsgänge verlaufen jeweils senkrecht zur Sehne von distal nach proximal bis in den Übergang der Sehne in den Muskel.

10. Unterarm, Flexoren, Anhaken, *U*

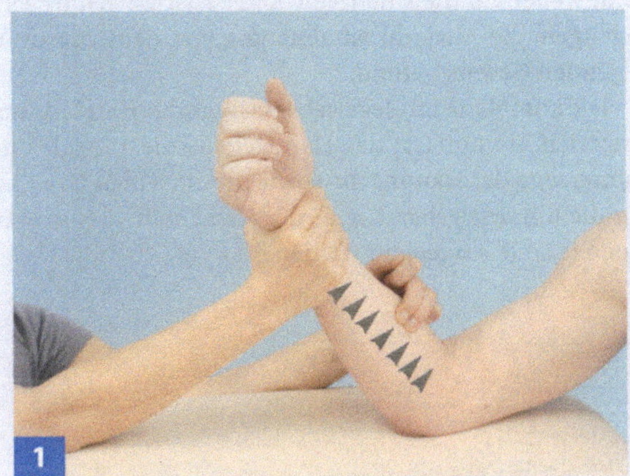

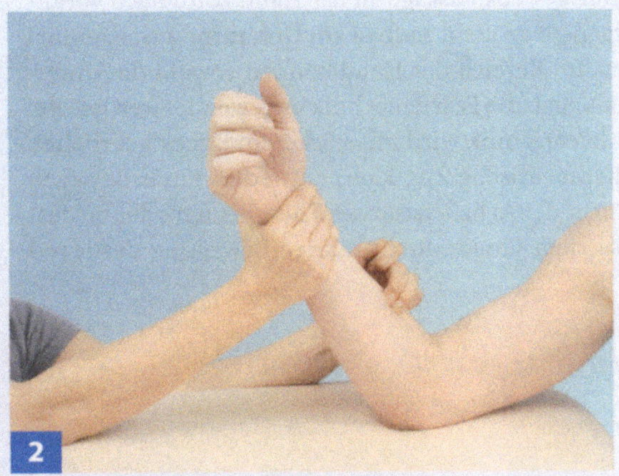

S: Flexion im Bereich des Unterarmes
H: Der Therapeut flektiert und supiniert den Arm des Patienten leicht. Er setzt die Fingerkuppen im ulnaren Bereich des Unterarmes auf.
B: Die Bewegungsrichtung erfolgt bis zur Verschiebegrenze nach radial. Der therapeutische Zug endet an der radialen Seite der Flexoren. Die Arbeitsgänge werden dicht nebeneinander von distal nach proximal durchgeführt.

! Die Flexoren können auch mittels der Faszientechnik behandelt werden. Dazu werden die Flexoren an der Ulnarkante senkrecht zum Faserverlauf angehakt. Hierbei tritt sofort der therapeutische Zug mit dem damit verbundenem Schneidegefühl auf. Auch hier werden die Arbeitsgänge nebeneinander von distal nach proximal bis zur Ellenbeuge durchgeführt.

11. Unterarm, Flexoren, Längsgang, *U*

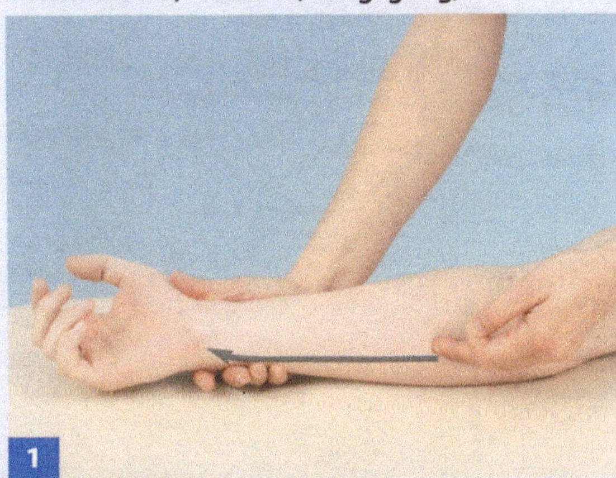

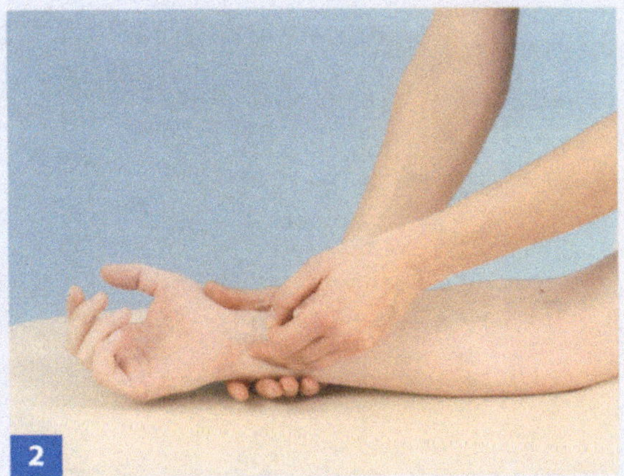

S: Ulnare Kante
H: Der Therapeut setzt die Fingerkuppen medial des Ellenbogens an der Ulnarkante auf.
B: Die Bewegungsrichtung erfolgt bis zur Verschiebegrenze von proximal nach distal. Der therapeutische Zug kann schubweise oder kontinuierlich bis zum Caput ulnae durchgeführt werden.

! Diese Technik entspricht der Unterhauttechnik. Dieser Längsgang kann auch in zwei Arbeitsschritten ausgeführt werden: von der Mitte des Unterarmes nach proximal bzw. nach distal.

Behandlungsaufbau an der Hand

Die Bindegewebsmassage an der Hand kann nach vorangegangenem großem Aufbau am Unterarm durchgeführt werden. Im Bereich der Hand können sowohl die Unterhaut- als auch die Faszientechnik angewendet werden. Bei der Faszientechnik wird mit stärkerem Druck gearbeitet. Der therapeutische Zug kann entweder durch Bewegen der Finger der Arbeitshand des Therapeuten oder bei fest aufgesetztem Finger durch passive Bewegung der Hand durchgeführt werden. Bei den Einzelbeschreibungen wird nicht weiter auf die Unterhaut- oder Faszientechnik eingegangen, die Auswahl ist abhängig von dem zugrunde liegenden Gewebebefund.

Die komplette Bindegewebsmassage der Hand ist umfangreich, sie umfasst das Handgelenk, die Dorsal- und Palmarseite der Handfläche sowie die einzelnen Gelenke. Für die Bindegewebsmassage der Hand sollten 15–20 Minuten je Seite eingeplant werden.

Übersicht Behandlungsaufbau

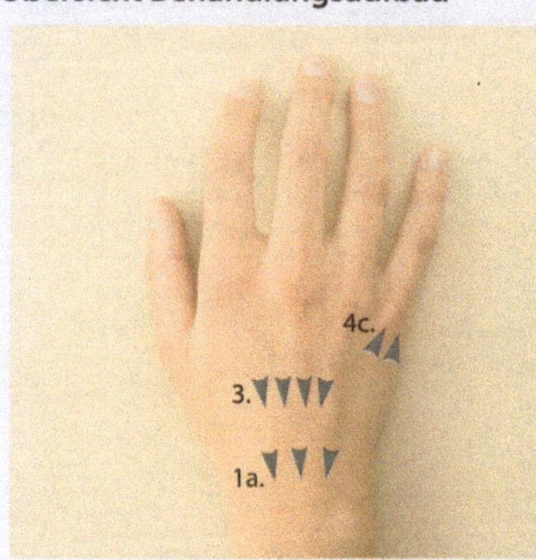

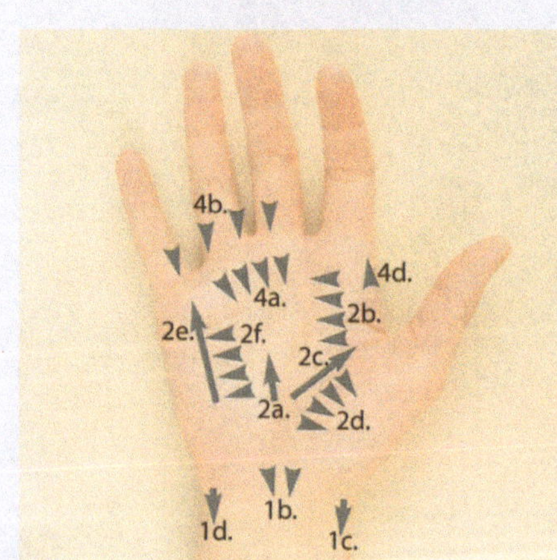

Die Bewegungen bzw. der therapeutische Zug kann durch Ansetzen und Ziehen oder durch fest aufgesetzten Finger und Bewegen der Hand oder des Fingers erfolgen.

- 1a. Handgelenk, Dorsalseite, **U**, **F**
- 1b. Handgelenk, Volarseite, **U**, **F**
- 1c. Handgelenk, Radialseite, **U**, **F**
- 1d. Handgelenk, Ulnarseite, **U**, **F**
- 2a. Handinnenfläche, längs zum Verlauf der Palmaraponeurose, **U**, **F**
- 2b. Handinnenfläche, quer zum Verlauf der Palmaraponeurose, **U**, **F**
- 2c. Handinnenfläche, längs zum Verlauf des Thenar, **U**, **F**
- 2d. Handinnenfläche, quer zum Verlauf des Thenar, **U**, **F**
- 2e. Handinnenfläche, längs zum Verlauf des Hypothenar, **U**, **F**
- 2f. Handinnenfläche, quer zum Verlauf des Hypothenar, **U**, **F**
- 3. Arbeitsgänge im Bereich des Handrückens, **U**, **F**
- 4a. Arbeitsgänge im Bereich der Finger, Palmarfläche Grundgelenk, **U**, **F**
- 4b. Arbeitsgänge im Bereich der Finger, Palmar fläche Grundgelenk, **U**, **F**
- 4c. Arbeitsgänge im Bereich der Finger, Ulnarfläche des Grundgelenkes, **U**, **F**
- 4d. Arbeitsgänge im Bereich der Finger, Radialseite des Grundgelenkes, **U**, **F**

1a. Handgelenk, Dorsalseite, *U*, *F*

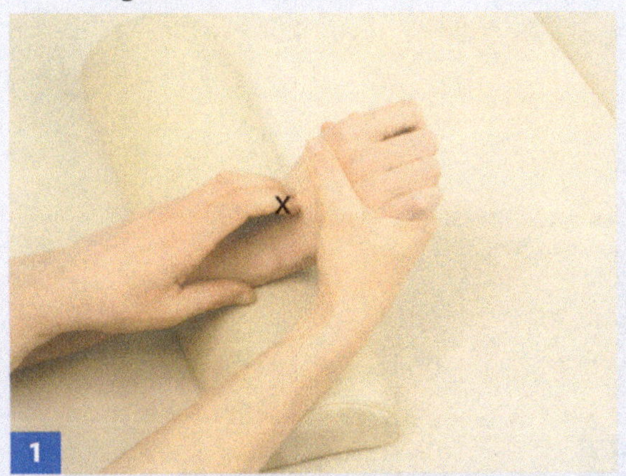

H: Der Therapeut führt an der durch eine Rolle unterlagerten Hand des Patienten eine passive Dorsalextension aus. Die Fingerkuppen werden fest im Bereich der Dorsalseite des Handgelenkes aufgelegt.

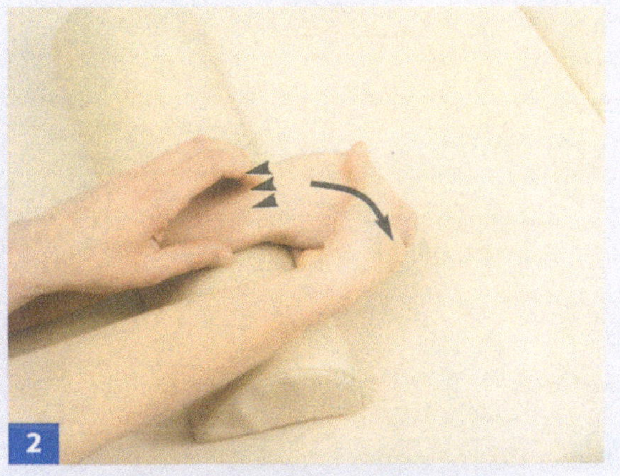

B: Während der Therapeut eine Palmarflexion der Hand durchführt, entsteht unter den fest aufgesetzten Fingerkuppen der linken Hand ein therapeutischer Zug mit einem entsprechenden Schneidegefühl. Auf der Dorsalseite des Handgelenkes werden in dieser Weise 4–5 Arbeitsgänge von ulnar nach radial oder umgekehrt durchgeführt.

1b. Handgelenk, Volarseite, *U*, *F*

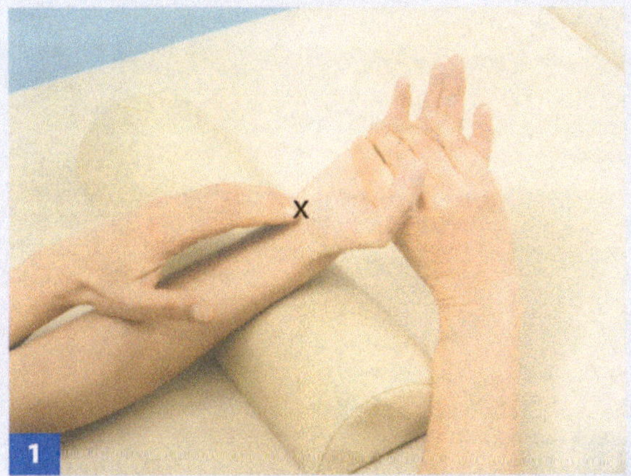

H: Der Therapeut bewegt die unterlagerte Hand des Patienten passiv in eine leichte Palmarflexion. Die Fingerkuppen der rechten Hand werden fest im Bereich der distalen Handgelenksfalte aufgesetzt.

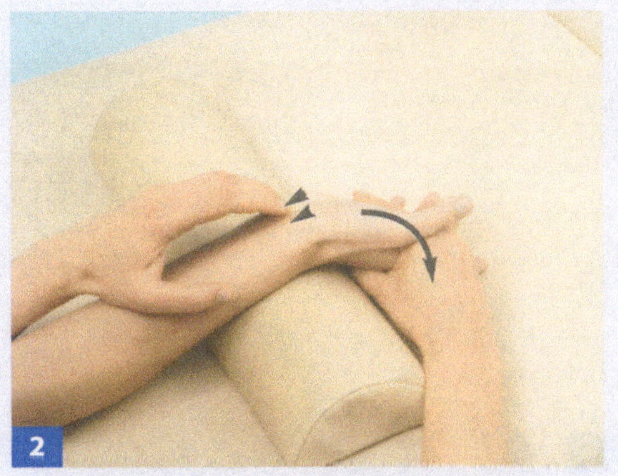

B: Während der Therapeut eine passive Dorsalextension durchführt, entsteht ein therapeutischer Zug unter den fest aufgesetzten Fingern. Dabei entsteht das charakteristische Schneidegefühl. Es werden 3–5 Arbeitsgänge über das Handgelenk von ulnar nach radial oder umgekehrt durchgeführt.

1c. Handgelenk, Radialseite, *U*, *F*

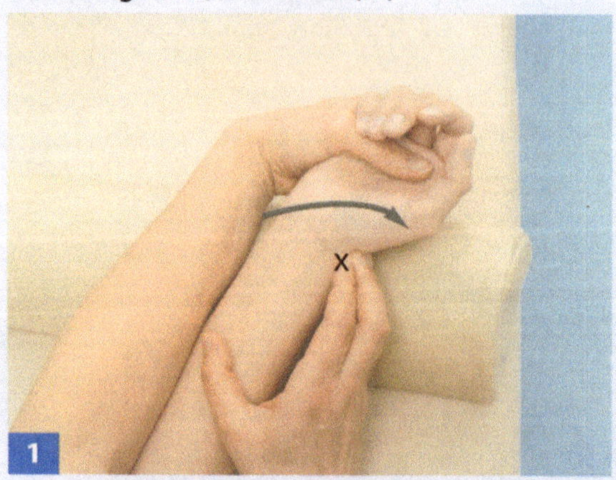

H: Der Therapeut bewegt die unterlagerte Hand des Patienten passiv in die Radialabduktion. Die Fingerkuppen der rechten Hand werden an der Radialseite des Handgelenkes fest aufgesetzt.

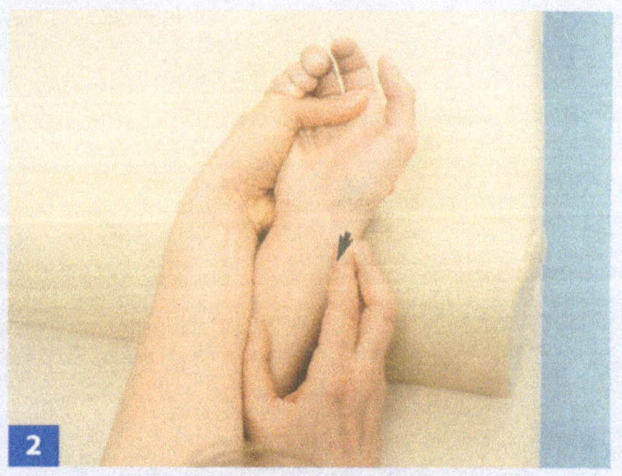

B: Während der Therapeut eine passive Ulnarabduktion durchführt, entsteht unter den fest aufgesetzten Fingern ein therapeutischer Reiz mit dem charakteristischen Schneidegefühl. Auf der Radialseite können in dieser Weise 1–2 Arbeitsgänge durchgeführt werden.

1d. Handgelenk, Ulnarseite, *U*, *F*

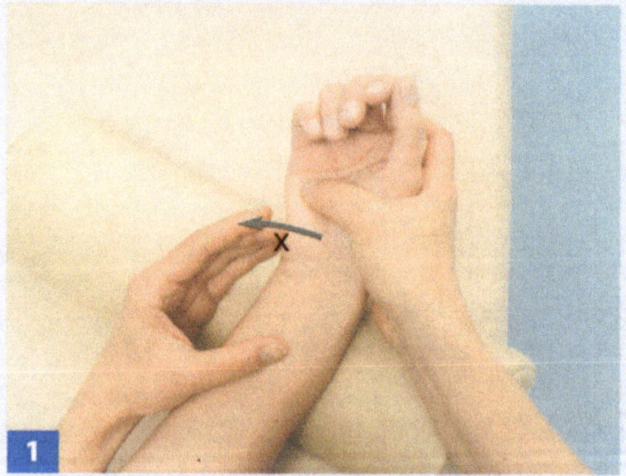

H: Der Therapeut bewegt die unterlagerte Hand des Patienten passiv in die Ulnarabduktion. Die Fingerkuppen der linken Hand legt er auf die Ulnarseite des Handgelenkes.

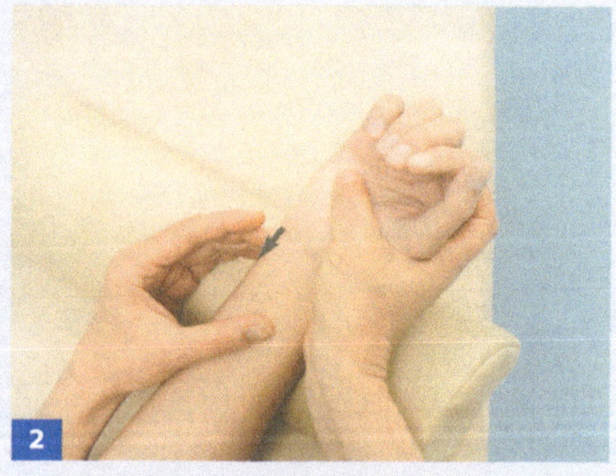

B: Der Therapeut führt nun eine passive Radialabduktion des Handgelenkes durch. So entsteht unter den fest aufgesetzten Fingern der rechten Hand ein therapeutischer Reiz mit dem entsprechenden Schneidegefühl. Es können so 2–3 Arbeitsgänge auf der Ulnarseite des Handgelenkes durchgeführt werden.

2a. Handinnenfläche, längs zum Verlauf der Palmaraponeurose, U, F

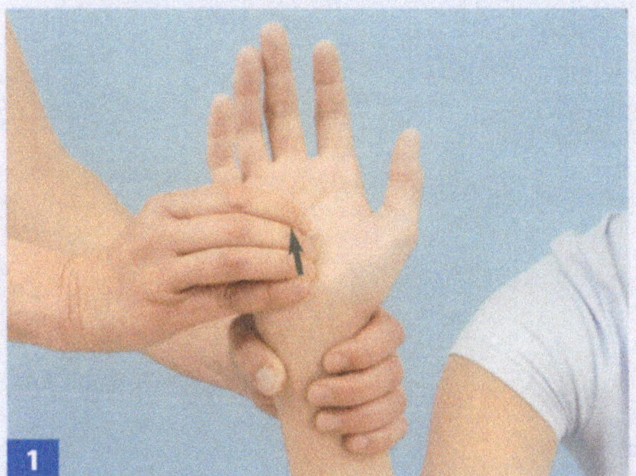

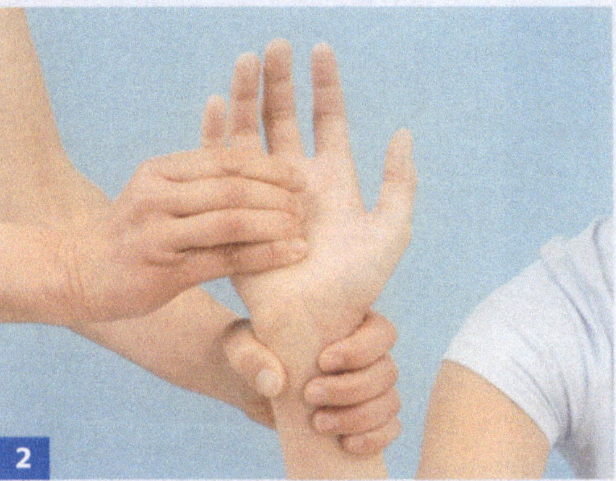

H: Der Therapeut legt die Fingerkuppen im Bereich der Palmaraponeurose auf.

B: Die Bewegungsrichtung erfolgt bis zur Verschiebegrenze von proximal nach distal. Der therapeutische Zug endet in Höhe der Grundgelenke. Auf diese Weise werden 4–6 parallel ausgeführte Arbeitsgänge von proximal nach distal durchgeführt.

! Die hier gezeigte Handhaltung dient nur der Veranschaulichung der Technik. Diese Technik wird in der Praxis jedoch an der aufliegenden, unterlagerten Hand durchgeführt.

2b. Handinnenfläche, quer zum Verlauf der Palmaraponeurose, U, F

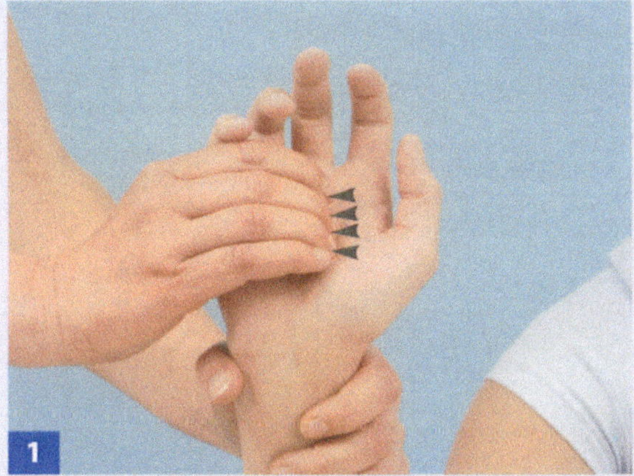

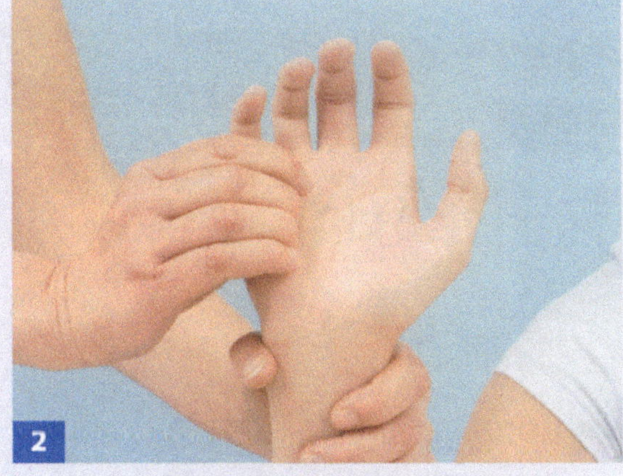

H: Der Therapeut legt die Fingerkuppen im Bereich des Os metacarpale 1 auf.

B: Die Bewegungsrichtung erfolgt quer zum Verlauf der Palmaraponeurose. Der auf die Verschiebegrenze folgende therapeutische Zug wird fortlaufend bis zur ulnaren Seite der Hand durchgeführt. Es werden von distal nach proximal mehrere parallel verlaufende Arbeitsgänge quer über die Palmaraponeurose durchgeführt.

! Die hier gezeigte Durchführung wurde aus didaktischen Gründen gewählt, um die Zugrichtung und die Technik optimal darzustellen. In der Praxis wird diese Technik ebenfalls an der aufliegenden, unterlagerten Hand durchgeführt.

2c. Handinnenfläche, längs zum Verlauf des Thenar, U, F

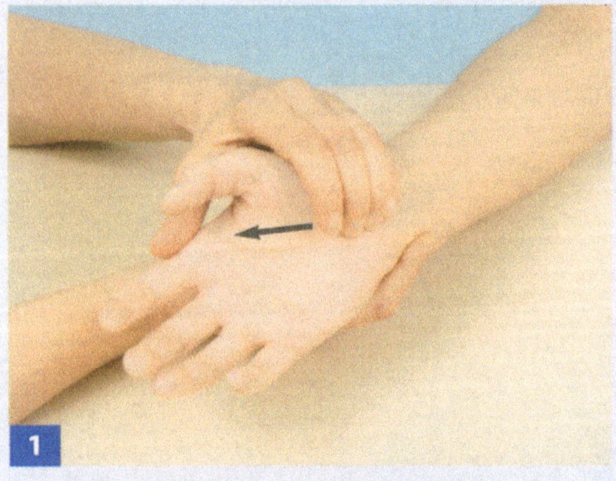

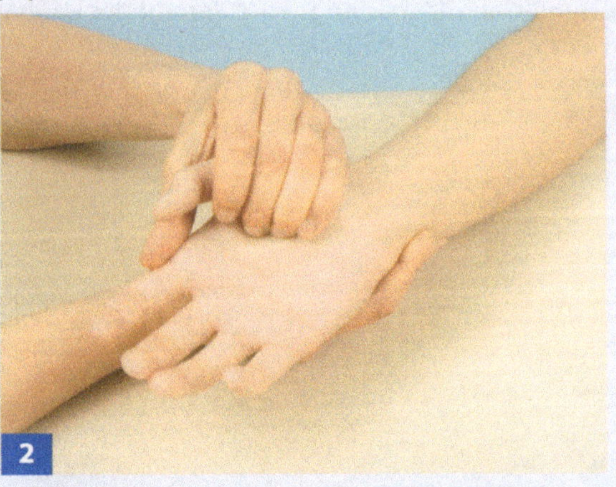

H: Der Therapeut legt die Fingerkuppen im Bereich der Palmarseite der Handwurzel auf. Mit der rechten Hand unterlagert er die Hand des Patienten.

B: Die Bewegungsrichtung erfolgt bis zur Verschiebegrenze im Verlauf der Fasern des Thenar von kranial nach kaudal. Der therapeutische Zug am Ende der Verschiebegrenze endet an der radialen Seite.

2d. Handinnenfläche, quer zum Verlauf des Thenar, U, F

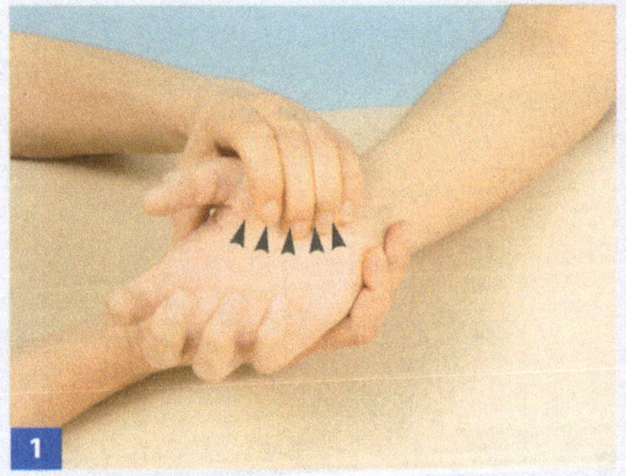

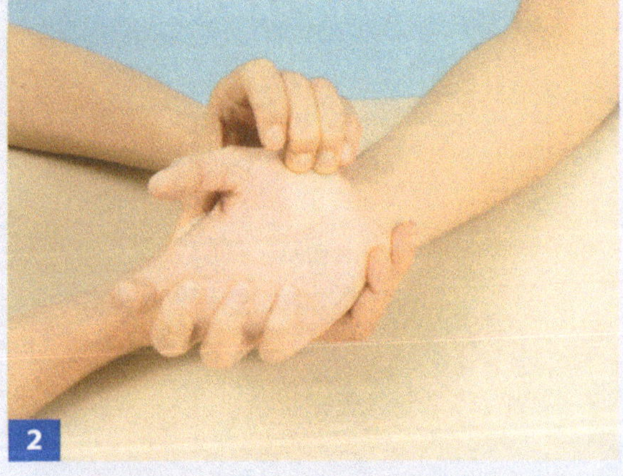

H: Der Therapeut setzt die Fingerkuppen an den Rand des Thenar. Die rechte Hand unterstützt die Hand des Patienten.

B: Die Bewegungsrichtung erfolgt bis zur Verschiebegrenze quer zum Faserverlauf des Thenar. Der am Ende der Verschiebegrenze auftretende therapeutische Zug endet an der Kante des ersten Mittelhandknochens. In dieser Weise werden mehrere parallel verlaufende Arbeitsgänge über dem Thenar ausgeführt.

2e. Handinnenfläche, längs zum Verlauf des Hypothenar, U, F

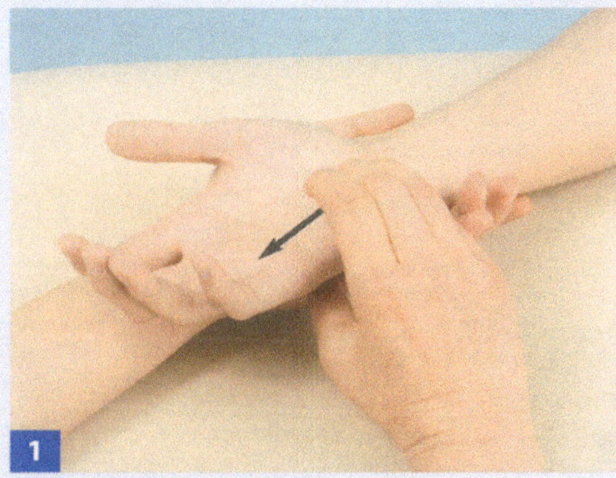

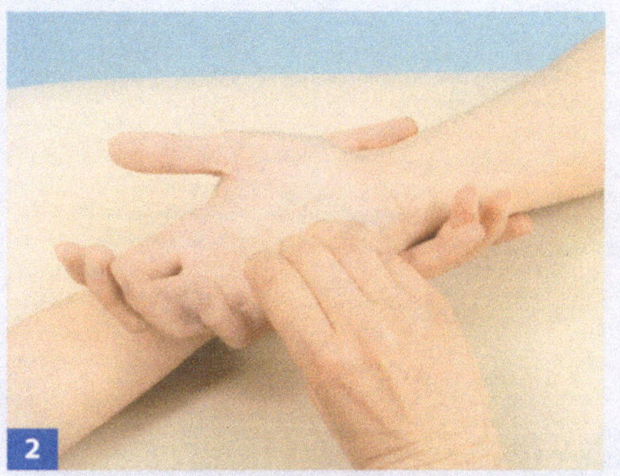

H: Der Therapeut setzt die Fingerkuppen im Bereich der Handwurzel und in Höhe des 5. Fingers auf.

B: Die Bewegungsrichtung erfolgt bis zur Verschiebegrenze von proximal nach distal. Der therapeutische Zug endet in Höhe des Grundgelenkes des 5. Fingers.

2f. Handinnenfläche, quer zum Verlauf des Hypothenar, U, F

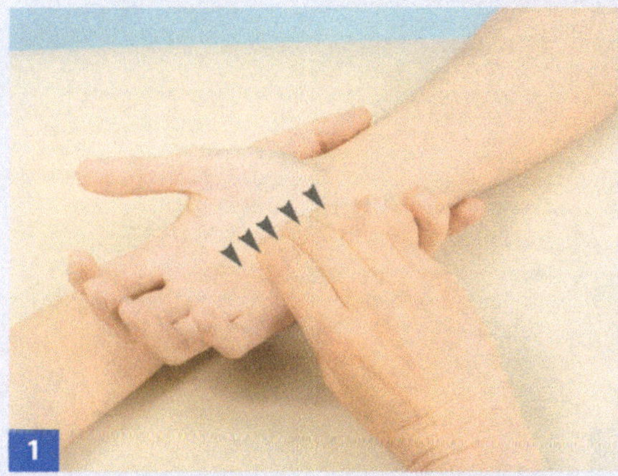

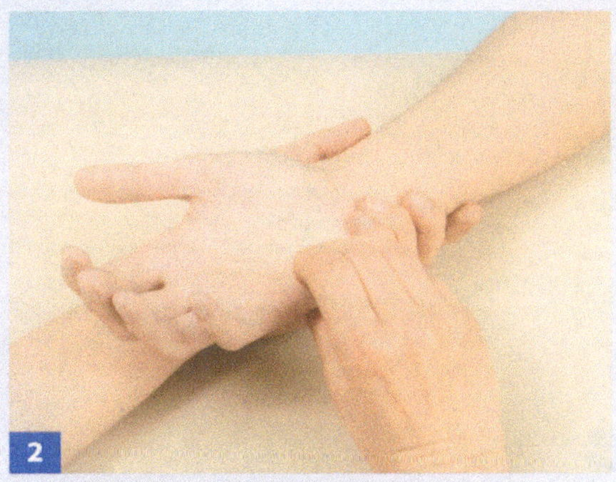

H: Der Therapeut setzt die Fingerkuppen radial des Hypothenar auf. Die rechte Hand stützt und unterlagert die Hand des Patienten.

B: Die Bewegungsrichtung erfolgt quer zum Faserverlauf des Hypothenar nach ulnar. Der therapeutische Zug mit dem charakteristischen Schneidegefühl endet am 5. Mittelhandknochen. Es werden mehrere von proximal nach distal verlaufende Arbeitsgänge quer zum Faserverlauf durchgeführt.

3. Arbeitsgänge im Bereich des Handrückens, U, F

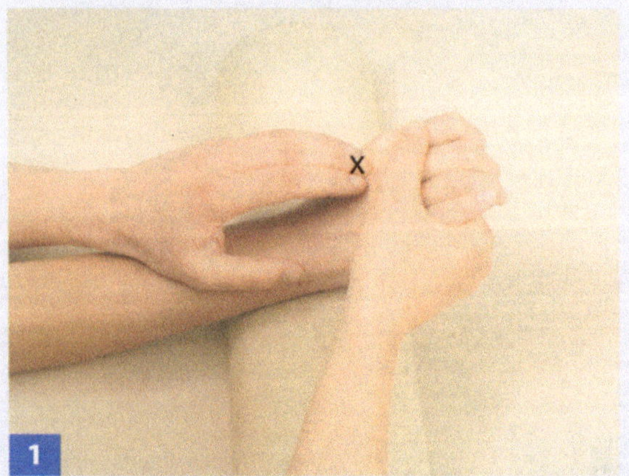

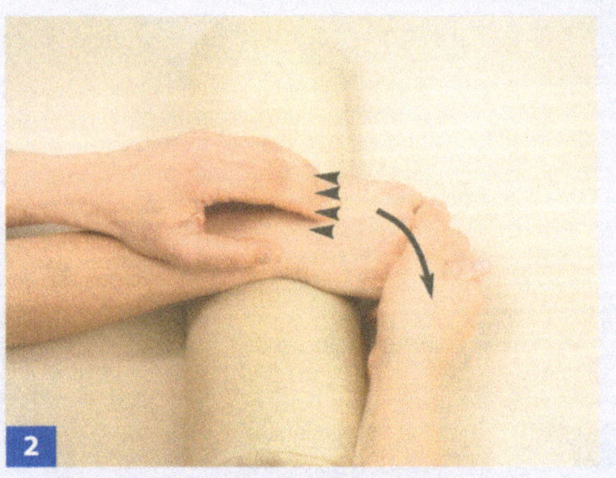

H: Der Therapeut führt an der durch eine Rolle unterlagerten Hand des Patienten eine Dorsalextension durch. Die Fingerkuppen der rechten Hand kontaktieren die Zwischenräume der Mittelhandknochen.

B: Der Therapeut führt eine passive Palmarflexion durch. Dabei entsteht unter den fest aufgesetzten Fingerkuppen ein therapeutischer Zug mit dem charakteristischen Schneidegefühl. Auf diese Weise werden die Zwischenräume zwischen den Mittelhandknochen 2–5 behandelt.

4a. Arbeitsgänge im Bereich der Finger, Palmarfläche der Grundgelenke, U, F

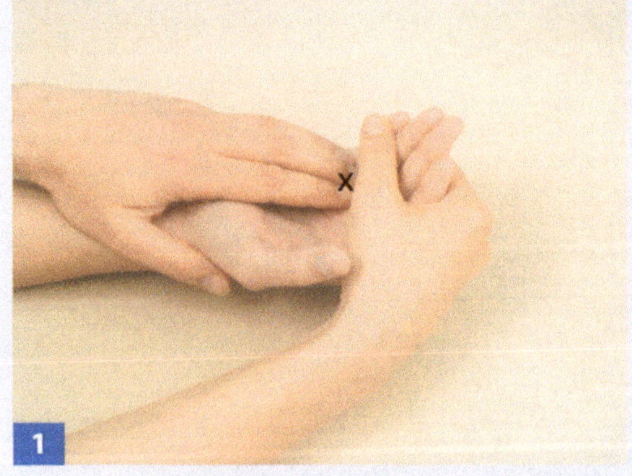

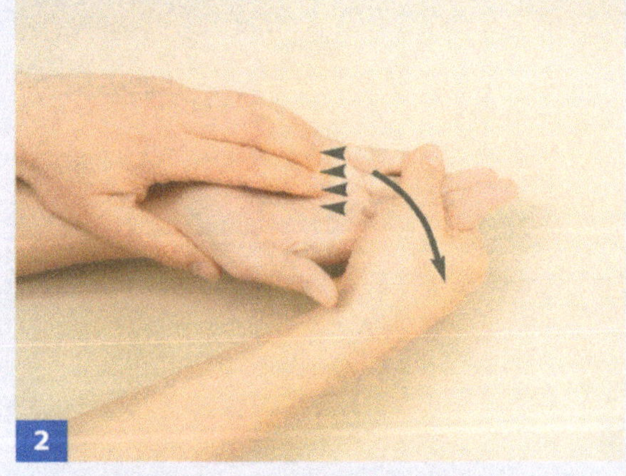

H: Der Therapeut führt eine passive Flexion der Finger in den Grundgelenken durch. Die Fingerkuppen der linken Hand kontaktieren die Zwischenräume der Mittelhandknochen.

B: Der Therapeut führt eine passive Extension der Finger in den Grundgelenken durch. Dabei entsteht unter den fest aufgesetzten Fingerkuppen ein therapeutischer Zug mit dem charakteristischen Schneidgefühl. Auf diese Weise werden die Zwischenräume der Mittelhandknochen 2–5 behandelt.

4b. Arbeitsgänge im Bereich der Finger, Palmarfläche Grundgelenk, U, F

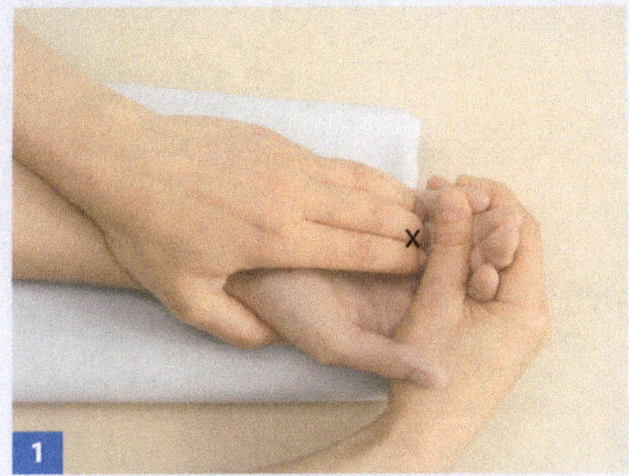

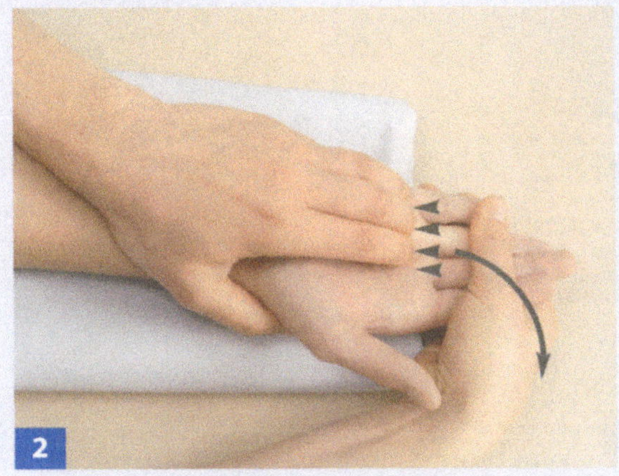

H: Der Therapeut führt eine passive Flexion der Finger an den Grundgelenken durch. Die linke Hand des Therapeuten kontaktiert die Palmarflächen der Fingergrundgelenke.

B: Der Therapeut führt eine passive Extension der Finger in den Grundgelenken durch. Dabei entsteht unter den fest aufgesetzten Fingerkuppen ein therapeutischer Zug mit dem entsprechenden Schneidegefühl. Auf diese Weise werden die Grundgelenke 2–5 behandelt.

4c. Arbeitsgänge im Bereich der Finger, Ulnarfläche des Kleinfingergrundgelenkes, U, F

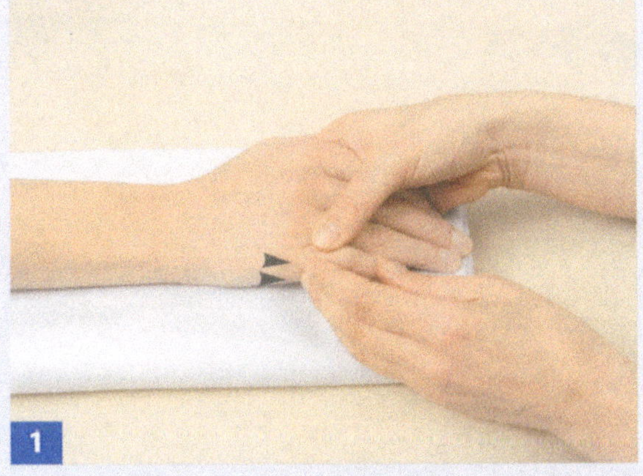

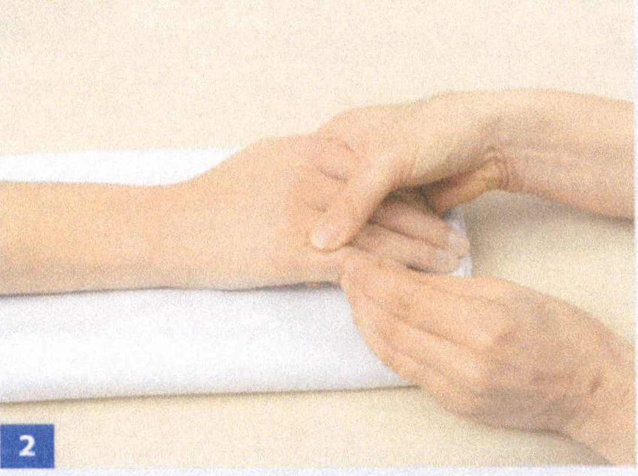

H: Der Therapeut kontaktiert mit seinen Fingerkuppen die Ulnarfläche des 5. Grundgelenkes.

B: Die Bewegungsrichtung verläuft von proximal nach distal. Dabei entsteht ein therapeutischer Zug mit dem charakteristischen Schneidegefühl.

4d. Arbeitsgänge im Bereich der Finger, Radialseite des Zeigefingergrundgelenkes, U, F

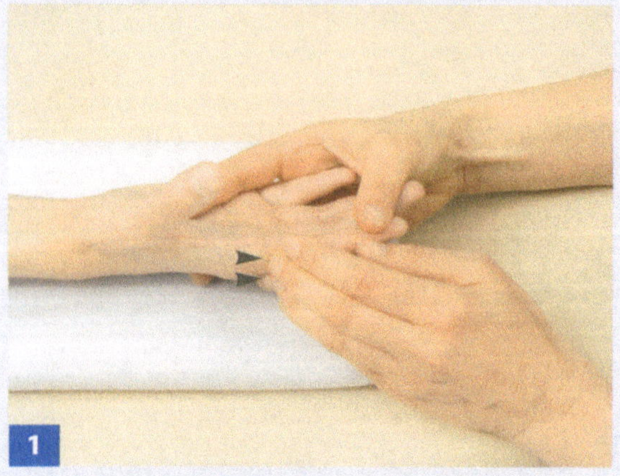

H: Der Therapeut kontaktiert das Grundgelenk des 2. Fingers mit seinen Fingerkuppen.

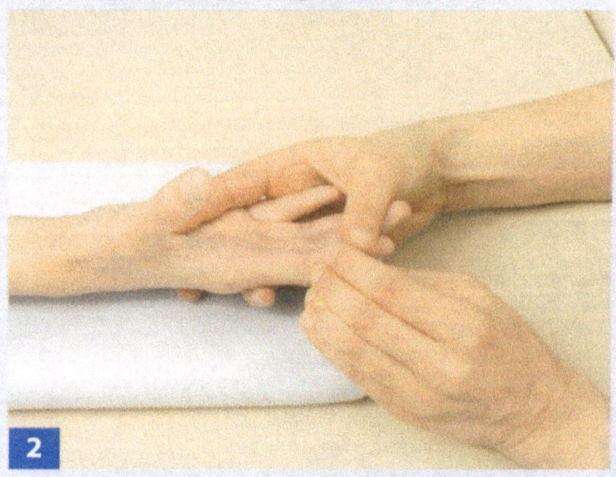

B: Die Bewegungsrichtung erfolgt von proximal nach distal. Dabei entsteht ein therapeutischer Zug mit dem charakteristischen Schneidegefühl.

Behandlungsaufbau im Bereich von Hals, Mandibula und Okziput

Die Bindegewebsmassage im Bereich von Hals, Okziput und Mandibula schließt sich an die vorangegangene Bindegewebsmassage des Rumpfbereiches, dem großen Aufbau an. In diesen Körperregionen können sowohl Unterhaut- als auch Faszientechnik durchgeführt werden. Im Halsbereich (Fossa infraclavicularis, Fossa jugularis und an den Ursprüngen des M. sternocleidomastoideus) finden sich Reaktionspunkte, die bei Fehl- oder Nichtreaktionen im Kopf-, Hals- und Brustbereich angewendet werden können.

Die Behandlung findet am auf dem Rücken liegenden Patienten statt. Die Zeitdauer für die Behandlung beträgt 10–15 Minuten.

Übersicht Behandlungsaufbau

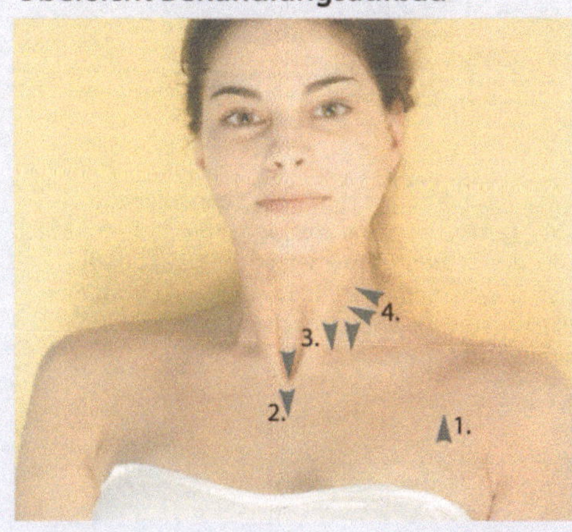

1. Fossa infraclavicularis, U, F
2. Fossa jugularis, F
3. M. sternocleidomastoideus, Ursprung, F
4. M. sternocleidomastoideus, medialer und lateraler Rand, F
5. Mandibula, Anhaken, F
6. Mandibula, Längsgang, U
7. Okziput, Linea nuchae, U, F

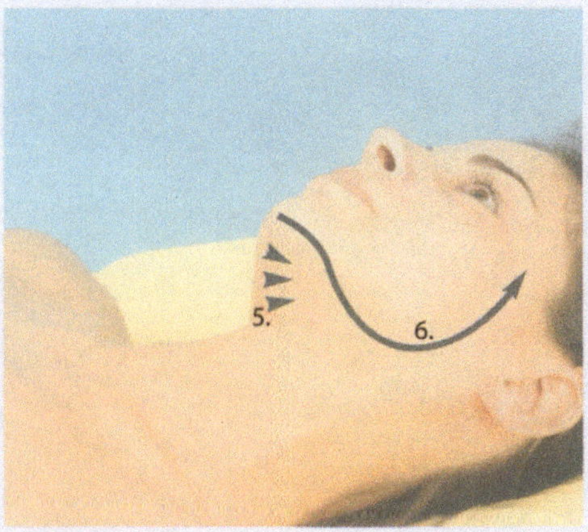

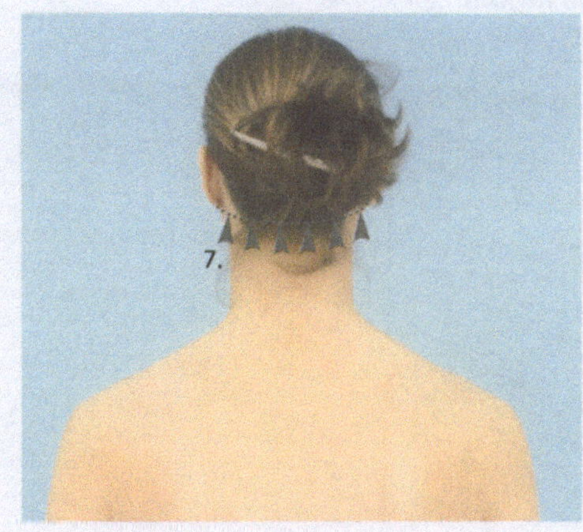

1. Fossa infraclavicularis, U, F

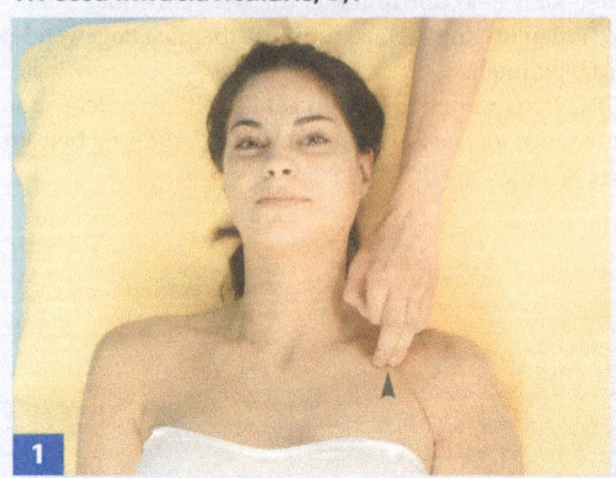

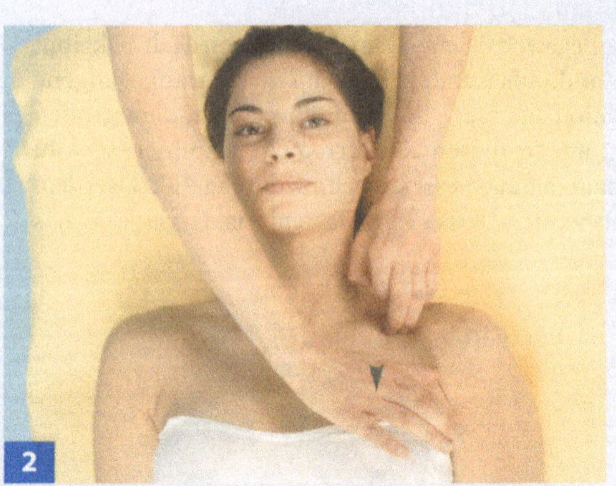

S: Unterrand der Klavikula
H: Der Therapeut setzt die Fingerkuppen 2–3 cm kaudal der Klavikula im Bereich der Fossa infraclavicularis an.
B: Die Bewegungsrichtung erfolgt bis zur Verschiebegrenze von kaudal nach kranial. Die andere Hand übt bei Erreichen der Verschiebegrenze einen leichten Gegenhalt aus. Der therapeutische Zug endet direkt am Knochenunterrand der Klavikula.

! Es tritt ein scharfes ausgeprägtes Schneidegefühl auf. Die hier gezeigte Technik entspricht der Unterhauttechnik. Bei der Faszientechnik setzt der Therapeut die Fingerkuppen direkt unterhalb der Klavikula an. Der therapeutische Zug mit dem charakteristischen Schneidegefühl tritt sofort ein.

2. Fossa jugularis, F

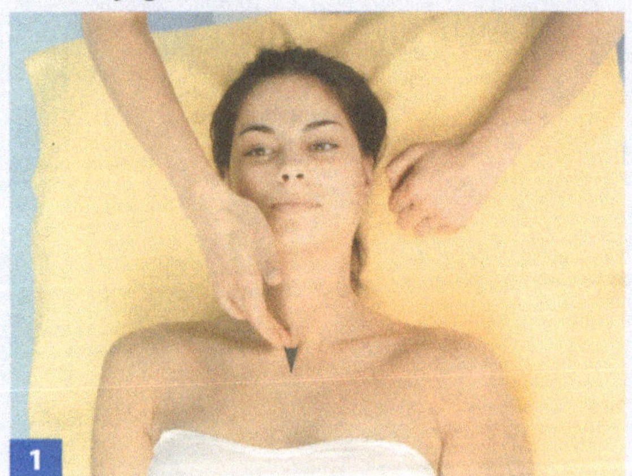

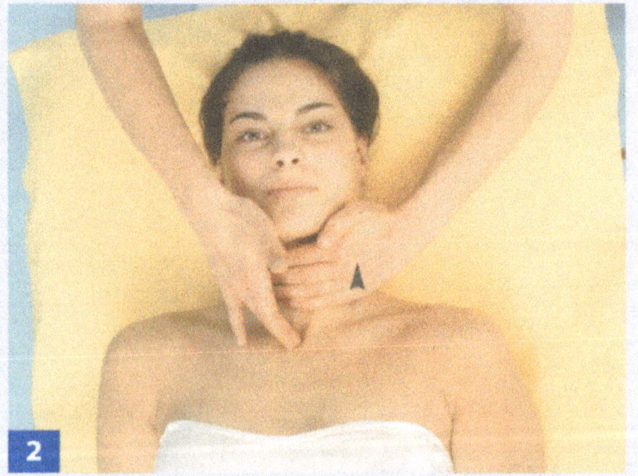

S: Knöcherner Rand des Sternum, Fossa jugularis
H: Der Therapeut setzt die Fingerkuppen direkt an der Fossa jugularis zwischen den beiden Ursprüngen des M. sternocleidomastoideus an. Die andere Hand führt einen leichten Gegenzug nach kranial durch.
B: Der therapeutische Zug mit dem sofort eintretenden Schneidegefühl erfolgt nach kaudal direkt an den knöchernen Rand der Fossa jugularis. Dabei tritt umgehend ein starkes Schneidegefühl auf. Die andere Hand übt bei Erreichen der Verschiebegrenze einen leichten Gegenhalt aus.

! Bei der Durchführung dieser Technik besteht die Tendenz Richtung posterior und damit in die Tiefe zu ziehen. Dadurch entsteht statt dem erwünschten Schneidegefühl ein dumpfer Druck, der zu Fehlreaktionen bis hin zu Atembeschwerden führen kann. Daher sollte diese Technik nicht bei akuten Atemwegsbeschwerden, wie Asthma bronchiale angewendet werden. Die hier beschriebene Technik ist die Faszientechnik.

3. M. sternocleidomastoideus, Ursprung, *F*

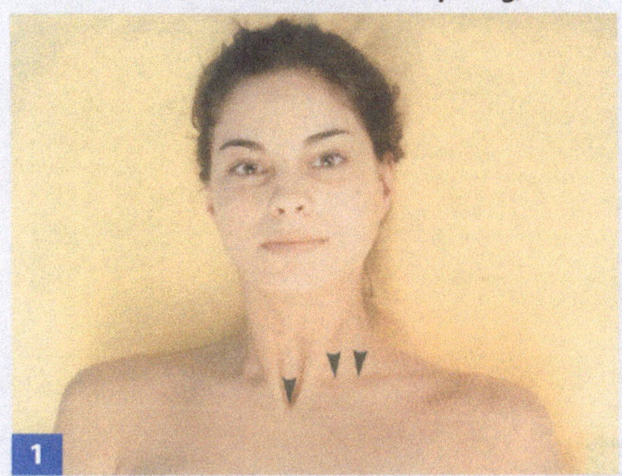

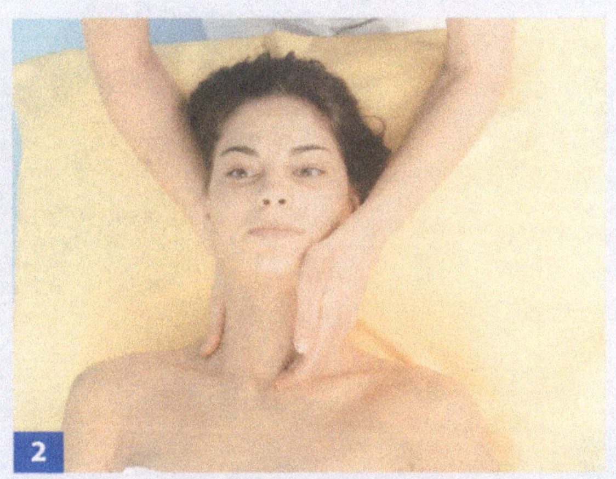

S: Fossa jugularis, Oberrand der Klavikula, Insertionsbereich des Ursprungs des M. sternocleidomastoideus
H: Der Therapeut setzt die Fingerkuppe jeweils neben der Insertion direkt an das Manubrium bzw. an die Klavikula an. Der Therapeut hakt nacheinander parallel zu den Insertionen am Manubrium und der Klavikula.
B: Der therapeutische Zug mit dem sofortigen Einsetzen des Schneidegefühls erfolgt nach kaudal an die knöchernen Strukturen.

! Nacheinander werden die Insertionszonen am Manubrium und im Bereich der Klavikula mittels der Faszientechnik angehakt.
Diese Technik wird auch zur Umstimmung bei Nicht- oder Fehlreaktionen eingesetzt.

4. M. sternocleidomastoideus, medialer und lateraler Rand, *F*

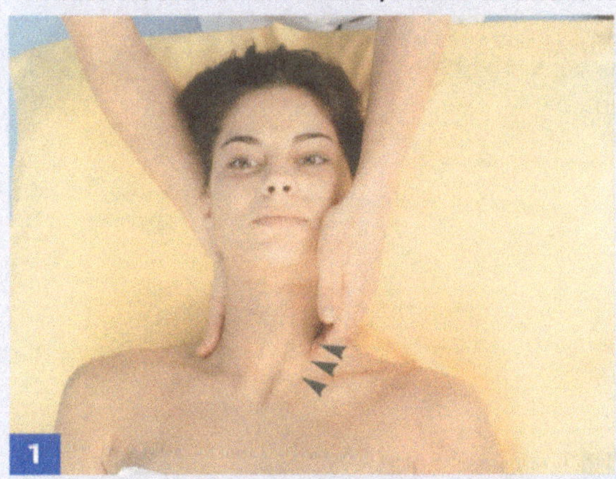

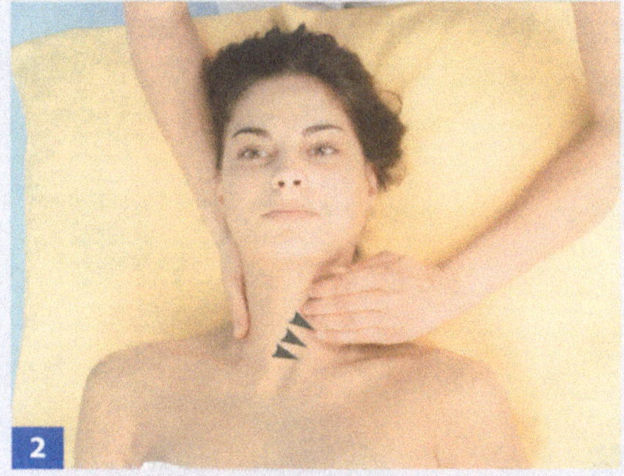

S: Lateraler und medialer Rand des M. sternocleidomastoideus
H: Der Therapeut legt die Fingerkuppen unmittelbar an den Muskelrand.
B: Der therapeutische Zug erfolgt mittels Faszientechnik durch Anhaken nach medial bzw. lateral rechtwinklig zum Faserverlauf. Der therapeutische Zug und das damit verbundene Schneidegefühl tritt sofort ein.

Eine Hand des Therapeuten spannt von dorsal das Gewebe im Halsbereich, so dass das Platzieren des therapeutischen Reizes exakt erfolgen kann.

! Bei der Durchführung der Technik ist auf druckfreies Arbeiten zu achten, da ansonsten Fehlreaktionen ausgelöst werden können.

5. Mandibula, Anhaken, *F*

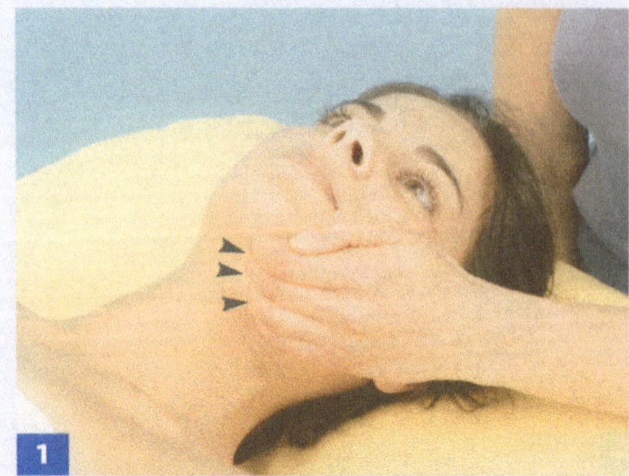

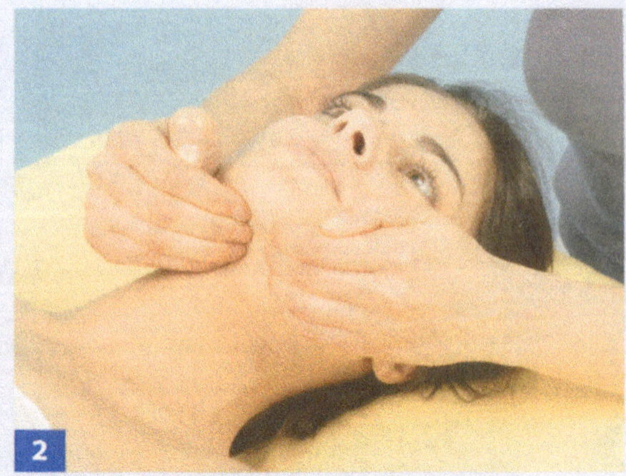

S: Knöcherner Rand der Mandibula
H: Der Therapeut legt die Fingerkuppen unmittelbar an den Rand der Mandibula.
B: Der therapeutische Zug erfolgt direkt am knöchernen Rand der Mandibula. Das Schneidegefühl tritt sofort ein. Die andere Hand übt bei Erreichen der Verschiebegrenze einen leichten Gegenhalt aus. Die Arbeitsgänge werden nebeneinander gesetzt. Sie beginnen am Kinn und werden bis zum Unterkieferwinkel durchgeführt. Der therapeutische Zug trifft jeweils senkrecht auf den Knochen.

6. Mandibula, Längsgang, *U*

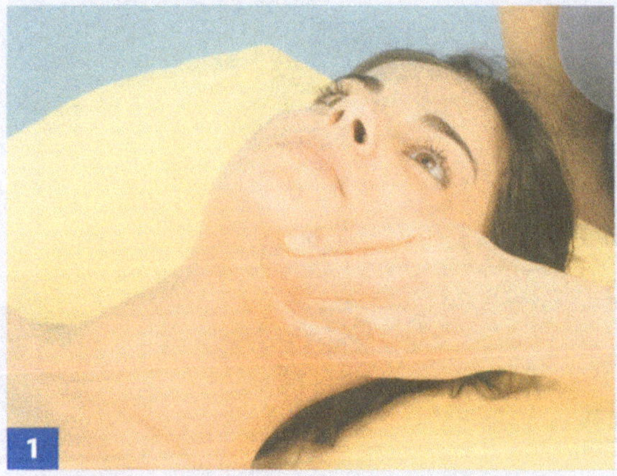

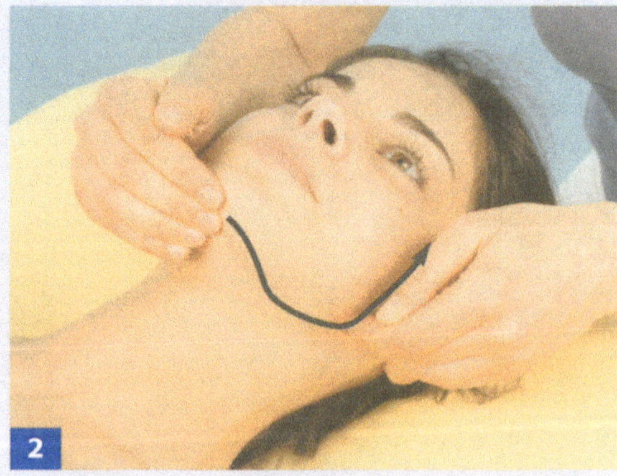

S: Mandibula
H: Der Therapeut setzt die Fingerkuppen im Bereich des Kinns auf. Die andere Hand spannt leicht die Haut im Bereich des Unterkiefers.
B: Die Bewegungsrichtung folgt den Konturen des Unterkieferknochens nach kranial bis vor den äußeren Gehörgang. Nach dem Erreichen der Verschiebegrenze tritt der therapeutische Zug ein, der von dem charakteristischen Schneidegefühl begleitet wird. Der therapeutische Zug kann kontinuierlich bis zum Endpunkt oder schubweise durchgeführt werden.

! Der Längsgang fasst die zuvor gesetzten Einzelreize zusammen. Die hier dargestellte Technik ist die Unterhauttechnik.

7. Okziput, Linea nuchae, *U*, *F*

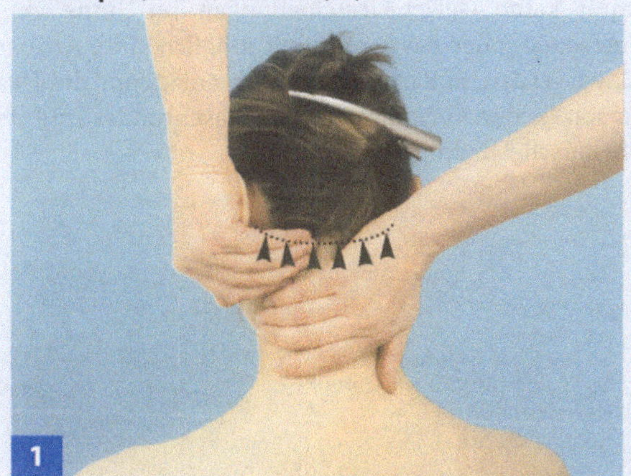

1

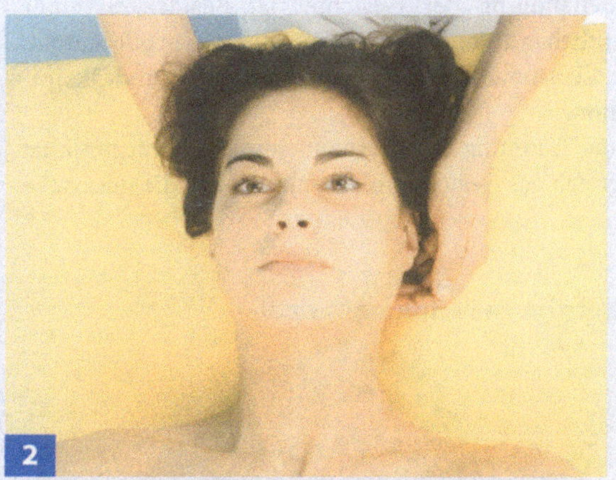

2

S: Linea nuchae

H: Der Therapeut setzt die Fingerkuppen 3–5 cm kaudal der Linea nuchae über den Dornfortsätzen auf. Die andere Hand stützt und fixiert das Okziput.

B: Die Bewegungsrichtung erfolgt bis zur Verschiebegrenze von kaudal nach kranial. Der therapeutische Zug endet mit einer Anhakbewegung an der Linea nuchae. Er ist mit dem charakteristischen Schneidegefühl verbunden. Die Arbeitsgänge werden nebeneinander verlaufend nach rechts und nach links jeweils bis zu den Processus mastoidei durchgeführt.

! Die hier dargestellte Technik ist die Unterhauttechnik. Bei der Faszientechnik werden die Fingerkuppen direkt im Bereich der Linea nuchae platziert, der therapeutische Zug und das damit verbundene Schneidegefühl tritt sofort ein.
Das erste Bild dient der Demonstration der Handhaltung. Diese Technik wird in der Praxis immer im Liegen durchgeführt, wobei das Okziput hier in der rechten Hand des Therapeuten ruht, während die linke Hand die Manipulation durchführt.

Behandlungsaufbau im Bereich des Gesichtes

Die Behandlung des Gesichtes ist Bestandteil einer Gesamtbehandlung. Vorangehen sollte der große Aufbau sowie die Behandlung der Hals-, Unterkiefer- und Okzipitalregion.

Eine Trennung in Unterhaut- und Faszientechnik ist im Bereich des Gesichtes nicht möglich, da die mimische Muskulatur direkt in die obere Hautschicht einstrahlt und damit keine Gewebeverschiebungen im Sinne einer Unterhaut- oder Faszientechnik möglich sind. Arbeitsgänge werden im Bereich des Os zygomaticum, des Haaransatzes, der Augenbrauen, des Nasenrandes und der Ohrmuschel durchgeführt.

Übersicht Behandlungsaufbau

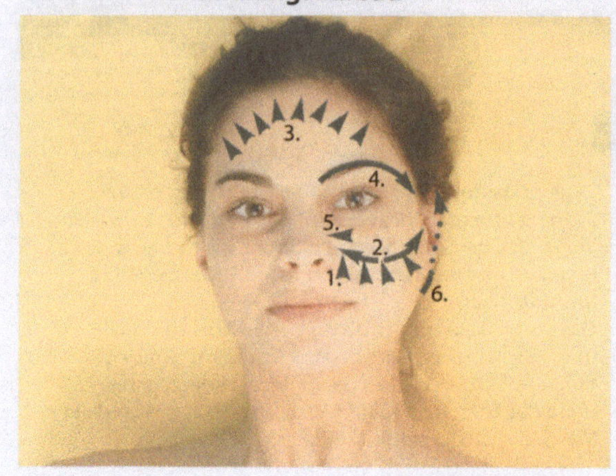

1. Os zygomaticum, Anhaken, *U*
2. Os zygomaticum, Längsgang, *U*
3. Haaransatz, *U*
4. Augenbraue, *U*
5. Nasenrand, *U*
6. Ohrmuschel, *U*

1. Os zygomaticum, Anhaken, *U*

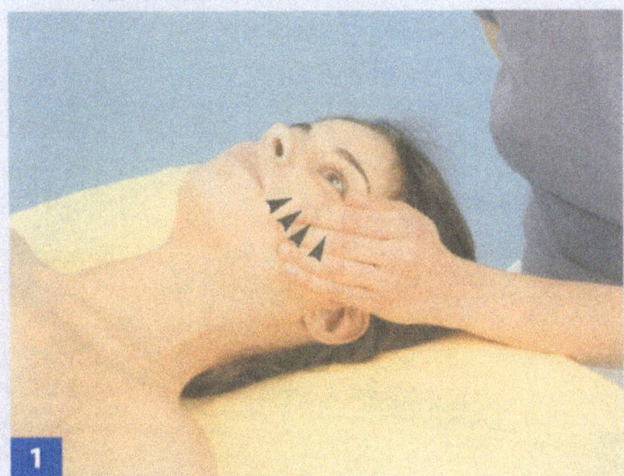

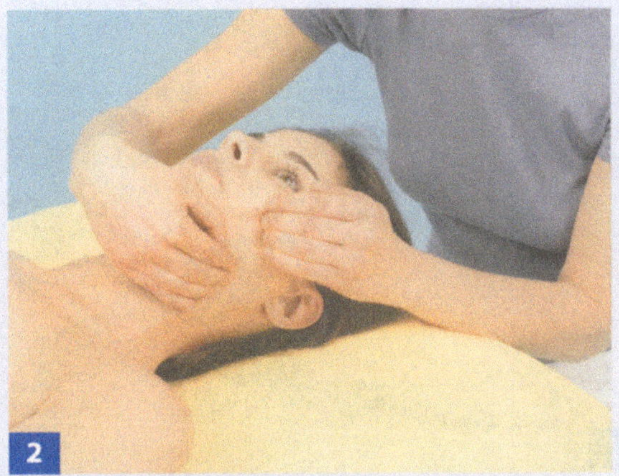

S: Unterrand des Os zygomaticum
H: Der Therapeut setzt die Fingerkuppen kaudal des Os zygomaticum auf. Die andere Hand übt einen leichten Gegenzug nach kaudal aus.

B: Die Bewegungsrichtung erfolgt von kaudal nach kranial, wobei nach kurzer Distanz die Verschiebegrenze erreicht wird und der therapeutische Zug an den Unterrand des Os zygomaticum führt. Die Arbeitsgänge werden von nasennah nach lateral nebeneinander senkrecht zur Knochenkante durchgeführt.

2. Os zygomaticum, Längsgang, *U*

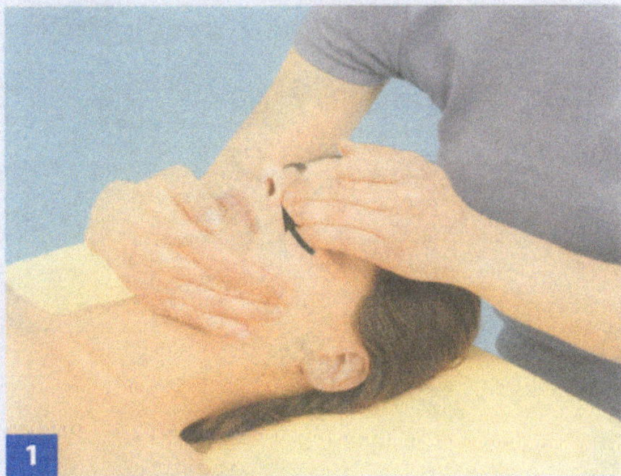

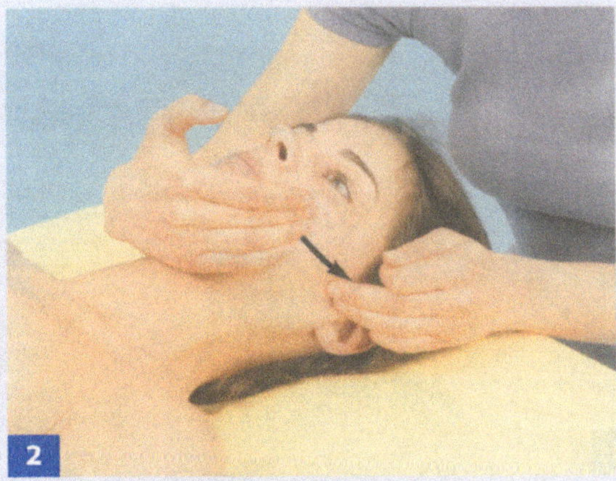

S: Unterrand des Os zygomaticum
H: Der Therapeut legt die Fingerkuppen am Unterrand des Os zygomaticum in Höhe der lateralen Orbitalbegrenzung auf.

B: Von hier aus erfolgt zum einen der Längsgang bis zur Nasenwurzel und zum anderen der Längsgang bis zum Kiefergelenk. Somit wird der Längsgang in zwei Anteile, einen lateralen und einen medialen Anteil, geteilt. Die freie Hand hält bei Bedarf gegen.

3. Haaransatz, *U*

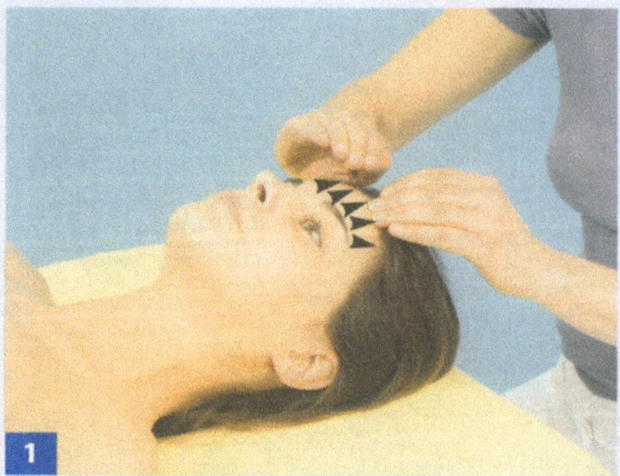

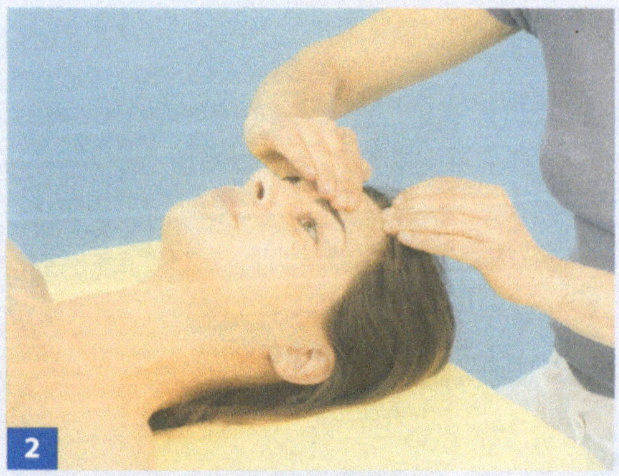

S: Haaransatz
H: Der Therapeut legt die Fingerkuppen 1 cm kaudal des vorderen Haaransatzes in der medialen Linie auf. Die andere Hand bildet einen leichten Gegenzug nach kaudal.

B: Die Bewegungsrichtung erfolgt nach kranial. Der therapeutische Zug mit dem damit verbundenen Schneidegefühl endet direkt senkrecht am Haaransatz. Die Arbeitsgänge werden von der Mittellinie aus dicht nebeneinander jeweils nach lateral durchgeführt.

4. Augenbraue, *U*

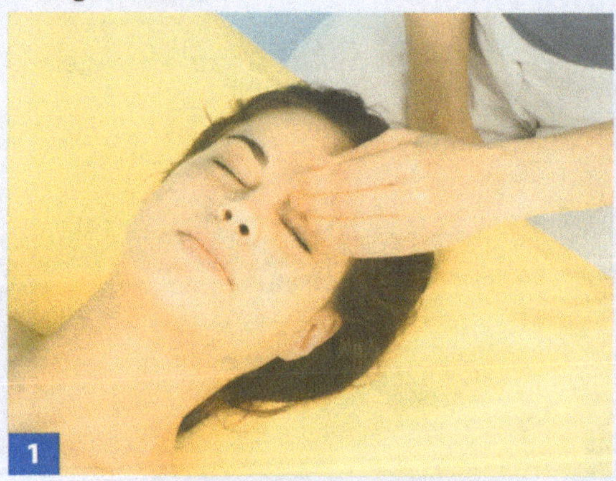

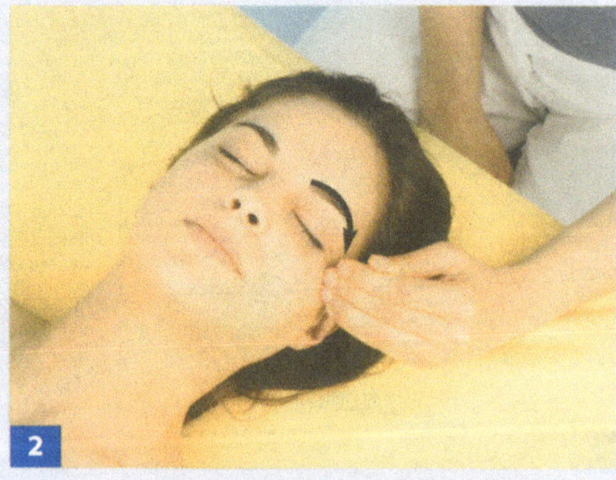

H: Der Therapeut setzt die Fingerkuppen im medialen Bereich der Augenbrauen auf.

B: Die Bewegungsrichtung erfolgt im Verlauf der Augenbraue bis zur Verschiebegrenze nach lateral. Der therapeutische Zug endet mit einer Anhakbewegung oberhalb des lateralen Anteils des Os zygomaticum.

5. Nasenrand, *U*

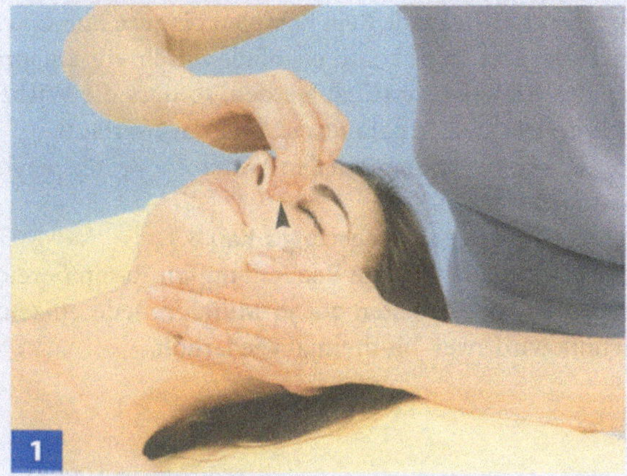

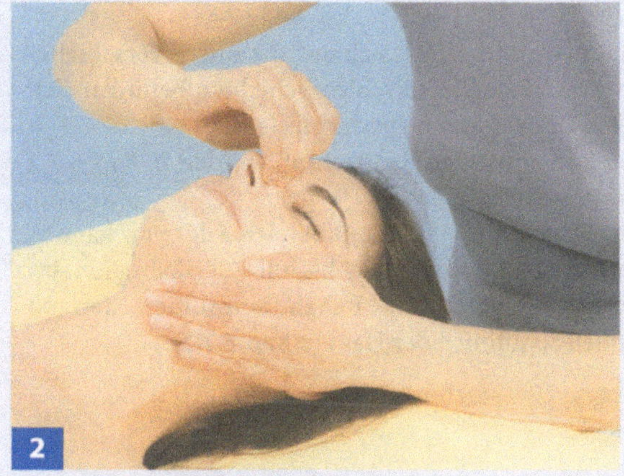

S: M. nasalis
H: Der Therapeut legt die Fingerkuppe lateral am Nasenflügel auf. Die andere Hand übt einen leichten Gegenzug nach lateral aus.

B: Nach sehr kurzem Weg erfolgt der therapeutische Zug an den Rand des M. nasalis, wobei das typische Schneidegefühl ausgelöst werden kann.

6. Ohrmuschel, *U*

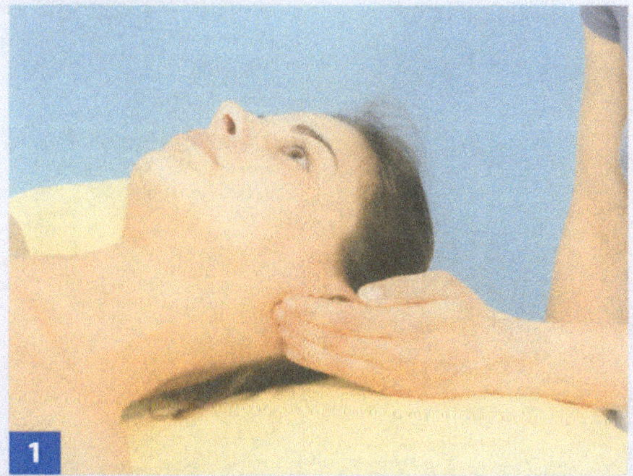

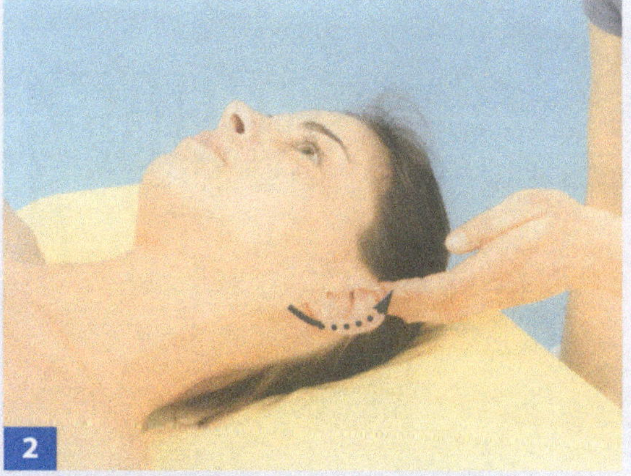

S: Processus mastoideus
H: Der Therapeut setzt die Fingerkuppen etwas kaudal und medial des Processus mastoideus auf.

B: Die Bewegung erfolgt bogenförmig über den Processus mastoideus hinter der Ohrmuschel entlang. Nach dem Erreichen der Verschiebekante tritt der therapeutische Zug mit dem charakteristischen Schneidegefühl auf.

6.11.4 Hauttechnik

Der Bereich des Rückens (Seitlage)

Die Hauttechnik bezieht sich auf die obere Verschiebeschicht der Haut. Die Verschiebeschichten befinden sich zwischen Dermis und Hypodermis (s. **Kap. 2.2**).

Die Prinzipien der Hauttechnik wurden in **Kap. 6.7.2** ausführlich darfgestellt.

Die Behandlung im Rumpfbereich folgt von kaudal, der Sakralregion nach kranial bis zur Zervikalregion. Im Wesentlichen folgen die Behandlungslinien den so genannten Spaltlinien der Haut (s. **Kap. 6.7.2**).

Die Durchführung der Rumpfbehandlung erfolgt am zweckmäßigsten in der Seitlage. Hierbei ist es wichtig, dass das oben liegende Bein komplett bis zum Fuß unterlagert ist. Der Kopf sollte ebenfalls durch ein entsprechendes Kissen unterstützt werden, so dass die Wirbelsäule gestreckt, d. h. parallel zur Unterlage verläuft.

Kleinkinder können auf den Armen der Bezugsperson behandelt werden.
Weitere Hinweise zur Lagerung s. **Kap. 6.3**.

Die Zeitdauer für die Behandlung im Rumpfbereich beträgt für beide Seiten 20–30 Minuten. Jede einzelne Technik wird zwei- bis dreimal wiederholt.

Übersicht Behandlungsaufbau

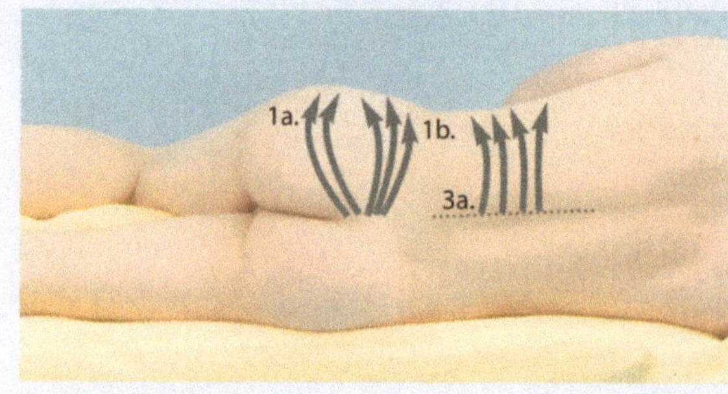

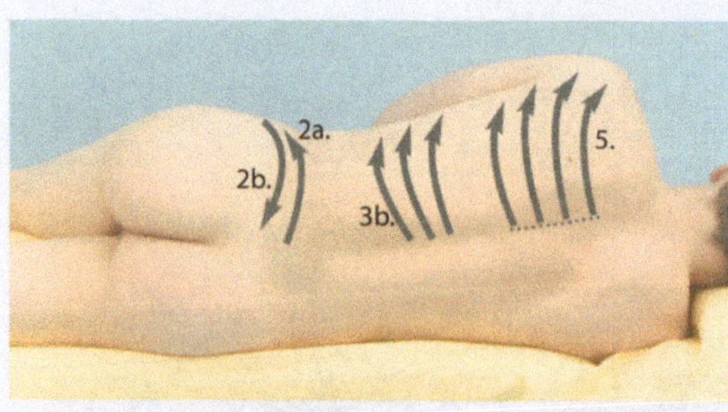

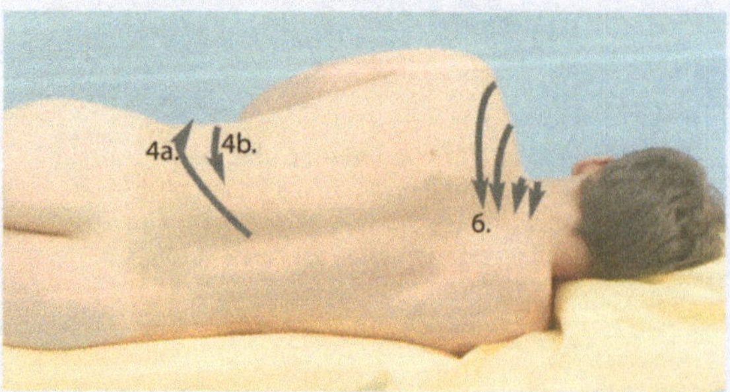

1a. Os sacrum – Trochanter major
1b. Os sacrum – Glutealregion
2a. Crista iliaca, Processus spinosus L5 – Spina iliaca anterior superior
2b. Crista iliaca, Spina iliaca anterior superior – Processus spinosus L5
3a. Processus spinosus, LWS-Bereich – lateralwärts
3b. Processus spinosus, unterer BWS-Bereich – lateralwärts
4a. Unterrand des Thorax (Brustkorbgang)
4b. Unterrand des Thorax (lateraler Brustkorbgang)
5. Oberer BWS-Bereich
6. Zervikalregion

1a. Os sacrum – Trochanter major

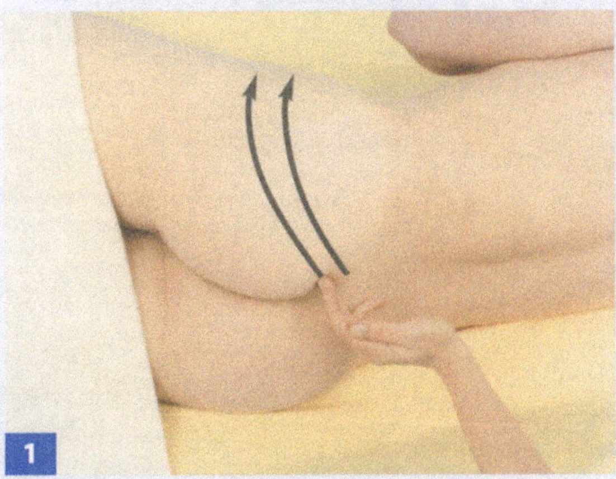

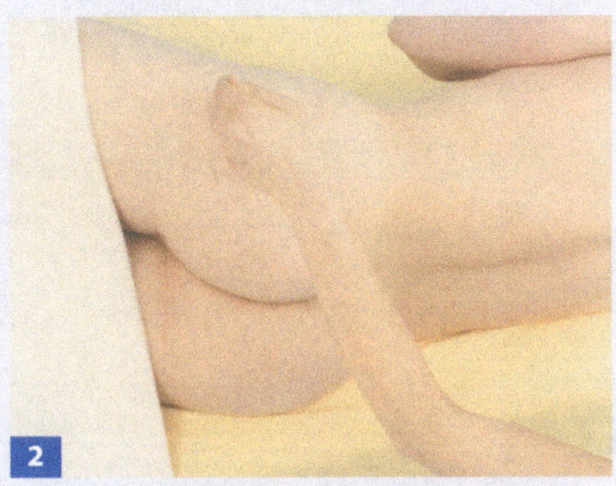

H: Der Therapeut setzt die ulnare Kante des Zeige- oder Mittelfingers in der Mitte des Os sacrum oberhalb der Analfalte auf.

B: Die Bewegungsrichtung erfolgt bogenförmig der Gesäßwölbung folgend bis zum Trochanter major nach lateral. Mehrere Arbeitsgänge werden von kaudal nach kranial parallel übereinander durchgeführt.

! Der therapeutische Zug und das damit verbundene Schneidegefühl beginnt unmittelbar bei Beginn der Bewegung.

1b. Os sacrum – Glutealregion

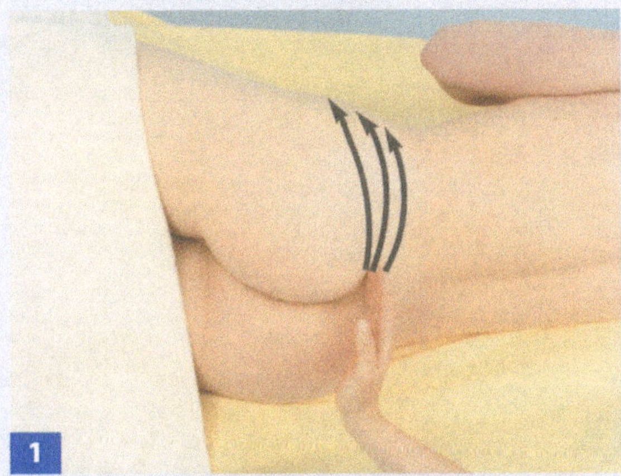

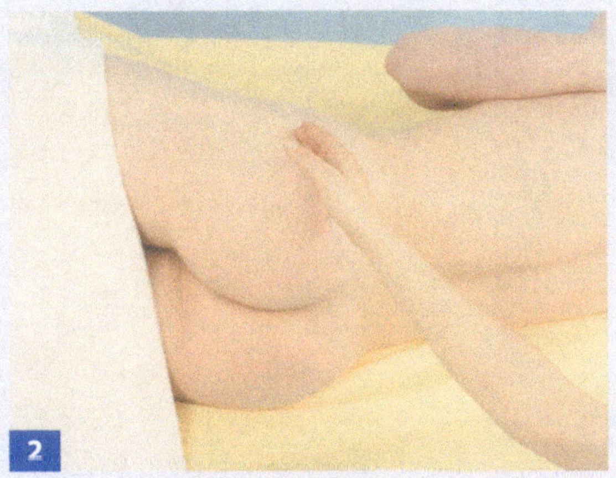

H: Der Therapeut setzt die ulnare Kante des Ring- oder Mittelfingers in der Mitte des Os sacrum oberhalb der Analfalte an.

B: Die Bewegungsrichtung erfolgt bogenförmig der Wölbung des M. gluteus maximus folgend. Es werden mehrere Arbeitsgänge parallel nebeneinander von kaudal nach kranial durchgeführt.

! Der therapeutische Zug und das damit verbundene Schneidegefühl werden unmittelbar bei Beginn der Bewegung ausgelöst.

2a. Crista iliaca, Processus spinosus L5 – Spina iliaca anterior superior

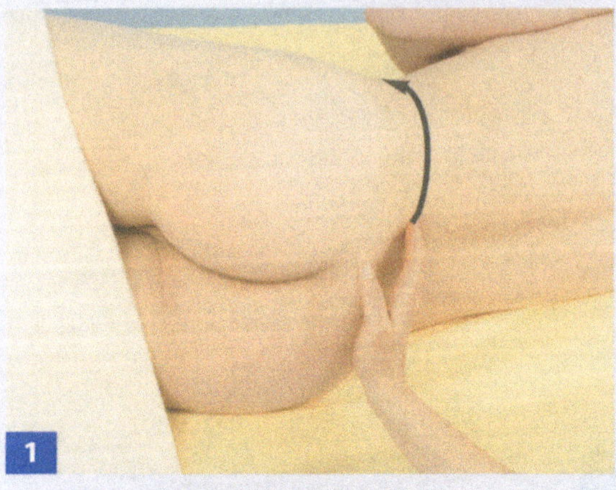

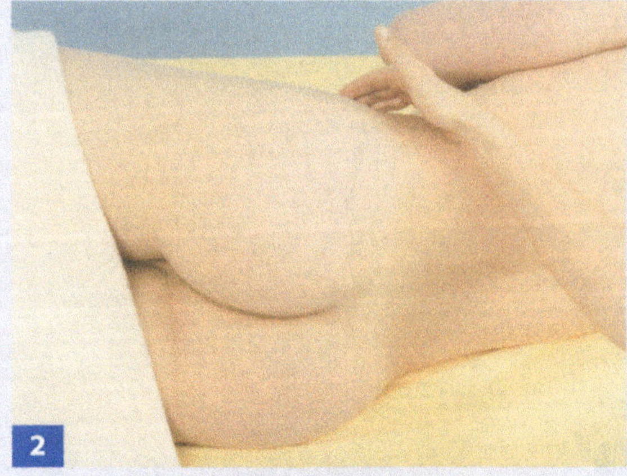

H: Der Therapeut legt die ulnare Kante des Mittel- oder Ringfingers in Höhe des Processus spinosus L5 auf.

B: Die Bewegungsrichtung erfolgt entlang der Crista iliaca. Die Fingerkuppen folgen dieser Knochenkante bis zur Spina iliaca anterior superior.

! Unmittelbar bei Beginn der Bewegung tritt der therapeutische Zug und das damit verbundene Schneidegefühl ein. Es ist bei diesem so genannten Beckenrandstrich in der Regel ausgeprägter, so dass der Patient darauf vorbereitet werden sollte.

2b. Crista iliaca, Spina iliaca anterior superior – Processus spinosus L5

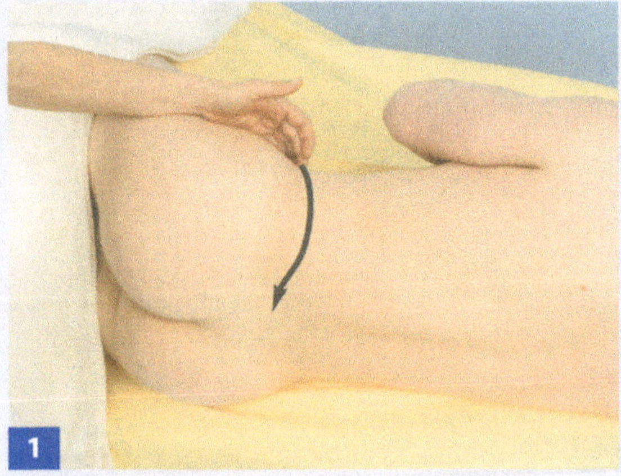

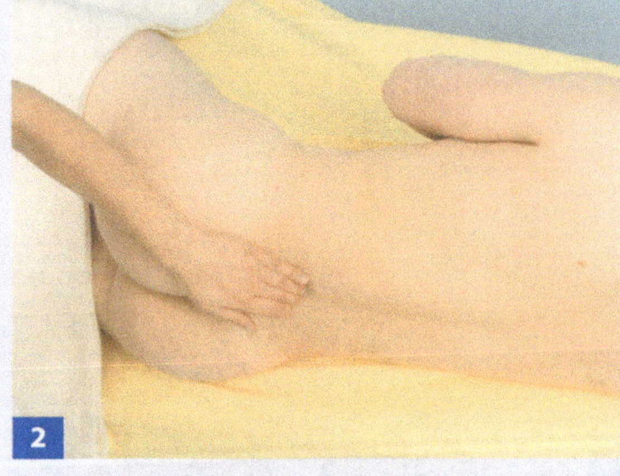

Wenn bei der oben beschriebenen Durchführung des Beckenrandstriches kein adäquates Schneidegefühl auftritt, so kann der Beckenrandstrich auch umgekehrt durchgeführt werden.

H: Der Therapeut setzt die ulnare Fingerkuppe des Mittel- oder Ringfingers im Bereich der Spina iliaca anterior superior auf.

B: Die Fingerkuppen folgen der Crista iliaca bis zum Dornfortsatz des 5. Lendenwirbels.

! Bei der von lateral nach medial durchgeführten Variante des Beckenrandstriches kommt es zu einem starken Schneidegefühl.

3a. Processus spinosus, LWS-Bereich – lateralwärts

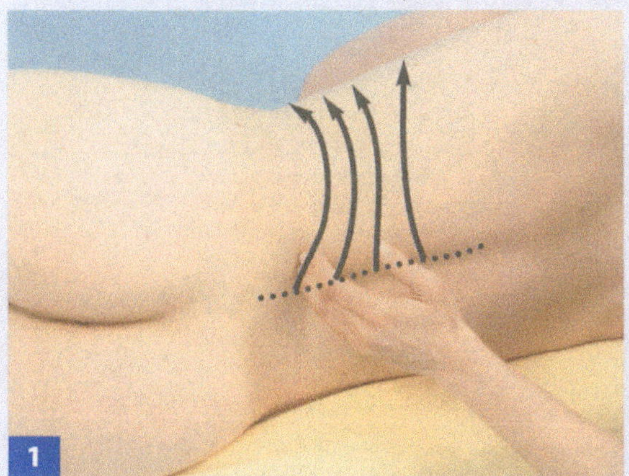

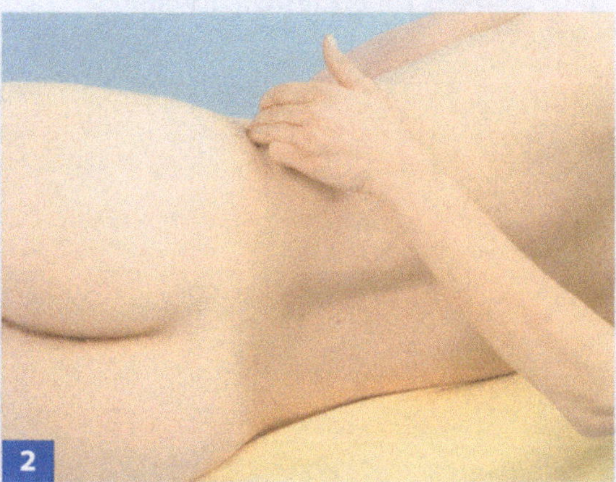

H: Der Therapeut setzt die ulnaren Kanten des Mittel- oder Ringfingers auf den Processus spinosus des 4. Lendenwirbels auf.

B: Die Bewegung wird lateralwärts bis zur mittleren Axillarlinie der Wölbung des Muskelbauches des M. erector trunci und des Rumpfes folgend durchgeführt. Es werden mehrere Arbeitsgänge von kaudal nach kranial übereinander gesetzt.

! Sollte sich bei dieser Bewegung kein Schneidegefühl auslösen lassen, so kann die Bewegung auch von lateral nach medial erfolgen. Dabei können die Arbeitsgänge in zwei Schritte unterteilt werden: zum einen vom lateralen Rand des M. latissimus dorsi bis zum lateralen Rand des M. erector trunci, zum anderen vom lateralen Rand des M. erector trunci bis zum Processus spinosus.

3b. Processus spinosus, unterer BWS-Bereich – lateralwärts

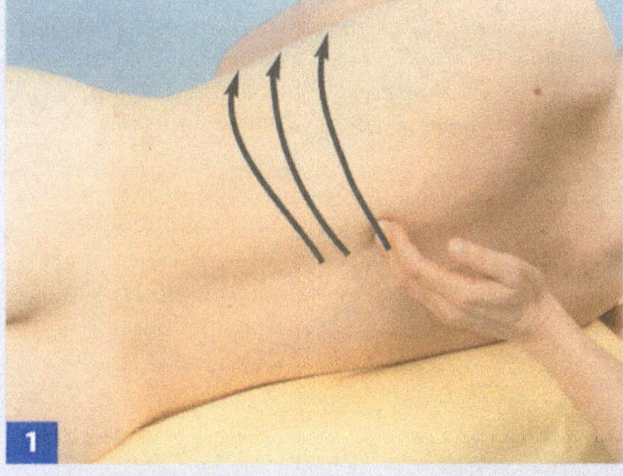

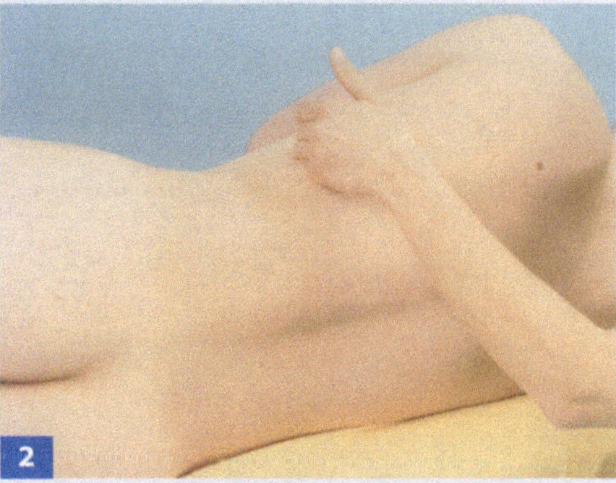

H: Der Therapeut setzt die ulnare Fingerkuppe des Mittel- oder Ringfingers über den Processus spinosus der unteren Brustwirbel auf.

B: Die Bewegung folgt den Konturen der unteren BWS bis zur vorderen Axillarlinie. Es werden mehrere Arbeitsgänge von kaudal nach kranial durchgeführt.

! Falls bei dieser Technik kein unmittelbares Schneidegefühl auftritt, kann die Bewegung auch von medial nach lateral, wie unter 3a beschrieben, durchgeführt werden.

4a. Unterrand des Thorax (Brustkorbgang)

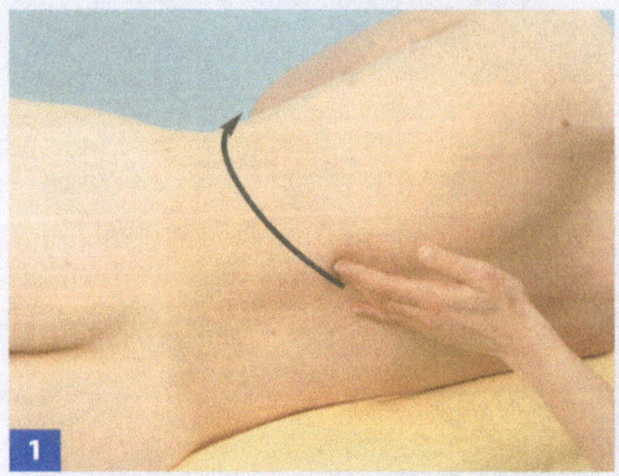

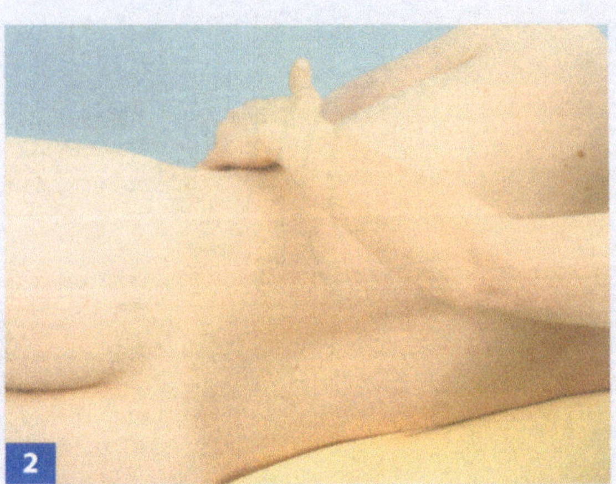

H: Der Therapeut setzt die ulnare Kante des Mittel- oder Ringfingers über den Processus spinosus des 12. Brustwirbels auf.

B: Die Bewegung erfolgt entlang des knöchernen Unterrandes des Thorax bis zur lateralen Begrenzung des M. rectus abdominis bzw. bis zum Processus xiphoideus.

! Der therapeutische Zug und das damit verbundene Schneidegefühl treten unmittelbar bei Bewegungsbeginn ein. Sollte kein Schneidegefühl trotz richtiger Technik auftreten, kann diese Technik auch, wie im folgenden beschrieben, umgekehrt ausgeführt werden.

4b. Unterrand des Thorax (lateraler Brustkorbgang)

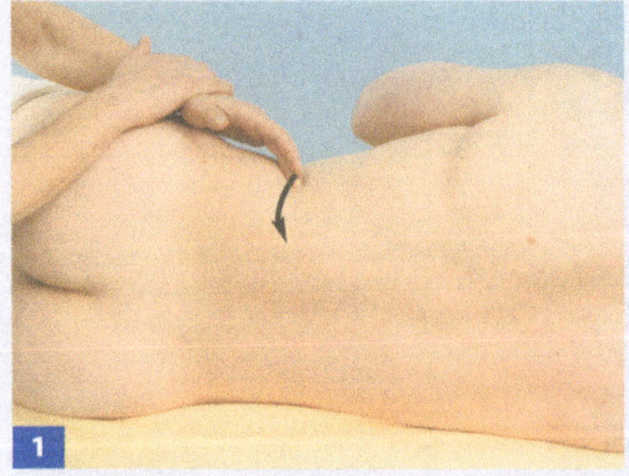

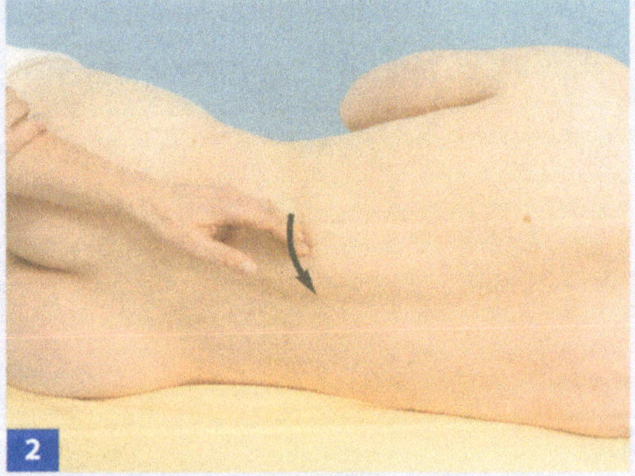

H: Der Therapeut setzt die ulnaren Kanten des Mittel- oder Ringfingers am lateralen Rand des M. latissimus dorsi an.

B: Die Bewegung erfolgt in zwei Teilen. Die erste Teilstrecke verläuft bis zum lateralen Rand des M. erector trunci. Dort werden die Fingerkuppen erneut angesetzt und verlaufen von dort bis zum Processus spinosus des 12. Brustwirbels.

! Wenn es die Spannungsverhältnisse zulassen, kann diese Technik in einem durchgeführt werden: vom lateralen Rand des M. latissimus dorsi direkt bis zum Processus spinosus des 12. Brustwirbels.

5. Oberer BWS-Bereich

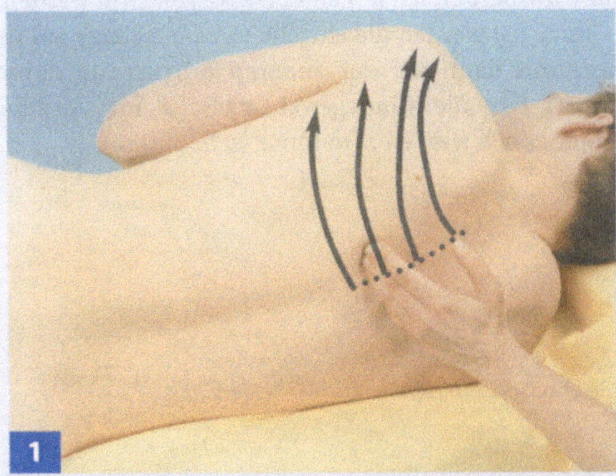

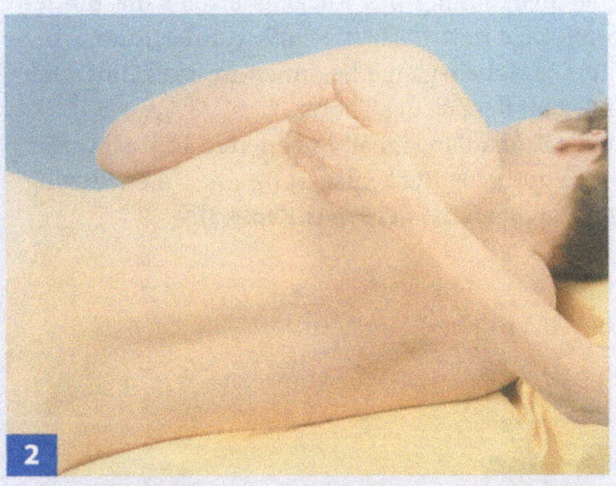

H: Der Therapeut setzt die ulnaren Kanten des Ring- oder Mittelfingers im Bereich der Processus spinosus der oberen Brustwirbelsäule auf.

B: Die Bewegung folgt den Konturen des Thorax bis zur vorderen Axillarlinie bzw. bei den weiteren kranial verlaufenden Arbeitsgängen bis zu den spinalen Anteilen des M. deltoideus.

6. Zervikalregion

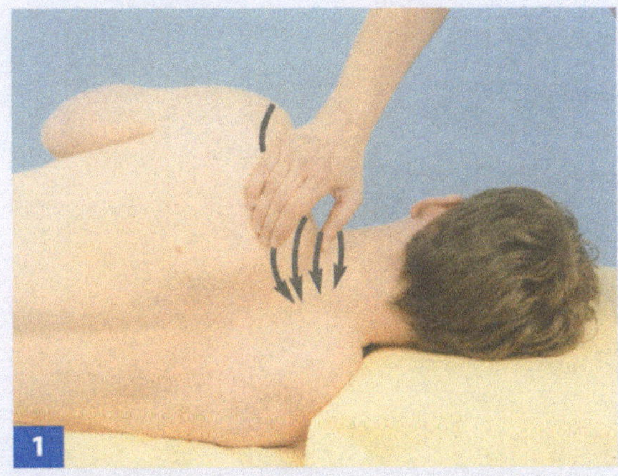

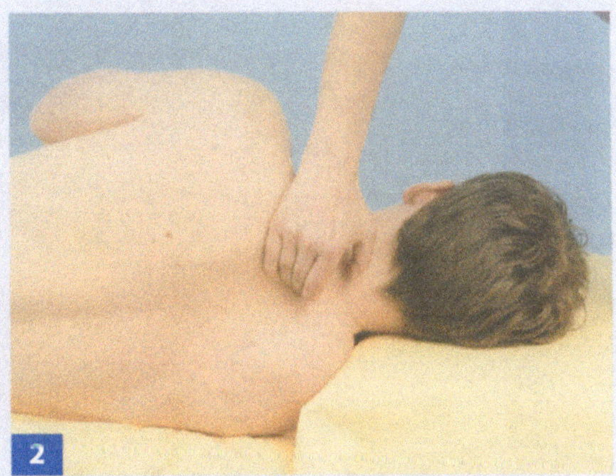

H: Der Therapeut setzt die Fingerkuppen im lateralen Bereich der Spina scapula auf. Die Fingerkuppen folgen dem Verlauf des M. trapezius, Pars ascendens, bis zum Processus spinosus des 7. Halswirbels. Mehrere Arbeitsgänge werden von kaudal nach kranial mehr oder weniger waagerecht auf den Processus spinosus des 7. Halswirbels zu ausgeführt.

! Um den Processus spinosus (Prominenz) des 7. Halswirbels sind häufig Quellungen tastbar. In diesen Fällen werden die von lateral nach medial ausgeführten Arbeitsgänge bis an den Rand der Quellung durchgeführt.

Der Bereich von Thorax und Abdomen

Nach der Behandlung des Rückens erfolgt die Bindegewebsmassage mittels Hauttechnik auf der Rumpfvorderseite. Die Arbeitsgänge beginnen im Beckenbereich und enden im Bereich des Thorax.

Für die Behandlung im Abdomen- und Thoraxbereich sollte eine optimale Rückenlagerung mit Unterstützung der Knie durchgeführt werden (s. **Kap. 6.3**).

Um den Patienten vor Auskühlung zu bewahren, kann der untere Körperbereich mit einer Decke gewärmt werden.

Zunächst werden die einzelnen Arbeitsgänge auf der einen und dann auf der anderen Körperseite durchgeführt. Für die Bindegewebsmassage im vorderen Rumpfbereich werden 7–10 Minuten benötigt.

Übersicht Behandlungsaufbau

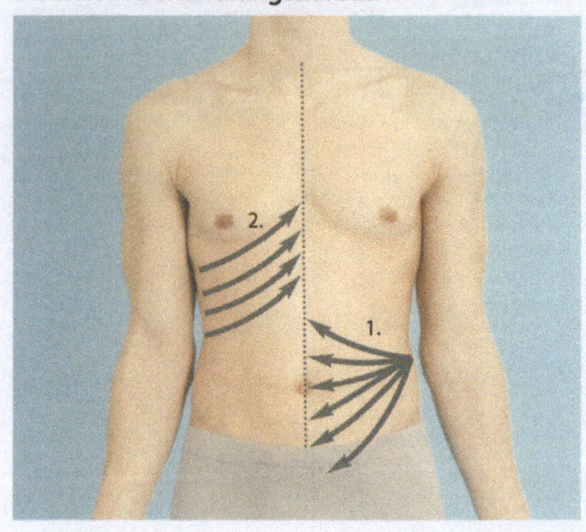

1. Spina iliaca anterior superior – Symphyse, Linea alba
2. Thoraxrand, Längsgäng (Brustkorbgang)

1. Spina iliaca anterior superior – Symphyse, Linea alba

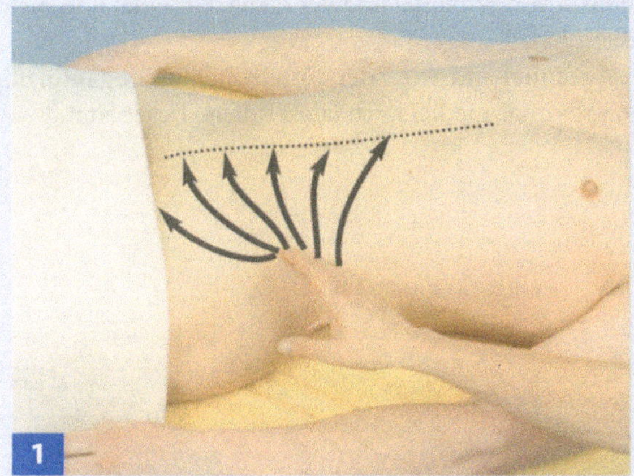

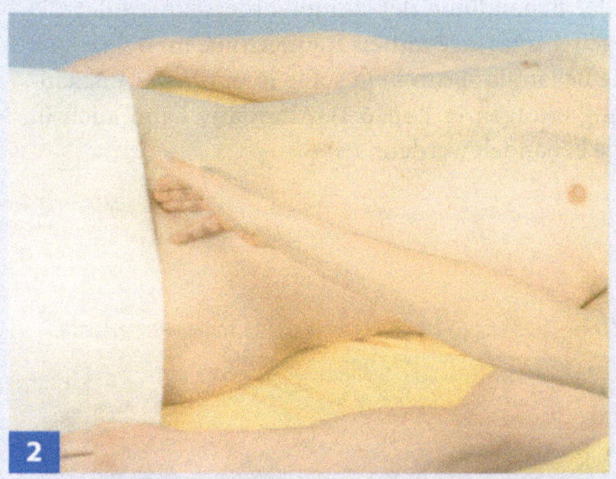

H: Der Therapeut setzt die ulnare Kuppe des Mittel- oder Ringfingers auf der Spina iliaca anterior superior auf.

B: Die Bewegungsrichtung erfolgt entlang des Ligamentum ilioinguinale bis hin zum lateralen Rand der Symphyse und endet an der Linea alba zwischen den Muskelbäuchen des M. rectus abdominis. Es werden mehrere Arbeitsgänge von kaudal nach kranial durchgeführt. Die oberen Arbeitsgänge beginnen im Bereich der vorderen Axillarlinie.

! Der Arbeitsgang von der Spina iliaca anterior superior bis zur Symphyse ist mit einem extrem starken Schneidegefühl verbunden, auf das der Patient unbedingt vorbereitet werden sollte. Das Schneidegefühl tritt bei den anderen Arbeitsgängen unmittelbar bei Durchführung der Bewegung ein.

2. Thoraxrand, Längsgang (Brustkorbgang)

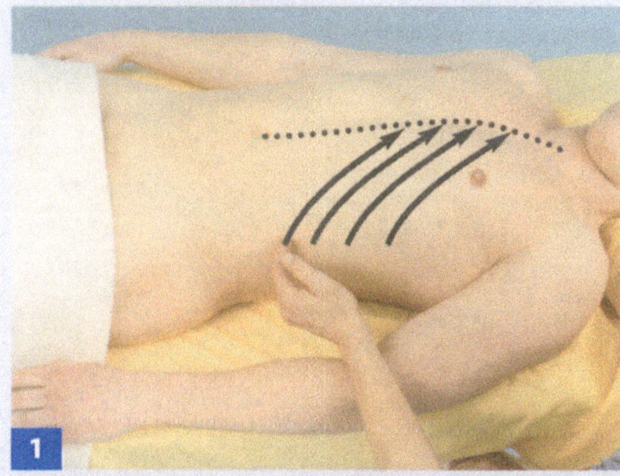

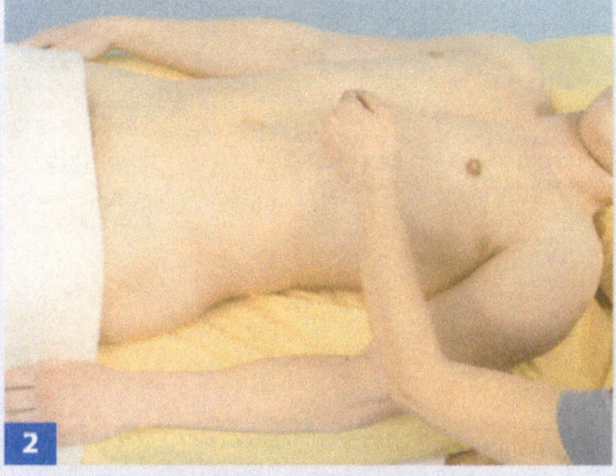

H: Der Therapeut setzt die ulnare Fingerkuppe des Mittel- oder Ringfingers an der vorderen Axillarlinie an.

B: Der Arbeitsgang erfolgt entlang des knöchernen Unterrandes des Thorax bis zum Processus xiphoideus. Weitere Arbeitsgänge werden an der vorderen Axillarlinie beginnend von kaudal nach kranial über den Brustkorb durchgeführt.

! Bei dem Arbeitsgang am knöchernen Unterrand des Thorax tritt häufig ein sehr starkes Schneidegefühl ein, auf das der Patient vorbereitet werden sollte. Die Bindegewebsmassage mittels Hauttechnik kann auch im Bereich des Ober- und Unterschenkels durchgeführt werden (**s. S. 160 f.**). Die Arbeitsgänge folgen im Wesentlichen den so genannten Spannungslinien.

Behandlungsaufbau im Bereich des Beines

Nach der Behandlung der Rumpfvorderseite erfolgt die Bindegewebsmassage mittels Hauttechnik am Bein.

Die Behandlung am Bein sollte in optimaler Rückenlagerung erfolgen (s. **Kap. 6.3**). Alternativ kann auch in Seitlage behandelt werden.

Zunächst werden die einzelnen Arbeitsgänge am Oberschenkel von proximal und lateral nach medial und distal ausgeführt.

Anschließend wird der Unterschenkel bogenförmig von proximal-medial nach lateral-distal bearbeitet.

1. Arbeitsgänge im Bereich des Oberschenkels

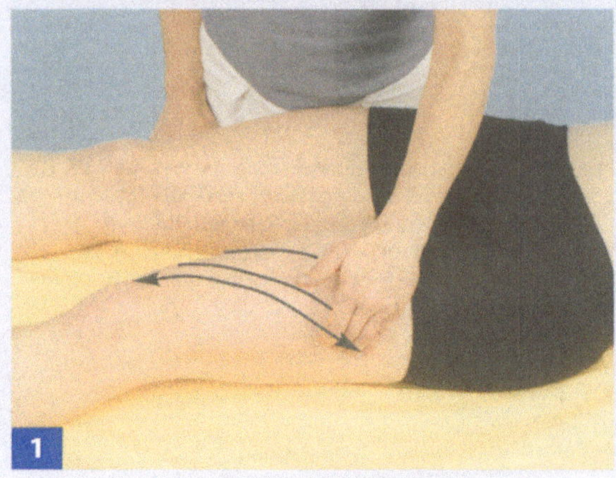

H: Der Therapeut legt die Fingerkuppen im proximalen und lateralen Bereich des Oberschenkels auf.

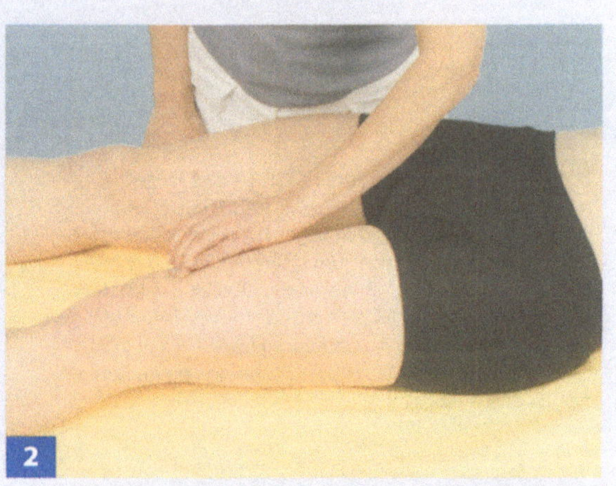

B: Die Bewegungsrichtung erfolgt im Bereich der Spannungslinien nach lateral und medial. In dieser Verlaufsrichtung werden mehrere Arbeitslinien über den Bereich des Oberschenkels gesetzt.

2. Arbeitsgänge im Bereich des Unterschenkels

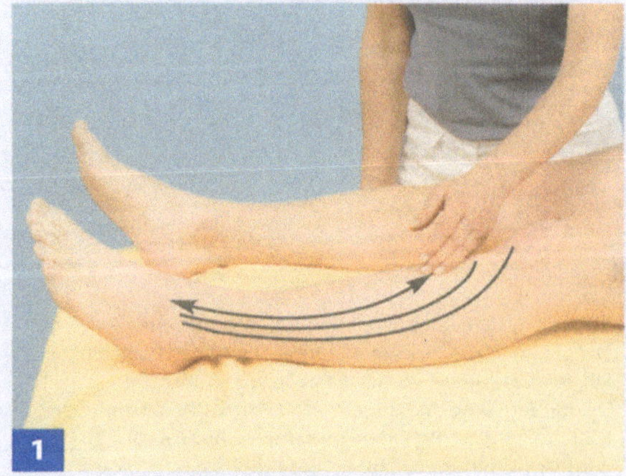

Die Arbeitsgänge im Bereich des Unterschenkels verlaufen bogenförmig von proximal-medial nach lateral-distal.

H: Der Therapeut legt die Fingerkuppen medial der Tuberositas tibiae auf.

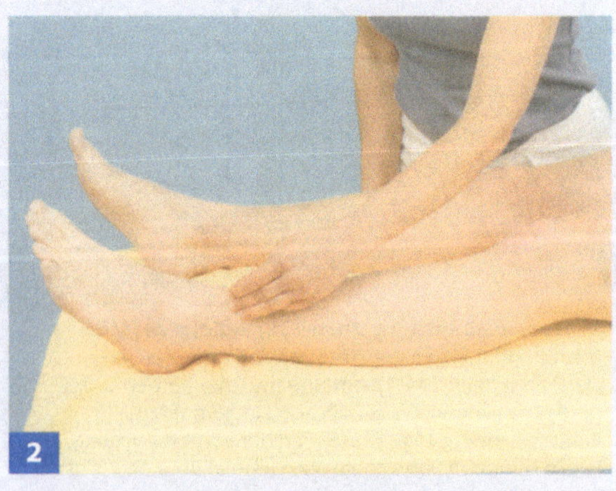

B: Er führt eine bogenförmige Bewegung nach lateral und distal bis zum seitlichen Sprunggelenk durch. In dieser Verlaufsrichtung werden mehrere Arbeitsgänge durchgeführt.

3. Arbeitsgänge im Bereich des Oberschenkels in Seitlage (Alternative)

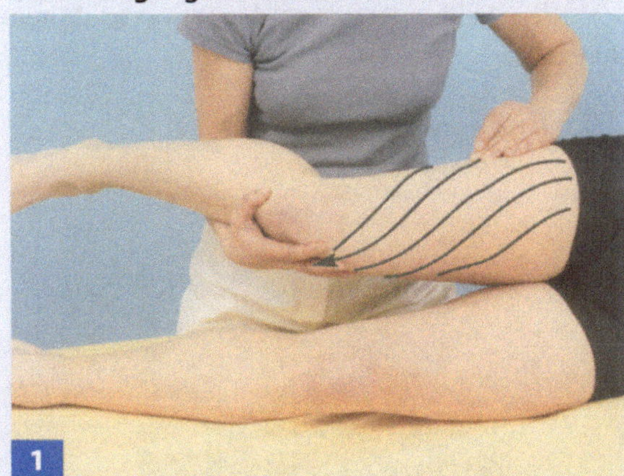

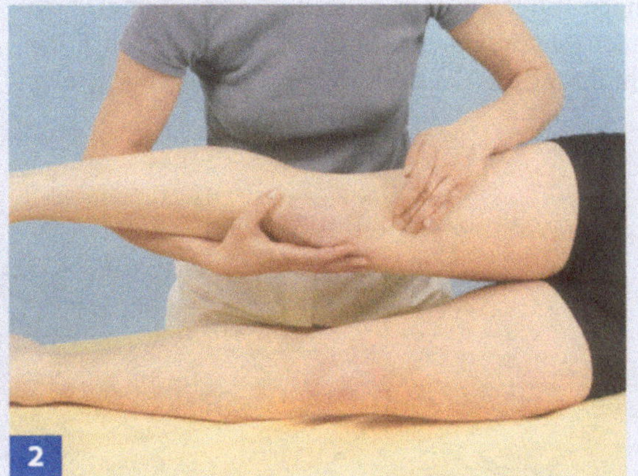

Eine Variante für die Durchführung der Hauttechnik im Bereich des Oberschenkels ist die Seitlage.

H: Der Unterschenkel des Patienten liegt auf dem Unterarm des Therapeuten. Der Therapeut führt eine leichte Flexion im Kniegelenk durch, um die Haut des Oberschenkels zu spannen. Die Arbeitshand liegt mit aufgesetzten Fingerkuppen proximal und lateral des Oberschenkels.

B: Die Bewegungsrichtung erfolgt bei gespannter Haut nach medial und distal. In diesem Verlauf werden mehrere Arbeitslinien gesetzt.

Der Bereich des Armes

Die Hauttechniken im Bereich des Armes werden am sitzenden Patienten durchgeführt. Die Spannungslinien verlaufen von proximal nach distal bzw. umgekehrt. Die Durchführung der Hauttechnik kann am liegenden, oder wie hier gezeigt, am sitzenden Patienten durchgeführt werden. Für die komplette Behandlung der Vorder- und Rückseiten beider Arme werden etwa 10 Minuten benötigt.

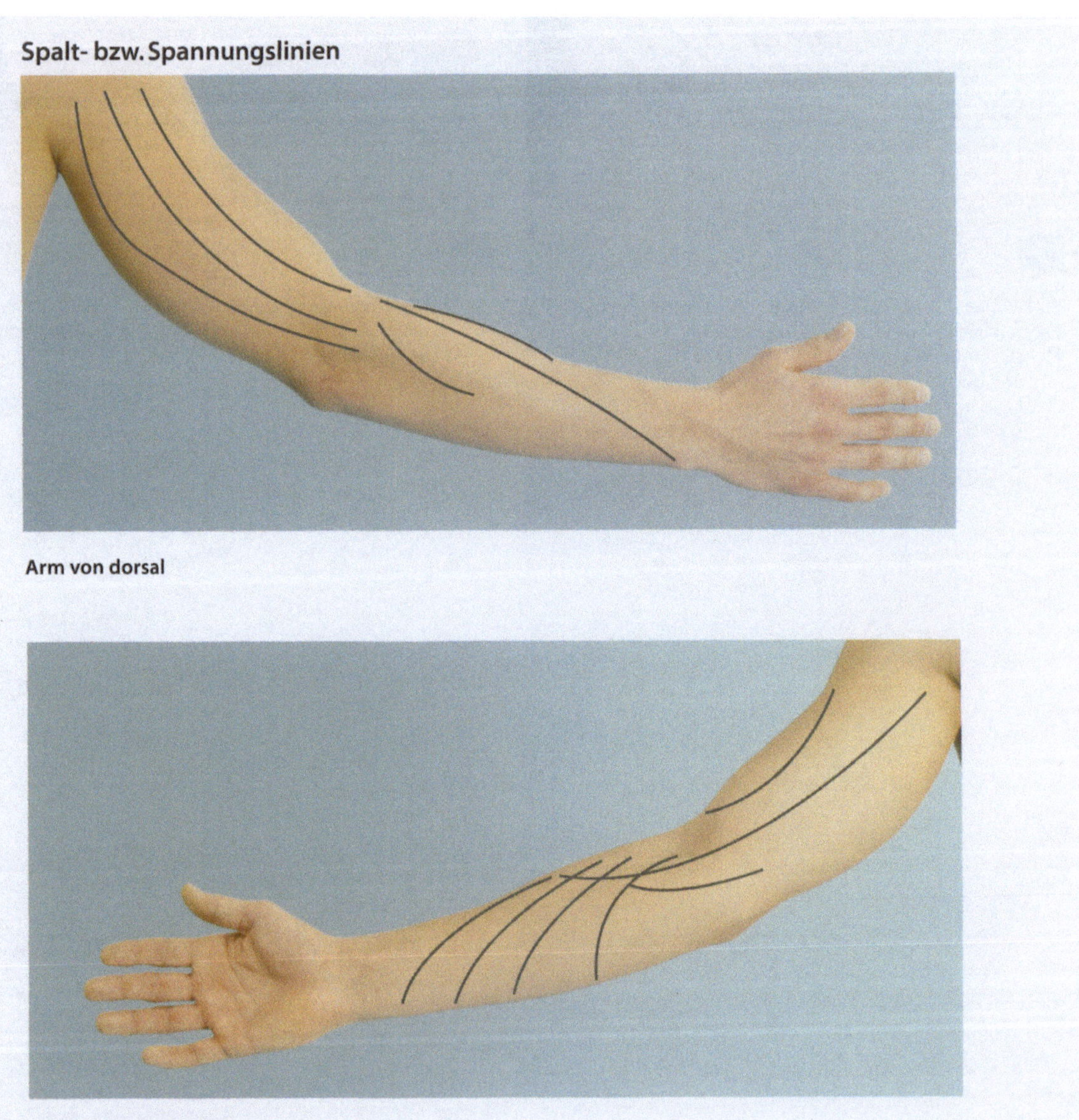

1. Arbeitsgänge über dem M. triceps brachii

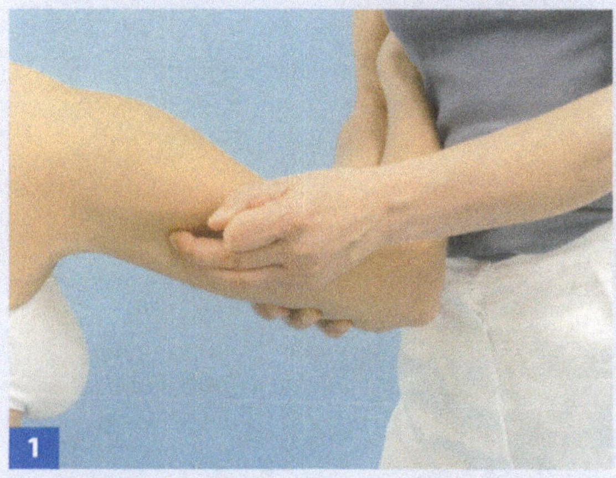

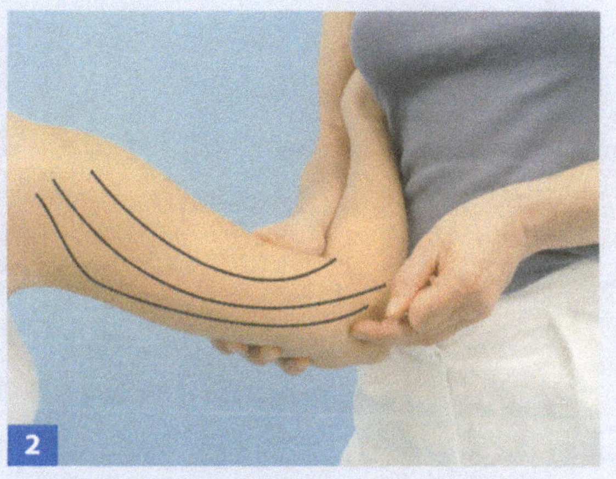

H: Der Therapeut setzt die ulnare Fingerkuppe des Mittel oder Ringfingers proximal über dem M. triceps brachii und unterhalb des Randes des M. deltoideus an. Die andere Hand fixiert den Ellenbogen und flektiert den Arm. Dadurch wird die Haut im Bereich der dorsalen Armseite gestrafft.

B: Die Bewegungsrichtung erfolgt nach proximal, wobei der Arbeitsgang einen leichten Bogen beschreibt. Mehrere dieser Arbeitsgänge werden über dem dorsalen Anteil des Oberarmes platziert.

2. Arbeitsgänge über dem M. biceps brachii

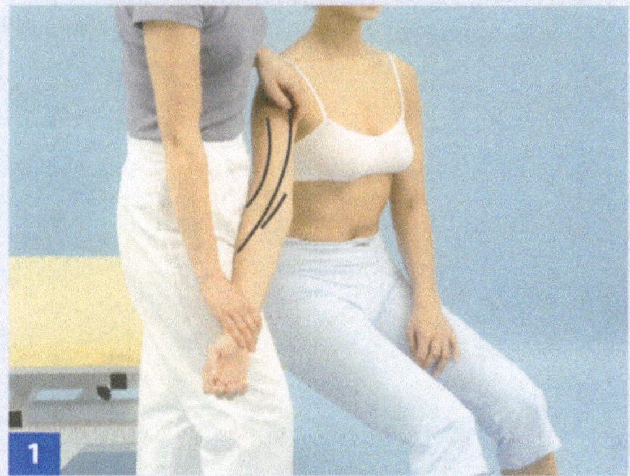

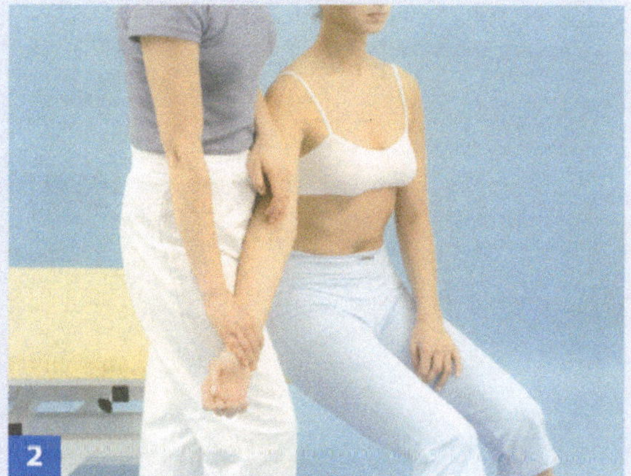

H: Der Therapeut setzt die ulnare Kante des Mittel- oder Ringfingers im proximalen Bereich des M. biceps brachii auf. Mit der anderen Hand extendiert er den Arm im Ellenbogengelenk. Dadurch wird die Haut im Bereich der ventralen Seite des Oberarmes gestrafft.

B: Die Bewegungsrichtung erfolgt von proximal bogenförmig nach distal. Es werden mehrere bogenförmige Arbeitsgänge von proximal nach distal oder auch von distal nach proximal durchgeführt.

3. Arbeitsgänge über den Extensoren

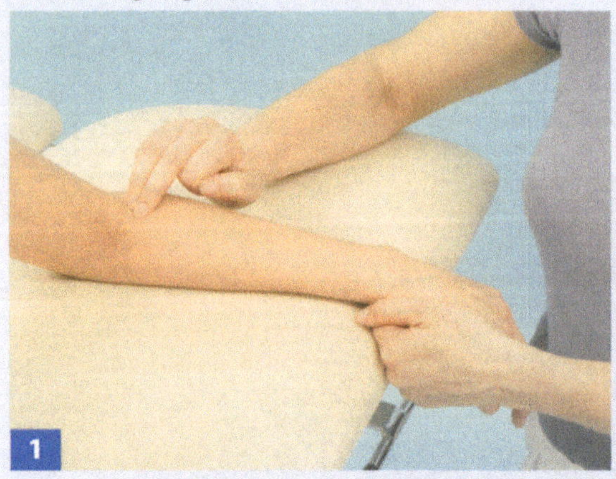

H: Der Unterarm des Patienten ist proniert, das Handgelenk ist leicht palmar flektiert. Der Therapeut legt die Fingerkuppen im Bereich unterhalb des Ellenbogengelenkes über den Extensoren auf.

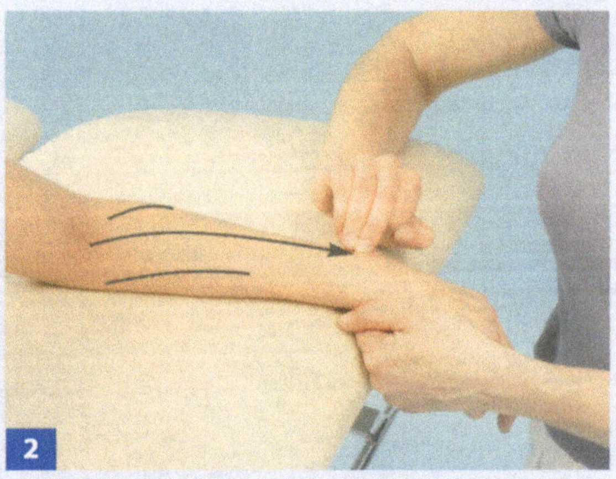

B: Die Bewegungsrichtung ist bogenförmig nach distal und ulnar. Der Therapeut führt mehrere bogenförmige Arbeitsgänge über den Extensoren durch.

4. Arbeitsgänge über den Flexoren

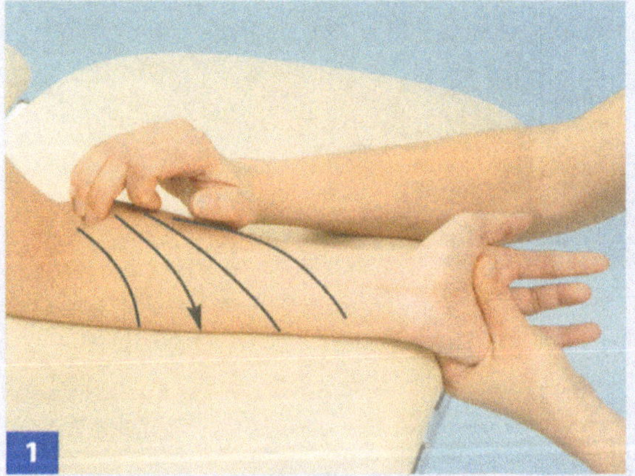

H: Der Unterarm des Patienten ist supiniert. Der Therapeut führt eine leichte passive Dorsalextension im Handgelenk durch. Der Therapeut legt die Fingerkuppen unterhalb der Ellenbeuge auf den Flexoren auf.

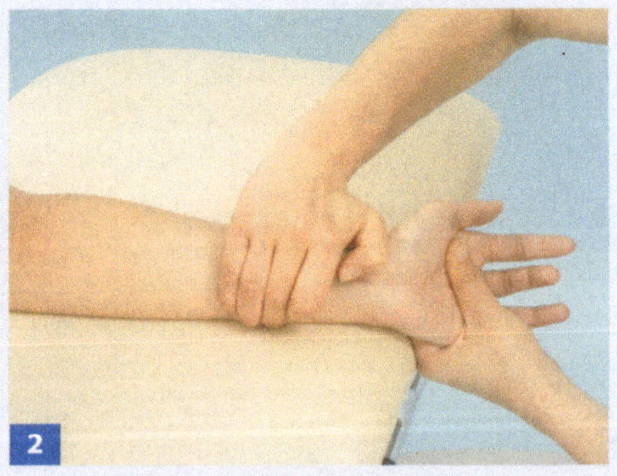

B: Die Arbeitsgänge verlaufen bogenförmig nach distal und ulnar. Es werden mehrere bogenförmige Arbeitsgänge über dem Bereich der Flexoren ausgeführt.

Reflexzonentherapie am Fuß

Hanne Marquardt

7.1 Einleitung – 166

7.2 Praktische Hilfen zum Auffinden der Reflexzonen – 166

7.3 Technik der Reflexzonenmassage am Fuß – 168
7.3.1 Behandlungsdauer – 168
7.3.2 Dauer und Häufigkeit der Griffe – 168
7.3.4 Vorbereitende Maßnahmen – 168
7.3.5 Ergänzende Maßnahmen – 168

7.4 Kennzeichen belasteter Reflexzonen – 173

7.5 Dosierung der Behandlungsgriffe – 173

7.6 Symptom- und Hintergrundzonen – 173

7.7 Erstellen eines Erstbefundes – 174

7.8 Reaktionen in den Behandlungsintervallen – 174

7.9 Indikationen und Kontraindikation – 175
7.9.1 Indikationen – 175
7.9.2 Kontraindikationen – 175

7.10 Die Zonengruppen – 176
7.10.1 Zonen des Kopfes und des Halses – 176
7.10.2 Zonen der Wirbelsäule, des Thorax und des Schultergürtels – 178
7.10.3 Zonen der Harnwege und der Knochen und Muskeln des Beckens – 180
7.10.4 Zonen der Atemwege und des Herzens – 182
7.10.5 Zonen des Lymphsystems
7.10.6 Zonen der Verdauungsorgane mit Leber und Gallenblase – 184

7.1 Einleitung

Die **Reflexzonentherapie am Fuß** (im Folgetext **RZF**) entstand wie viele andere Therapien aus der Empirie, dem reichen Erfahrungsschatz derer, die Jahrhunderte vor uns Kranke behandelt haben. Ihren heutigen Stand verdankt sie zum Teil den Forschungsgrundlagen von **Dr. William Fitzgerald**, USA, der zu Beginn des 20. Jahrhunderts die überlieferten praktischen Erfahrungen der „Ureinwohner“ Nord- und Mittelamerikas studierte.

Eunice Ingham, eine Masseurin aus den USA, trug in den 30er Jahren des vorigen Jahrhunderts ihren Teil zur Verbreitung der Fußbehandlung bei, indem sie ihre Erkenntnisse in dem Buch „Stories the Feet can tell“ veröffentlichte und die Arbeit an den Füßen als „Do-it-yourself-Methode“ unterrichtete.

Seit 1958 hat sich die RZF konsequent zu einer zeitgemäßen und lehrbaren Therapie weiter entwickelt, die ihren Platz neben anderen manuellen Therapieformen gefunden hat. Es gibt inzwischen klinische Studien, die den Nachweis der Wirkung der Methode objektiv belegen können.

Die RZF gehört nach unserem Verständnis zu den **Ordnungstherapien**, d. h., sie arbeitet mit den im Menschen vorhandenen Heil- und Regenerationskräften und vermeidet eine einseitige Orientierung am Symptom oder an der Krankheit. Sie stellt eine manuelle Therapieform dar und würdigt damit die individuelle Qualität der Hand als Vermittlerin der wichtigen „Arznei“ der zwischenmenschlichen Berührung.

Welche Ebene und Schicht durch die Behandlung im Patienten berührt wird, entscheiden primär sein momentaner Zustand und seine Disposition, denn die Therapierenden können zwar die Kräfte der Selbstregulation durch ihr professionelles Wissen und ihre Empathie unterstützen, jedoch von sich aus keine Krankheiten heilen. **Paracelsus**, ein Arzt des Mittelalters, nennt diesen Teil der Lebenskraft im Menschen den „Inneren Arzt“, mit dem wir zusammen arbeiten sollten.

7.2 Praktische Hilfen zum Auffinden der Reflexzonen

Um die Beziehung zwischen Mensch und Fuß aufzuzeigen, entwickelte **Fitzgerald** ein Arbeitsmodell, das den Menschen in zehn Längskörperzonen aufteilt, von denen je fünf rechts und links der Medianlinie angeordnet sind. (s. **Abb. 7.1**). Er fand empirisch, dass alle Beschwerden, die im Menschen innerhalb einer der **Längzonen** auftreten, in der gleichen Längszone an den Füßen zu behandeln sind (s. **Abb. 7.2**).

In den letzten Jahrzehnten zeigte sich, dass drei zusätzlich entwickelte **Querzonen** das Auffinden der Zonen erleichtern. Sie verlaufen an der Klavikularlinie, der Gürtellinie und am Übergang vom Rumpf in die unteren Extremitäten.

Beispiel 1: Das linke Schultergelenk befindet sich in situ in den Längszonen vier und fünf, nahe der Querzone eins. Auch die Reflexzone des Schultergelenkes lässt sich ebenfalls in den linksseitigen Längszonen vier und fünf am Fuß erfassen. Die erste Querzone entspricht dort der Linie der Zehengrundgelenke, so dass das Kleinzehengrundgelenk das Schultergelenk im kleinen Maßstab „reflektiert“.

Als weiteres Arbeitsmodell hat sich das Prinizp der **Formenanalogie** bewährt. Bei unbefangener Betrachtung ist in der Form eines aufgestellten Fußes ein sitzender Mensch zu erkennen (s. **Abb. 7.3**), ähnlich wie sich der Mensch im Embryonalstadium auch in der Form des Außenohres repräsentiert (Nogier, 1978).

Beispiel 2: Die Lordose der Hals- und Brustwirbelsäule und die Kyphose der Brustwirbelsäule entsprechen den Formen des Längsgewölbes von den Zehen bis zur Ferse.

Auch im Detail zeigt sich, dass ähnliche Formen, gleich wie weit sie im Organismus voneinander entfernt sind, therapeutisch nutzbare Funktionszusammenhänge aufweisen. Zum Beispiel ähnelt die Form des Kiefergelenkes der Form des Hüftgelenkes, so dass Patienten mit Beschwerden im Hüftgelenk zusätzlich zur Hüftzone (um den äußeren Malleolus) auch an der Zone des Kiefergelenkes (lateral am Mittelgelenk der Großzehe) behandelt werden können.

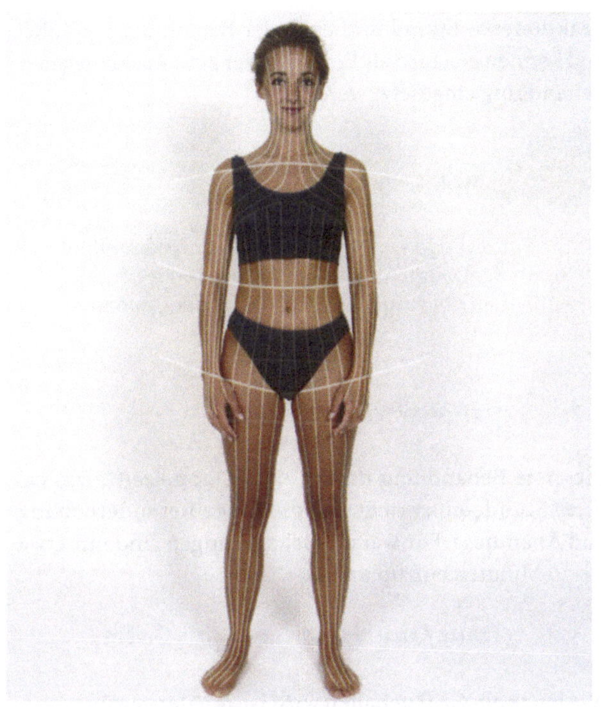

Abb. 7.1. Der Körper des Menschen lässt sich in zehn Längskörperzonen aufteilen (je fünf rechts und links der Medianlinie). Die Querzonen verlaufen an der Klavikularlinie, der Gürtellinie und am Übergang vom Rumpf in die unteren Extremitäten.

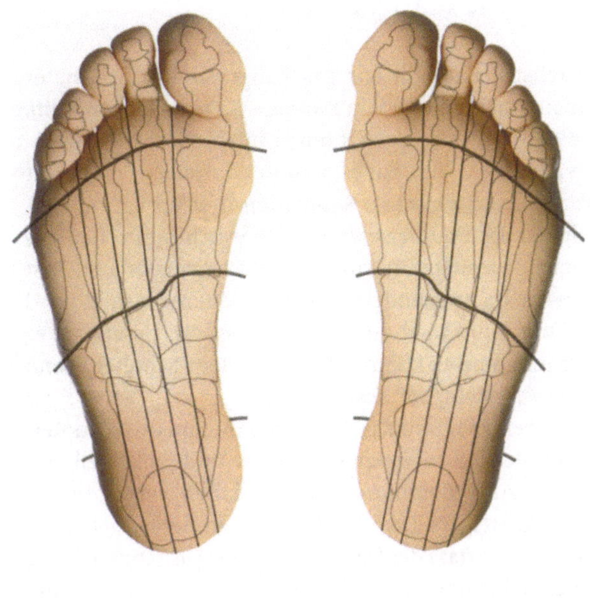

Abb. 7.2. Beschwerden, die mit Längszonen des Körpers korrespondieren, lassen sich in der gleichen Längszone des Fußes behandeln. Dies gilt auch für die Querzonen am Fuß (die dritte Querzone liegt auf dem dorsalen Fuß).

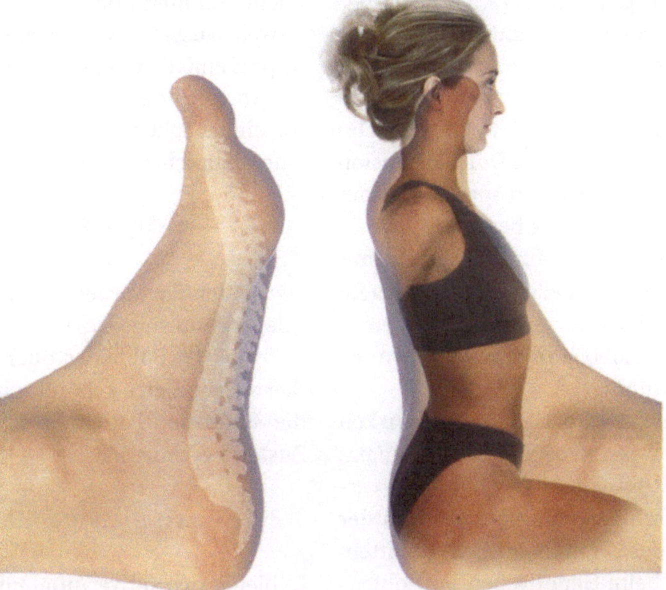

Abb. 7.3. Das Prinzip der Formenanalogie: In der Form eines aufgestellten Fußes ist ein sitzender Mensch zu erkennen.

7.3 Technik der Reflexzonenmassage am Fuß

Zunächst behandeln wir das Fußgewebe in Milimeter großen Schritten mit dem Daumen (s. **Daumengrundgriff, S. 169**). Die Finger liegen immer sanft auf der gegenüberliegenden Seite des Fußes, und der Unterarm ist in der Mittelstellung zwischen Supination und Pronation. Das Endglied des Daumens wird durch weiches Abrollen aus seiner horizontalen in die vertikale Lage gebracht. Erst wenn das Daumenendglied beinahe senkrecht steht, wird der Reiz punktuell in der Gewebetiefe gesetzt. Der Bewegungsansatz kommt dabei aus dem Schultergelenk (aktives „Schwingen" des Armes).

Jetzt erst beginnt das Setzen des therapeutischen Reizes von der Daumenkuppe au saktiv und punktuell, das sich bis zum Maximum der individuell verträglichen Intensität steigert. Dem folgt das Lösen der aufgebauten Spannung, so dass der Daumen in seine Ausgangsstellung zurückgleitet und der nächste Griff ohne Unterbrechung der Bewegung angeschlossen werden kann.

Nach denselben Regeln werden auch die Griffe mit dem Zeigefinger aufgebaut (s. **Zeigefingergrundgriff, S. 70**). Wiederum liegt der Daumen den Fingern gegenüber. Da die Finger im Gegensatz zum Daumen drei Glieder aufweisen, kommt die Bewegung nicht aus dem Arm und der Schulter, sondern entsteht durch das Schwingen des Handgelenkes. Zu Beginn des Griffes ist es in Dorsalextension, und die Zeigefingerbeere liegt ohne Druck auf dem Fußgewebe. Während das Handgelenk allmählich in seine neutrale Stellung kommt, rundet sich der Zeigefinger zum Halbkreis und setzt den therapeutischen Impuls, wenn sein Endglied in etwa senkrecht zum Gewebe steht. Danach bewegt sich das Handgelenk in die Dorsalextension zurück, und der Zeigefinger ist wieder entspannt in seiner Ausgangsstellung, wenn der neue Griff beginnt.

Auf diese Weise arbeiten wir funktionsgerecht mit unseren Händen, denn wir unterstellen uns den Regeln von Dynamik und Rhythmus und vermeiden mechanischen Druck, der uns insgesamt in unserem skeletto-muskulären Aufbau belasten würde.

Verschiedene **Ausgleichsgriffe** (s. S. 171 f.) wirken harmonisierend auf den Gesamtzustand des Patienten, denn sie regulieren die Atmung und den Kreislauf, verbessern die Lagerung durch Spannungsausgleich in der Muskulatur, unterstützen das Vegetativum und vermitteln die Erfahrung (vor allem beim Handflächen-Fußsohlengriff), dass der Mensch „Boden unter den Füßen" hat. Sie haben sich zur Stabilisierung bei unerwartet starken Reaktionen während und nach der Behandlung bewährt und können genauso als Einstieg oder zum Ausklang einer Behandlung eingesetzt werden.

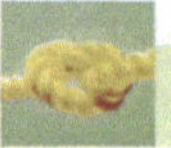

MEMO

Die Finger liegen immer dem Daumen gegenüber. Wenn der Daumen arbeitet, stützen die Finger den Fuß, wenn der Finger arbeitet, stützt der Daumen.

7.3.1 Behandlungsdauer

Die erste Behandlung dauert eine **„Doppelzeit"**, was ca. einer Stunde entspricht. Sie dient der Befunderhebung und Anamnese. Für weitere Behandlungen sind nur etwa 20–30 Minuten einzuplanen.

7.3.2 Dauer und Häufigkeit der Griffe

Wie lange ein Griff gehalten wird ist von der gewünschten Wirkung auf das autonome Nervensystem abhängig: Möchte ich **tonisieren** (anregen), wird der Griff nur Sekunden bzw. Bruchteile von Sekunden gehalten, will ich **sedieren** (beruhigen) wird er ca. 20–30 Sekunden gehalten. Die Dauer eines Griffes hängt von der „Antwort" des Gewebes auf den therapeutischen Reiz ab. Sobald der lokale Schmerz, der durch den sedierenden Griff im Gewebe ausgelöst wird, deutlich nachlässt, wird der neue Impuls einige Millimeter weiter gesetzt.

An eine belastete Zone geht man ca. zwei- bis viermal für einige Sekunden zurück, so oft, bis das Gewebe mit einer deutlichen Tonusregulierung reagiert hat.

7.3.4 Vorbereitende Maßnahmen

Die Patienten werden bequem auf einer Massagebank gelagert und zugedeckt.

Hinweis: Fußbäder oder andere passiv angebotene thermische Reize gehören **nicht** zur Vorbereitung, denn die Füße der Patienten sollen den realistischen Ist-Zustand vermitteln.

7.3.5 Ergänzende Maßnahmen

Es bieten sich aktive Fußübungen oder auch Fußbürstungen und -bäder als „Therapie-Hausaufgaben" an. Geeignet ist alles, was zu gut durchbluteten Füßen führt.

Daumengrundgriff

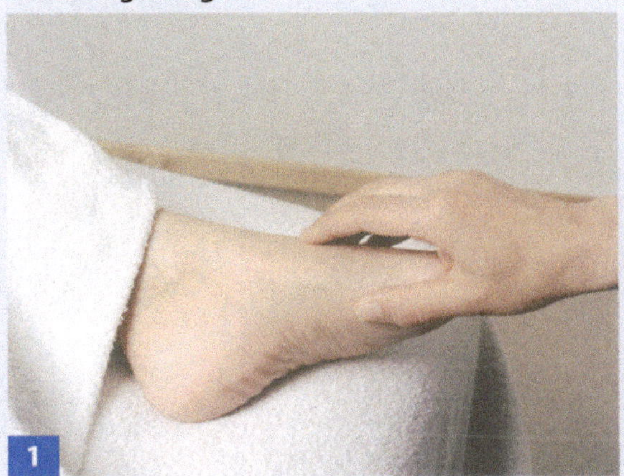

Phase 1
Kontaktaufnahme, Berührung.
Kein Druck!

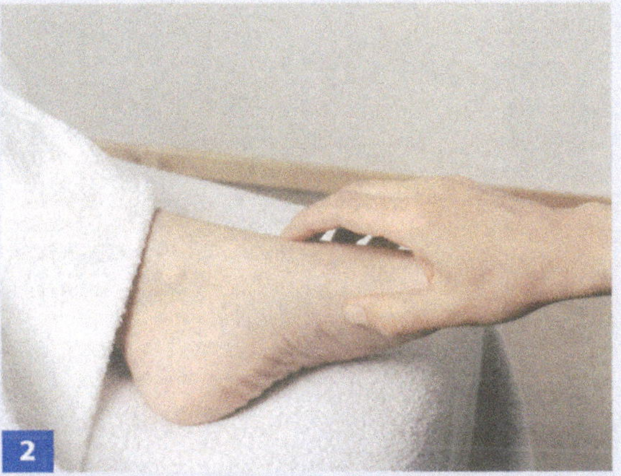

Phase 2
Das Endglied des Daumens bleibt zunächst passiv, es wird vom aktiven Schwingen des Armes bewegt.

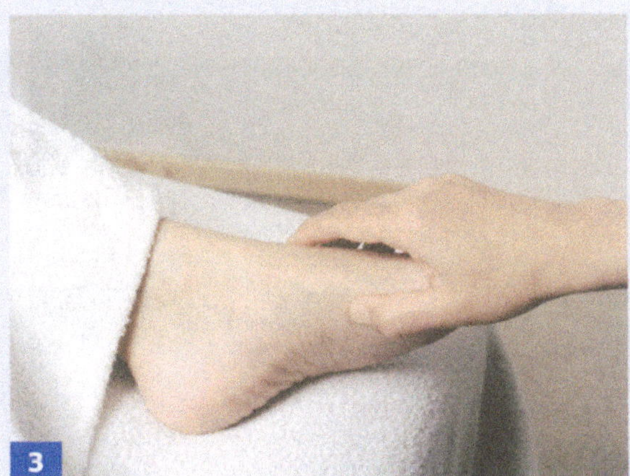

Phase 3
Der Daumen beginnt seine Aktivität, die Intensität der Berührung nimmt etwas zu.

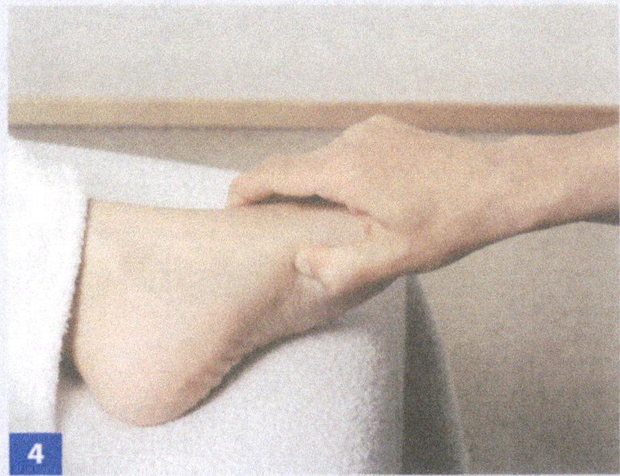

Phase 4
Das Endglied des Daumens steht senkrecht und setzt in der Gewebetiefe den therapeutischen Reiz.

Zeigefingergrundgriff

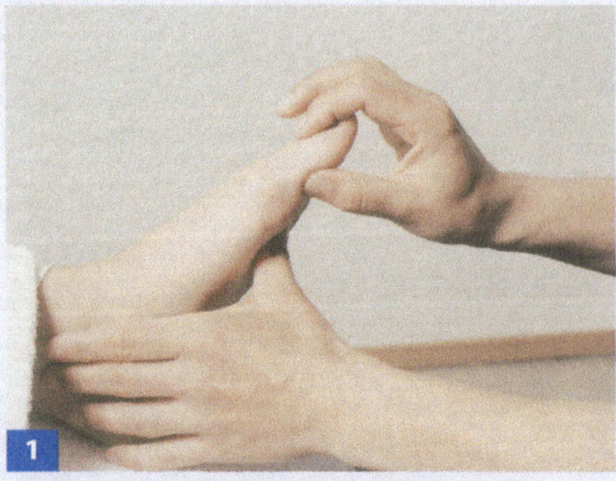

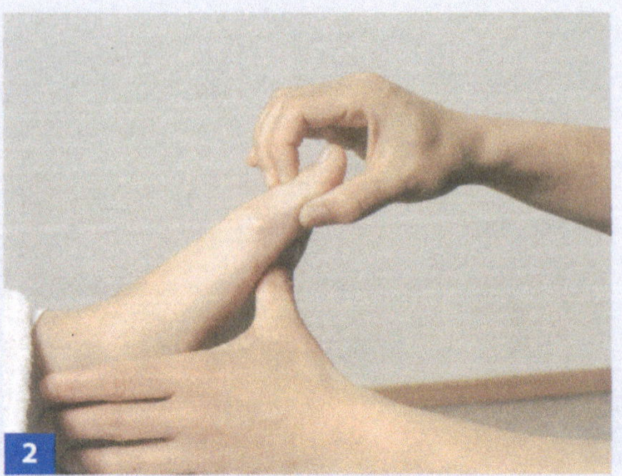

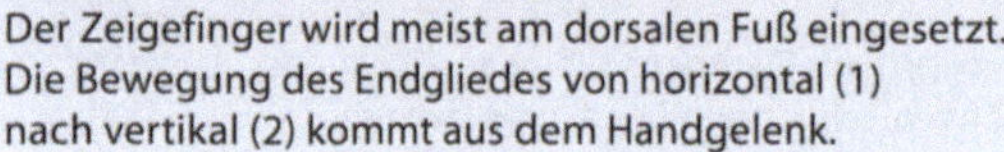
Der Zeigefinger wird meist am dorsalen Fuß eingesetzt. Die Bewegung des Endgliedes von horizontal (1) nach vertikal (2) kommt aus dem Handgelenk.

Alternierende Streichungen

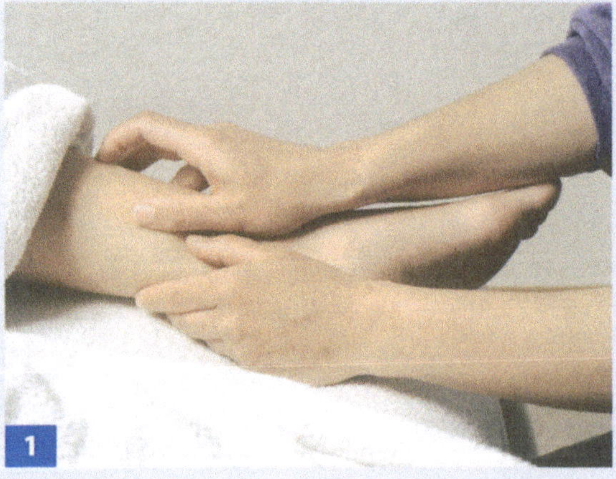

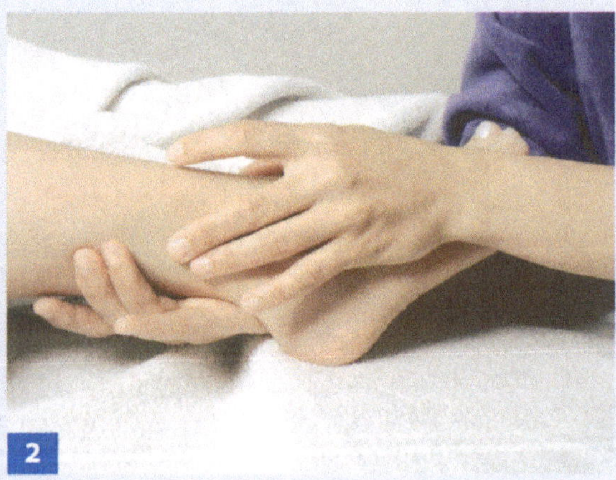

Alternierendes Streichen wird sanft ausgeführt. Je nach Position der Hand mit Daumen- oder Fingerbeeren.

Dehngriff an den Interdigitalräumen

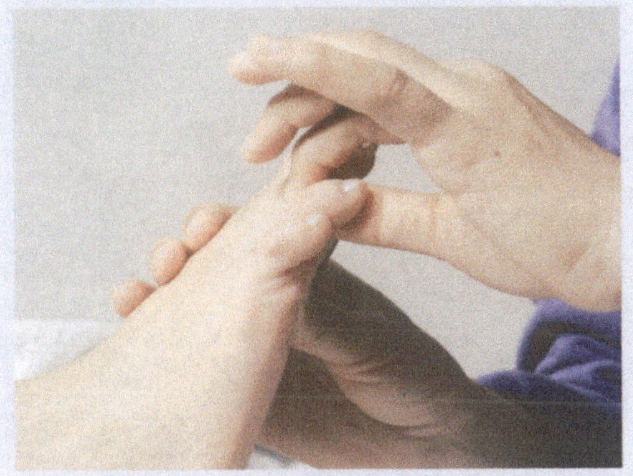

Dehngriff mit Daumen und Zeigefinger in den Interdigitalräumen. Dieser dehnende Griff ermöglicht eine gute lokale Gewebehyperämisierung in der Zone der oberen Lymphwege.

Fersen-Dehngriff

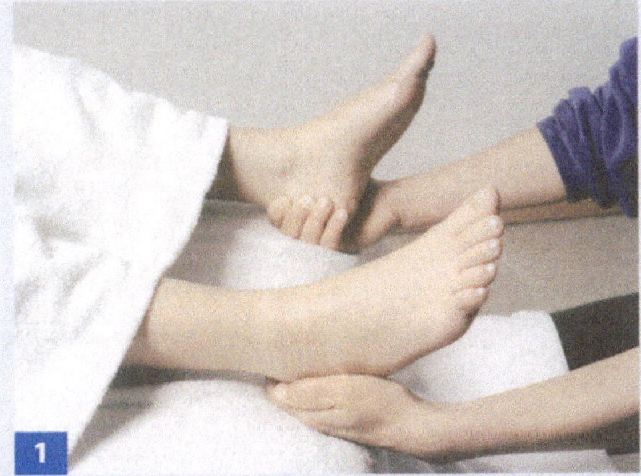

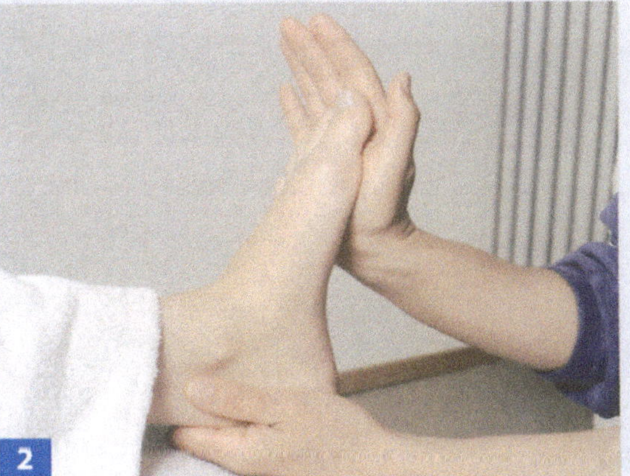

Griffe, die bei Überforderung eingesetzt werden. Fersen-Dehngriff an beiden Füßen (1), an einem Fuß (2). Mit der Einatmung des Patienten Dehnung, mit der Ausatmung in die Ausgangsposition zurückgleiten.

Atemausgleichsgriff

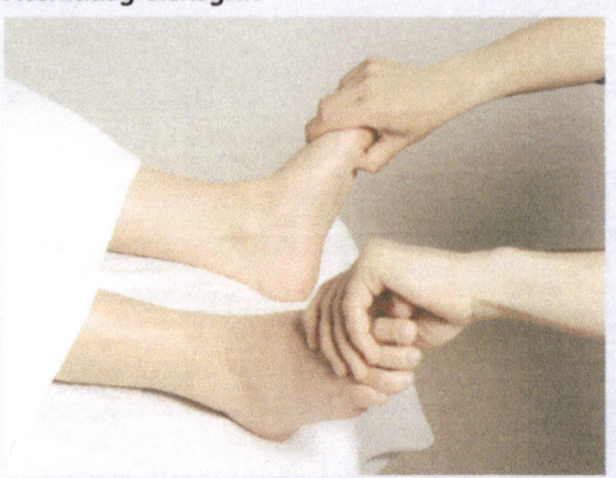

Atemausgleichsgriff bimanuell an der Zone der oberen Diaphragma-Begrenzung. Die Daumen liegen proximal des Köpfchens der dritten Mittelfußknochen. Unter Berücksichtigung des individuellen Atemrhythmus wird das Daumenendglied in die Tiefe des Gewebes geführt.

Handflächen-Fußsohlengriff

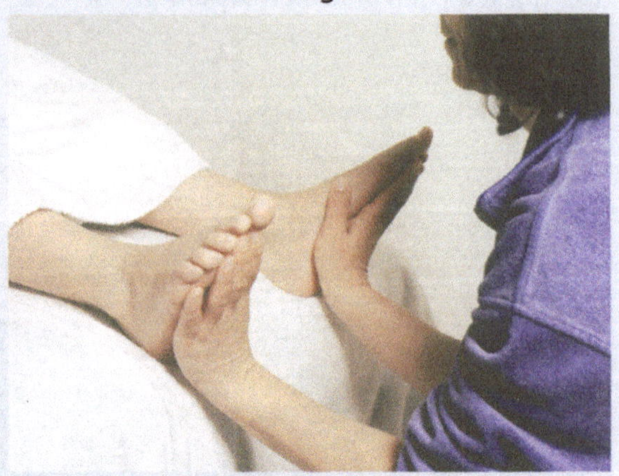

Vermittelt die Erfahrung, „Boden unter den Füßen" zu haben.
Nur Berührung, kein Druck!

Yin-Yang-Griff

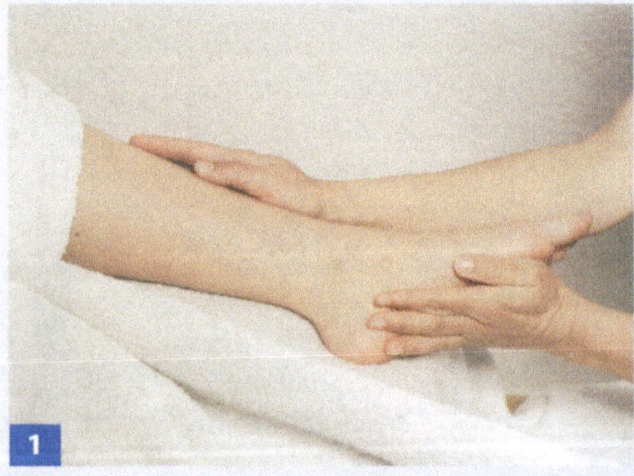

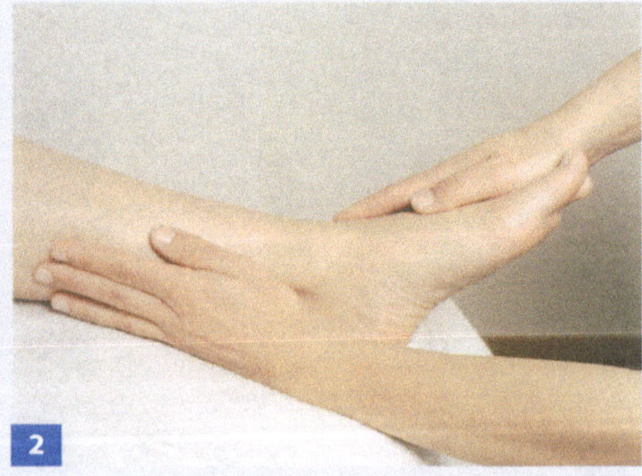

Yin-Yang-Griff in Fließrichtung der Meridianenergie. Er beginnt synchron jeweils plantar (1) bzw. lateral (2) am Knie.

7.4 Kennzeichen belasteter Reflexzonen

Jeder Mensch weist Reflexzonen auf. Sie lassen sich jedoch erst unter pathologischen Bedingungen als solche ausweisen, genauso, wie ein Organ erst spürbar wird, wenn es nicht mehr funktionstüchtig ist.

Eine abnorme Reflexzone ist erkennbar

- an der manchmal unerwarteten Schmerzhaftigkeit an der zugeordneten Stelle am Fuß, wenn sie mit dem therapeutischen Griff behandelt wird,
- an Zeichen aus dem Vegetativum, z. B. schnell auftretender Handschweiß, Veränderung in der Atem- und Pulsfrequenz und der Gesichtsfarbe,
- mit Übung und Erfahrung auch durch den Palpationsbefund.

Wichtig:

- Störungen und Erkrankungen im Organismus lassen sich bereits im präklinischen Stadium erfassen.
- Die RZF stellt kein Diagnostikum, sondern ein Therapeutikum dar, denn eine belastete Zone am Fuß sagt zunächst nichts über Ursache, Art und Dauer der Erkrankung des Patienten aus. Sie weist jedoch auf das für Therapierende Wesentliche hin: Welche Zonen am Fuß durch die Behandlung geordnet und unterstützt werden müssen.

7.5 Dosierung der Behandlungsgriffe

Der lokale Schmerz am Fuß und die Zeichen aus dem Vegetativum des Patienten sind nicht nur Hinweise auf belastete Zonen, sondern dienen auch als Gradmesser einer situationsgerechten Dosierung der therapeutischen Griffe. Die spontane Reaktion des Patienten zeigt, ob wir den Griff zu neutral oder bereits zu intensiv eingesetzt haben. Die Antworten auf eine Reizüberforderung können mimischer oder akustischer Art sein oder aus dem Vegetativum kommen, z. B. als üppige und schnelle Bildung von Handschweiß.

Da eine Reflexzone normalerweise nicht schmerzhaft ist, gehen wir davon aus, dass „der Schmerz den Weg zur Therapie“ weist. Wir sollten dabei wach die Grenze beobachten, an der der Schmerz zum „Feind“ wird. Das zeigt sich, indem sich der Patient stark verspannt oder auf andere Weise seine Ablehnung zum Ausdruck bringt. Deshalb ist eine der Grundregeln der RZF, dass wir **mit** dem Schmerz arbeiten, jedoch nie gegen ihn. Bei Überdosierung bieten wir eine kleine Behandlungspause an und variieren danach in der Intensität des Griffes und im Arbeitstempo, damit das Nervensystem Gelegenheit bekommt, die Adaption (Anpassung) an den therapeutischen Reiz vorzunehmen. Der Patient sollte immer wissen, dass er selber entscheiden kann, wann und um wieviel wir die Dosierung ändern.

7.6 Symptom- und Hintergrundzonen

Da die RZF einen ganzheitlichen Behandlungsansatz bietet, ist für die Therapierenden, im Gegensatz zum Patienten, das Symptom nicht im Mittelpunkt der Behandlung, sondern wird lediglich als der schmerzhaft spürbare Teil seiner Erkrankung gewertet, der in einem größeren und umfassenderen Zusammenhang steht. Um diese Unterscheidung zu verdeutlichen, verwenden wir die Begriffe „Symptom-“ und „Hintergrundzonen“.

Beispiel 1: Eine jüngere Frau kommt wegen chronisch rezidivierender Beschwerden ihrer Stirn- und Kieferhöhlen zur Behandlung.

Als Symptomzonen erweisen sich die Bereiche der Zehen, die den Stirn- und Kieferhöhlen zugeordnet sind.

Als Hintergrundzonen kommen in Betracht:

- Bronchien und Lungen, die im direkten Funktionszusammenhang mit den Sinushöhlen stehen.
- Darm, denn er verfügt über den umfassendsten Schleimhautbereich, und seine Qualität beeinflusst die Leistungsfähigkeit aller anderen mit Schleimhaut ausgekleideten Organe.
- Milz, die bei allen Entzündungsprozessen im Organismus aktiviert wird, gleich ob sie akut oder chronisch sind.
- Unterleibsorgane, denn zwischen dem Nasen-Rachen-Raum und dem Unterleib gibt es viele funktionelle Verbindungen, z. B. entstehen ihre Schleimhäute aus dem gleichen Keimblatt. Die Zusammenhänge von Eustachischer Röhre und Eileitern (beides sind „Tuben“) sind im therapeutischen Resultat sehr überzeugend.
- Solarplexus; viele Menschen mit chronischen oder akuten Entzündungen im Kopfbereich sind vegetativ irritiert.

Beispiel 2: Ein älterer Mann leidet seit Jahren an Schmerzen und Bewegungseinschränkungen im rechten Knie.

Die Symptomzone ist im distalen Teil des rechten Unterschenkels, also in der Kniezone, zu finden.

Mögliche Hintergrundzonen:

- Linkes Knie als Partnergelenk, das Störungen auszugleichen hat.
- Beidseitige Muskulatur der Oberschenkel, Hüftgelenke, Glutealmuskulatur, da sie in statisch-muskulärem Funktionszusammenhang stehen, ebenso Iliosakralgelenk, untere Wirbelsäule.
- Rechter Ellenbogen über die Regeln der kollateralen Behandlung.
- Darm, da bei vielen Gelenk- und Muskelerkrankungen eine Gewebeübersäuerung vorliegt, die mit einem Ungleichgewicht im Säuren-Basen-Haushalt zusammenhängt.
- Solarplexus wegen der Schmerzen, die das vegetative Nervensystem belasten.

7.7 Erstellen eines Erstbefundes

Um zur subjektiven Schilderung der Beschwerden des Patienten einen objektiven Eindruck zu bekommen, wird üblicherweise ein Erstbefund **(s. auch Befundkarte, S. 188)** erstellt. Er teilt sich in **Inspektion** (Sichtbefund) und **Palpation** (Tastbefund) auf.

Bei der Inspektion wird die Statik, das Gewebe und der Zustand der Haut und Nägel der Füße beurteilt und auf der Befundkarte notiert.

Wichtig: Weder die Inspektion noch die Palpation können verlässliche diagnostische Hinweise geben! Sie vermitteln jedoch die Information, an welchen Zonen die Behandlung durchzuführen ist.

Bei der Palpation werden alle Zonen kurz mit dem therapeutischen Griff überprüft und die belasteten Zonen ebenfalls auf der Befundkarte vermerkt.

Zur konsequenten Überprüfung hat sich eine Reihenfolge in sieben Zonengruppen bewährt:

1. Zonen des Kopfes und des Halses,
2. Zonen der Wirbelsäule, des Thorax und des Schultergürtels,
3. Zonen der Harnwege und der Knochen und Muskeln des Beckens,
4. Zonen der endokrinen Drüsen,
5. Zonen der Atemwege und des Herzens,
6. Zonen der Verdauungsorgane mit Leber und Gallenblase,
7. Zonen des Lymphsystems.

Auf diese Weise ist gewährleistet, dass zur Symptomatik auch der Hintergrund, auf dem sie entstanden ist, erfasst werden kann.

Innerhalb einer Serie von 6–10 Behandlungen werden die belasteten Zonen jeweils einige Male erfasst. Das Ziel der therapeutischen Griffe ist eine Gewebehyperämisierung der Zone, die die Verbesserung des Zustandes des zugeordneten Organes oder Systems zur Folge hat.

7.8 Reaktionen in den Behandlungsintervallen

Das Ziel einer jeden Behandlung ist die Veränderung der jetzigen, belastenden Situation. Zwischen zwei Behandlungen liegen meist einige Tage zur Verarbeitung der gesetzten therapeutischen Reize. Die Reaktionen in den Behandlungsintervallen werden ebenfalls auf der Befundkarte notiert. Als häufigste und zugleich angenehmste Reaktion auf die RZF zeigt sich das Nachlassen bzw. völlige Verschwinden der vorliegenden Belastung.

Dies ist oft verbunden mit einer Aktivierung der Ausscheidungsorgane und kann vom Patienten als störend empfunden werden. Je nach Krankheitshintergrund und Qualität der Selbstheilungskräfte im Menschen, werden Toxine und Schadstoffe über den Darm, die Nieren und Blase, die Schleimhäute der Atemwege und Unterleibsorgane sowie die Haut ausgeschieden.

Außerdem können sich früher erlittene und nicht ganz ausgeheilte Erkrankungen kurzfristig und meist abgeschwächt zeigen, z. B. als vorübergehender Schmerz in einem Gelenk, das durch einen Unfall geschädigt wurde oder als leichter Druck in der Magengegend einige Nächte lang, obwohl die letzte Magenschleimhautentzündung lange zurückliegt.

Auch die Psyche und das Vegetativum können in der Form reagieren, dass der Schlaf erholsamer wird und Träume in Erinnerung bleiben, oder dass „alte Sachen“, die man längst vergessen glaubte, wieder hochkommen und Anlass zu einem klärenden Gespräch geben.

Da eine Veränderung und Verbesserung des jetzigen Zustandes nur über Reaktionen erwartet werden kann, brauchen die Patienten bei mühsamen Reaktionsphasen eine fachkundige, mitfühlende Begleitung, die ihnen den Sinn erklärt. Wenn das nicht geschieht, meinen manche Patienten, ihre Krankheiten würden schlimmer.

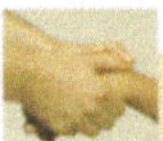

PRAXISTIPP

Die Hintergrundzonen können bei Patienten mit ähnlicher Symptomatik stark variieren, denn jede Krankheit hat ihre eigene Entstehungsgeschichte. Die individuellen Zonen, die in Betracht kommen, werden sich beim ausführlichen Erstbefund immer durch Schmerzhaftigkeit oder vegetative Reaktionen zeigen.

7.9 Indikationen und Kontraindikation

7.9.1 Indikationen

Als Ordnungs- und Regulationstherapie, die auf den ganzen Menschen wirkt, weist die RZF eine große Skala von Indikationen auf. Besonders bewährt hat sie sich bei:

- Skeletto-muskulären Erkrankungen wie Zervikal- und Lumbalsyndrom, Bewegungseinschränkungen und Schmerzen in den Gelenken, rheumatischen Erkrankungen, Unfallfolgen,
- Funktionellen Störungen im Verdauungstrakt wie Obstipation und Diarrhoe, Oberbauchbeschwerden, Meteorismus, Hämorrhoiden,
- Kopfschmerzen mit verschiedenem Hintergrund wie Nackenverspannungen, hormonelle Störungen. Schmerzen im Kopfbereich nach dem Genuss von bestimmten Speisen oder Getränken,
- Allergien wie Asthma bronchiale und Heuschnupfen, bei Unverträglichkeitssymptomen auf Nahrungsmittel und Umwelteinflüsse,
- Funktionellen Zyklusstörungen wie starke Regelschmerzen, zu viel oder zu wenig menstruelle Ausscheidung, Ausfluss. Als Begleitung während und nach der Schwangerschaft,
- Chronischem und akutem Schnupfen oder Sinusitis und anderen Atemwegserkrankungen,
- Lymphatischen Belastungen, besonders auch bei Säuglingen und Kindern.

7.9.2 Kontraindikationen

Wie jede Methode, die wirkt, hat auch die RZF Gegenanzeigen. Sie wird nicht eingesetzt bei:

- Akuten Entzündungen im Venen- und Lymphsystem, da die Gefahr besteht, dass sich ein Thrombus lösen und an anderer Stelle eine Embolie auslösen kann,
- Transplantierten Organen und Geweben, da sich unter ungünstigen Voraussetzungen das Transplantat (das einen „Fremdkörper" im Organismus darstellt) lösen könnte,
- Psychosen, z. B. manisch-depressive Zustände oder Schizophrenie,
- Hoch fieberhaften und infektiösen Erkrankungen. Zusätzlich zur ärztlichen Versorgung können Ausgleichsgriffe angewendet werden, um den Gesamtzustand zu stabilisieren.
- Akuten rheumatischen Erkrankungen, die die Füße direkt betreffen,
- M. Sudeck (CRPS I) am Fuß. Die betroffene Stelle wird nicht behandelt, gegebenenfalls könnte jedoch am gegenüber liegenden Fuß und an der seitengleichen Hand gearbeitet werden. Dasselbe gilt für Gangrän und ausgedehntem Ekzem oder Fußpilzbefall,
- Risikoschwangerschaften.

Eine spezielle Kontraindikation von Seiten der Therapierenden besteht dann, wenn sie sich die Behandlung nicht zutrauen oder Angst vor vielleicht auftretenden Reaktionen haben. Hier hilft am besten das persönliche Erlebnis einer Behandlungsserie.

7.10 Zonengruppen

Eine Übersicht über alle Reflexzonen der Füße befindet sich am Ende dieses Kapitels (s. S. 186 f.).

7.10.1 Zonen des Kopfes und des Halses

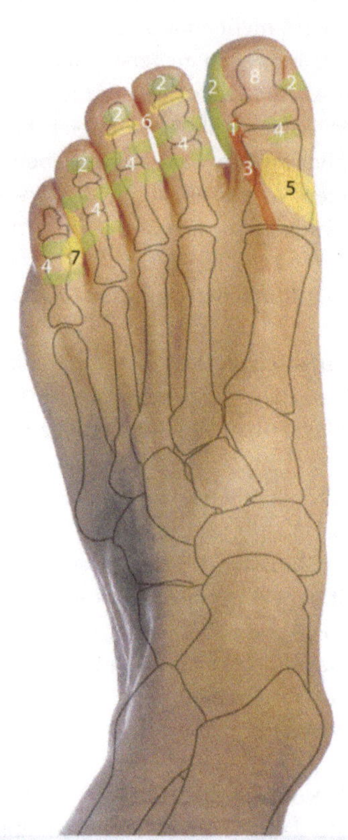

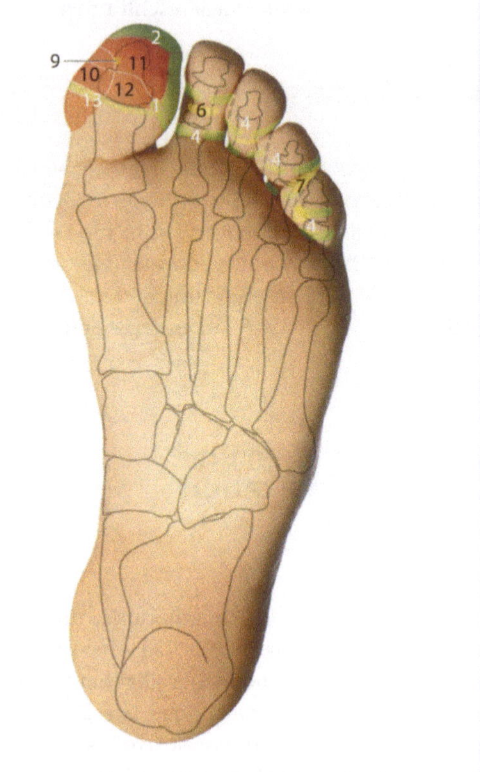

1. Kiefergelenk
2. Stirnhöhle
3. Halslymphgebiet
4. Zähne
5. Schilddrüse
6. Augen
7. Ohren
8. Stirn
9. Hypophyse
10. Hirnstamm, Rückenmark
11. Großhirn
12. Kleinhirn
13. Schädelbasis

Behandlungsbeispiele

Zone der Stirn

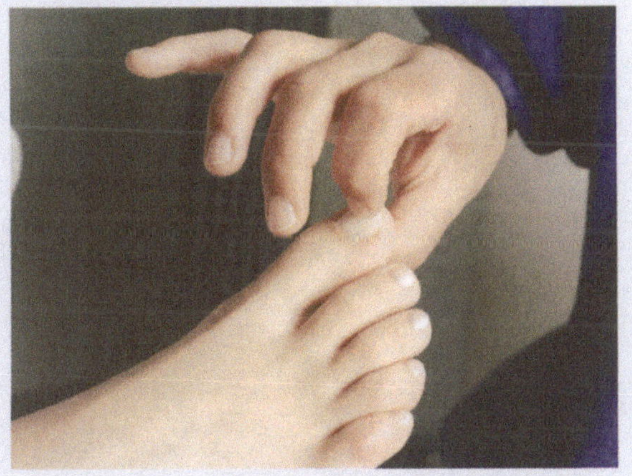

Zeigefinger schwingt von horizontal nach vertikal und gibt den Impuls mit dem Nagel (auf dem Großzehennagel) weiter.

Zone der Schädelbasis

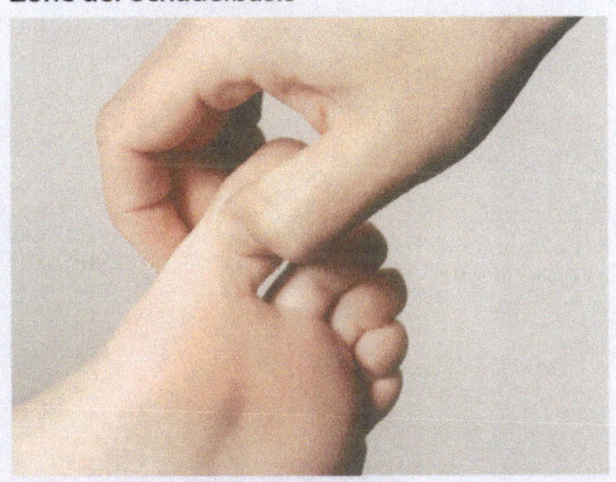

Daumenkuppe steht in Richtung Ferse.

Zonen der Zähne

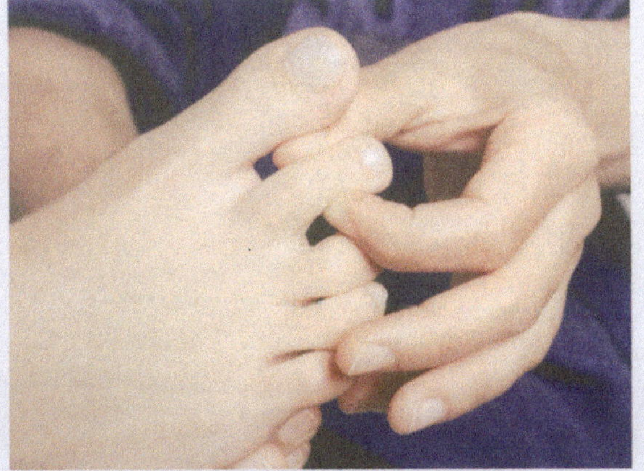

Daumen stützt die Zehe, Zeigefinger arbeitet.

7.10.2 Zonen der Wirbelsäule, des Thorax und des Schultergürtels

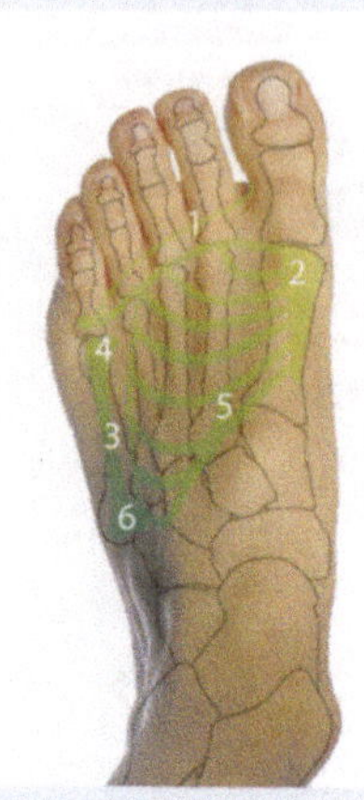

1. Oberer Trapeziusrand
2. Brustbein (Sternum)
3. Oberarm
4. Schultergelenk
5. Rippen

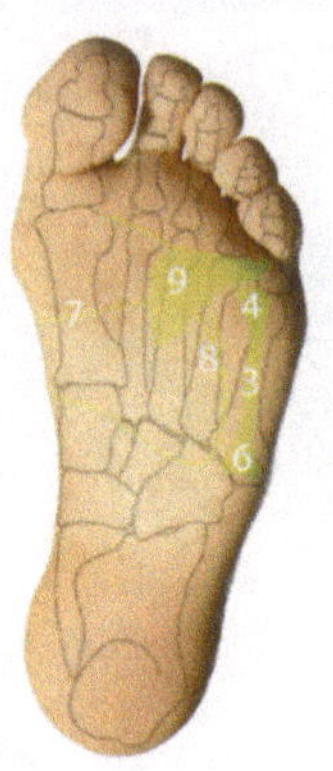

6. Ellenbogen
7. Zwerchfell
8. Seitliche Bauchmuskulatur
9. Schulterblatt

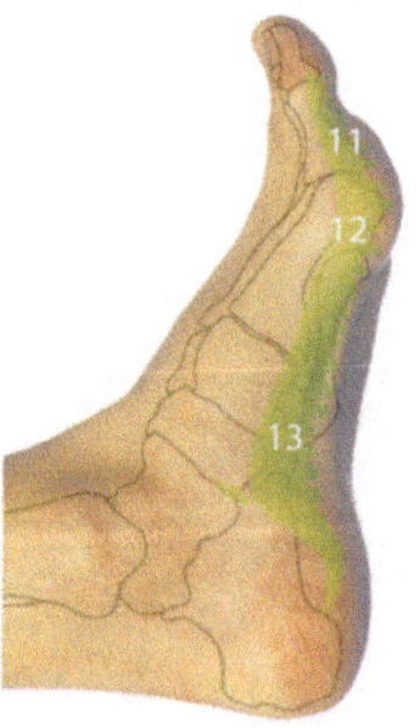

11. Halswirbelsäule
12. Brustwirbelsäule
13. Lendenwirbelsäule

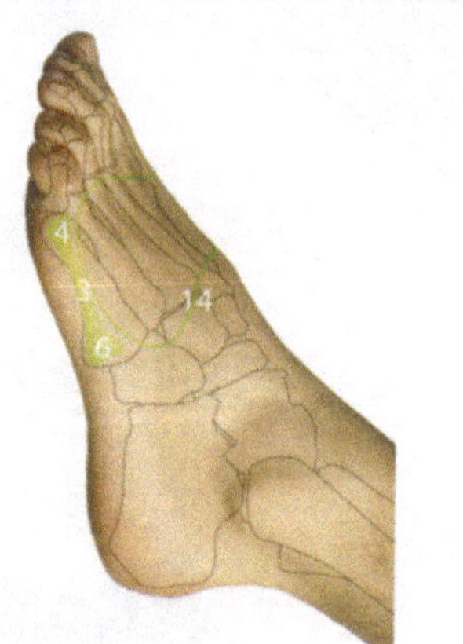

14. Thoraxrand

Behandlungsbeispiele

Zone der Wirbelsäule von kranial nach kaudal

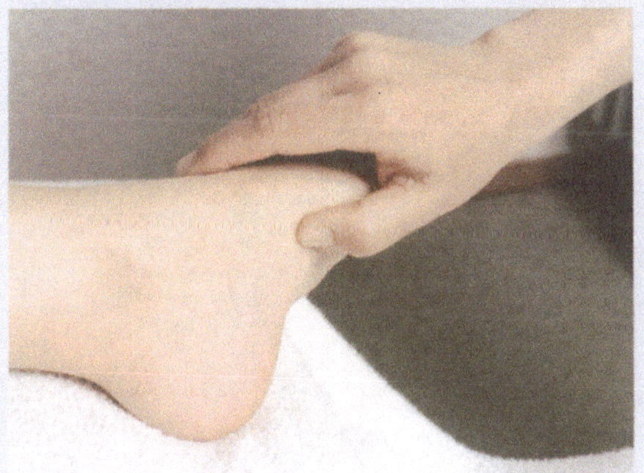

Wird im muskulären Anteil des Längsgewölbes an beiden Füßen behandelt.

Zone des Oberarmes

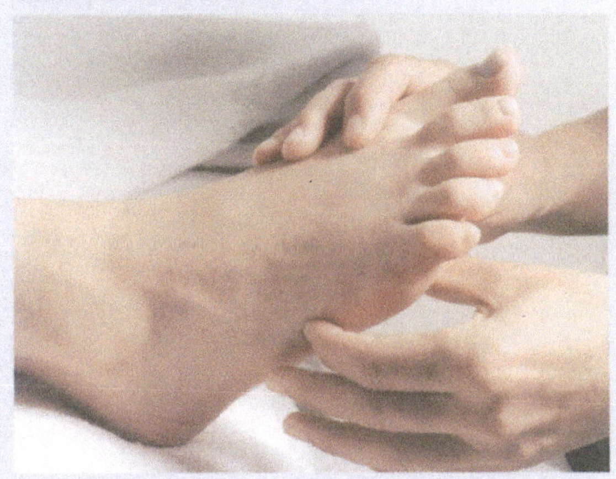

Kann mit dem Zeigefinger oder Daumen behandelt werden.

Zonen seitliche Bauchmuskulatur

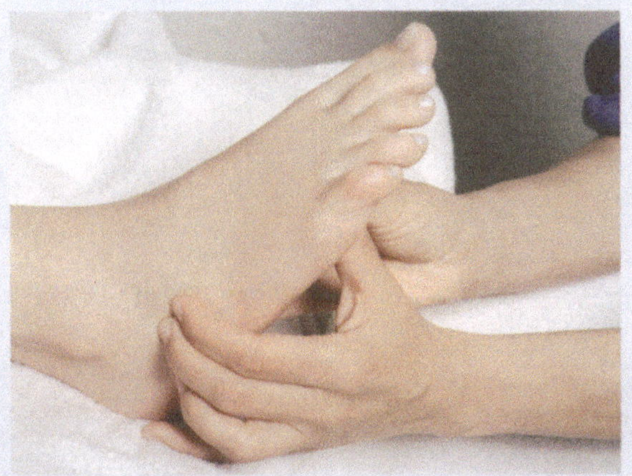

Kann mit ein oder zwei Fingerbeeren bearbeitet werden.

Zone des Sternums, kranialer Anteil

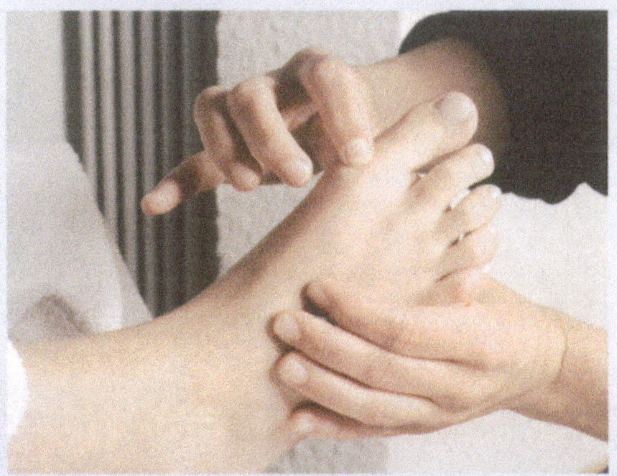

Wird dorsal an beiden Füßen behandelt.

7.10.3 Zonen der Harnwege und der Knochen und Muskeln des Beckens

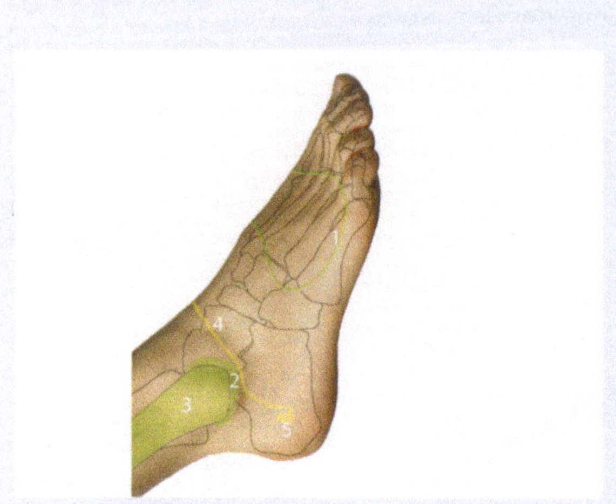

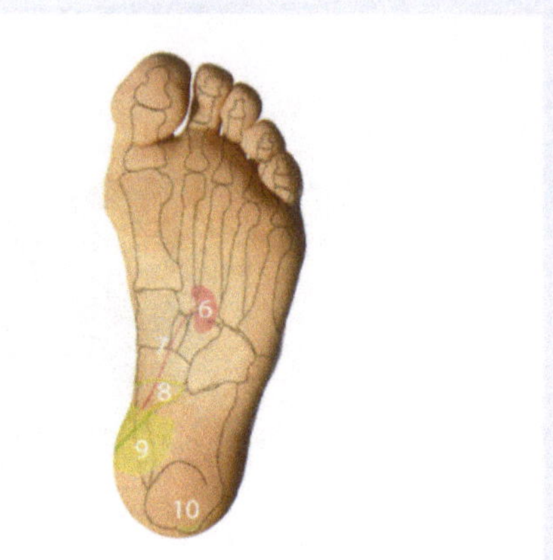

1. Thoraxrand
2. Hüftbereich
3. Oberschenkel
4. Eileiter
5. Ovar

6. Niere
7. Harnleiter
8. ISG
9. Becken
10. Sitzbeinhöcker

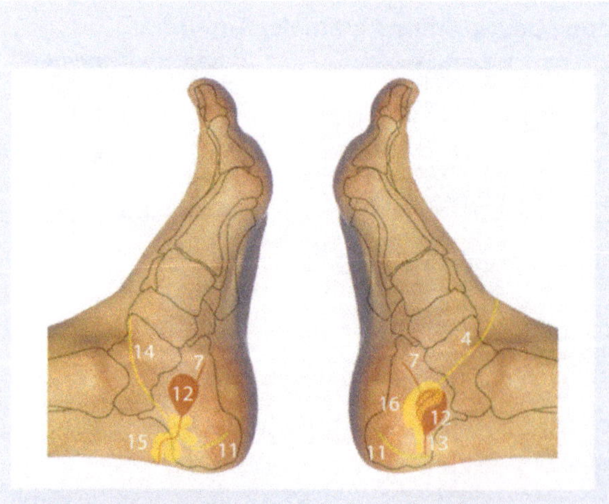

11. Kleines Becken (Beckenboden)
12. Blase
13. Harnröhre
14. Samenstrang und Leistenkanal
15. Männliches Glied und Hoden
16. Uterus

Behandlungsbeispiele

Zone der linken Niere

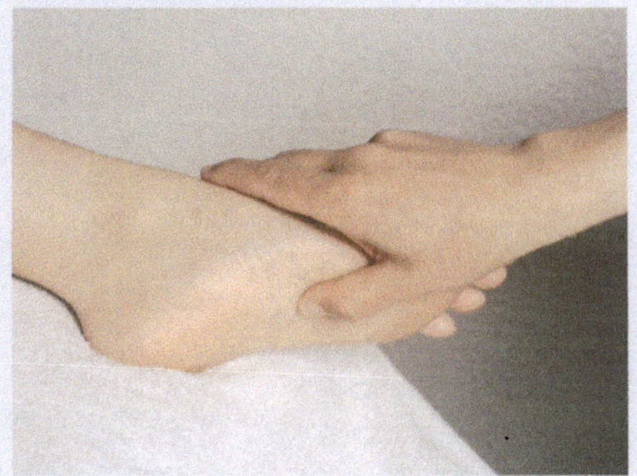

Einschleichend mit der Behandlung beginnen!

Zone Iliosakralgelenk (ISG), bilateral

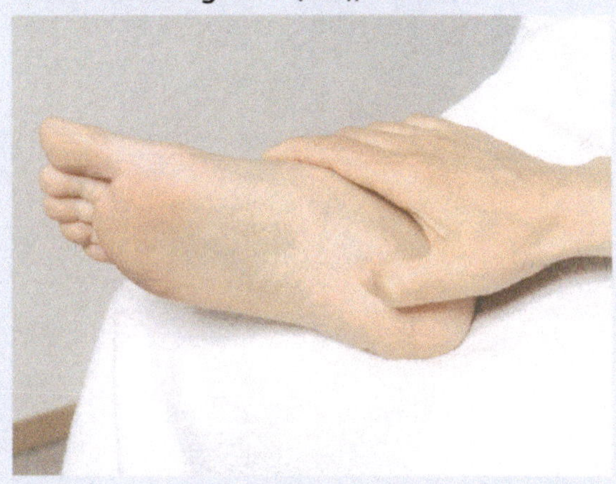

Ist oft durch eine diagonale plantare Falte gekennzeichnet. Behandlung erfolgt beidseitig.

Zone linke Hüfte, ventraler Anteil

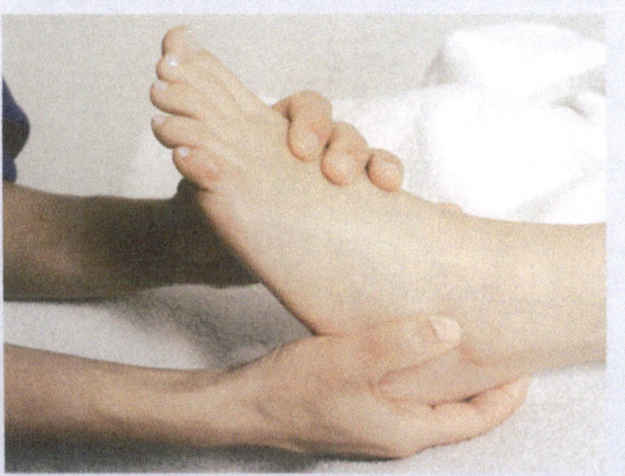

Kann auch mit Zeigefinger bearbeitet werden.

Zone Kleines Becken (Beckenboden)

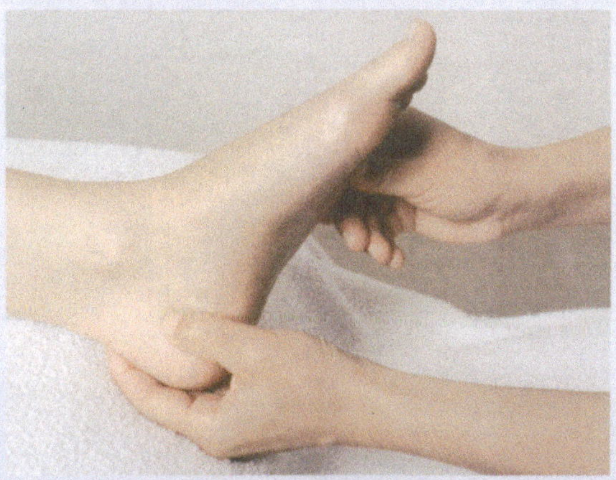

Wird am rechten und linken Fuß behandelt. Individuell auf Dosierung achten!

7.10.4 Zonen der Atemwege und des Herzens

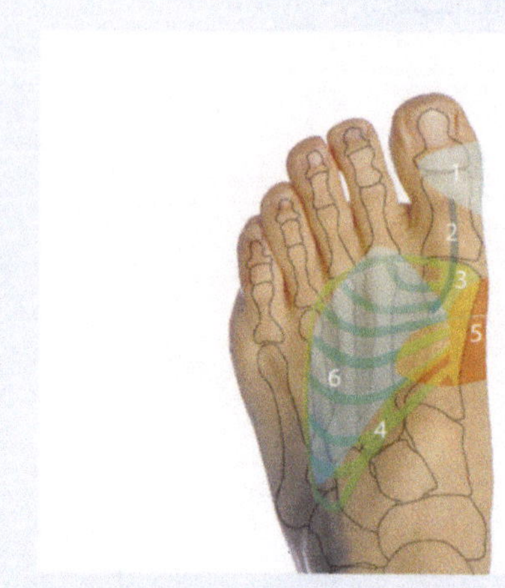

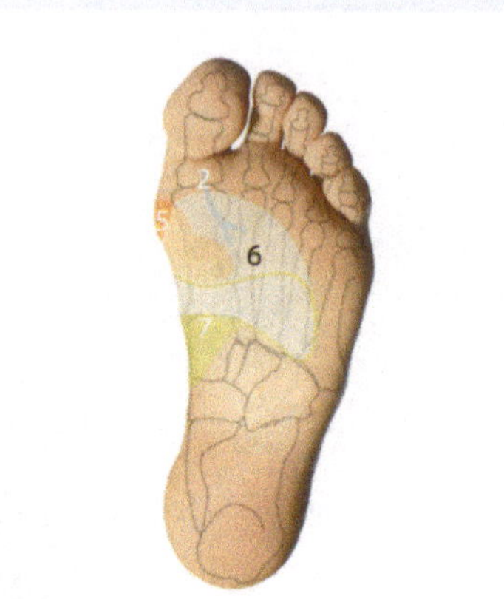

1. Nasen-Rachen-Raum
2. Luftröhre
3. Brustbein
4. Rippen
5. Herz
6. Lunge
7. Zwerchfell

7.10.5 Zonen des Lymphsystems

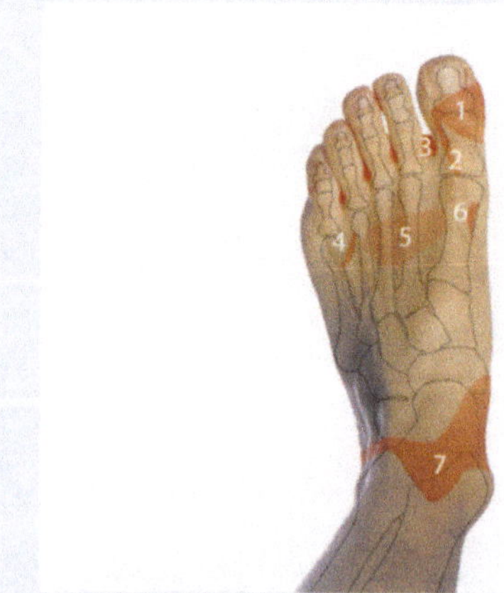

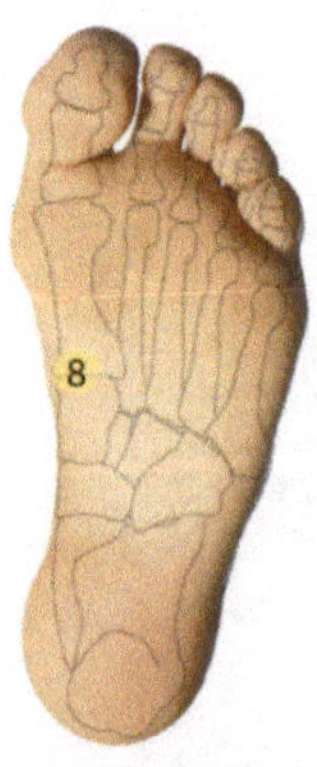

1. Lymphatischer Rachenring
2. Halslymphgebiet
3. Lymphe Kopf und Hals
4. Achsellymphgebiet
5. Weibliche Brust
6. Thymus
7. Lymphzone der Leistenbeuge
8. Solarplexus

Behandlungsbeispiele

Zone Herz von plantar, linksseitiger Anteil

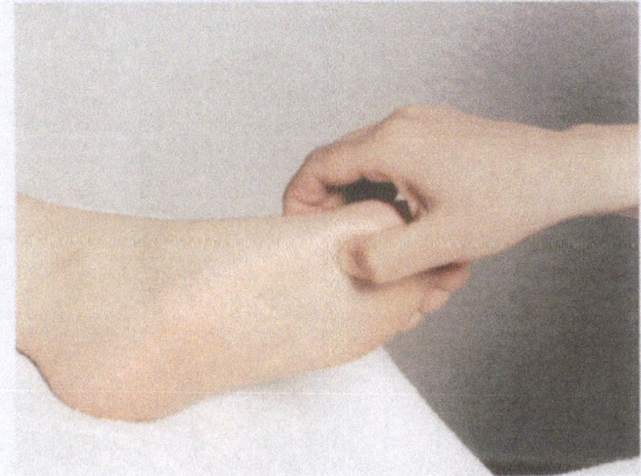

Der rechtseitige Anteil ist etwas kleiner.
Bei Störungen behutsam arbeiten!

Zonen des Thorax und der Lunge rechts

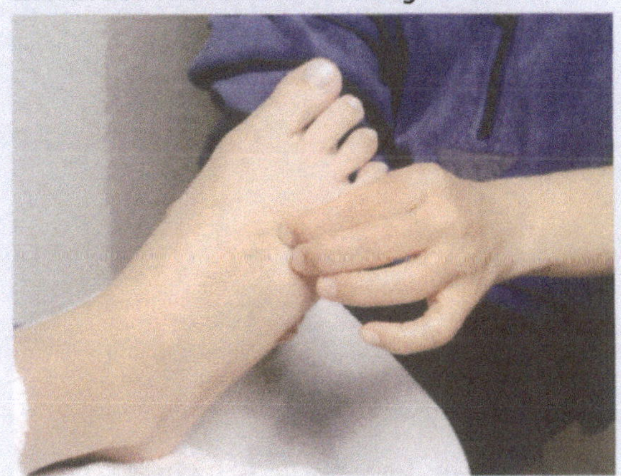

Werden in den Zwischenräumen der Mittelfußknochen behandelt.

Behandlungsbeispiele

Zone Lymphgebiet, Leistenbeuge links

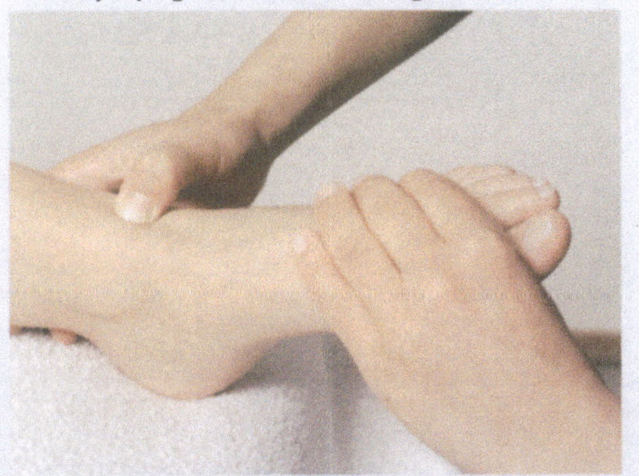

In allen Lymphzonen weich behandeln!

Zone Solarplexus

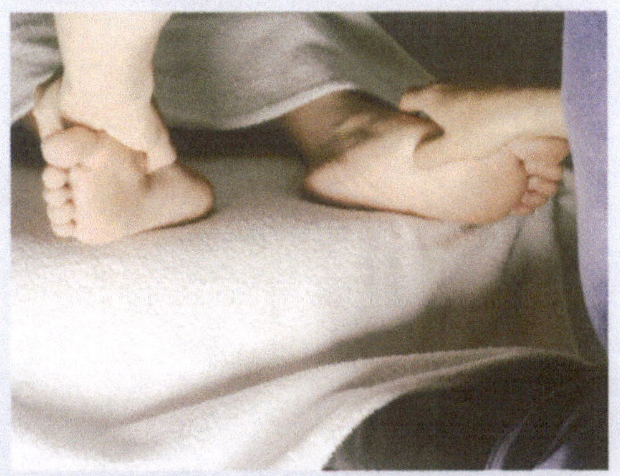

Je nach Befindlichkeit des autonomen Nervensystems wird zwischen einer tonisierenden (anregenden) oder sedierenden (beruhigenden) Behandlung gewählt. Beide Möglichkeiten kommen individuell in Betracht.

7.10.6 Zonen der Verdauungsorgane

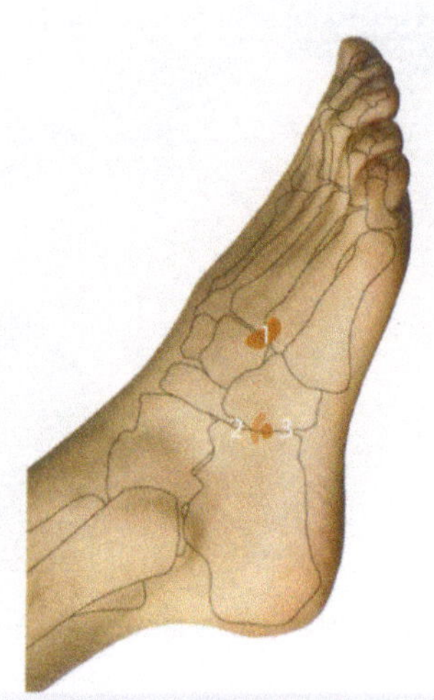

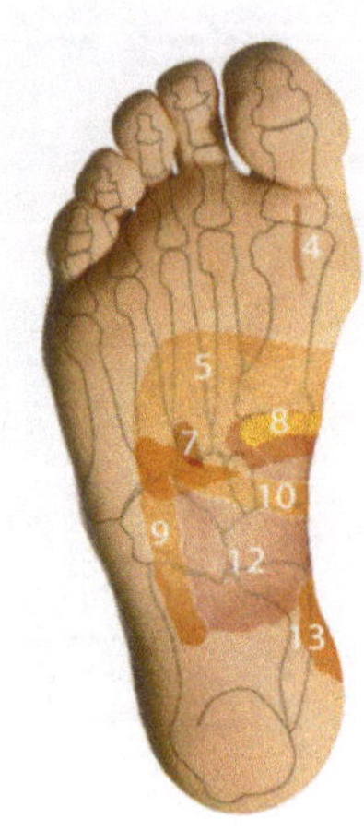

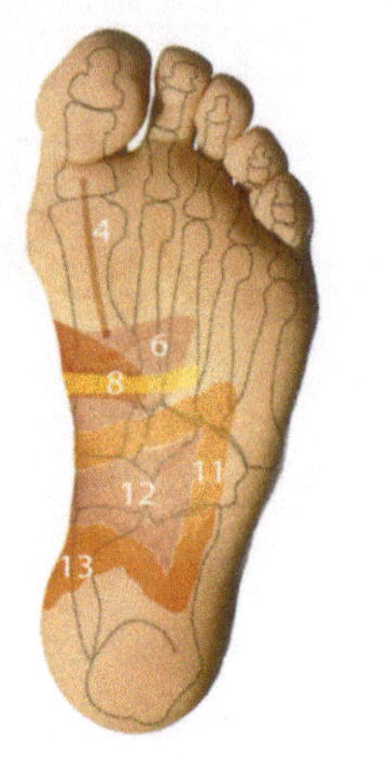

Hinweis: Zonen 1–3 nur am rechten Fuß

1. Gallenblase
2. Appendix
3. Bauhin-Klappe
4. Speiseröhre
5. Leber
6. Magen
7. Gallenblase
8. Bauchspeicheldrüse (Pankreas)
9. Aufsteigender Dickdarm
10. Quer verlaufender Dickdarm
11. Absteigender Dickdarm
12. Dünndarm
13. Rektum

Behandlungsbeispiele

Zone des Dünndarmes, linksseitiger Anteil

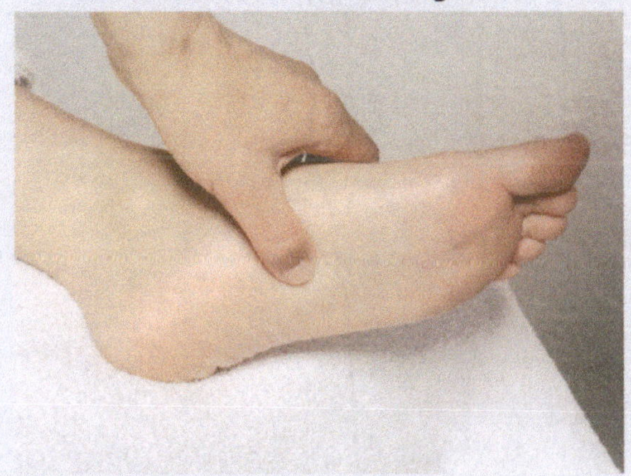

Kann von medial nach lateral oder von kranial nach kaudal behandelt werden.

Zonen absteigender Dickdarm

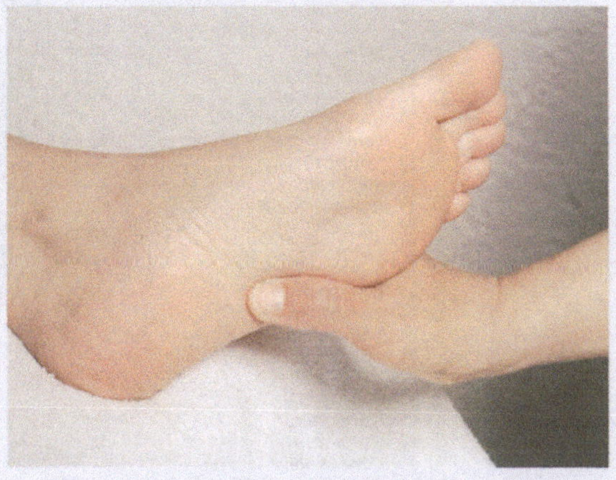

Hand kann den Fuß von medial oder lateral fassen.

Zone Appendix und Bauhin-Klappe

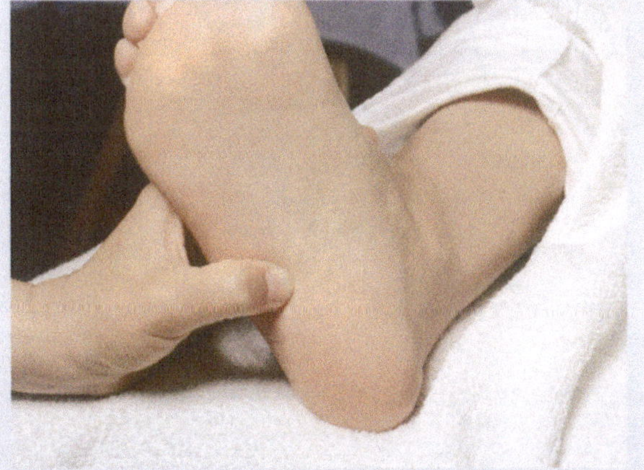

Kann von dorsal und plantar behandelt werden.

Reflexzonen der Füße

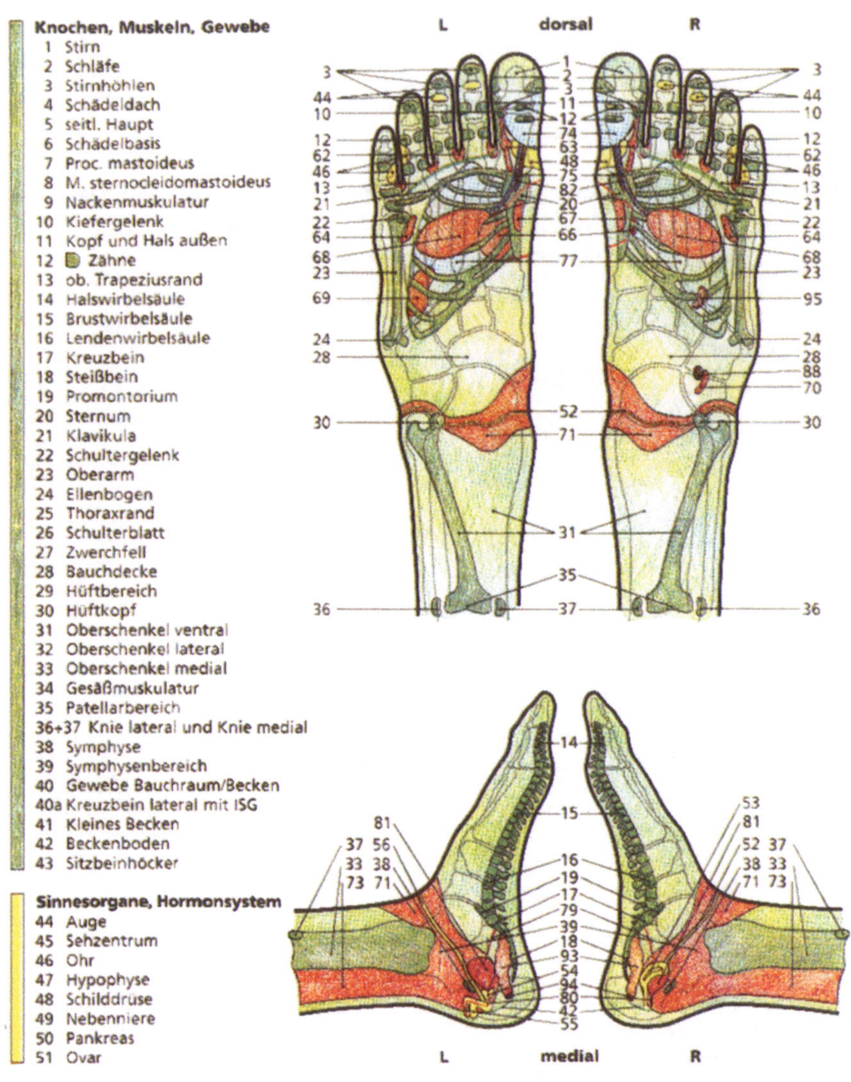

Abb. 7.4. Die Zonen von dorsal und medial

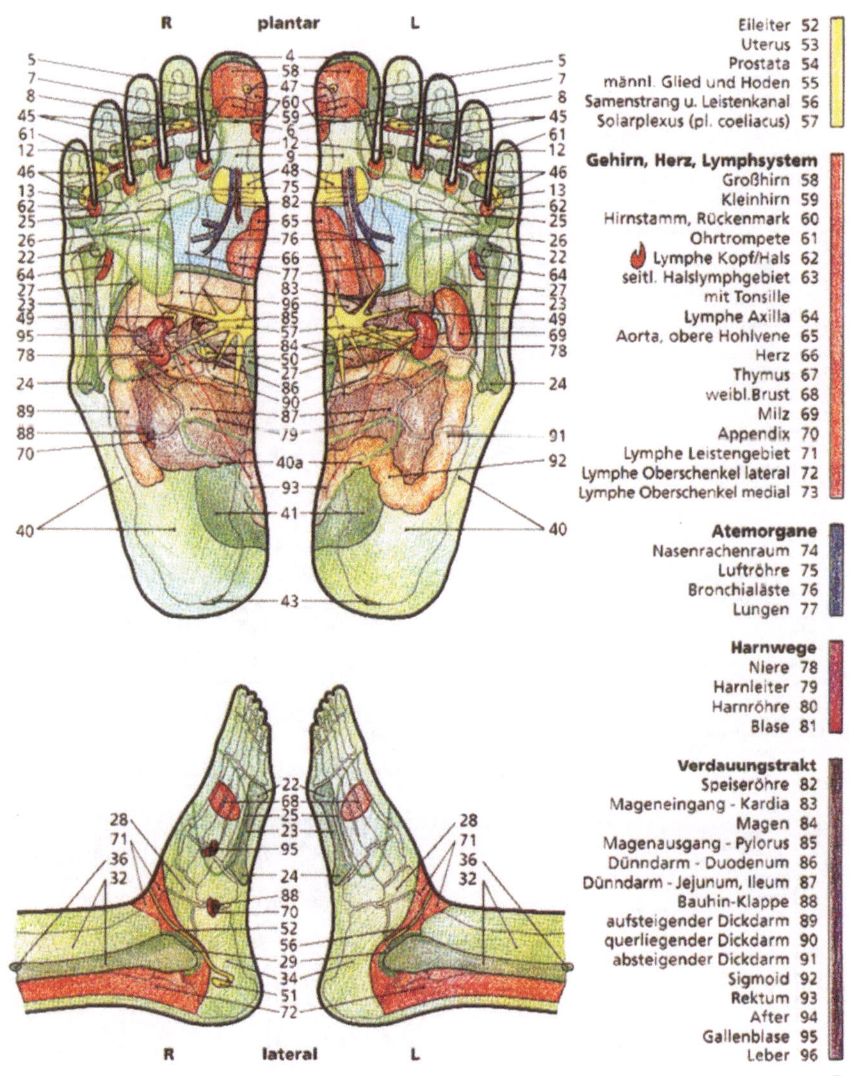

Abb. 7.5. Die Zonen von plantar und lateral

Patientenkarte Reflexzonentherapie am Fuß

Name: Geb.-Datum:

Anschrift: Tel.-Nr.:

Verordnung von:

Krankheitsbild bzw. Diagnose:

Wichtige Medikamente:

Frühere Erkrankungen:

Kontraindikationen:

Unfälle, Operationen, andere Narben:

Blutdruck:

Geburten, Dammnähte, Komplikationen, "Pille"?:

Bisherige Therapien:

Zahnstatus: SiAg = Silberamalgam Dev. = Devital Entz. = Entzündung

18	17	16	15	14	13	12	11	21	22	23	24	25	26	27	28
48	47	46	45	44	43	42	41	31	32	33	34	35	36	37	38

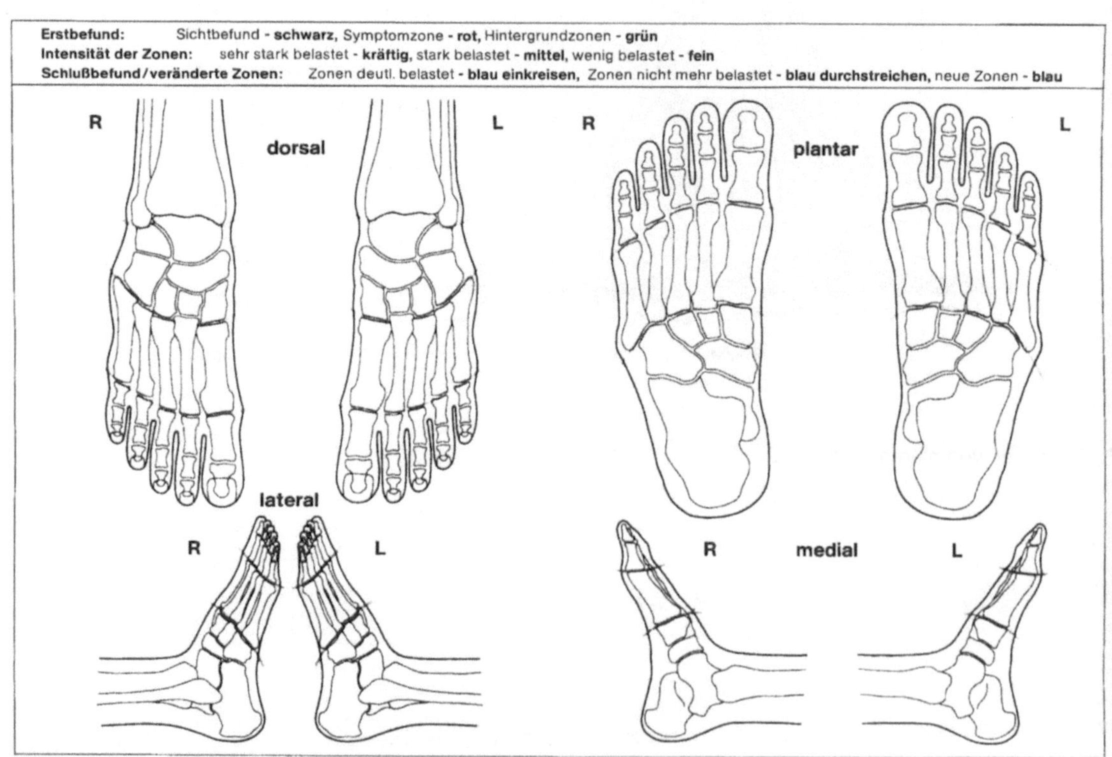

Krankheitsbilder

Bernard C. Kolster, Rita Fischer, Hanne Marquardt

8.1 Erkrankungen des Bewegungsapparates – 190
8.1.1 Lumbalsyndrom – 190
8.1.2 Zervikalsyndrom – 191
8.1.3 Zervikozephalgie – 192
8.1.4 Supraspinatus-Sehnen-Syndrom – 192
8.1.5 Omarthrose – 193
8.1.6 Epicondylitis humeri radialis – 193
8.1.7 Epicondylitis humeri ulnaris – 194
8.1.8 Rhizarthrose – 194
8.1.9 Koxarthrose – 195
8.1.10 Gonarthrose – 196
8.1.11 Achillodynie – 197

8.2 Herz- und Gefäßerkrankungen – 197
8.2.1 Koronare Herzerkrankung (KHK) – 197
8.2.2 Periphere arterielle Verschlusskrankheit (pAVK) – 199
8.2.3 Chronisch-venöse Insuffizienz – 201

8.3 Erkrankungen der Atemwege – 202
8.3.1 Chronische obstruktive Bronchitis (COLD/COPD) – 202
8.3.2 Asthma bronchiale – 203

8.4 Magen-Darmerkrankungen – 204
8.4.1 Funktionelle Oberbauchbeschwerden – 204
8.4.2 Gastritis – 205
8.4.3 Obstipation – 205

8.5 Gynäkologische Erkrankungen – 206
8.5.1 Prämenstruelles Syndrom – 206
8.5.2 Dysmenorrhoe – 206

8.6 Weitere Anwendungsgebiete – 208
8.6.1 Komplexes regionales Schmerzsyndrom (CRPS) – 208

8.1 Erkrankungen des Bewegungsapparates

8.1.1 Lumbalsyndrom

Das Lumbalsyndrom bezeichnet einen Sammelbegriff für Rückenschmerzen, die mit und ohne neurologische Defizite oder Ausstrahlungen auftreten. Die Ursachen eines Lumbalsyndroms sind vielfältig. Meist findet man degenerative Veränderungen und Blockierungen durch Haltungsfehler. Aber auch Tumore und rheumatische Veränderungen sowie Traumata können zu einem Lumbalsyndrom führen. Eine genauere Begriffsbestimmung ist hilfreich: Mit **Lumbalgie** werden chronische Kreuzschmerzen bezeichnet, unter einer **Lumbago** versteht man plötzlich auftretende intensive Schmerzen im Bereich der Lendenwirbelsäule (Hexenschuss). Strahlt der Kreuzschmerz in die untere Extremität aus, spricht man von **Lumboischialgie** in Abgrenzung zur reinen **Ischialgie**, dem Schmerz im Verlauf des N. ischiadicus. Während sich radikuläre Schmerzen segmental ausbreiten und auf Wurzelkompression zurückgehen, können pseudoradikuläre Schmerzen keinem Segment zugeordnet werden. Sie gehen von den Zwischenwirbelgelenken, Muskeln und/oder Bändern der Wirbelsäule aus.

Symptome

Die Leitsymptome variieren abhängig von der zugrunde liegenden Störung. Bei Beschwerden ohne neurologische Defizite stehen Ruhe- und Belastungsschmerzen im Vordergrund, gegebenenfalls ist eine Schonhaltung zu beobachten.

Bei Beteiligung nervaler Strukturen treten zusätzlich entsprechend der beteiligten Struktur ausstrahlende Schmerzen und Abschwächung der dem Nerv oder den Nerven zugeordneten Muskeln bis hin zur Parese auf.

Behandlungsziele (bei Lumbalgien ohne neurologische Störung)

- Schmerzbeseitigung
- Verbesserte Beweglichkeit
- Beseitigung hypertoner Spannungszustände der Rückenmuskulatur
- Haltungsschulung

Maßnahmen

Bindegewebsmassage

- Erhöht gespannte und reizempfindliche Gewebsabschnitte:
  - Dorsal:
    - Paravertebral im Lumbalbereich, auf dem Sakrum, um das Iliosakralgelenk über dem Gesäß, besonders am Ansatz und Ursprung des M. gluteus maximus
    - Am Rand des M. gluteus maximus über der Fossa ischioanalis
    - Lateral im Bereich der Gesäßfalte
    - Im Bereich des Tractus iliotibialis, der Kniekehle und medial oberhalb des Knies
  - Ventral:
    - Im Bereich der SIAS und der Leiste
    - An den Rändern des M. sartorius und der Mm. adductores über der Medialseite v. a. oberhalb des Knies

Behandlung

- Flächige BGM:
  - Bis zum Nachlassen der erhöhten Gewebespannung mit kurzen Arbeitsgängen:
    - Vom lateralen Rand des Sakrum in Richtung Trochanter
    - Vom lateralen Rand des ISG nach lateral
    - Vom Glutealbereich sternförmig zum Trochanter major
    - Auf dem Sakrum von medial nach lateral
    - Vom lateralen Rand des M. erector trunci nach lateral
    - Von den Dornfortsätzen der LWS nach lateral
  - Begonnen wird in der Regel mit der weniger schmerzhaften Seite, danach erfolgt ein Seitenwechsel. Die Behandlungsdauer ist abhängig vom Gewebebefund. Je höher die Spannung des Gewebes ist, desto langsamer müssen die Arbeitsgänge ausgeführt werden. Die einzelnen Arbeitsgänge werden bis zum Nachlassen der Gewebespannung ausgeführt.
- Unterhaut- und Faszientechnik:
  Kleiner Aufbau: Wird hier trotz richtiger Technik kein Schneiden, sondern dumpfer Druck gefühlt, zieht man zwischen den Arbeitsgängen den Beckenrandstrich drei- bis fünfmal und hakt danach das Trigonum lumbale auf beiden Seiten ein- bis zweimal an.

Reflexzonentherapie am Fuß

- Symptomzonen: Lendenwirbelsäule an beiden Füßen
- Hintergrundzonen:
  - Statisch-muskulär: Bauchmuskulatur, vor allem die seitliche; ISG mit Kreuzbein, Symphyse, Beckenbänder, Glutealmuskulatur, Hüftgelenk, Halswirbelsäule, Sternum
  - Organisch: Darm, Harnwege, Kleinbeckenorgane

Begleitmaßnahmen

- Thermotherapie
- Physikalische Therapie (Elektrotherapie: Kurzwelle)
- Mobilisation hypomobiler Segmente, Stabilisation hypermobiler Segmente
- Neurale Mobilisation
- Rückenschule

8.1.2 Zervikalsyndrom

Hierbei handelt es sich um einen Sammelbegriff für Nackenschmerzen mit und ohne neurologische Defizite oder Ausstrahlungen. Die Ursachen sind vielfältig: Degenerative Veränderungen, Blockierungen, Tumore und rheumatische Veränderungen sowie Traumata sind als auslösende Faktoren bekannt. Haltungsfehler und ein dadurch verursachtes muskuläres Ungleichgewicht gehören zu den wichtigsten Ursachen.

Symptome (abhängig von der Ursache)

- Ohne neurologische Defizite: vorwiegend Ruhe- und Belastungsschmerzen, gegebenenfalls Schonhaltung
- Bei Beteiligung neuraler Strukturen: zusätzlich in Abhängigkeit der beteiligten Struktur ausstrahlende Schmerzen, Abschwächung der dem Nerv oder den Nerven zugeordneten Muskeln bis hin zur Parese

Behandlungsziele (bei Zervikalgien ohne neurologische Störung)

- Schmerzreduktion, -beseitigung
- Verbesserung der Beweglichkeit
- Beseitigung hypertoner Spannungszustände der Nackenmuskulatur
- Verbesserung der Haltung

Maßnahmen

Bindegewebsmassage

- Bei einem Zervikalsyndrom können alle vier Kopfzonen sichtbar sein:
  - Ringförmige Einziehung über dem M. trapezius am Übergang von Schulter und Nacken (Nackenband)
  - Flächige Einziehung zwischen den Scapulae
  - Flächige Einziehung paravertebral T10–12
  - Flächige Einziehung im unteren Drittel des Sakrum oberhalb der Blasenzone
- Folgende Gewebsabschnitte sind erhöht gespannt und reizempfindlich:
  - Dorsal:
    - Auf dem Sakrum
    - Im Bereich der untersten Rippen v.a. paravertebral
    - Zwischen den Schulterblättern
    - Auf dem Pars spinalis des M. deltoideus zum Arm hin verlaufend
    - Auf dem Nackenband in Höhe des 5. HWD
    - Am Hinterhaupt in Höhe der Linea nuchae inferior
    - Am Rand des M. latissimus dorsi bis in die Achselhöhle
  - Ventral:
    - Im Bereich der Rippenbögen und des Randes des M. rectus abdominis
    - Beidseitig über den vorderen Brustkorbabschnitten in der Medioklavikularlinie und über dem M. pectoralis
    - Über der Fossa infraclavicularis und dem vorderen Anteil des M. deltoideus
    - Beidseitig im Ursprungsbereich und dem dorsalen Rand des M. sternocleidomastoideus sowie auf dem M. trapezius
    - Im Bereich der Fossa jugularis

Behandlung

- Flächige BGM:
  - Bis zum Nachlassen der erhöhten Gewebsspannung mit kurzen Arbeitsgängen (um Fehlreaktionen zu vermeiden):
    - Vom lateralen Rand des M. erector trunci nach lateral
    - Von den Dornfortsätzen nach lateral (insbesondere im BWS-Bereich)
    - Vom Margo mediales zum Margo lateralis
    - Auf den Rand des M. trapezius zu bis zum Okziput
    - Auf den dorsalen Rand des M. deltoideus zu
    - Vorgehensweise **s. Lumbalsyndrom, Kap. 8.1.1**
- Unterhaut- und Faszientechnik:
  - Kleiner Aufbau
  - Großer Aufbau
  - Zusätzlich kann man sternförmig Anhakstriche um den 7. Halswirbel ziehen.
- Tritt während der Behandlung kein Schneidegefühl auf, zieht man zwischen den Arbeitsgängen während des kleinen Aufbaus den Beckenrandstrich, während des großen Aufbaus den Brustkorbgang und das Trigonum lumbale.
- Halsbehandlung mit Unterhaut- und Faszientechnik bis zum Okziput.
- Treten dabei Fehlreaktionen, Schwindel oder Übelkeit auf, zieht man den paravertebralen Längsgang (**s. Kap. 6.7.2, S. 82**) abwärts, oder man hakt den M. rectus abdominis quer an (**s. Behandlung ventraler Rumpf, S. 111**).
- Nach 3–4 Behandlungen, und wenn keine Fehlreaktionen auftreten, kann der kleine und große Aufbau weggelassen werden.

Reflexzonentherapie am Fuß

- Symptomzonen: Halswirbelsäule mit Okzipitalbereich und Processus mastoideus
- Hintergrundzonen:
  - Statisch-muskulär: Lendenwirbelsäule mit Kreuzbein und ISG, Beckenbänder
  - Organisch: Schilddrüse, Genitale, Lymphsystem des Kopfes und des Halses, Augenmuskulatur, Solarplexus

Begleitmaßnahmen

- Thermotherapie
- Physikalische Therapie (Elektrotherapie: Kurzwelle etc.)
- Mobilisation hypomobiler Segmente sowie Stabilisierung hypermobiler Segmente
- Neurale Mobilisation
- Rückenschule

8.1.3 Zervikozephalgie

Zervikozephalgien treten häufig auf der Basis von Verspannungen der Nackenextensoren auf. Verursachend und unterstützend sind dabei Hypermobilitäten im Bereich der HWS. Als Komplikation der verspannten Muskulatur kommt es regelmäßig zu einem vermehrten Druck und somit zur Irritation der Nn. occipitales major und minor. Dies führt zu einer Schmerzausstrahlung vom Hinterkopf zum Schädeldach bzw. in die Ohrregion.

Symptome

- Bewegungseinschränkungen aufgrund verspannter bzw. verkürzter Muskulatur
- Segmentale Hypermobilitäten
- Gestörte neurale Mobilität des N. occipitalis major und/oder des N. occipitalis minor

Behandlungsziele

- Schmerzreduktion, -beseitigung
- Beseitigung hypertoner Spannungszustände der Nackenmuskulatur
- Verbesserung der Haltung

Maßnahmen

Bindegewebsmassage

- Zonen **s. Zervikalsyndrom, Kap. 8.1.2**
- Gewebsspannung **s. Zervikalsyndrom, Kap. 8.1.2**

Behandlung

- **s. Zervikalsyndrom, Kap. 8.1.2**
- Hals- und Gesichtsbehandlung:
  Die Arbeitsgänge im Bereich des Hinterhauptes und am Haaransatz wirken schmerzlindernd und sollten mit besonderer Sorgfalt durchgeführt werden.

Begleitmaßnahmen

- Physikalische Therapie (Elektrotherapie, Ultraschall)
- Thermotherapie
- Neurale Mobilisation
- Stabilisierung hypermobiler Segmente

8.1.4 Supraspinatus-Sehnen-Syndrom

Das Supraspinatus-Sehnen-Syndrom bezeichnet einen Symptomkomplex und wird durch Verletzungen und degenerative Veränderungen im Sehnen- bzw. Ansatzbereich verursacht. Begünstigend kann sich eine Verengung oder Druckerhöhung im Subakromialraum auswirken. Durch die Verengung kommt es zu einer verstärkten mechanischen Reizung (Druck und Reibung) bei Abduktion und Flexion und zu einer chronischen Entzündung bzw. Irritation der Sehne und/oder des Ansatzes. Die Druckerhöhung im Subakromialraum wird meist durch eine Protraktion des Schultergürtels sowie eine Außenrotation des Schulterblattes verursacht.

Symptome

- Schmerzhafte Bewegung (Painful arc) zwischen 60° und 120° Abduktion
- Schmerzhafte endgradige Abduktion
- Schmerzhafte endgradige passive Innenrotation
- Schmerzhafte Abduktion gegen Widerstand
- Schmerzhafte Außenrotation gegen Widerstand
- Eingeschränktes Kaudalgleiten im Schultergelenk
- Druckschmerz an der Insertionsstelle, dem Tuberculum majus
- Bewegungsabhängiger chronischer Schulterschmerz

Behandlungsziele

- Schmerzreduktion, -beseitigung
- Verbesserung der Beweglichkeit im Bereich des Schultergelenkes und des Plexus brachialis
- Beseitigung der Hypertonie von Schulter- und Nackenmuskulatur
- Verbesserung der Haltung

Maßnahmen

Bindegewebsmassage

- Erhöhte Gewebespannung:
  Unterhalb der Spina scapulae und der hinteren Achselhöhle, über dem spinalen Anteil des M. deltoideus zum Oberarm verlaufend

Behandlung

- Flächige BGM:
  - Vom Margo medialis zum Margo lateralis
  - Von der Spina scapulae nach kranial
  - Vom Margo lateralis zum dorsalen Rand der Axilla
- Unterhaut- und Faszientechnik:
  - Großer Aufbau:
    - Arbeitsgänge auf der Skapula
    - Arbeitsgänge an den Rand des M. latissimus dorsi in Höhe des Angulus inferior scapulae bis in die Axilla
    - Längsgang am Thoraxrand bei fehlendem Schneidegefühl
  - Schulter-Arm-Bereich:
    - Arbeitsgänge in der Axilla
    - Arbeitsgänge an der Pars spinalis des M. deltoideus
    - Anhaken des Reaktionspunktes zwischen Klavikula und Spina scapulae bei fehlendem Schneidegefühl

Begleitmaßnahmen

- Thermotherapie
- Mobilisation des Schultergelenkes (Kaudalgleiten)
- Stabilisation des Schultergelenkes: Training der Rotatorenmanschettenmuskulatur
- Normalisierung der Skapulastellung
- Physikalische Therapie (Elektrotherapie: Ultraschall)

8.1.5 Omarthrose

Eine Omarthrose (syn. Schultergelenksarthrose) entsteht häufig als sekundäre Arthrose, z. B. nach Traumata oder rezidivierenden Luxationen. Sie tritt selten primär auf, da das Schultergelenk nicht übermäßig mit Druck belastet wird.

Symptome

- Kapselmuster: Die Außenrotation ist stärker eingeschränkt als die Abduktion, die Innenrotation ist am wenigsten und zuletzt eingeschränkt.
- Häufig schmerzhafte endgradige Bewegungen
- Meist eingeschränkte translatorische Bewegungen im Schultergelenk
- Häufig schmerzhafte Widerstandstests, besonders bei einer so genannten aktivierten Arthrose (Arthritis)

Behandlungsziele

s. Supraspinatus-Sehnen-Syndrom, Kap. 8.1.4

Maßnahmen

Bindegewebsmassage

- Flächige BGM:
  s. Supraspinatus-Sehnen-Syndrom, Kap. 8.1.4
- Unterhaut- und Faszientechnik:
  - Arbeitsgänge auf der Skapula:
    - Ziehen des Trigonum lumbale bei fehlendem Schneidegefühl an der Skapula
  - Arbeitsgänge an den Rand des M. latissimus dorsi in Höhe des Angulus inferior scapulae bis in die Axilla:
    - Längsgang am Thoraxrand bei fehlendem Schneidegefühl am Rumpf
  - Arbeitsgänge in der Axilla
  - Arbeitsgänge an der Pars spinalis des M. deltoideus:
    - Anhaken des Reaktionspunktes zwischen Klavikula und Spina scapulae bei fehlendem Schneidegefühl am Arm
  - Arbeitsgänge am M. biceps brachii
  - Arbeitsgänge am M. triceps brachii
  - Arbeitsgänge in der Ellenbeuge

Begleitmaßnahmen

- Physikalische Therapie (Elektrotherapie: Kurzwelle usw.)
- Gelenkmobilisationen
- Neurale Mobilisationen
- Muskeldehnung und Muskelentspannung

8.1.6 Epicondylitis humeri radialis

Hierbei handelt es sich um ein umschriebenes Schmerzsyndrom im Epicondylus lateralis. Morphologisch findet sich meist eine Insertionstendopathie des M. extensor carpi radialis brevis. Ein Synonym hierfür ist der bekannte „Tennisellenbogen". Die Beschwerden entstehen durch Überbeanspruchung der Extensoren auf Grund akuter oder chronischer funktioneller Überbelastung und Fehlhaltung.

Symptome

- Schmerzen und möglicherweise leichte Bewegungseinschränkung bei passiver Extension des Ellenbogens
- Schmerzen bei Handgelenksextension gegen Widerstand
- Schmerzen bei Flexion im Ellenbogengelenk gegen Widerstand
- Schmerzen bei Unterarmsupination gegen Widerstand

- Schmerzen bei Radialabduktion des Handgelenkes gegen Widerstand
- Schmerzen bei Extension des Mittelfingers gegen Widerstand (spricht für Insertionstendopathie des M. extensor carpi radialis brevis).

Behandlungsziele

- Schmerzreduktion, -beseitigung
- Optimale Dehnfähigkeit
- Erhaltung der endgradigen Beweglichkeit, auch der angrenzenden Gelenke
- Beseitigung hypertoner Muskelverspannungen in Armen und Schultern
- Optimale Haltung und Bewegung

Maßnahmen

Reflexzonentherapie am Fuß

- Symptomzonen: Ellenbogengelenk von dorsal, lateral und plantar
- Hintergrundzonen:
  - Statisch-muskulär: Schultergelenk mit Sterno- und Akromioklavikulargelenk, Klavikula, Sternum, Skapula, Muskulatur des ventralen und dorsalen Schultergürtels
  - Ko- und kontralateral: Seitengleiches Knie- und gegenüberliegendes Ellenbogengelenk in situ und in den Reflexzonen
  - Organisch: Leber/Gallenblase (segmentale Beziehung), Dickdarm, Dünndarm, Herz, Lunge (Meridianbeziehung)

Begleitmaßnahmen

- Physikalische Therapie (Elektrotherapie: Kurzwelle usw.)
- Thermotherapie
- Gelenkmobilisationen
- Muskeldehnung und Muskelentspannung
- Beheben der Muskelschwächen zur Rezidivvorbeugung
- Erlernen bestmöglicher Bewegungsabläufe
- Querfriktion und Funktionsmassage

8.1.7 Epicondylitis humeri ulnaris

Durch eine Überlastung der Flexoren (z. B. durch Golf spielen) kann es zu einer Insertionstendopathie der Flexoren am Epicondylus medialis humeri kommen.

Symptome

- Schmerzhafte Handgelenksflexion gegen Widerstand
- Schmerzhafte Pronation des Unterarmes gegen Widerstand
- Schmerzhafte Flexion im Ellenbogengelenk gegen Widerstand
- Extension im Ellenbogengelenk kann schmerzhaft und leicht eingeschränkt sein.
- Fingerflexion kann schmerzhaft sein.

Behandlungsziele

s. Epicondylitis humeri radialis, Kap. 8.1.6

Maßnahmen

s. Epicondylitis humeri radialis, Kap. 8.1.6

8.1.8 Rhizarthrose

Die Arthrose des Daumensattelgelenkes ist oft eine primäre Arthrose. Frauen nach der Menopause sind häufiger betroffen. Gleichzeitig bestehen arthrotische Veränderungen an anderen Gelenken der Hand. Auch Personen mit beruflichen Tätigkeiten, durch die dieses Gelenk stark belastet wird wie beispielsweise Masseure, Physiotherapeuten und Bauarbeiter (Arbeiten mit Presslufthammer) leiden häufig an einer Rhizarthrose.

Symptome

- Bewegungseinschränkungen
- Kapselschwellungen
- Schmerzen bei der Oppositionsbewegung des Daumens, z. B. beim Zufassen
- Repositionsbewegung meist eingeschränkt

Behandlungsziele

- Schmerzfreiheit, -reduktion
- Erhaltung der Beweglichkeit, auch der angrenzenden Gelenke (Ellenbogen und Schultergelenk)
- Optimale Beweglichkeit in Hand- und Fingergelenken
- Beseitigung hypertoner Spannungszustände der Hand-, Arm- und Schultermuskulatur

Maßnahmen

Bindegewebsmassage

- Erhöhte Gewebespannung:
  s. Supraspinatus-Sehnen-Syndrom, Kap. 8.1.4

Behandlung

- Unterhaut- und Faszientechnik:
  - Arbeitsgänge im Bereich des Unterarmes
  - Arbeitsgänge im Bereich der Ellenbeuge bei fehlendem Schneidegefühl

- Arbeitsgänge auf der Palmarseite und auf der Radialseite des Handgelenkes
- Arbeitsgänge längs und quer zum Verlauf der Palmaraponeurose
- Arbeitsgänge quer und längs zum Verlauf des Thenar

Begleitmaßnahmen
- Thermotherapie
- Physikalische Therapie
- Mobilisation, auch Schulter und Arm der nicht betroffenen Seite
- Muskeldehnung und Entspannung

8.1.9 Koxarthrose

Koxarthrose ist eine Sammelbezeichnung für degenerative Veränderungen des Hüftgelenkes. Sie tritt im höheren Lebensalter auf und äußert sich als schmerzhafte Bewegungseinschränkung. Sekundäre Koxarthrosen werden bei rheumatischen Erkrankungen, unvollständig ausgeheilten Hüftgelenkserkrankungen und posttraumatischen Hüftkopfnekrosen sowie bei Hüftdysplasien, Epiphysiolysis capitis femoris und Zustand nach Morbus Perthes beobachtet.

Symptome
- Schmerzen in Leiste, Gesäß und im Oberschenkel bis ins Knie (tibiale Seite) ausstrahlend
- Ruhe-, Anlauf- und Belastungsschmerzen
- Bewegungseinschränkungen und endgradige Schmerzen nach dem Kapselmuster: Innenrotation → Extension → Abduktion → Flexion → Außenrotation
- Limitierte translatorische Bewegungen
- Eventuell auch schmerzhafte Widerstandstests bei aktivierter Arthrose (Arthritis)
- Oft verkürzte bzw. hypertone Muskulatur, z.B. Adduktoren

Behandlungsziele
- Schmerzreduktion, -beseitigung
- Erhaltung bzw. Verbesserung der Gelenkbeweglichkeit
- Erhaltung bzw. Verbesserung der Dehnfähigkeit der Muskeln
- Beseitigung hypertoner Muskelverspannungen im Bein- und Glutealbereich
- Optimierung der Mobilität neuraler Strukturen

Maßnahmen

Bindegewebsmassage
- Erhöhte Gewebespannung:
  - Im Bereich von LWS, Sakrum und über dem M. gluteus maximus besonders am Ansatz und Ursprung
  - Der laterale Bereich der Gesäßfalte bis zum Trochanter major
  - Im Bereich des Tractus iliotibialis, der Kniekehle, sowohl medial und kranial des Kniegelenkes
  - Auf der ventralen Seite das Gewebe im Bereich der SIAS und der Leiste, sowie das Gewebe über den Mm. adductores und an den Rändern des M. sartorius v.a. distal

Behandlung
- Flächige BGM (Man behandelt beide Seiten und beginnt mit der weniger schmerzhaften Seite):
  - Im Lumbalbereich vom lateralen Rand des M. erector trunci nach lateral
  - Von den Dornfortsätzen der LWS nach lateral
  - Vom lateralen Rand des Sakrum in Richtung Trochanter major
  - Vom lateralen Rand des ISG nach lateral
  - Auf dem Sakrum von medial nach lateral
  - Vom Glutealbereich sternförmig auf den Trochanter major zu
  - Von der Mitte des Tractus iliotibialis aus quer zum Sehnenverlauf nach kranial und nach kaudal
- Unterhaut- und Faszientechnik:
  - Kleiner Aufbau:
    - Bei fehlendem Schneidegefühl wird der Beckenrandstrich drei- bis fünfmal gezogen
    - Bei Fehlreaktionen Anhaken des Tuber ischiadicum nach kranial
  - Behandlungsaufbau im Bereich des Trochanter major (betroffene Seite):
    - Alle Arbeitsgänge
    - Bei fehlendem Schneidegefühl wird zwischen den Arbeitsgängen der Beckenrandstrich drei- bis fünfmal gezogen
  - Arbeitsgänge aus der Beinbehandlung (betroffene Seite):
    - Anhaken des Tractus iliotibialis
    - Längsgang am posterioren Rand des Tractus iliotibialis
    - Anhaken des M. sartorius
    - Längsgang am posterioren Rand des M. sartorius
  - Alle Arbeitsgänge in der Kniekehle und um die Patella herum
  - Bei fehlendem Schneidegefühl oder bei Fehlreaktion Anhaken des Trochanter major nach dem entsprechenden Arbeitsgang

- Bei fehlendem Schneidegefühl Anhaken des Hiatus adductorius nach dem entsprechendem Arbeitsgang
- Mit 3–5 Beckenrandstrichen die Behandlung abschließen

Reflexzonentherapie am Fuß

- Symptomzone: Hüftgelenk
- Hintergrundzonen:
  - Statisch-muskulär: ISG, Kreuz-/Steißbein, Lendenwirbelsäule, Symphyse, Oberschenkel und Knie
  - Ko- und kontralateral: Seitengleiches Schulter- und gegenüberliegendes Hüftgelenk in situ und in den Reflexzonen, Kiefergelenk, Glutealmuskulatur, seitliche Bauchmuskulatur, Tractus iliotibialis
  - Organisch: Darm, Harnwege, Gallenblase (Gallenblasenmeridian versorgt u. a. den Trochanter major mit seiner Energie)

Begleitmaßnahmen

- Thermotherapie
- Manuelle Mobilisationen
- Muskeldehnungen
- Neurale Mobilisationen
- Gangschule
- Activities of Daily Life (ADL)

8.1.10 Gonarthrose

Die Gonarthrose ist eine häufige Arthroseform. Ab dem 70. Lebensjahr sind bei fast allen Menschen Arthrosezeichen im Bereich der Kniegelenke nachweisbar. Die Arthrose kann den medialen, lateralen oder femoropatellaren Gelenkanteil betreffen. Sind alle drei Gelenkanteile betroffen, spricht man von einer Panarthrose.

Symptome

- Schmerzen bei Belastung
- Bewegungseinschränkung im Rahmen eines Kapselmusters, Flexion stärker eingeschränkt als Extension
- Gelenkerguss oder Synoviahypertrophie
- Endgradige Flexion und Extension oft schmerzhaft
- Endgradige Innen- und Außenrotation manchmal schmerzhaft
- Häufig schmerzhafte Widerstandstests, insbesondere die Extension bei retropatellarer Arthrose
- Reiben, Krepitation bei passiven Bewegungen des Gelenkes
- M. gastrocnemius (Köpfe), M. popliteus und ischiokrurale Muskulatur hyperton

Behandlungsziele

- Schmerzreduktion, -beseitigung
- Verbesserung der Beweglichkeit
- Reduktion des Gelenkergusses
- Beseitigung der Hypertonie der Beinmuskulatur

Maßnahmen

Bindegewebsmassage

- Bei der Gonarthrose ist das Gewebe im Bereich des Tractus iliotibialis, des M. sartorius (v. a. distal), der Mm. adductores erhöht gespannt; ebenso das Gewebe in der Kniekehle und um die Patella herum.

Behandlung

- Unterhaut- und Faszientechnik:
  - Arbeitsgänge aus der Beinbehandlung (betroffene Seite):
    - Anhaken des Tractus iliotibialis
    - Längsgang am posterioren Rand des Tractus iliotibialis
    - Anhaken des M. sartorius
    - Längsgang am posterioren Rand des M. sartorius
  - Alle Arbeitsgänge in der Kniekehle
  - Alle Arbeitsgänge um die Patella herum. Besonders intensiv sollte medial und lateral des Lig. patellae gearbeitet werden.
  - Bei fehlendem Schneidegefühl oder bei Fehlreaktion Anhaken des Trochanter major nach dem entsprechenden Arbeitsgang
  - Bei fehlendem Schneidegefühl anhaken des Hiatus adductorius nach dem entsprechendem Arbeitsgang
  - Mit 3–5 Beckenrandstrichen die Behandlung abschließen
- Tritt am Bein auch nach Anhaken der Reaktionspunkte kein Schneidegefühl auf, muss der kleine Aufbau am Rumpf und die Trochanterbehandlung vorgeschaltet werden.

Reflexzonentherapie am Fuß

- Symptomzone: Knie
- Hintergrundzonen:
  - Statisch-muskulär: Hüft- und Oberschenkelbereich, ISG mit Kreuzbein, LWS, Symphyse, Glutealmuskulatur
  - Ko- und kontralateral: Seitengleiches Ellenbogengelenk, gegenüberliegendes Kniegelenk
  - Organisch: Blase, Gallenblase, Magen, Milz, Pankreas, Nieren; Leber, da diese Meridiane auf- oder absteigend auch die Knie mit ihrer Energie versorgen; Magen-Darm-Trakt, da häufig eine Übersäuerung zugrunde liegt

Begleitmaßnahmen

- Bei Bewegungseinschränkungen manuelle Gelenkmobilisation
- Muskeldehnung
- Neurale Mobilisation
- Physikalische Therapie (Elektrotherapie: Kurzwelle, etc.)

8.1.11 Achillodynie

Bei der Achillodynie handelt es sich um einen chronischen oder rezidivierenden Schmerzzustand im Bereich der Achillessehne.

Symptome

- Endgradige passive Dorsalextension im oberen Sprunggelenk oft schmerzhaft
- Schmerzhafte Plantarflexion, Adduktion und Supination gegen Widerstand
- Druckschmerz am Ansatz oder im Verlauf der Sehne

Behandlungsziele

- Schmerzreduktion, -beseitigung
- Optimale Beweglichkeit und Belastungsfähigkeit
- Beseitigung der Hypertonie an Fuß- und Unterschenkelmuskeln

Maßnahmen

Bindegewebsmassage

- Bei einer Achillodynie weist das Gewebe medial der Tibia eine erhöhte Spannung auf. Die Spannung nimmt von proximal nach distal zu. Das Gebiet um den dorsalen Rand des Malleolus medialis bis zur medialen Seite des Kalkaneus ist stark gespannt, ebenso der mediale Fußsohlenrand.

Behandlung

- Flächige BGM:
  - Vom medialen Tibiarand nach medial; proximal beginnend bis zum Malleolus medius
- Unterhaut- und Faszientechnik:
  - Arbeitsgänge aus der Bein- und Fußbehandlung:
    - Anhaken des Caput fibulare und Caput tibiale des M. gastrocnemius. Betontes Arbeiten im distalen Drittel.
    - Anhaken im Winkel zwischen den Köpfen des M. gastrocnemius, auf dem M. soleus
  - Arbeitsgänge in der Kniekehle bei fehlendem Schneidegefühl
  - Arbeitsgänge aus der Fußbehandlung:
    - Anhaken des oberen Sprunggelenkes von dorsal
    - Anhaken des Kalkaneus von medial (ausgeprägtes Schneidegefühl, langsam ziehen)
    - Anhaken an den medialen Fußrand
    - Anhaken der medialen Fußsohle nach medial
    - Anhaken des Kalkaneus von plantar
  - Bei fehlendem Schneidegefühl am Fuß, Anhaken zwischen den Köpfen des M. gastrocnemius

Begleitmaßnahmen

- Manuelle Mobilisation und Stabilisation (passiv – Tape/Bandage, aktiv – Muskulatur)
- Physikalische Therapie (Elektrotherapie: Ultraschall)
- Thermotherapie

8.2 Herz- und Gefäßerkrankungen

8.2.1 Koronare Herzerkrankung (KHK)

Bei der koronaren Herzerkrankung handelt es sich um eine myokardiale Durchblutungsstörung, die durch eingeengte Herzkranzgefäße hervorgerufen wird und einen Sauerstoffmangel im Herzmuskel auslöst. Charakteristisch ist ein retrosternales Schmerz- bzw. Beklemmungsgefühl mit Ausstrahlung in den linken Arm, Hals oder Oberbauch (= Angina pectoris). Symptome treten typischerweise bei Belastung oder Kälteexposition auf. Arteriosklerose ist die häufigste Ursache einer KHK.

Hinweis: Als Folge einer KHK kann im schlimmsten Fall ein **Herzinfarkt** auftreten. Dies kann aufgrund einer Mangeldurchblutung infolge eines Koronararterienverschlusses geschehen. Auch vom Infarktgebiet ausgehende Herzrhythmusstörungen können die Funktion des Herzens vollständig zum Erliegen bringen. Das abgestorbeneHerzmuskelgewebe entspricht dem Versorgungsgebiet der betroffenen Koronararterie. Die Krankenhausletalität beträgt ca. 10 %, nach einem Jahr 20 % und ist abhängig vom Alter des Patienten und der Infarktausdehnung. Die Therapie eines Herzinfarktes gehört immer in die Hände einer Ärztin bzw. eines Arztes.

Symptome

- Pektanginöse Beschwerden
- Angina pectoris: rasches Ansprechen auf medikamentöse Behandlung (Nitro-Spray)
- Herzinfarktverdacht bei anhaltender Angina pectoris; keine Besserung durch Nitrogabe
- Auch „stummer", d. h. schmerzloser Infarkt möglich (Diabetiker mit autonomer Neuropathie)

Behandlungsziele

- Steigerung der körperlichen Belastung nach ärztlicher Anordnung, Maßnahmen dürfen Herz- und Atemfrequenz nicht übermäßig steigern
- Thrombosefreiheit
- Pneumoniefreiheit
- Entspannungsfähigkeit fördern
- Informierter Patient

Maßnahmen

Bindegewebsmassage

- Die BGM kann zur Anwendung kommen bei:
  1. Koronare Herzerkrankung
  2. Herzinfarkt (Nachbehandlung)
- Akute Zustände müssen vollständig abgeklungen sein – Bei einem Herzinfarkt ist die Bindegewebsmassage bis zu 6 Wochen danach kontraindiziert.
- Beschwerden:
  - Stechen über dem Herzen, besonders beim Treppensteigen und auf ansteigenden Wegen
  - Herzunruhe, Herzklopfen und Atembeklemmungen bei längerem Liegen auf der linken Seite
  - Als Schlaflage wird die rechte Seite bevorzugt
- Die Herzzone stellt sich als breitflächige Einziehung über der linken hinteren Brustkorbseite und als bandförmige Einziehung über dem unteren Skapulawinkel bis zur Achselhöhle verlaufend dar. Die Zone deckt sich weitgehend mit der Magenzone. Besonders ausgeprägt sind die Zonen bei Koronarinsuffizienz und Herzmuskelerkrankungen.
- Erhöht gespannte und reizempfindliche Gewebsabschnitte finden sich links:
  - Am Übergang von Nacken und Schulter über dem M. trapezius
  - Unter der Spina scapulae nahe dem Akromion
  - Im bandförmigen Verlauf vom 2.–4. BWD schräg nach außen unten über die Skapula
  - Am unteren Thoraxrand häufig mit Beteiligung des Randes des M. latissimus dorsi
  - Am unteren Rand der Klavikula
  - In der Medioklavikularlinie über dem M. pectoralis major
  - Auf dem Sternum einschließlich der Sternokostalgelenke
  - Im Bereich des Thoraxrandes bis zum Processus xiphoideus
- **Hinweis:** Das reizempfindliche Gewebe auf der linken Brustkorbseite bleibt in den ersten Behandlungen ausgespart. In den ersten 4–6 Behandlungen wird ausschließlich in kaudalen Rumpfabschnitten gearbeitet. Mit Abklingen der Zonen und Verringern der Beschwerden wird dann die rechte Brustkorbseite in die Behandlung mit einbezogen. Danach wird auch die linke Brustkorbseite mit Arbeitsgängen im lateralen Bereich bearbeitet. Das Gewebe paravertebral und interspinal wird nicht behandelt.
- Die Behandlung endet immer mit Arbeitsgängen am kaudalen Rumpf!

Behandlung

- ASTE: Die Patienten sollten im Sitzen behandelt werden, um Umlagerungen zu vermeiden. Als Alternative bietet sich die Seitlage auf der rechten Seite an.
- Unterhaut- und Faszientechnik:
  - Bps. 1.–4. Behandlung: Kleiner Aufbau (bis zum Abklingen der Zonen und Verringern der Beschwerden s. o.):
    - Alle Arbeitsgänge
  - Bsp. 4.–8. Behandlung: Kleiner Aufbau: Arbeitsgänge aus dem großen Aufbau (rechte Seite):
    - Anhaken des Trigonum lumbale
    - Anhaken des M. latissimus dorsi
    - Anhaken des Margo mediale scapulae
    - Anhaken der Spina scapulae
    - Längsgang am Thoraxrand
    - Anhaken der lateralen Thoraxwand
    - Arbeitsgänge auf dem M. latissimus dorsi
  - Ab der 9. Behandlung und wenn sich die Beschwerden weiterhin verringert haben: Kleiner Aufbau
    - Linke Seite in gleicher Weise wie oben behandeln

Reflexzonentherapie am Fuß

Vorbeugung und Nachbehandlung bei Herzinfarkt

- Symptomzone: Herz, wird sedierend behandelt bzw. während der ersten Behandlungen ganz außer Acht gelassen! Anfänger sollten zunächst Erfahrungen mit anderen Krankheitsbildern sammeln.
- Hintergrundzonen:
  - Statisch-muskulär: 7. Halswirbel, obere Brustwirbelsäule (beides zunächst sedierend), linkes Schultergelenk, Oberarm, Ellenbogen (segmentale Beziehung), Diaphragma, auch Pars lumbalis, Thorax- und Bauchmuskulatur
  - Organisch: Milz, da dem Herzinfarkt häufig ein symptomloser Milzinfarkt vorausgeht. Oberbauchorgane und Darm.

Begleitmaßnahmen

- Akute Phase bis ca. 6 Wochen nach Infarkt:
  - Mobilisation nach ärztlicher Anweisung (z. B. Heidelberger Stufenmodell)
  - Wahrnehmungsfähigkeit für Belastungszeichen verbessern

- Bewegungen ökonomisieren
- Entspannungsfähigkeit fördern
- Rehabilitation, 6.–10./12. Woche nach Infarkt:
  - Nach Ergometertest/Belastungs-EKG Zuteilung zu Therapiegruppen: Gymnastik, Schwimmen, Lauf- und Ergometertraining
- Postkonvaleszenz, lebenslang:
  - Je nach Belastbarkeit entsprechende Koronarsportgruppe unter Anleitung speziell ausgebildeter TherapeutInnen und ärztlicher Aufsicht

8.2.2 Periphere arterielle Verschlusskrankheit (pAVK)

Ursache einer chronischen arteriellen Verschlusskrankheit ist meist eine Arteriosklerose. Beteiligte Risikofaktoren sind Rauchen, arterielle Hypertonie, Diabetes mellitus, Übergewicht, Bewegungsmangel und Stress. Seltener rufen Gefäßentzündungen (z. B. Thrombangiitis obliterans) eine pAVK hervor. Die Restdurchblutung ist abhängig von Stenosegrad, Kollateralkreisläufen und der Viskosität des Blutes.

Symptome

- Claudicatio intermittens (Schaufensterkrankheit), gelegentlich auch „walking-through"-Phänomen genannt (Schmerzen lassen beim Weitergehen wieder nach)
- Beschwerdelokalisation unterhalb der Stenose
- Symptomatik abhängig vom Stenosegrad: von lokalem Kältegefühl, Parästhesien, nächtlichem Ruheschmerz bis zu Ulzera oder Nekrosen

Tab. 8.1. Lokalisationstypen

Typ	Lokalisation	Ischämieschmerz	Fehlende Pulse
Becken	Aortoiliakal	Oberschenkel, Hüfte	Ab Leiste abwärts
Oberschenkel	Femoropopliteal	Wade	Ab A. poplitea abwärts
Unterschenkel	Unterschenkelarterien	Fußsohle	Fußpulse

Behandlungsziele

- Gehstrecke erhalten oder verlängern
- Bewegungsabläufe ökonomisieren
- Muskel- und Gelenkfunktion erhalten
- Optimale Durchblutung
- Informierter Patient

Maßnahmen

Bindegewebsmassage

Obere Extremität

- Schulter-Arm-Zone:
  - Flächige Einziehung auf der Skapula der betroffenen Seite, die sich nach lateral bis zum posterioren Rand des M. deltoideus zieht
  - Erhöht gespannte Gewebsabschnitte finden sich:
    - Paravertebral der Wirbelsäule
    - Am Angulus inferior scapulae
    - Im Bereich des Margo medialis scapulae und Margo lateralis scapulae
    - Im Bereich der Axilla posterior
    - Über dem M. deltoideus und M. pectoralis major
    - An der Innenseite des Oberarmes
    - Über dem M. trapezius
    - Über dem M. triceps brachii
    - Im Flexorenbereich des Unterarmes und der Ulnakante
    - Im Bereich der Klavikula
    - Auf der Volarfläche des Unterarmes und der Palmarfläche der Hand

Behandlung (obere Extremität)

- Die Patienten fühlen oft nur ein schwaches Streichen an Stelle des Schneidegefühls; die Dermographia rubra tritt – wenn überhaupt – nur als blassrosafarbener Strich auf. Erst nach einigen Behandlungen tritt ein zartes, helles Schneiden auf.

Tab. 8.2. Stadieneinteilung nach FONTAINE-RATSCHOW

Stadium	Klinischer Befund
Stadium I	Beschwerdefreiheit
Stadium IIa	Belastungsschmerz, Gehstrecke > 200 m
Stadium IIb	Belastungsschmerz, Gehstrecke < 200 m
Stadium III	Ischämischer Ruheschmerz
Stadium IV	Nekrose, Gangrän

- Um die Wirkung der BGM zu unterstützen, sollten die Patienten nach der Behandlung ca. 2 Stunden zur Unterstützung des Parasymphatikus ruhen.
- Flächige BGM:
  - Als Vorbereitung auf die Unterhaut- und Faszientechnik, da das Gewebe bei schweren funktionellen Störungen fest mit der darunterliegenden Schicht verhaftet ist.
- Unterhaut- und Faszientechnik:
  - Arbeitsgänge aus dem großen Aufbau:
    - Anhaken des Trigonum lumbale, um das Schneidegefühl auszulösen
    - Anhaken des M. latissimus dorsi
  - Arbeitsgänge an und auf der Skapula:
    - Bei Fehlreaktionen oder fehlendem Schneidegefühl Brustkorbgang ziehen
  - Arbeitsgänge auf dem M. latissimus
  - Arbeitsgänge auf dem M. erector trunci
  - Arbeitsgänge am ventralen Rumpf:
    - Anhaken des M. rectus abdominis
  - Arbeitsgänge im Schulter-Armbereich:
    - Keine Arbeitsgänge in der Axilla und der Ellenbeuge! In diesem Gebiet können Taubheitsgefühl und Gefäßspasmen ausgelöst werden und den bisherigen Behandlungserfolg zunichte machen.
    - Anhaken der ventralen und dorsalen Axillawand
    - Anhaken des M. deltoideus, Pars spinalis
    - Bei Fehlreaktionen oder fehlendem Schneidegefühl erneut die Skapula anhaken oder den Winkel zwischen Akromion und Klavikula ziehen
    - Anhaken am medialen Rand des M. biceps brachii
    - Längsgang am M. biceps brachii
    - Längsgang am M. triceps brachii von distal nach proximal
  - Arbeitsgänge an der Hand

Untere Extremität

- Arterielle Gefäßzone der Beine:
  - Breitflächige und schnurartige Einziehung im Gesäßbereich von kranial-lateral nach kaudal-medial verlaufend. Bei starker Ausprägung der Zonen sitzen die Patienten nur noch auf dem analfaltennahen Abschnitt des Gesäßes. Aus dem Formbild des Gesäßes kann auf das schwerer erkrankte oder überhaupt erkrankte Bein geschlossen werden.
  - Erhöht gespannte Gewebsabschnitte finden sich:
    - Im Bereich der unteren LWS und über dem Sakrum
    - Über dem Gesäß und dorsal vom Trochanter major
    - Im Bereich der SIAS und der Leistengegend
    - An den Rändern des Tractus iliotibialis
    - Im Bereich der Mm. adductores und der Kniekehle
    - Im Bereich des M. sartorius
    - Im Bereich der Tuberositas tibiae und der Tibiakante
    - Im Bereich der Malleolengabel und über den Zehengrundgelenken

Behandlung (untere Extremität)

Einleitung s. obere Extremität

- Flächige BGM:
  - Als Vorbereitung auf die Strichtechnik, da das Gewebe bei schweren funktionellen Störungen fest mit der darunterliegenden Schicht verhaftet ist.
  - Alle Arbeitsgänge bis zum Thoraxrand
- Unterhaut- und Faszientechnik: Kleiner Aufbau:
  - Zu Beginn Anhaken des Trigonum lumbale oder des Trochanter major, um das Schneidegefühl auszulösen
  - Häufiges Ziehen des Beckenrandstriches in kleinen Schritten zwischen den einzelnen Arbeitsgängen
  - Behandlung im Gebiet des Trochanter major
  - Bei fehlendem Schneidegefühl Beckenrandstrich ziehen
  - Arbeitsgänge aus der Beinbehandlung:
    - Keine Arbeitsgänge in der Kniekehle, da diese unter Umständen Gefäßspasmus und Kältegefühl auslösen können und damit den Behandlungserfolg zunichte machen
    - Anhaken des Tractus iliotibialis von distal nach proximal
    - Längsgang am posterioren Rand des Tractus iliotibialis
    - Anhaken der Kniekehle medial und lateral
  - Arbeitsgänge am Fuß:
    - Anhaken auf dem Sprunggelenk dorsal
    - Anhaken des Kalkaneus von medial und lateral
    - Anhaken auf den Zehengrundgelenken von dorsal und plantar

Begleitmaßnahmen

- Entspannungsfähigkeit fördern
- Gangschule
- Thermotherapie (Extremitäten warm halten, Heiße Rolle in den BGM-Zonen)
- Bürstungen in den BGM-Zonen
- Verletzungen vermeiden
- Extremitäten tief lagern (nicht bei Ödemen)
- Keine Kompressionsstrümpfe oder -bandagen
- Bei Bettlägerigkeit vor Auflagedruck schützen
- Risiken durch Begleiterkrankungen senken (z. B. optimale Diabetes-Einstellung)

8.2.3 Chronisch-venöse Insuffizienz

Als chronisch-venöse Insuffizienz bezeichnet man einen meist durch Insuffizienz der Venenklappen bedingten mangelhaften Rückfluss des venösen Blutes. Dies führt zu einer Stauung im Venensystem, in der Regel im Unterschenkel- und Fußbereich. Venen- und Hautveränderungen treten bei Insuffizienz der Vv. perforantes oder bei postthrombotischem Syndrom auf.

Symptome

- Schwere- und Spannungsgefühl
- Ödeme
- Krampf- und stichartige Schmerzen vor allem beim Stehen und Sitzen
- Ausprägung je nach Insuffizienzgrad der oberflächlichen und der Perforans-Venen

Tab. 8.3. Stadien der chronisch-venösen Insuffizienz

Stadium	Klinischer Befund
Stadium I	Varikosis ohne trophische Hautveränderung
Stadium II	Hyper- und Depigmentierung, Verhärtung von Haut und Unterhautgewebe, gelb-bräunliche Verfärbung (Purpura jaune d'ocre), Stauungsdermatitis, weißfleckige Atrophie (Atrophie blanche)
Stadium IV	Ulcus cruris

Behandlungsziele

- Schmerzreduktion, -beseitigung
- Schwellung abbauen/vermeiden
- Optimaler venöser Rückstrom
- Entzündung vermeiden
- Informierter Patient (Maßnahmen möglichst oft in den Alltag integrieren)

Maßnahmen

Bindegewebsmassage

- Chronisch-venöse Insuffizienz kommt überwiegend an der unteren Extremität vor, bei Frauen häufiger als bei Männern.
- Beschwerden: Es bestehen schwere müde Beine, nächtliche Fuß- und Wadenkrämpfe und abendliche Knöchelschwellungen – bei Frauen oft vor oder während der Periode. Das Gewebe ist gestaut und teigig verdickt. Es neigt zu Verletzungen. Schon bei geringstem Druck und Stoß entstehen Hämatome, die dem Patienten kaum bewusst werden.
- Hinweis: In der 1. und 2. Behandlung können Hämatome/Gewebsblutungen im Bereich der Arbeitsgänge auftreten, in späteren Behandlungen nicht mehr.
- Größte Vorsicht ist bei bereits vorhandenen Varizen geboten. In diesem Bereich dürfen keine mechanischen Reize gesetzt werden, sie müssen in der Behandlung auf jeden Fall umgangen werden.
- Venen-Lymphzone: Ein ca. 5 cm breites, eingezogenes Band, vom mittleren Drittel des Sakrum parallel zu den Spinae iliacae über dem M. gluteus medius nach ventral verlaufend. Die Zone ist jeweils auf der erkrankten Seite ausgeprägt.
- Erhöht gespannte Gewebsabschnitte finden sich:
  - Im Bereich der unteren LWS und über dem Sakrum
  - Über dem Gesäß und dorsal vom Trochanter major
  - Im Bereich der SIAS und der Leistengegend
  - An den Rändern des Tractus iliotibialis
  - Im Bereich der Mm. adductores und der Kniekehle
  - Im Bereich des M. sartorius
  - Im Bereich der Tuberositas tibiae und der Tibiakante
  - Im Bereich der Malleolengabel und über den Zehengrundgelenken

Behandlung

- ASTE: Seitlage für die Arbeitsgänge am Sakrum, Ilium und am Trochanter major. Rückenlage für die Arbeitsgänge am Bein.
- Unterhaut- und Faszientechnik: Kleiner Aufbau:
  - Arbeitsgänge im Bereich des Trochanter major
  - Arbeitsgänge aus der Beinbehandlung:
    - Anhaken an den dorsalen Rand des Tractus iliotibialis
    - Längsgang am Tractus iliotibialis
  - Arbeitsgänge in der lateralen Kniekehle:
    - Anhaken zwischen den Köpfen des M. gastrocnemius
  - Arbeitsgänge am Malleolus lateralis

Reflexzonentherapie am Fuß

- Symptomzone: Herz
- Hintergrundzonen:
  - Statisch-muskulär: Knochen und Muskeln des Beckengürtels mit Beckenbändern
  - Organisch: Verdauungsorgane, Harnwege, Milz und alle anderen Lymphbereiche

Begleitmaßnahmen

- Gangschule (Fußabrollen, dynamisches Stehen)
- Atemtherapie (Vertiefung der Ein- und Ausatmung)
- Hochlagerung um 20°

- „Muskelpumpe" der unteren Extremitäten aktivieren
- Informierter Patient (Risiken vermeiden wie Übergewicht, falsches Sitzen, Obstipation, Sonnenbrand etc.)

8.3 Erkrankungen der Atemwege

8.3.1 Chronische obstruktive Bronchitis (COLD/COPD)

Die chronische obstruktive Bronchitis (COLD/COPD) ist ein Sammelbegriff für verschiedene obstruktive Lungenerkrankungen. Mit **Obstruktion** wird eine Verengung der Atemwege bezeichnet, die zu einem erhöhten Strömungswiderstand während des Einatmens und/oder Ausatmens führt, z. B. bei Schleimhautschwellung, Bronchospasmus und Sekretansammlung. Eine chronische Bronchitis liegt nach WHO-Definition vor, wenn in zwei aufeinander folgenden Jahren Husten und Auswurf über mindestens 3 Monate bestehen.

Symptome

- Husten
- Zäher Auswurf, besonders morgens
- Atembeschwerden bei Belastungen
- Rezidivierende bronchiale Infekte

Tab. 8.4. Schweregrade der chronischen Bronchitis

Stadium	Klinischer Befund
Einfache chronische Bronchitis	Schleimig-weißer Auswurf ohne Obstruktion, so genannter Raucherhusten, reversibel
Chronisch-obstruktive Bronchitis	Auswurf bei Bronchialobstruktion durch Bronchospasmus, zähes Sputum (Dyskrinie) und Schleimhautödem
Obstruktives Lungenemphysem	Wie COLD/COPD, zusätzlich respiratorische Insuffizienz: Erhöhung des Residualvolumens, ventilatorische Verteilungsstörungen

Behandlungsziele

- Sekretfreiheit
- Thoraxmobilität und aufrechte Haltung

Maßnahmen

Bindegewebsmassage

- Bei der chronisch obstruktiven Bronchitis finden sich erhöht gespannte Gewebsabschnitte:
  - Paravertebral im Bereich der gesamten HWS und BWS sowie der oberen LWS
  - Über dem Nacken und den Schultern
  - Am unteren Brustkorbrand und den Rändern des M. latissimus dorsi
  - Auf dem Brustbein und den Rippenknorpeln bis T6
  - Im Bereich der Fossa jugularis und den Ursprüngen des M. sternocleidomastoideus sowie deren hinteren Rändern
  - Unterhalb der Klavikula auf dem vorderen Teil der Mm. deltoidei verlaufend
  - Im Bereich der unteren Thoraxränder

Behandlung

- ASTE: Patient sitzt auf einem Hocker vor dem Tisch, die Ellenbogen sind aufgestellt, das Kinn in den Händen aufgestützt.
- Unterhaut- und Faszientechnik:
  Jeder Arbeitsgang wird drei- bis viermal durchgeführt.
  - Arbeitsgänge aus dem kleinen und großen Aufbau:
    - Brustkorbgang
    - Anhaken des M. latissimus dorsi
    - Anhaken des Trigonum lumbale
    - Brustkorbgang
  - Arbeitsgänge an der lateralen Thoraxwand
    - Beckenrandstrich
  - **Hinweis:** Bei den nachfolgend beschriebenen Arbeitsgängen am ventralen Rumpf tritt das Schneidegefühl oft sehr spät auf. Solange über dem Sternum dumpfer Druck gespürt wird, sind hier alle Arbeitsgänge kontraindiziert. Erst wenn die Gewebespannung am dorsalen Rumpf deutlich nachgelassen hat, wird die ventrale Rumpfseite mit einbezogen!
  - Arbeitsgänge am ventralen Rumpf:
    - Anhaken des Thoraxrandes
    - Längsgang unterhalb des Thoraxrandes
    - Anhaken des M. rectus abdominis
  - Arbeitsgänge aus der Schulter-Arm-Behandlung:
    - Anhaken des dorsalen Randes des M. deltoideus
    - Anhaken der ventralen und dorsalen Achselwand
  - Arbeitsgänge in der Achselhöhle
  - Bei Atemformen mit Beteiligung der Atemhilfsmuskulatur ist das Gewebe über den Muskelinsertionen am Okziput und Unterkiefer erhöht gespannt. In diesen Fällen bewähren sich folgende zusätzliche Arbeitsgänge:

- Arbeitsgänge aus der Hals- und Gesichtsbehandlung:
  - Anhaken der Fossa jugularis
  - Anhaken der Fossa infraclavicularis
  - Anhaken des M. sternocleidomastoideus
  - Anhaken am Unterkiefer

Reflexzonentherapie am Fuß

- Symptomzonen: Nasen-Rachenraum, Bronchien
- Hintergrundzonen:
  - Statisch-muskulär:
    Diaphragma, Sternum mit sternokostalen Gelenken, Wirbelsäule, Nacken mit Schädelbasis
  - Organisch:
    Dünn- und Dickdarm, Magen, Leber, Gallenblase, Milz, Lymphsystem mit Tonsillen, Appendix, Nebennieren

Begleitmaßnahmen

- Thermotherapie (Heiße Rolle am Thorax, feuchtheiße Wickel am Sternum)
- Ausdauerleistung steigern
- Abwehr steigern (Kneippsche Güsse, Ganzkörperbürstungen)
- Informierter Patient (auslösende Faktoren meiden)

8.3.2 Asthma bronchiale

Unter Asthma bronchiale wird ein Beschwerdebild zusammengefasst, das gekennzeichnet ist durch anfallsweise Atemnot aufgrund einer Atemwegsobstruktion. Es wird unterschieden zwischen allergischem und nicht allergischem Asthma.

Allergisches Asthma ist eine IgE-vermittelte Allergie vom Soforttyp (Typ 1). Sie wird durch Allergene ausgelöst wie Pollen, Hausstaubmilben u. a. In der Familienanamnese der Patienten finden sich häufig Neurodermitis und/oder Heuschnupfen.

Nichtallergische Asthmaformen werden ausgelöst durch Infektionen oder körperliche Anstrengung (insbesondere bei Kindern), durch physikalisch-chemische Irritationen (Staub, Kältereize) oder durch Medikamente; im letzten Fall spricht man von pseudoallergischem Asthma.

Der **Status asthmaticus** bezeichnet einen akuten, schweren Asthmaanfall, der auf die Behandlung mit den zur Verfügung stehenden Medikamenten nicht anspricht. Es handelt sich um eine akut lebensbedrohliche Situation, die eine sofortige intensivmedizinische Betreuung erfordert.

Maßnahmen

Bindegewebsmassage

- Bei Asthma bronchiale finden sich erhöht gespannte Gewebsabschnitte:
  - Paravertebral im Bereich der gesamten HWS und BWS sowie der LWS, bis hinunter zum Sakrum
  - Das Gewebe im Bereich der Cristae iliacae bis zu den Leisten
  - Über dem Nacken und den Schultern
  - Am unteren Brustkorbrand und den Rändern des M. latissimus dorsi bis in die Achselhöhle
  - Auf dem Brustbein und den Rippenknorpeln bis T6
  - Im Bereich der Fossa jugularis und den Ursprüngen des M. sternocleidomastoideus sowie deren hinteren Rändern
  - Unterhalb der Klavikula auf dem vorderen Teil der Mm. deltoidei verlaufend

Tab. 8.5. Stadieneinteilung der Atemwegsobstruktion
* Normwert FEV1 3 l (Männer); ca. 2,2 l (Frauen); stark abhängig von Alter, Körpergewicht und Größe
** FVC = forcierte Vitalkapazität

Stadium	Symptomatik	FEV1 oder FVC
I (gering)	Geringe Dyspnoe, diffuses Giemen	50–80 % des Normalwertes
II (mäßig)	Ruhedyspnoe, vermehrter Einsatz der Atemhilfsmuskulatur, lautes Giemen, Gasaustausch normal oder eingeschränkt	50 % des Normalwertes
III (schwerwiegend)	Schwere Dyspnoe, Zyanose, Einsatz der Atemhilfsmuskulatur, lautes Giemen oder Fehlen von Atemgeräuschen („silent lung"); Pulsus paradoxus: Abfall des systolischen Blutdruckes während der Inspiration	25 % des Normalwertes
IV (akut lebensbedrohlich)	Schwerste Dyspnoe, Verwirrung, Lethargie, Pulsus paradoxus von > 30–50 mmHG	10 % des Normalwertes

- Im Bereich der unteren Thoraxränder
- Über den Interkostalräumen

Behandlung

- ASTE: Patient sitzt auf einem Hocker vor dem Tisch, die Ellenbogen sind aufgestellt, das Kinn in den Händen aufgestützt
- Unterhaut- und Faszientechnik:
  Jeder Arbeitsgang wird drei- bis viermal durchgeführt.
  - Arbeitsgänge aus dem kleinen und großen Aufbau:
    - Brustkorbgang
    - Anhaken des M. latissimus dorsi
    - Anhaken des Trigonum lumbale
    - Brustkorbgang
  - Arbeitsgänge an der lateralen Thoraxwand
    - Beckenrandstrich
  - Hinweis: Bei den nachfolgend beschriebenen Arbeitsgängen am ventralen Rumpf tritt das Schneidegefühl oft sehr spät auf. Solange über dem Sternum dumpfer Druck gespürt wird, sind hier alle Arbeitsgänge kontraindiziert. Erst wenn die Gewebespannung am dorsalen Rumpf deutlich nachgelassen hat, wird die ventrale Rumpfseite mit einbezogen!
  - Arbeitsgänge am ventralen Rumpf:
    - Anhaken des Thoraxrandes
    - Längsgang unterhalb des Thoraxrandes
    - Anhaken des M. rectus abdominis
  - Arbeitsgänge aus der Schulter-Arm-Behandlung:
    - Anhaken zwischen Klavikula und Spina scapulae
    - Anhaken des dorsalen Randes des M. deltoideus
    - Anhaken der ventralen und dorsalen Achselwand
  - Arbeitsgänge in der Achselhöhle:
    - Anhaken zwischen Klavikula und Spina scapulae
  - Bei Atemformen mit Beteiligung der Atemhilfsmuskulatur zusätzlich Arbeitsgänge aus der Hals- und Gesichtsbehandlung:
    - Anhaken der Fossa jugularis
    - Anhaken der Fossa infraclavicularis
    - Anhaken des M. sternocleidomastoideus
    - Anhaken am Unterkiefer

8.4 Magen-Darmerkrankungen

8.4.1 Funktionelle Oberbauchbeschwerden

Funktionelle Oberbauchbeschwerden sind Bauchbeschwerden, die nicht primär durch pathologisch-anatomische Veränderungen von intraabdominellen Organen bedingt sind.

Symptome

- Appetitstörungen
- Völle- und Magendruckgefühl
- Übelkeit
- Erbrechen
- Diffuser Schmerz im Oberbauch

Maßnahmen

Bindegewebsmassage

- Magenzone:
  1. Breitflächige Einziehung über der linken hinteren Thoraxseite und der linken Scapula
  2. Punktförmige Einziehung lateral unter der Spina scapulae links
- Erhöht gespannte und reizempfindliche Gewebsabschnitte finden sich links:
  - Paravertebral in Höhe des 9./10. BWD
  - Im Bereich des Angulus inferior scapulae
  - Unter der Spina scapulae nahe dem Schultergelenk
  - Im Schulter-Nackenbereich über dem M. trapezius
  - In der Medioklavikularlinie auf Höhe des 8./9. ICR
  - Am ventralen Brustkorbrand und als 3 cm großer Fleck im oberen Abschnitt des M. rectus abdominis
  - Im Winkel zwischen dem M. sternocleidomastoideus und der Klavikula
- Hinweis: Eventuell muss der Thoraxrand in den ersten Behandlungen ausgelassen werden. Mit Nachlassen der Beschwerden und wenn die Gewebespannung sich verringert hat, können die paravertebralen Abschnitte und die Skapula mit behandelt werden.

Behandlung

- ASTE: Sitz oder Seitlage auf der rechten Seite
- Bsp. Unterhaut- und Faszientechnik: Kleiner Aufbau:
  - Zwischen den einzelnen Arbeitsgängen jeweils den Beckenrandstrich sorgfältig ziehen
  - Arbeitsgänge aus dem großen Aufbau:
    - Anhaken des M. latissimus dorsi

- Arbeitsgänge an der seitlichen Thoraxwand
- Wenn die Gewebespannung nachgelassen hat, können paravertebrale Abschnitte und das Gewebe am Angulus infraclaviculare scapulae mitbehandelt werden.
  - Anhaken des Angulus inferior scapulae
  - Anhaken des Margo mediale scapulae
  - Anhaken der Spina scapulae
- Wird Übelkeit oder Magenschmerzen ausgelöst:
  - Thoraxlängsgang
- Es folgen Arbeitsgänge auf dem M. latissimus:
  - Thoraxlängsgang
- Arbeitsgänge auf dem M. erector trunci
  - Thoraxlängsgang
- Bei bestehender Empfindlichkeit des Gewebes auf dem M. rectus abdominis lässt diese in der Regel im Laufe der ersten Behandlungen nach. Falls sie weiterhin besteht, kann bei den letzten Behandlungen vor Ort gearbeitet werden.
- Arbeitsgänge auf dem ventralen Rumpf:
  - Anhaken des Thoraxrandes
  - Thoraxlängsgang
  - Anhaken des M. rectus abdominis
  - Beckenrandstrich

8.4.2 Gastritis

Die akute Gastritis ist eine Entzündung der Magenschleimhaut und wird verursacht durch Infektionen, Stress sowie durch exogene Noxen wie Alkohol, nichtsteroidale Antiphlogistika usw. Die chronische Gastritis wird in drei ätiologische Formen klassifiziert:

- **Typ A:** Autoimmunerkrankung mit Bildung von Autoantikörpern gegen Belegzellen und Intrinsic factor
- **Typ B:** bakterielle Infektion mit Helicobacter pylori
- **Typ C:** chemisch induziert, z. B. durch NSAR und/oder Gallensäurereflux

Symptome

Akute Gastritis

- Druckschmerz im Epigastrium
- Übelkeit
- Erbrechen
- Appetitlosigkeit

Chronische Gastritis

- Meist keine oder nur unspezifische Symptome im Sinne einer Dyspepsie

Maßnahmen

Bindegewebsmassage

s. Funktionelle Oberbauchbeschwerden, Kap. 8.4.1

Reflexzonentherapie am Fuß

- Symtomzone: Magen (sedierend im akuten Zustand!)
- Hintergrundzonen:
  - Statisch-muskulär: Mittlere Brustwirbelsäule (Innervation für den Magen), Bauchmuskulatur, Beckenbänder
  - Organisch: Leber, Gallenblase, Pankreas, Dünn- und Dickdarm bis Anus, Milz, Solarplexus

8.4.3 Obstipation

Bei weniger als drei Stuhlentleerungen pro Woche liegt definitionsgemäß eine Obstipation vor. Tritt sie akut auf, sollten stenosierende Prozesse (Tumore) ausgeschlossen werden. Weiterhin führt die Einnahme bestimmter Medikamente (z. B. Eisenpräparate oder Opiate) zu Obstipationen. Auch mangelnde Bewegung, häufig verbunden mit ballaststoffarmer Nahrung, stellt eine weitere Ursache dar.

Symptome

- Seltene Stuhlentleerung (weniger als dreimal pro Woche)
- Völlegefühl
- Schwierigkeiten beim Stuhlgang durch harten Stuhl
- Mitunter Krämpfe im Bauchbereich
- Eventuell Verspannungen der Bauchmuskeln

Behandlungsziele

- Normalisierung der Darmtätigkeit
- Schmerzreduktion, -beseitigung
- Beseitigung hypertoner Spannungszustände

Maßnahmen

Bindegewebsmassage

- Bei Frauen häufig vor der Periode, auf Reisen, Wechsel von Tag- zu Nachtschicht und umgekehrt, bei Diätumstellung
- Dickdarmzone: Ein 5–8 cm breites eingezogenes Band, das immer beidseitig vom mittleren Drittel des Sakrum nach lateral-kaudal verläuft.
- Erhöht gespannte und reizempfindliche Gewebsabschnitte für den Dickdarm finden sich:
  - Vom mittleren Drittel des Sakrum über das Gesäß verlaufend bis hinter den Rand des Trochanter major
  - Am Rand des Tractus iliotibialis

- Am Übergang von Schulter und Nacken
- Medial der SIAS
- Beidseitig über den Mm. adductores
- Im Winkel zwischen Klavikula und M. sternocleidomastoideus

Behandlung

- ASTE: Seitlage, Sitz und Rückenlage
- Bsp. 1.–3. Behandlung: Flächige BGM:
  - Arbeitsgänge im Bereich des Beckens
  - Arbeitsgänge im Bereich des Trochanter major
  - Arbeitsgänge im Bereich der LWS
- Ab der 4. Behandlung: Unterhaut- und Faszientechnik:
  - Zwischen den folgenden einzelnen Arbeitsgängen und zum Abschluss werden immer wieder Beckenrandstrich und Thoraxlängsgang so weit wie möglich gezogen.
  - Kleiner Aufbau: Arbeitsgänge aus der Beinbehandlung:
    - Anhaken am dorsalen Rand des Tractus iliotibialis
    - Längsgang am dorsalen Rand des Tractus iliotibialis
  - Wenn bei den Arbeitsgängen im distalen Drittel des Tractus iliotibialis dumpfer Druck gespürt wird und kein Schneidegefühl eintritt, muss wieder proximal gearbeitet werden.
    - Anhaken des M. sartorius
    - Längsgang am M. sartorius
    - Anhaken der Kniekehlenränder medial und lateral
  - Arbeitsgänge im Bereich des Trochanter major:
    - Sternförmiges Anhaken des Trochanter major von dorsal
    - Beckenrandstrich

Reflexzonentherapie am Fuß

- Symptomzonen: Dick- und Dünndarm
- Hintergrundzonen:
  - Statisch-muskulär: Sphinktermuskulatur, untere Wirbelsäule mit ISG und Glutealmuskulatur, Bauchdecke, Beckenboden, Beckenbänder, Diaphragma
  - Organisch: Kopf (Verdauen als psychischer Prozess), sowohl die Groß- als auch die anderen Zehen, Lymphsystem, Leber/Gallenblase, Magen, Solarplexud

Begleitmaßnahmen

- Thermotherapie: Heiße Rolle auf dem Bauch im Kolonverlauf
- Atemtherapie: forcierte Zwerchfell- bzw. Bauchatmung
- Ernährungstherapie: ballaststoffreiche Ernährung bei gleichzeitig gesteigerter Flüssigkeitsaufnahme
- Regelmäßige körperliche Betätigung
- Haltungsschulung: Verbesserung der Darmtätigkeit durch eine aufrechte Körperhaltung

8.5 Gynäkologische Erkrankungen

8.5.1 Prämenstruelles Syndrom

Als Prämenstruelles Syndrom (PMS) werden Beschwerden zusammengefasst, die in der zweiten Zyklushälfte auftreten und unterschiedlicher Ausprägung sein können. Psychovegetativ labile Patientinnen scheinen häufiger betroffen zu sein. Als Ursache kommt ein gestörtes Zusammenspiel hormoneller Faktoren in Frage.

Symptome

- Psychische Verstimmungen von Reizbarkeit bis hin zur Depressivität
- Kopfschmerzen
- Kreislaufinstabilität
- Spannungsgefühl der Brüste
- Ödemneigung
- Gewichtszunahme

Behandlungsziele

- Schmerzreduktion, -beseitigung
- Ödeme vorbeugen/reduzieren

Maßnahmen

Reflexzonentherapie am Fuß

- Symptomzonen: Mammadrüsen, Uterus, Ovarien
- Hintergrundzonen:
  - Statisch-muskulär: Brustwirbelsäule, Schultergürtel, Beckenbänder
  - Organisch: Alle endokrinen Drüsen, Lymphbereich Axilla und Leiste, Darm

Begleitmaßnahmen

- Stimmungsaufhellung
- Entspannungsfähigkeit fördern

8.5.2 Dysmenorrhoe

Als Dysmenorrhoe (dys = fehlerhaft, menos = Monat, rhoe = Fluss) wird eine äußerst schmerzhafte Regelblutung bezeichnet, die mit krampfartigen Unterleibsschmerzen einhergeht. Primäre und sekundäre Dysmenorrhoe werden unterschieden.

Die **primäre** Dysmenorrhoe ist relativ häufig. Vornehmlich sind Mädchen bzw. junge Frauen betroffen. Sie setzt kurz nachdem sich die Menstruation in einem regelmäßigen monatlichen Rhythmus eingependelt hat ein. Hormonelle Störungen (Progesteronmangel), aber auch psychische Gründe kommen als Ursache in Frage.

Wenn Frauen nach jahrelanger normaler Regelblutung eine schmerzhafte Menstruation entwickeln, spricht man von **sekundärer** Dysmenorrhoe. Den Störungen liegen meist organische Erkrankungen zugrunde (z. B. Gebärmuttertumore, Entzündungen und daraus entstehende Verwachsungen im Becken).

Symptome

Primäre Dysmenorrhoe

- Krampfartige Unterleibsschmerzen
- Abgehen von Gebärmutterschleimhaut in größeren Gewebestücken

Sekundäre Dysmenorrhoe

- Krampfartige Unterleibsschmerzen
- Von der Beckengegend ausstrahlende Schmerzen
- Evtl. Fieber
- Je nach Ursache (Tumor, Entzündung, Verwachsungen etc.) weitere Begleitsymptome

Behandlungsziele

- Entspannungsfähigkeit fördern
- Schmerzreduktion, -beseitigung
- Ödeme vorbeugen/reduzieren

Maßnahmen

Bindegewebsmassage

- Beschwerden: In den ersten Tagen der Menstruation, häufig auch schon einige Tage davor, werden oft schwere Kreuz- und Unterleibsschmerzen angegeben. Gleichzeitig kann spastische Verstopfung bestehen. In dieser Zeit bestehen ausgeprägte bindegewebige Zonen.
- Kleine Genitalzone: Flächige Einziehung auf dem oberen Drittel des Sakrum in Höhe des ISG
- Erhöht gespannte und reizempfindliche Gewebsabschnitte finden sich:
  - Auf dem oberen Drittel des Sakrum und auf den ISG
  - Im Verlauf der Cristae iliacae
  - Im Bereich des Trochanter major beidseitig
  - Im Bereich der Sulci glutealis, sowie am Rand des M. gluteus maximus über der Fossa ischioanalis beidseitig
  - Im Bereich des Tractus iliotibialis
  - In den Kniekehlen
  - Am Unterbauch oberhalb der Symphyse
  - Unterhalb der Leisten im medialen Oberschenkelbereich
  - Am medialen Rand des M. sartorius
  - Im Winkel zwischen Klavikula und M. sternocleidomastoideus

Behandlung

- **Hinweis:** Man beginnt 14 Tage vor der zu erwarteten Menstruation mit dreimal wöchentlicher, und 8 Tage vorher mit täglicher Behandlung. Oft tritt die Blutung dann schmerzlos ein. Nach der Blutung wird über 2 Wochen noch ein- bis zweimal wöchentlich behandelt und dieser Zyklus so lange wiederholt, bis die schmerzfreie Blutung auch ohne Behandlung erfolgt.
- ASTE: Sitz, Seitlage, Rückenlage
- Unterhaut- und Faszientechnik: Kleiner Aufbau
- Unterhaut- und Faszientechnik: Großer Aufbau:
  - Arbeitsgänge auf der seitlichen Thoraxwand
  - Arbeitsgänge im Trochanterbereich
  - Arbeitsgänge aus der Beinbehandlung:
    - Anhaken am dorsalen Rand des Tractus iliotibialis
    - Längsgang am dorsalen Rand des Tractus iliotibialis
  - Arbeitsgänge in der Kniekehle
  - Beckenrandstrich und Thoraxlängsgang werden zwischen den einzelnen Arbeitsgängen wiederholt gezogen.

Reflexzonentherapie am Fuß

- Symptomzonen: Uterus, Ovarien
- Hintergrundzonen:
  - Statisch-muskulär: Knochen und Muskeln des Beckens, vor allem ISG, Symphyse und Beckenbänder, 7. Halswirbel, Sphinktermuskulatur vor allem des Beckenbodens
  - Organisch: Alle endokrinen Drüsen, Darm, Harnwege, Milz

Begleitmaßnahmen

- Thermotherapie
- Stressvermeidung
- Bei sekundärer Dysmenorrhoe Beseitigung der Ursache

8.6 Weitere Anwendungsgebiete

8.6.1 Komplexes regionales Schmerzsyndrom (CRPS)

CRPS steht für eine Dystrophie bzw. Atrophie von Extremitäten verbunden mit anhaltenden Schmerzen und mit autonomen, motorischen und sensorische Störungen. Ursache ist eine neurovegetative Dysregulation mit Stoffwechsel- und Durchblutungsstörungen. Sind Weichteilgewebe oder Knochen geschädigt, handelt es sich um CRPS vom Typ 1. Die verschiedensten Erkrankungen können ein komplexes regionales Schmerzsyndrom auslösen: Frakturen, Immobilisation („zu enger Gips"), Überdehnungen, Luxationen, operative Eingriffe, Arthritiden, Thrombose, Gefäßentzündung, Herzinfarkt, Erkrankungen innerer Organe, Gehirntumor, Apoplex, Poliomyelitis oder sie entsteht idiopathisch. Synonyme: Algodystrophie, Sympathische Reflexdystrophie (SRD), Sudeck-Syndrom. Von Typ 2 spricht man, wenn ein Nerv geschädigt wurde (Kausalgie).

Symptome

- Spontane, anhaltende Schmerzen in den Extremitäten, oft brennend
- Hyper- oder Parästhesien
- Starke Ödeme
- Muskelatrophie
- Motorische Störungen
- Bewegungseinschränkung der benachbarten Gelenke
- Vasomotorisch-trophische Störungen der Haut
- Störungen breiten sich oft auf die gesamte Extremität aus

Tab. 8.6. Stadieneinteilung (nach FIALKA/SADIL)

Stadium	Dauer	Symptome	Röntgen
Stadium I atrophisches Stadium, Stadium der Vasodilatation	Einige Wochen bis Monate	Spontane, kontinuierliche, oft brennende Schmerzen, teilweise Diskrepanz zur Schwere der Verletzung (Bagatellverletzung); Hyper- oder Parästhesien (handschuh- oder sockenartige Verteilung); starke Ödeme; Zunahme des Haar- und Nagelwachstums; Muskelatrophie; Tremor; Bewegungseinschränkungen (auch der angrenzenden Gelenke wegen Schonhaltung). Beschwerden besonders distal und palmar steiler (mehr sensible Nerven); Ödemmanifestation dorsal.	Fleckige Knochenatrophie (Ende Stadium I)
Stadium II dystrophisches Stadium, Stadium der Vasolabilität	3–6 Monate	Schmerzen oft nur bei Bewegung; Haut kalt, feucht; Ödem geringer; Schweißsekretion wechselnd (abhängig von der Tätigkeit); Nägel qualitativ schlecht (Störungen des Wachstums, brüchig); Bewegungseinschränkungen nehmen zu; Muskelkoordination schlecht.	Fortschreitende Knochenatrophie; Fibrose des Bindegewebes
Stadium III Heilungsstadium	Deutliche Abnahme der Symptome		
Stadium IV Atrophisches Stadium, Stadium der Vasokonstriktion	Ca. 6 Monate bis mehrere Jahre	Selten spontane Schmerzen, eher dumpfer Schmerz; Haut kalt, dünn und glatt („glossy skin"); irreversible Bewegungseinschränkungen; Muskelatrophie; schlechtes Haar- und Nagelwachstum; starke Funktionsstörungen der betroffenen Extremität.	
Restitutio ad integrum (völlige Wiederherstellung): nur möglich bis max. Stadium III; röntgenologische Veränderungen bleiben über Jahre.			

Prophylaxe

- Auf Einschnürungen achten
- Wiederholte Reposition vermeiden
- Narkosemobilisation vermeiden
- Zirkulären Gips vermeiden
- Anfangs keine aggressiven Maßnahmen
- Bewegungen den Schmerzen anpassen
- Korrekte Übungsanleitung, auch für zu Hause
- Auf mögliche Anfangssymptome des CRPS achten (starke Schwellung, brennender Dauerschmerz)
- Bestehende Funktionsstörungen behandeln

Behandlungsziele in der Frühphase (entspricht Stadium I und II)

- Extremität entstauen
- Bestmögliche Schmerzfreiheit
- Verbesserte Trophik
- Ausgeglichene Muskelspannungsverhältnisse
- Erhaltene Gelenk- und Alltagsfunktionen (nur im Rahmen der Schmerzvermeidung möglich)
- Aufgeklärter, entspannter Patient

Maßnahmen

Bindegewebsmassage

Stadium I (einige Wochen bis Monate)

- Beschwerden: Spontane, kontinuierliche, oft brennende Schmerzen, teilweise Diskrepanz zur Schwere der Verletzung, Hyper- oder Parästhesien in handschuh- oder sockenartiger Verteilung.
- Starke Ödeme; Zunahme des Haar- und Nagelwachstums; Muskelatrophien; Bewegungseinschränkung auch in angrenzenden Gelenken wegen Schonhaltung. Die Beschwerden nehmen nach distal und palmar zu. Die Ödeme liegen dorsal.

Frühphase (1.–4. Behandlung)

- ASTE: Seitlage
- Flächige BGM:
  - Vom lateralen Rand des M. erector trunci nach lateral
  - Von der Mittellinie zum lateralen Rand des M. erector trunci
  - Vom Margo medialis scapulae nach lateral

Frühphase (ca. 5.–10. Behandlung)

- ASTE: Sitz
- Unterhaut- und Faszientechnik:
  - Großer Aufbau:
    - Thoraxlängsgang
    - Anhaken an den Rand des M latissimus dorsi
    - Anhaken am Angulus inferior scapulae
    - Anhaken am Margo medialis scapulae
    - Anhaken an der Spina scapulae
    - Thoraxlängsgang
    - Arbeitsgänge auf der lateralen Thoraxwand
    - Thoraxlängsgang
  - Ist das Schneidegefühl vorhanden und gut erträglich kann auch im Bereich von Arm und Hand gearbeitet werden.
  - Arbeitsgänge aus dem Schulter-Arm-Handbereich:
    - Als Reaktionsstrich sollte immer wieder der Thoraxlängsgang gezogen werden!
    - Anhaken an den Rand des M. deltoideus und Längsgang
  - Arbeitsgänge in der Achselhöhle:
    - Längsgang entlang des M. triceps brachii
    - Anhaken und Längsgang am M. biceps brachii
  - Arbeitsgänge in der Ellenbeuge:
    - Anhaken der Unterarmflexoren
    - Anhaken an der Palmarseite des Handgelenkes
    - Anhaken an den Fingergrundgelenken

Begleitmaßnahmen

- Allgemeine Entspannung
- Thermotherapie (Heiße Rolle)
- Elektrotherapie (TENS, Interferenzstrom)

Behandlungsziele in der Spätphase (entspricht Stadium III und IV)

- Extremität entstauen (Wrapping, Gummihandschuh)
- Muskelpumpe aktivieren
- Bestmögliche Schmerzfreiheit
- Bestmögliche Beweglichkeit
- Optimale Kraft (statische und dynamische Muskelarbeit)
- Optimale Dehnung der Muskulatur
- Verbessertes Sehnengleiten

Maßnahmen

Bindegewebsmassage

Stadium II (3.–6. Monat)

- Beschwerden: Schmerzen oft nur bei Bewegung; Haut kalt und feucht; Ödeme geringer; Schweißsekretion wechselnd; Nägel qualitativ schlecht; Bewegungseinschränkungen nehmen zu; Muskelkoordination schlecht.
- Erhöht gespannte und reizempfindliche Gewebsabschnitte finden sich:
  - Dorsal:
    - Segmental am Rücken von T1–T9
    - Im Bereich des Angulus inferior scapulae, über der

Insertion des M. latissimus dorsi und über dem ganzen Muskel bis hinab zur Crista iliaca
- Unterhalb der Spina scapulae und über der hinteren Wand der Achselhöhle und dem spinalen Teil des M. deltoideus
- Über dem M. triceps brachii sowie an der Ulnarseite des Unterarmes

- Ventral:
  - Im Bereich der Klavikula und über den vorderen Anteil des M. deltoideus verlaufend
  - Über der seitlichen Thoraxwand bis hinein in die Achselhöhle
  - Am Thoraxrand und am lateralen Rand des M. rectus abdominis
  - An der Medialseite des Oberarmes, in der Ellenbeuge, an der Ulnarseite des Unterarmes, über dem Handgelenk, den Mittelhandknochen und über den Fingergrundgelenken

Begleitmaßnahmen

- Allgemeine Entspannung
- Thermotherapie (Heiße Rolle)
- Elektrotherapie (Burst-TENS)
- Lymphdrainage

Anhang

Kontaktadressen – 212

Abkürzungen – 213

Curriculum – 215

Literatur – 217

Glossar – 219

Sachverzeichnis – 221

Kontaktadressen

IFK
Bundesverband selbständiger PhysiotherapeutInnen e.V.
Königsallee 178a
44799 Bochum
Tel. (02 34) 9 77 45-0
www.ifk.de

VDB-Physiotherapieverband e.V.
Prinz-Albert-Str. 41
53113 Bonn
Tel. (02 28) 21 05 06
www.physio.de/vdb

ZVK
Deutscher Verband für Physiotherapie – Zentralverband der Physiotherapeuten/Krankengymnasten e.V.
Postfach 21 02 80
50528 Köln
Tel. (02 21) 9 81 02 70
www.physio.de/zvk

Bundesschülersprechergremium
c/o Medau Schule
Schloss Hohenfels
96450 Coburg
www.bssg.de

Verband Physikalische Therapie VPT
Bundesgeschäftsstelle
Hofweg 15
22085 Hamburg
Tel. (040) 22 72 32 22
www.vpt-online.de

Abkürzungen

A.	Arteria
ADL	Activities of Daily Life
ASTE	Ausgangsstellung
B	Bewegung
BWD	Brustwirbeldornfortsatz
BWS	Brustwirbelsäule
COLD	chronic obstruktive lung disease; Chronische obstruktive Bronchitis
COPD	chronic obstruktive pulmonary disease; Chronische obstruktive Bronchitis
CRPS	Complex Regional Pain Syndrom; Komplexes Regionales Schmerzsyndrom
FEV	Forciertes expiratorisches Volumen
FVC	Forcierte Vitalkapazität
H	Handhaltung
HWD	Halswirbeldornfortsatz
HWS	Halswirbelsäule
ICR	Intercostalraum
ISG	Iliosakralgelenk
KHK	Koronare Herzerkrankungen
LWS	Lendenwirbelsäule
M.	Musculus
Mm.	Musculi
N.	Nervus
Nn.	Nervi
NSAR	Nichtsteroidale Antirheumatika
pAVK	Periphere Arterielle Verschlusskrankheit
PMS	Prämenstruelles Syndrom
S	Struktur
SIAS	Spina iliaca anterior superior
SRD	Sympathische Reflexdystrophie
TENS	Transkutane elektrische Nervenstimulation
VAS	Visuelle Analog-Skala
V.	Vena
Vv.	Venae
ZNS	Zentrales Nervensystem

Curriculum Bindegewebsmassage

Teillernziel	Lerninhalte	Hinweise	Lernvoraussetzungen
Der Schüler soll entsprechend der Bindegewebszonen die Arbeitsgänge der Bindegewebsmassage auswählen und unter Vermeidung von Fehlreaktionen/Irritationen demonstrieren können.	Charakteristische Durchführung der BGM an Diagnosebeispielen	Z. B. bei Kopfschmerz, chronisch asthmoider Bronchitis, vegetativer Dystonie, arterielle Verschlusserkrankungen usw.	Pathophysiologie der entsprechenden Krankheitsbilder
	Auftreten/Beseitigen von Komplikationen	Fehlreaktionen aufgrund falscher Technik, falschen Aufbaus, gestörter Reaktionen im vegetativen Nervensystem, Ausgleich der Fehlreaktionen	
	Kontraindikationen	Z. B. Infektionskrankheiten, entzündliche Hauterkrankungen, andere akute Erkrankungen	
Der Schüler soll durch Prüfen der Verhaftung von oberflächlicher und tiefer Verschiebeschicht Bindegewebszonen am Modell feststellen können.	Bindegewebszonen Bedeutung	Definition (klinisch stumme Zonen versus klinische Zonen) Zuordnung der Zonen zu einzelnen Organen	Neuronale und reflektorische Grundlagen
	Untersuchung	Sicht- und Tastbefund: Einbeziehung/Quellungen, bzw. Prüfung der Verhaftung der Verschiebeschichten	
	Dokumentation	Schema für Gewebstastbefund	
	Wirkungen der Bindegewebsmassage	Z. B. Hautreaktionen, Nervös-reflektorische Reaktionen, vegetative Reaktionen	
	Techniken/Aufbau der Bindegewebsmassage	Techniken, z. B. Hauttechnik, Unterhauttechnik, Faszientechnik	
		Reihung der Arbeitsgänge, z. B. am Becken, Rücken, Brustkorb usw.	

Quelle: Deutscher Verband für Physiotherapie – Zentralverband der Physiotherapeuten/Krankengymnasten (ZVK) e.V.

Literatur

de Morree J. J.: Dynamik des menschlichen Bindegewebes: Funktion, Schädigung und Wiederherstellung. Urban & Fischer, München, Jena, 1. Auflage 2001.

Dicke E.: Meine Bindegewebsmassage. Hippokrates, Stuttgart 1953.

Field T., Ironson G., Scafidi F., Nawrocki T., Goncalves A., Burman I., Pickens J., Fox N., Schanberg S., Kuhn C.: Massage therapy reduces anxiety and enhances EEG pattern of alertness and math computations. Int. J. Neuroscience, 86 (3–4), 197–205, 1996.

Gleditsch J. M.: Reflexzonen und Somatotopien. WBV Biologisch-Medizinische Verlagsges. Schorndorf, 3. Auflage 1988.

Hansen K., v. Staa H. G.: Reflektorische und algetische Krankheitszeichen der inneren Organe. Thieme Verlag, Stuttgart, 2. Auflage 1962.

Head H.: Die Sensibilitätsstörungen der Haut bei Visceralerkrankungen. Hischwald, Berlin 1898.

Helmrich C.: Kompendium der Bindegewebsmassage. Neurovegetative Umstimmung durch manuelle Histolyse. Haug Verlag, Heidelberg 1994.

Hollis M.: Therapeutische Massage. Urban & Fischer, München, Jena, 1. Auflage 2001.

Ingham, Eunice D.: Geschichten, die die Füße erzählen. Drei Eichen Verlag. München 1996.

Kolster B. C., Ebelt-Paprotny G.: Leitfaden Physiotherapie. Urban & Fischer, München, Jena, 4. Auflage 2002.

Kolster B. C., Waskowiak A.: Knaurs Atlas der Reflexzonentherapie. Weltbild-Verlag, Augsburg 2003.

Kunz K., Kunz B.: Durch die Füße heilen. Ehrenwirth Verlag. München 1996.

MacKenzie J.: Krankheitszeichen und ihre Auslegung. Curt Kabitzsch Verlag, Würzburg 1917.

Marquardt, H.: Reflexzonenarbeit am Fuß. Haug-Verlag, Stuttgart, 22. Auflage 2001.

Marquardt, H.: Praktisches Lehrbuch der Reflexzonenarbeit am Fuß. Hippokrates-Verlag, Stuttgart, 5. Auflage 2001.

Melzack R., Wall P. D.: Pain mechanisms: a new theory. Science 150, 971–979, 1965.

Muschinsky B.: Massagelehre in Theorie und Praxis: Klassische Massage, Bindegewebsmassage, Unterwasserdruckstrahlmassage. Gustav Fischer Verlag, Stuttgart, Jena, New York, 3. Auflage, 1992.

Nogier, P. M. F.: Praktische Einführung in die Aurikolotherapie. Sainte-Ruffine, Maisonneuve 1978.

Penzel, W.: Zhonghua-anmo. Bd. 2: Energielehre. Eigenverlag, Heyen 1993.

Pischinger A., Heine H. (Hrsg): Matrix and matrix regulation: basis for a holistic theory in medicine. Haug Verlag, Brüssel 1991.

Pischinger, A.: Das System der Grundregulation. Haug Verlag, Heidelberg, 9. Auflage 1998.

Schliack H., Harms E. (Hrsg.): Bindegewebsmassage nach Dicke. Hippokrates Verlag, Stuttgart, 13. Auflage 2001.

Schuh I.: Bindegewebsmassage: Ein Lehrbuch für Ausbildung und Praxis. Gustav Fischer Verlag, Stuttgart, New York 1986.

Sato A., Schmidt R.F.: Somatosympathetic reflexes: afferent fibers, central pathways, discharge characteristics. Physiol. Rev. 53 (4), 916–947, 1973.

Teirich-Leube H., Dicke E.: Massage reflektorischer Zonen im Bindegewebe bei rheumatischen und inneren Erkrankungen. Piscator Verlag, Stuttgart 1953.

Teirich-Leube H.: Grundriss der Bindegewebsmassage: Anleitung zur Technik und Therapie, Urban & Fischer, München, Jena, 13. Auflage 1999.

van den Berg F.: Angewandte Physiologie: 1 Das Bindegewebe des Bewegungsapparates verstehen und beeinflussen. Thieme Verlag, Stuttgart, New York 1999.

Wagner, F.: Reflexzonenmassage. Gräfe & Unzer, München 1999.

Werner G. T., Bieger W. P., Blum B. et al.: Wirkungen einer Serie Ganzkörpermassagen auf zahlreiche Parameter des Immunsystems. Physikalische Medizin 7, 51–54, 1997.

Glossar

Adipös Fettleibig, fetthaltig

Afferente Nerven Erregungsleitung von peripheren Nerven zum zentralen Nervensystem.

Afferenz Erregung, die über die afferenten Nerven vom peripheren zum zentralen Nervensystem geführt wird.

Anastomose Natürliche Verbindung zwischen zwei Gefäßen.

Arthotom Überbein in der Umgebung eines Gelenkes, wird aus überschüssigem Synovialgewebe gebildet.

Crosslink engl. Querverbindung

Dekubitus Druckgeschwür, besonders infolge langen Liegens.

Empathie Bereitschaft und Fähigkeit, sich in die Einstellung anderer Menschen einzufühlen (Psychologie).

Efferenz Erregung, die über die efferenten Nerven vom zentralen zum peripheren Nervensystem geführt wird, u. a. die Motorik in Gang setzt.

Efferente Nerven Erregungsleitung vom zentralen Nervensystem zur Peripherie.

Emphysem Luftansammlung im Gewebe, Aufblähung von Organen oder Körperteilen.

Hämophilie Rezessiv erbliche, nur bei männlichen Nachkommen manifeste Erkrankung, die durch das Fehlen der Gerinnungsfähigkeit des Blutes charakterisiert ist und bei der es spoanan oder im Anschluss an kleinste Verletzungen zu starken Blutungen nach außen, unter die Haut oder in Körperhöhlen kommt; die Vererbung erfolgt ausschließlich durch Frauen, die selbst gesund bleiben.

(Herz-)Sensation Subjektive körperliche Empfindung, Gefühlsempfindung.

Homöostase Gleichgewicht der physiologischen Körperfunktionen. Stabilität des Verhältnisses von Blutdruck, Körpertemperatur, pH-Wert des Blutes usw. beim Gesunden; das Gleichgewicht wird durch Regulationshormone der Nebennierenrinde u. ä. aufrechterhalten.

Idiopathisch Ohne erkennbare Ursache entstanden, Ursache nicht nachgewiesen.

in situ In natürlicher Lage, im Körper

Konsensuell Gleichsinnig, in demselben Sinne wirkend

Krepitation Palpatorisches knisterndes Gefühl als Zeichen einer Fraktur.

Laminektomie Chirurgische Resektion eines ganzen Wirbelkörpers mit Dornfortsatz.

Meteorismus So genannte Blähsucht; Luft- bzw. Gasansammlung im Darm oder in der freien Bauchhöhle, z. B. bei Verdauungsstörungen, Darmverschluss, Bauchfellentzündung, Leberzirrhose, auch bei Herzinsuffizienz infolge mangelnder Resorption der Darmgase und bei abnorm schlaffen Baucecken.

Myelin Sammelbezeichnung für eine Gruppe von Membranlipiden (Kephaline, Sphingomyeline, Zerebroside).

Neurotransmitter Chemische Substanz, die an den Synapsen im zentralen und peripheren Nervensystem eine Erregung weiterleiten.

Noxe Schadstoff, schädigendes Agens, krankheitserregende Ursache.

Periost fibröse Haut, die den Knochen außen umschließt und für seinen Aufbau und Ernährung sorgt.

Plaque umschriebener, etwas erhöhter Hautfleck.

Postganglionär Bezeichnung für efferente vegetative Nervenfaser nach synaptischer Umschaltung im peripheren Ganglion (Faser vom Ganglion zum Erfolgsorgan).

Präganglionär Bezeichnung für efferente vegetative Nervenfasern vor synaptischer Umschaltung in einem peripheren Ganglion (Faser vom ZNS zum Ganglion).

Restitutio ad integrum lat. völlige Wiederherstellung

Spasmolyse Krampflösung, z. B. durch Anwendung von spasmolytischen Mitteln.

Synapse Umschaltstelle für die Erregungsübertragung von einer Nervenzelle auf eine andere oder auf das Erfolgsorgan.

Trimenon Zeitraum von 3 Monaten, vor allem in Bezug auf das Entwicklungsalter des Fötus und das Lebensalter von Säuglingen.

Trophik die Ernährung bzw. der Ernährungszustand eines Gewebes, Organes oder Organismus.

Vagotonus erhöhter Tonus des parasympathischen Nervensystems.

Vasodilatation Erweiterung der Blutgefäße infolge der Erschlaffung der glatten Gefäßmuskulatur unter dem Einfluss des vegetativen Nervensystems.

Sachverzeichnis

A

A-Beta-Fasern 28
Abheben von Hautfalten 55
Abwehrhaltung 75
Achillessehne 197
Achillodynie 32, 197
A-Delta-Fasern 28
Agranulozyt 8
Allergie 175
Alternierende Streichungen 170
Analogskala, visuelle 57
Anamnese 36
Anastomosen 14
–, arterio-venöse 14
Angina pectoris 197
Angiotom 19
Anhaken 84
Anhakstriche 106
Anhakung 128
Anspannung 75
Appetitstörungen 204
Appetitlosigkeit 205
Arbeitstempo 173
Arteriosklerose 199
Arthrose 193, 194, 196
–, Kniegelenke 196
–, primäre 194
–, sekundäre 193
Arthrotom 19
Asthma bronchiale 32, 175, 203
–, allergisch 32
–, nichtallergisch 203
Atemausgleichsgriff 172
Atembeschwerden 202
Atemfrequenz 173
Atemnot 202
Atemwege 174
Atemwegsobstruktion 203
Aufbau 75, 98
–, großer 98
–, kleiner 75
Aufklärung 74
Ausgleichsgriff 168, 171 f.
Ausgleichsstriche 76
Ausscheidungsorgane 174
Auswurf 202

B

Bandruptur 33
Basalmembran 11, 13
Beckenrandstrich 98, **101**, 102, 106, 112, **115**, 154
Befund
– dokumentation 57
– erhebung 36
–, falsch-negativer 49
–, falsch-positiver 49
– karte 174, 188
Behandlungs
– aufbau 75, 93
– dauer 75
– intervall 75, 174
– plan 36
– planung 58, 59
– reiz 93
– serie 75
– ziele 58
Belastungsschmerz 191
Berührungsreiz 17
Beschwerden, aktuelle 27
Bestandteile
–, extrazelluläre 7
–, zelluläre 7
Bewegungseinschränkung 194
Bindegewebs
– art 6
– massage, flächige 78, 85
Blase 43, 44
Blockierungen 190
Bronchialzone 44
Bronchitis
–, chronische 32
–, chronisch obstruktive 32
Brustkorbgang 152, 156, 158, 159

C

C-Fasern, s. auch Fasern, viszerosensible 20, 28
Chondrozyt 7, 9
Chondroblast 7, 9
Chronisch obstruktive Bronchitis 32, 202
Chronisch rezidivierende Beschwerden 173
Chronisch-venöse Insuffizienz 32, 201
Claudicatio intermittens 199
COLD 32, 202
COPD 32, 202

Crosslinks, pathologische 26
CRPS 32, 175, 208

D
Darm 174
Datenanalyse 58
Daumengrundgriff 168 f.
Dehngriff 171
Dehnung 6, 64, 65
Dehnungsreiz 78
Dekubitus 15
Depressivität 206
Dermatom 19, 20
Dermis 2, 11
Dermographismus 41
Diagnostikum 173
Diarrhoe 175
Dickdarmzone 44
Dicke, Elisabeth 2
Dokumentation 36, 58
Dosierung 173
Druckreiz 17
Dünndarmzone 44
Durchblutungsstörung 2
–, arterielle 33
Dysmenorrhoe 32, 44, 206, 207
–, primäre 206, 207
–, sekundäre 207

E
Effekte 26
–, biochemische 26
–, immunmodulierende 26
–, mechanische 26
–, reflektorische 26
–, sympatikushemmende 29
–, tonusregulierende 29
Effloreszenzen 42
Eigenanamnese 37, 39
Eileiter 173
Einziehung 2, 44
Ekzem 175
Endokrine Drüsen 174
Endorphine 27
Enterotom 19
Entspannung 75
Epicondylitis humeri radialis 193
Epicondylitis humeri ulnaris 32, 194
Epidermis 11, 12
Erbrechen 204, 205
Ergonomie 64, 71
Erosion 42
Erstbefund 174
Erstbehandlung 36
Erstversschlimmerung 76
Erythrozyt 8
Eustachische Röhre 173
Exkoriation 42

F
Familienanamnese 37, 39
Fasern, viszerosensible 20
Faszie 2
Faszientechnik 2, 33, 84, 98
–, Abdomen 108 ff.
–, Bein 116 ff.
–, Fuß 122 ff.
–, Gesicht 148 ff.
–, Hals 143, ff.
–, Hand 134 ff.
–, Mandibula 143 ff.
–, Okziput 143 ff.
–, Rücken 98 ff.
–, Schulter-Arm-Berreich 127 ff.
–, Trochanter major 112 ff.
Fehlhaltung 49
Fehlreaktion 76
Fersen-Dehngriff 171
Fettzelle 8
Fibroblast 7
Fibrozyt 7
Fingerhaltung 78
Fitzgerald, William 166
Formenanalogie 166
Friktion 7
Funktionelle Oberbauchbeschwerden 204
Funktionsprüfung 36
Fußbäder 168
Fußbürstungen 168
Fußpilz 175

G
Gangrän 175
Gastritis 32, 205
Gate-Control-Theorie 28
Gefäßerkrankungen 197
Gefäßzone, arterielle 44
–, der Arme 44
–, der Beine 44
Genitalzone 44
–, große 44
–, kleine 44
Gewebehyperämisierung 174
Gewebeübersäuerung 174
Gewebezone 2
Gewichtszunahme 206
Gleitmittel 50, 70
Gliederung, segmentale 19
Gonarthrose 32, 196
Granulozyt 8
Grifftechnik 78
Grundstellung 73
Grundsubstanz 7

H
Hämorrhoiden 175
Hals 174
Haltung 71
Haltungsfehler 190
Handflächen-Fußsohlengriff 168, 172
Handhaltung 78
Handschweiß 173
Harnwege 174

Haut 11, 14, 15, 16, 26, 41, 55, 75, 77
–, Abhebung 55
–, Aufbau der 11
–, Durchblutung 14, 26
–, Falten, Abheben von 55
–, Farbe 41
–, Innervation 16
–, Inspektion 41
–, Lymphsystem 15
–, Reaktion 75
–, Probleme 77
–, Rezeptoren 16
–, Schrift 41
–, Segmentale Innervation 18, 20
–, Zustand der 41
Hauttechnik 81, 152 ff., 158 ff.
–, Abdomen 158 ff.
–, Rücken 152 ff.
–, Thorax 158 ff.
Head, Henry 2, 20
Head-Zone 2, 20
Hemidesmosom 12
Herpes zoster 33
Herz 174
Herzerkrankungen 32, 197
Herzinfarkt 32, 33, 197
Herzinsuffizienz, dekompensierte 33
Herzkrankheit, koronare 20, 32, 197
Herzzone 44
Heuschnupfen 175
Hexenschuss 190
Hilfsmittel 70
Hintergrundzone 173
Histaminfreisetzung 26
Hormonelle Störungen 207
Hüftdysplasie 195
Hüftgelenke 174, 195
Husten 202
Hygiene 64
Hyperästhesien 208
Hypermobilität 192
Hypodermis 2, 11, 14

I

Immunsystem 30
Indikationen 332, 175
Infarkt, schmerzlos, stumm 197
Infekte, bronchial 202
Infektiöse Erkrankungen 175
Infektion 33
Ingham, Eunice 166
Innervation 18, 20
–, motorische 20
–, segmentale 18
–, sensible 20
Innervationsfelder 19
Insertion 145
Insertionszonen 145
Inspektion 36, 40, 41, 174
–, direkt 40
–, Frontalebene 40
–, indirekt 40
–, Sagittalebene 40
Insuffizienz, chronisch-venöse 32
Intensität des Griffes 173
Irritation 114
Ischialgie 190

K

Kältereiz 17
Kapillaren 15
Kapselmuster 193
Kapselschwellungen 194
Kennmuskel 20
Keratinozyt 13
KHK 32
Kieferhöhlen 173
Kleinkinder 152
Knie 174
Knochengewebe 9
Knochenzellen 7
Knorpelgewebe 9
Knorpelzellen 7
Körperbehaarung 76
Körperfaszie 26
Kollagenfaser 13
Kollaterale 27
Komplexes regionales Schmerzsyndrom 32, 175, 208
Kontaktaufnahme 64
Kontraindikationen 33, 175
Kopf 174
Kopfschmerz 175, 206
Kopfzone 44
Koronare Herzkrankheit 20, 32, 197, 197
Koxarthrose 32, 195
Kräftigung 64, 65
Krämpfe 205
Kreislaufinstabilität 206
Krepitation 196
Kutis 11

L

Lagerung 67
Längsgang, paravertebraler 51, 56, 82, 106
Längskörperzonen 166
Längsgang 120
Längszone 166
Langerhans-Zelle 11, 13
Leber-Gallenzone 44
Leukozyt 8
Linkshändigkeit 49
Lumbago 190
Lumbalgie 190
Lumbalsyndrom 32, 190, 175
Lumboischialgie 190
Lymphangitis 33
Lymphozyt 8
Lymphsystem 174, 175

M

Magenschleimhautentzündung 174
Magenzone 44
Makrophage 8, 9
Makula 43

Mastzelle 8
Matrix, extrazelluläre 7
Meissner-Tastkörperchen 16
Melanozyt 13
Menopause 194
Merkel-Zelle 13, 16
Mesenchym 18
Meteorismus 175
Milz 173
Mobilisation 6
Mobilisationseffekt 26
Mobilität 52
Monozyt 8
Morbus Perthes 195
M. Sudeck 175
Muskelatrophie 208
Muskelfaserriss 33
Muskuläres Ungleichgewicht 191
Myogelosen 51
Myositis 33
Myotom 19

N
Nackenverspannungen 175
Nägel 174
Nasen-Rachen-Raum 173
Nervenendigungen, freie 16
Nervenfaser 17
Nervensystem 21
–, animales 21
–, autonomes 21
–, peripheres 21
–, somatisches 21
–, vegetatives 21
–, zentrales 21
Neuron 20
Nichtansprechen (Nichtreaktion) 76
Nozizeptoren 28

O
Oberbauchbeschwerden, funktionelle 32, 204
Oberflächenbeschaffenheit 51
Oberhaut 92
Obstipation 32, 175, 205
Obstruktion 202
Ödem 201, 206, 208
Omarthrose 32, 193
Operation 33
Ordnungstherapie 166, 175
Osteoblast 7, 9
Osteoklast 8, 9
Oskozyt 7

P
Palpation 36, 50, 174
–, Bindegewebe 51
–, Haut 50
–, Muskeln 50
Panarthrose 196
Pankreaszone 44
Papel 43
Paracelsus 166
Parästhesien 208
Parasymphatikus 21
Patientenkarte 188
Paravertebraler Längsgang 51, 56, 82, 106
Periphere arterielle Verschlusskrankheit 32, 199
Plasmazelle 8, 9
Prämenstruelles Syndrom 206
Psyche 175
Psychosen 175
Pulsfrequenz 173
Pustel 42

Q
Quaddel 42
Quellung 2
Quergang 120
Querzone 166

R
Raucherhusten 202
Reaktion 75, 168, 173, 174, 175
–, starke 168
–, spontane 173
Reaktionspunkt 78, 87, 102
Reflex 23, 27, 29
–, kutiviszeraler 27
–, somatoviszeraler 29
–, tonusreguliernder 29
–, vegetativer 27
–, viszerokutaner 27
–, viszerosomatischer 29
Reflexbogen 20, 22, 23
–, somatoviszeraler 22, 23
–, vegetativer 20
–, viszerosomatischer 22, 23
Reflexweg 26
Reflexzone 26, 173
–, abnorme 173
–, belastete 173
Regulationstherapie 175
Rheumatische Erkrankungen 175
Rechtshändigkeit 49
Reiz 26, 168, 174
–, mechanischer 26
–, therapeutischer 168, 174
Reizschwelle 28
Reizüberforderung 173
Rezeptoren 16
Rhizarthrose 32, 194
Risikoschwangerschaften 33, 175
Rücken 98
Ruffini-Körperchen 16
Ruheschmerz 191

S
Schaufensterkrankheit 199
Schizophrenie 175
Schleimhaut 173
Schmerz 17, 26, 28, 29, 37, 57, 173, 208
– haftigkeit 173
– hemmung 29
– impulse 29

- intensität 57
- physiologie 26
- reiz 17, 29
- rezeptoren 28
- stärke 57
Schmerzsyndrom, komplexes regionales 332
Schneidegefühl 3, 74
Schnupfen 175
Schwangerschaft 175
Schwellung 44
Schweregefühl 201
Sedieren 168
Segment 18, 20
Sehnenruptur 33
Selbstheilungskräfte 174
Selbstregulation 166
Sensibilität 50
Serotonin 27
Sinusitis 175
Skelettmuskulatur 11
Solarplexus 173
Spaltlinien 81
Spannungsausgleich 168
Spannungsgefühl 201
Spannungsgrad 52
Spannungslinien 81
Spannungszustand 93
Squama 43
Statik 174
Status asthmaticus 203
Stammzelle, hämatopoetische 8
Stirnhöhle 173
Störung, funktionelle 49
Stratum basale 12
Stress 332
Strich, diagnostischer 56
Subkutis, s. auch Hypodermis 14
Supraspinatus-Sehnen-Syndrom 2, 192
Sympathikus 21
Symptom 173
Symptomatik 174
Symptomzone 173

T

Teirich-Leube, Hede 2
Temperatur 20, 50
- reiz 20
Tennisellenbogen 193
Therapeutischer Reiz 168, 174
Therapeutischer Zug 78, 83, 92
Therapieplanung 58
Thoraxrand, Längsgang 76, 106, 158, 159
Thrombophlebitis 33
Thrombose 33
Thrombus 175
Tonisieren 168
Tonofilament 12
Tonus 51, 168
- regulierung 168
Transplantierte Organe 175
Traumata 191, 193
Triggerpunkte 51
Tumore 190
Turgor 51

U

Übelkeit 204, 205
Überdosierung 173
Überlastung, allgemeine 32
Ulcus cruris 201
Ulkus 42
Unterhaut, s. auch Hypodermis 14
Unterhauttechnik 33, 83, 98 ff.
–, Abdomen 108 ff.
–, Bein 116 ff.
–, Fuß 122 ff.
–, Gesicht 148 ff.
–, Hals 143 ff.
–, Hand 134 ff.
–, Mandibula 143 ff.
–, Okziput 143 ff.
–, Rücken 98 ff.
–, Schulter-Arm-Berreich 127 ff.
–, Trochanter major 112 ff.
Unterleibsschmerzen 207

V

Varikosis 201
Vater-Pacini-Körperchen 13, 16
Vegetativum 173, 175
Venenklappen, Insuffizienz 201
Venen-Lymphzone 44
Venensystem 175
Verdauungsorgane 174
Verhärtung 2
Verklebung 26
Verordnung 74
Verschieben 52
–, flächiges 52
–, symmetrisches 52
Verschiebeschicht 2, 51
–, erste 51
–, obere 2, 51
–, tiefe 2, 51
–, zweite 51
Verschiebung 53
Verschlusskrankheit, arterielle periphere 2, 32, 33
Viszerotom 20
Vitamin-D 11
Völlegefühl 204, 205

W

Walkung-through-Phänomen 199
Wirbelsäule 174
Wärmereiz 7

Y

Yin-Yan-Griff 172

Z

Zeigefingergrundgriff 168, 170
Zelle
–, ortsständige 7
–, fixe 7

–, mobile 8
–, bewegliche 8
Zentralnervensystem 27
Zervikalgie 191
Zervikalsyndrom 32, 175, 191
Zervikozephalgie 32, 192
ZNS 27
Zonen 44, 176
–, der Atemwege 182 f.
–, des Beckens 180 f.
–, des Halses 176 f.
–, der Harnwege 180 f.
–, des Herzens 182 f.
–, des Kopfes 176 f.
–, des Lymphsystems 182 f.
–, des Schultergürtels 178 f.
–, des Thorax 178 f.
–, der Verdauungsorgane 184 f.
–, der Wirbelsäule 178 f.
–, erster Ordnung 44
–, zweiter Ordnung 44
Zonengruppen 174, 176 ff.
Zug, therapeutischer 78, 83, 92
Zyklusstörungen 175

Geschichte der Bindegewebsmassage

Anatomie und Physiologie

Wirkprinzipien der Bindegewebsmassage

Indikationen und Kontraindikationen

Befund

Behandlung

Reflexzonentherapie am Fuß

Krankheitsbilder

Anhang

Theorie

Praxis

Anhang

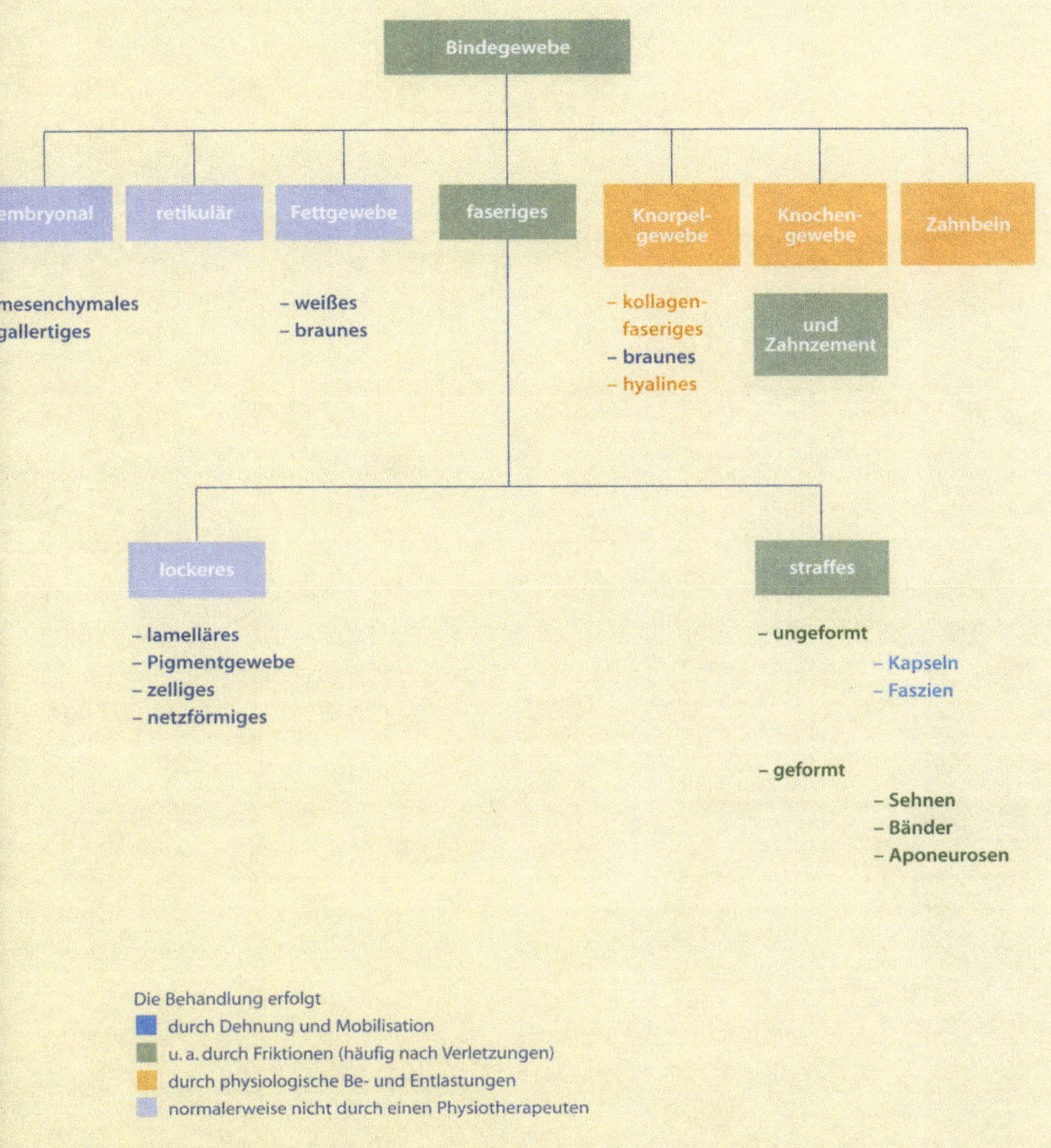

Die Behandlung erfolgt
- durch Dehnung und Mobilisation
- u. a. durch Friktionen (häufig nach Verletzungen)
- durch physiologische Be- und Entlastungen
- normalerweise nicht durch einen Physiotherapeuten